AF194468

Neurocirugía en el perro y el gato

Propiedad de:
© 2024 Grupo Asís Biomedia, SL
Plaza Antonio Beltrán Martínez, n.º 1, planta 8 - letra I
(Centro Empresarial El Trovador)
50002 Zaragoza - España

Dirección editorial: Miguel Martín-Romo
Gestión y edición del proyecto editorial: Rut Varea Paño
Diseño de cubierta e ilustraciones: Jacob Grajera Artal
Maquetación: Nieves Marín Ortiz

ISBN: 978-84-19156-22-8
DL: Z 2231-2023

Diseño y maquetación:
Grupo Asís Biomedia, SL
www.grupoasis.com

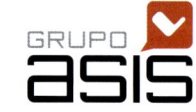

edra es un sello de Grupo Asís

Reservados todos los derechos.
Cualquier forma de reproducción, distribución, comunicación pública o transformación de esta obra solo puede ser realizada con la autorización de sus titulares, salvo excepción prevista por la ley. Diríjase a CEDRO (Centro Español de Derechos Reprográficos) si necesita fotocopiar o escanear algún fragmento de esta obra (www.conlicencia.com; 91 702 19 70/93 272 04 47).

Advertencia:
Los profesionales e investigadores veterinarios siempre deben basarse en su propia experiencia y conocimientos para evaluar y utilizar cualquier información, método, compuesto o experimento que se describe en el presente documento. Debido a los rápidos avances de las ciencias médicas, en particular, se debe hacer una verificación independiente de los diagnósticos y las dosis de los fármacos. En toda la extensión de la ley, Grupo Asís, los autores, editores o colaboradores no asumen ninguna responsabilidad por cualquier lesión y/o daño a las personas o a la propiedad como consecuencia de las responsabilidades de los productos, negligencias o de otra forma, o de cualquier uso u operación de cualquier método, producto, instrucción o idea contenida en el material aquí expuesto.

Impreso por Alva Nova Servicios Gráficos SLL, Cambre (A Coruña), España, enero 2024

# Agradecimientos

A Sergio Ródenas, por la ilusión y el esfuerzo que ha invertido en este proyecto y a su familia por cederle su tiempo para que pudiera avanzar con la elaboración de esta obra.

A todos los colaboradores, por su contribución inestimable con sus conocimientos y material gráfico. En especial agradecemos a Sergio Moya y Christian Maeso su dedicación plena en esta última fase de la edición del libro para finalizar el proyecto comenzado por Sergio, su colega y amigo.

A BETA-Implants que han facilitado imágenes virtuales de implantes correspondientes a estudios preoperatorios realizados mediante tomografía computarizada.

A los especialistas que han facilitado imágenes para completar secuencias o ilustrar la información que se ofrecía, y a Tamara Heredia y Paula Martín, por sus ilustraciones de los capítulos 7 y 16, respectivamente, que han servido como referencia a nuestro ilustrador.

A todos aquellos colaboradores que, de un modo u otro, han colaborado en la producción de este libro, gracias.

**La editorial**

# Autores

### Sergio Ródenas González[†].
**Ldo.Vet, Dip ECVN, MRCVS, CPAR, EBVS**

Sergio se licenció en la Facultad de Veterinaria de Cáceres (Universidad de Extremadura) en 1997. Tras finalizar, realizó un internado en el Servicio de Cirugía de la misma facultad. Después de trabajar dos años en una clínica privada en España, consiguió una beca de doctorado Erasmus en la Facultad de Veterinaria de Maisons-Alfort (Francia). Tras pasar dos años en el Departamento de Neurología de Maisons-Alfort como visitante, donde llevo a cabo el trabajo de suficiencia investigadora sobre tumores de la médula espinal, trabajó 3 años más en la clínica privada en Francia. Durante este periodo realizó diversas estancias en universidades americanas y centros de referencia europeos en los servicios de neurología y neurocirugía (University of Davis California, Pennsylvania, Guelph —Ontario Veterinary College—, Animal Health Trust, etc.) y realizó el curso Brain Camp en Carolina del Norte. Posteriormente, comenzó la residencia de tres años para el European College of Veterinary Neurology (ECVN) en neurología y neurocirugía en la Universidad de Barcelona (2005-2008), seguido por un año más como asistente en el Servicio de Neurología y Neurocirugía de la misma universidad (2008-2009). Sergio aprobó el examen del ECVN en 2009 convirtiéndose en diplomado del ECVN y especialista europeo en neurología veterinaria. Después trabajó dos años en un centro de referencia en Inglaterra (Southern Counties Veterinary Specialists), en el Servicio de Neurología y Neurocirugía, seguido por un año como instructor clínico en neurología y neurocirugía en la Facultad de Veterinaria de la Universidad de Montreal (Canadá). Posteriormente, fue el responsable de neurología y neurocirugía en dos centros de referencia en Inglaterra durante dos años y en sus últimos años de trayectoria profesional fue responsable del Servicio de Neurología y Neurocirugía de los hospitales Anicura Valencia Sur y del Animal Bluecare VetPartners y ejerció la neurocirugía como profesional autónomo.

Sergio ha sido autor de numerosas publicaciones internacionales y nacionales y ha impartido cursos y ponencias en el ámbito nacional e internacional sobre neurología y neurocirugía veterinaria. Así mismo, ha sido revisor en diversas revistas internacionales en el área de neurología y neurocirugía.

### Sergio Moya García.
**Ldo. Vet., MRCVS, MSc, GPCert Neuro, Espec. EaMIS.**

Sergio se licenció en 2004 en la Facultad de Veterinaria de Córdoba (Universidad de Córdoba). Es miembro del Royal Collage Veterinary Surgeons (MRCVS), del grupo de trabajo de Neurología de AVEPA y del European Society of Veterinary Neurology (ESVN). Es vocal de formación del Ilustre Colegio Oficial de Veterinarios de Málaga desde al año 2014 y responsable de la formación de ATV por AVEPA. Sergio posee el posgrado en Neurología otorgado por la European School of Veterinary Studies Postgraduate (ESVP) y el máster en Clínica e Investigación Terapéutica por la Universidad de Las Palmas de Gran Canaria. Posee el título Propio de Especialista Veterinario en Endoscopia y Cirugía de Mínima Invasión por la Universidad de Extremadura. Actualmente, es director médico y responsable del Servicio de Neurología y Neurocirugía del hospital veterinario de referencia Bluecare Partners y responsable del Servicio de Neurología y Neurocirugía del Hospital Clínico Veterinario Dr. Moya desde 2015.

Sergio ha publicado numerosos trabajos de ámbito nacional e internacional y ha impartido cursos y ponencias en congresos.

## Christian Maeso Ordás.
### Ldo. Vet.

Christian se licenció en la Facultad de Veterinaria de Cáceres (Universidad de Extremadura) en 2011. Tras finalizar, trabajó como veterinario generalista durante 2 años en diferentes centros veterinarios de España. En 2013, realizó el internado rotatorio en el Hospital Veterinario Universitario Rof Codina (Universidad de Santiago de Compostela) para posteriormente trabajar durante un año en otro centro veterinario. Durante los años 2014 y 2015, realizó los cursos de posgrado ISVPS y ESAVS, obteniendo el título GPCert Neuro. En 2015, comenzó su internado rotatorio general en el Hospital Ars Veterinaria en Barcelona. Tras finalizar en 2016, completó un internado en la especialidad de Neurología y Neurocirugía en el Hospital Veterinario Valencia Sur bajo la tutela de Sergio Ródenas, para después unirse a Ars Veterinaria iniciando la residencia europea en Neurología y Neurocirugía en 2017. Tras finalizar el programa de residencia en 2020, continuó como clínico senior en el servicio de Neurología y Neurocirugía en Anicura Ars Veterinaria, donde permanece en la actualidad. Actualmente es Elegible-ECVN.

Christian es autor de múltiples publicaciones en congresos nacionales e internacionales, así como de publicaciones en revistas nacionales e internacionales. Además, es coautor del libro *Casos clínicos de neurología canina y felina* de la editorial Multimédica Ediciones Veterinarias, publicado en 2021.

## Colaboradores

### Nuria Delgado Lucena. Gda. Vet., MSc Neuro, CSP Neuro

Servicio de Neurología y Neurocirugía del H. V. Animal Blue Care VetPartners.

### Teresa Mangas Ballester. Lda. Vet., Residente ECVAA.

Responsable del Servicio de Anestesia Veterinaria en el H.V. AniCura Valencia Sur.

### Tamara Heredia Deogracias. Gda. Vet.

Servicio de Neurología y Neurocirugía en AniCura ARS Veterinaria.

### Juan Jesús Sánchez Nuez. Ldo. Vet.

Veterinario en la Clínica Veterinaria La Rambla de Siete Palmas. Tiene amplia experiencia en Neurología y Neurocirugía, forma parte del grupo Neuropet y es miembro del grupo de trabajo de Neurología y Neurocirugía de AVEPA.

### José Rial Cels. Ldo. Vet.

Director y responsable del Servicio de Cirugía de AniCura Marina Baixa H.V. DEA por Universidad de León. Acreditado AVEPA en Traumatología y Ortopedia.

### José Miguel Segura Navarro. Ldo. Vet. GPCert Neuro ESVPS.

Responsable del Servicio de Neurología del Hospital Veterinario Menescal (Novelda).

### Antonio Navarro Alberola. Ldo. Vet.

Socio propietario y encargado del Servicio de Traumatología del Hospital Veterinario Menescal. Profesor asociado de la Facultad de Veterinaria Universidad de Murcia. Acreditado AVEPA en cirugía (traumatología y Ortopedia).

### Alberto Ballestín Rodríguez. Ldo. Vet, MSc, PhD.

Investigador posdoctoral Marie Skłodowska-Curie Postdoctoral Fellowship (Comisión Europea) entre el Institut Curie[1] (París) y el Netherlands Cancer Institute[2] (Amsterdam).

[1] Tumor Microenvironment Laboratory, Institut Curie (Orsay - Paris, France).

[2] Intravital Microscopy of Cancer, Netherlands Cancer Institute - NKI (Amsterdam, the Netherlands).

e-mail: balles_rodriguez@hotmail.com / alberto.ballestinrodriguez@curie.fr.

Orcid: https://orcid.org/0000-0002-7150-9758

# Prólogo

En el fascinante mundo de la neurocirugía veterinaria, donde el arte de sanar se fusiona con la delicadeza de explorar los misterios del sistema nervioso, nos encontramos con la obra que tienes ahora en tus manos. Este libro, gestado con pasión y dedicación a lo largo de muchos años, es el testimonio de la vida y el legado de quien fuera nuestro maestro durante una década, el inolvidable Dr. Sergio Ródenas González.

El Dr. Ródenas fue un referente en la neurología veterinaria, un verdadero apasionado de su trabajo, cuya carrera estuvo marcada por una incansable búsqueda de conocimiento y excelencia en su campo. Su profundo amor por la ciencia lo llevó a dedicar su vida a comprender y tratar las complejidades del sistema nervioso, convirtiéndose en una figura insustituible en el ámbito de la veterinaria.

Durante los años que tuvimos el placer de compartir con él, pudimos presenciar la maestría con la que abordaba cada caso y la destreza con la que navegaba por los intrincados caminos del cerebro, médula espinal y nervios de sus pacientes. Su enseñanza no solo se limitaba al quirófano, sino que se extendía a la importancia de la empatía y el respeto hacia cada vida que tocaba.

Lamentablemente, el destino truncó la posibilidad de ver completada esta obra maestra bajo la pluma de Sergio. Falleció justo antes de concluir esta obra cargada de simbolismo para su carrera, un proyecto en el que depositó una ilusión y una entrega con la que pocas veces lo habíamos visto. Parecía premonitorio que quisiera dejar constancia de sus conocimientos para la eternidad, quedando su espíritu y conocimiento para siempre en cada página. Este libro no solo es un compendio de técnicas y procedimientos, sino también un tributo a un mentor excepcional y a un ser humano cuyo legado trasciende las fronteras de la ciencia, plasmando toda una vida dedicada a su pasión en cada palabra depositada en esta obra.

Al sumergirte en las páginas que siguen, te invitamos a no solo aprender de la vasta experiencia del Dr. Ródenas y de sus más fieles colegas neurólogos que le ayudaron a hacer este libro, sino también a sentir la pasión que lo impulsó a dedicar su vida a mejorar la salud de aquellos que no pueden hablar por sí mismos. Este libro no solo es un manual de neurocirugía veterinaria, sino también un recordatorio de la importancia de la dedicación, la ética y el amor en la práctica de la veterinaria.

Que estas palabras sirvan como homenaje a un maestro excepcional, cuya influencia perdurará en la formación de generaciones venideras de neurocirujanos veterinarios, de tal modo que este libro actúe como una luz que guíe a aquellos que, al igual que Sergio, buscan expandir los límites del conocimiento y el cuidado de nuestros amigos más leales.

Con profunda admiración y respeto, descansa en paz maestro.

*"Lo que hacemos en vida perdura en la eternidad "*

**Sergio Moya y Christian Maeso**

# Prefacio

Cuando Sergio Ródenas inició este proyecto nos dijo:

*"Una de las razones para crear este libro es el poco material existente en veterinaria en el campo de la neurocirugía, y menos en lengua castellana. Habitualmente se le dedican capítulos en libros de cirugía general, pero no hay una obra que agrupe y complete la información que los veterinarios suelen buscar. Cada vez más veterinarios clínicos (además de especialistas) llevan a cabo neurocirugías rutinarias; además, les interesa saber lo que ofrece la neurocirugía cuando está indicada, aunque no realicen ellos mismos las intervenciones."*

El objetivo del autor era publicar un libro que recopilase la información esencial sobre neurocirugía que los veterinarios, tanto especialistas como generalistas, pudieran necesitar. Una obra que abarcase desde la anatomía detallada espinal e intracraneal a los abordajes quirúrgicos necesarios, desde los más básicos a los más complejos, para acometer los tratamientos de las diferentes enfermedades, anomalías y síndromes neurológicos más frecuentes sin dejar de lado otros aspectos importantes en esta disciplina, como la exploración clínica de los pacientes o la aplicación de anestesia y el instrumental necesario.

Hoy podemos decir que su objetivo se ha cumplido con creces. El libro presenta toda la información de forma detallada, agrupada en tres bloques; el primero, que incluye los capítulos con contenidos más generales, como la neuroanatomía, la exploración clínica de los pacientes, las pruebas complementarias para el diagnóstico, el equipamiento e instrumental o la administración de anestesia; un segundo bloque que afecta al sistema nervioso central, que se inicia con la presentación de los diferentes abordajes, las técnicas, básicas y complicadas, que se aplican habitualmente y las más recientes e innovadoras para tratar enfermedades del encéfalo y la médula; y por último, el tercer bloque dedicado al sistema nervioso periférico.

Para su elaboración, ha contado con la dilatada experiencia de especialistas en esta disciplina, que han contribuido con su conocimiento a incrementar aún más la calidad técnica de su contenido, que se ha enriquecido con la revisión de una extensa bibliografía, patente en las referencias bibliográficas que el autor detalla, con más de 100 magníficas ilustraciones y más de 700 imágenes, en algunos casos únicas (no publicadas hasta el momento, en palabras del autor), que agrupadas en forma de secuencias paso a paso o individualmente muestran las técnicas y procedimientos quirúrgicos descritos.

No cabe duda de que el esfuerzo realizado por el autor para que esta obra destacase por su contenido ha tenido su fruto y sorprenderá al lector por su calidad técnica y actualidad, así como por su contenido gráfico.

Esperamos que los lectores vean cumplidas sus expectativas y que el libro sea un éxito; solo así, el objetivo y la ilusión con los que Sergio emprendió el trabajo se habrán cumplido. ¡Ojalá hubieras podido disfrutarlo en vida, Sergio!

**La editorial**

# Índice de contenidos

# 1

# PRINCIPIOS BÁSICOS DE NEUROLOGÍA Y NEUROCIRUGÍA

# Neuroanatomía aplicada

Autores: Sergio Ródenas, Sergio Moya y Nuria Delgado

## Introducción

Para comprender los abordajes quirúrgicos de la neurocirugía uno de los aspectos más importantes que se debe tener presente es que es imprescindible que el neurocirujano conozca perfectamente la anatomía y las referencias anatómicas de las estructuras nerviosas y los tejidos adyacentes. Por ello, en este capítulo, el afán de los autores es conseguir una base anatómica clara con la información necesaria para evitar posibles errores quirúrgicos, así como una aproximación a los accidentes óseos y regiones orgánicas involucradas en las intervenciones quirúrgicas.

El sistema nervioso central (SNC) está formado por el encéfalo y la médula espinal. Además, estas estructuras están envueltas y protegidas por estructuras óseas, como son el cráneo y las vértebras, que se deben conocer correctamente para poder acceder de manera adecuada en cada cirugía.

En este capítulo se presenta la anatomía del cráneo y el encéfalo y de la columna vertebral y la médula espinal de forma separada.

## Anatomía del cráneo

La cavidad craneana desde el punto de vista funcional la vamos a dividir en fosa craneana rostral y medial (hemisferios cerebrales, área olfatoria, hipocampo y tálamo) y fosa craneana caudal o caudotentorial (cerebelo, puente y médula oblongada) estas dos fosas están separadas por el tentorio del cerebelo (parte ósea y membranosa).[1,2]

El encéfalo se encuentra limitado cranealmente por la lámina cribiforme rostral y caudalmente, por el agujero magno, abertura por donde se continúa la médula oblongada con la médula espinal. A ambos lados del cráneo se encuentran las cavidades orbitarias, en las que se encuentran alojados los globos oculares.

En función de la anatomía y la raza vamos a diferenciar tres tipos morfológicos de cráneos: dolicocéfalo, largo y estrecho; mesocéfalo, cabeza con proporciones medias, y braquicéfalo, corto y ancho. Es importante tener en cuenta estas morfologías para elegir correctamente el tipo de abordaje quirúrgico.

### Anatomía ósea

En este apartado vamos a hablar de los huesos que forman el cráneo y tienen un interés anatómico para el abordaje quirúrgico intracraneal (fig. 1). [2]

**Hueso occipital:** Presenta caudalmente el agujero magno, delimitado dorsalmente por una porción escamosa, lateralmente por su porción condilar, y ventralmente por una porción basilar. Es el hueso más caudal del cráneo. En él se encuentra la cresta de la nuca, el punto más dorsal que marca la división entre las superficies dorsal y caudal del cráneo.

**Hueso parietal:** Es un hueso par y sus dos partes se encuentran en el calvario dorsolateral. En este hueso destaca la cresta sagital externa, la cual constituye el límite medial de la fosa temporal, donde se insertan los músculos temporales. En las razas braquicéfalas esta cresta sagital es remplazada rostralmente por las líneas temporales. El proceso tentorial nace de la superficie interna de este hueso evidenciando, además, el surco para la arteria meníngea media. Otra referencia vascular es el surco transverso que existe ventral al meato temporal y que aloja el seno transverso.

**Hueso frontal:** Está dividido en tres partes, orbitaria, temporal y escamosa. En su interior se encuentra el seno frontal, una cavidad que contiene aire y está dividida por un septo en dos o tres compartimentos que se encuentran conectados por la incisura etmoidal. En este hueso, además, se encuentra el agujero etmoidal, situado rostralmente a 1 cm del canal óptico. En su extremo lateral se encuentra la apófisis cigomática.

**Hueso preesfenoides:** Es el primero de los huesos esfenoides, el más rostral. Posee dos alas, el cuerpo, el yugo, que conforma la base de la fosa craneal, y los canales ópticos por

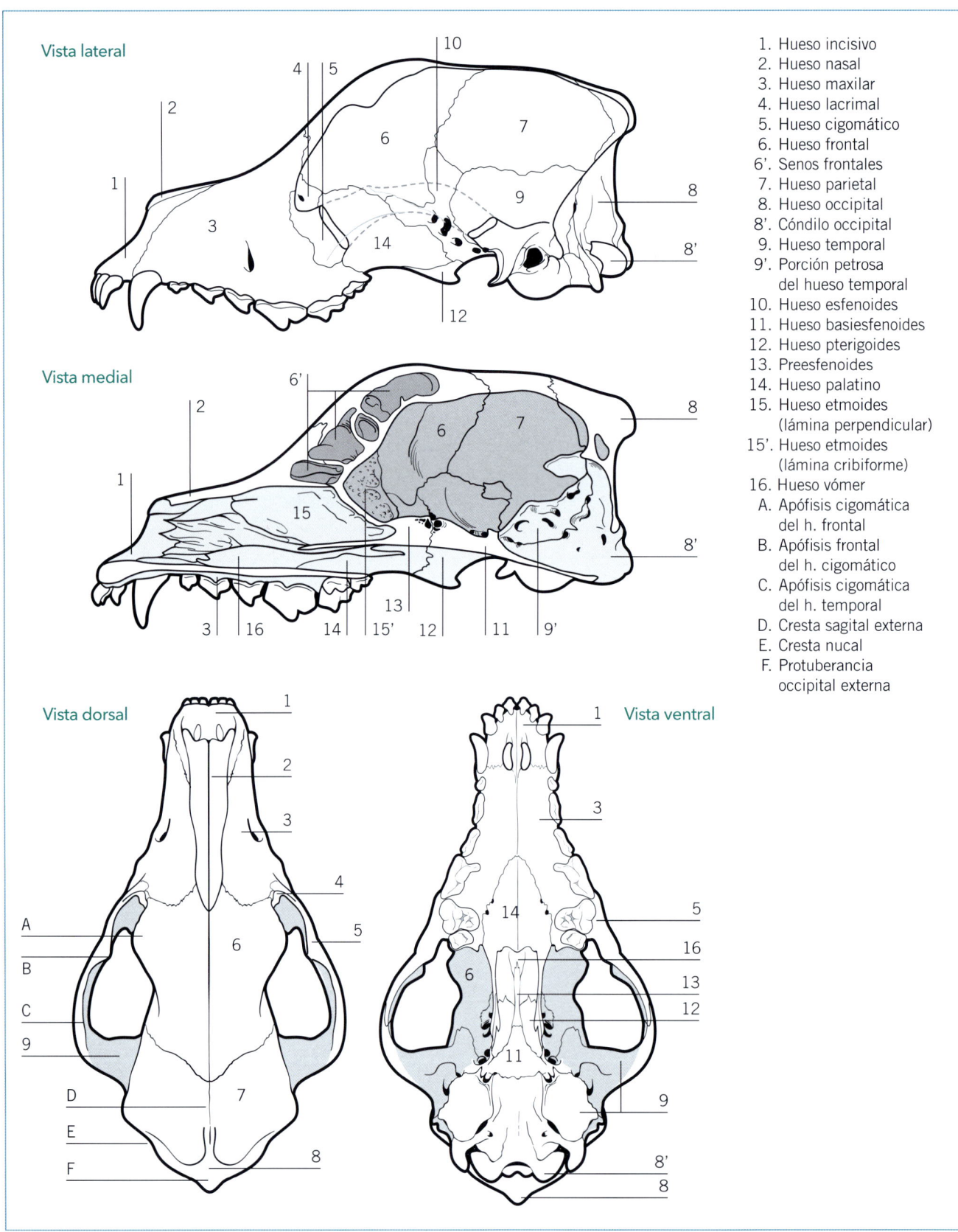

**Vista lateral**

**Vista medial**

**Vista dorsal**

**Vista ventral**

1. Hueso incisivo
2. Hueso nasal
3. Hueso maxilar
4. Hueso lacrimal
5. Hueso cigomático
6. Hueso frontal
6'. Senos frontales
7. Hueso parietal
8. Hueso occipital
8'. Cóndilo occipital
9. Hueso temporal
9'. Porción petrosa del hueso temporal
10. Hueso esfenoides
11. Hueso basiesfenoides
12. Hueso pterigoides
13. Preesfenoides
14. Hueso palatino
15. Hueso etmoides (lámina perpendicular)
15'. Hueso etmoides (lámina cribiforme)
16. Hueso vómer
A. Apófisis cigomática del h. frontal
B. Apófisis frontal del h. cigomático
C. Apófisis cigomática del h. temporal
D. Cresta sagital externa
E. Cresta nucal
F. Protuberancia occipital externa

**FIGURA 1.** Huesos que conforman el cráneo (se han retirado la mandíbula y el arco cigomático de la vista sagital lateral para favorecer la visualización de las diferentes estructuras). Adaptación del libro *Miller's Anatomy of the Dog*. 4.ª ed, (2013) de Evans HE y De Lahunta A.

donde discurren los nervios homónimos y las arterias oftálmicas internas.

**Hueso basiesfenoides:** Es el segundo de los esfenoides, el más caudal. Forma la base de la fosa medial y en él se encuentra la fosa hipofisaria, que conforma la silla turca. La fisura orbitaria se forma por las porciones de los huesos esfenoideos y se abre hacia el canal óptico acogiendo a los pares craneales oculomotor (III), troclear (IV), abducente (VI) y rama oftálmica del nervio trigémino (V), con una comunicación venosa entre el plexo oftálmico y el seno localizado en la fosa media rostral. El agujero oval también se encuentra en el hueso basiesfenoides y por él pasa el nervio mandibular. En este hueso se encuentra la apófisis pterigoides y, en su porción rostral, el canal alar, por el cual discurren la arteria y la vena maxilar (el nervio del mismo nombre pasa por el agujero redondo, en posición más medial). Por último, en este hueso se encuentra el surco por el que discurre la arteria meníngea media, y la incisura carótida, además de otros canales.

**Hueso temporal:** Tiene tres porciones, la petrosa, la timpánica y la escamosa. La petrosa es importante porque alberga la cóclea y los canales semicirculares, la fosa cerebelosa, el meato acústico interno, el canal facial con el nervio facial, el canal corto para el nervio trigémino, el agujero yugular, por donde pasan los nervios glosofaríngeo, vago y accesorio, la cavidad timpánica con el promontorio y el laberinto óseo con los canales semicirculares, la cóclea y el vestíbulo, así como el agujero estilomastoideo (orificio de salida de los nervios facial y vestibulococlear). La timpánica incluye la bulla timpánica con el meato acústico externo, que termina en la membrana timpánica, y el canal carotídeo por donde discurren la arteria carótida interna y las fibras simpáticas. Por último, la escamosa a la que corresponde la apófisis cigomática, que forma el arco cigomático junto con el hueso que le da nombre, y en la fosa mandibular se encuentra el cóndilo que compone la articulación temporomandibular.

**Hueso etmoidal:** Se trata de un hueso de pequeño tamaño y de difícil visualización por sus características, que se encuentra entre la parte rostral y la caudal del cráneo. Está formado por cuatro partes: una lámina medial perpendicular, una lámina cribosa (importante en los abordajes quirúrgicos) y dos laberintos etmoidales que se unen a la lámina cribosa mediante los etmoturbinados.

Es importante reseñar además que todos estos huesos del cráneo se encuentran unidos por suturas que se nombran según los dos huesos que limitan, por ejemplo, las suturas frontoparietal, occipitoparietal, sagital, parietoesfenoidal y frontomaxilar de entre muchas otras.

## Anatomía del encéfalo

El encéfalo está formado por billones de neuronas y células de la glía que se agrupan para formar la sustancia gris y la sustancia blanca. La sustancia gris concentra los cuerpos neuronales, se encuentra en la superficie (de cerebro y cerebelo) y constituye la corteza cerebral o cerebelosa, y en profundidad, como agrupaciones de neuronas localizadas que se denominan núcleos. Los axones mielinizados constituyen la sustancia blanca y sus agrupaciones reciben el nombre de tractos o fascículos. La zona donde ambas sustancias se entremezclan se denomina formación reticular. [3-5]

El encéfalo se divide desde el punto de vista funcional en prosencéfalo (telencéfalo y diencéfalo), mesencéfalo, puente, médula oblongada y cerebelo. La figura 2 muestra las principales áreas del encéfalo. [5-7]

Desde el punto de vista embrionario también lo podemos dividir en telencéfalo (hemisferios cerebrales y núcleos basales), diencéfalo (epitálamo, tálamo e hipotálamo), mesencéfalo, metencéfalo (puente y cerebelo) y mielencéfalo.

En nuestro caso, para su descripción lo dividiremos en las tres grandes estructuras que forman el encéfalo: cerebro, tronco del encéfalo y cerebelo.

### Cerebro

El cerebro (derivado del telencéfalo embrionario) se encuentra formado principalmente por dos hemisferios cerebrales y los núcleos basales. Existe una fisura transversa, que lo separa del cerebelo, y una fisura longitudinal, que separa ambos hemisferios. Ambas están formadas en toda su extensión por pliegues invaginados de la duramadre, excepto en la zona del cuerpo calloso donde conectan ambos hemisferios y la lámina terminal.

Los hemisferios cerebrales están formados por sustancia gris, que constituye la corteza cerebral, los componentes del sistema límbico del rinencéfalo (cara ventral del telencéfalo) y sustancia blanca formada por fibras. Estas pueden ser fibras de asociación largas y cortas (conectan áreas corticales diferentes de un mismo hemisferio); de proyección (conectan la corteza cerebral con distintas áreas del tronco del encéfalo o de la médula espinal); y comisurales (conectan ambos hemisferios).[5]

Los núcleos basales son agrupaciones de cuerpos celulares (sustancia gris) localizados en el telencéfalo. Participan principalmente en la actividad motora mediante un mecanismo regulatorio que es multisináptico y que engloba los núcleos basales y los sistemas piramidal y extrapiramidal. Los núcleos basales son el núcleo septal y la amígdala (sistema límbico), el núcleo

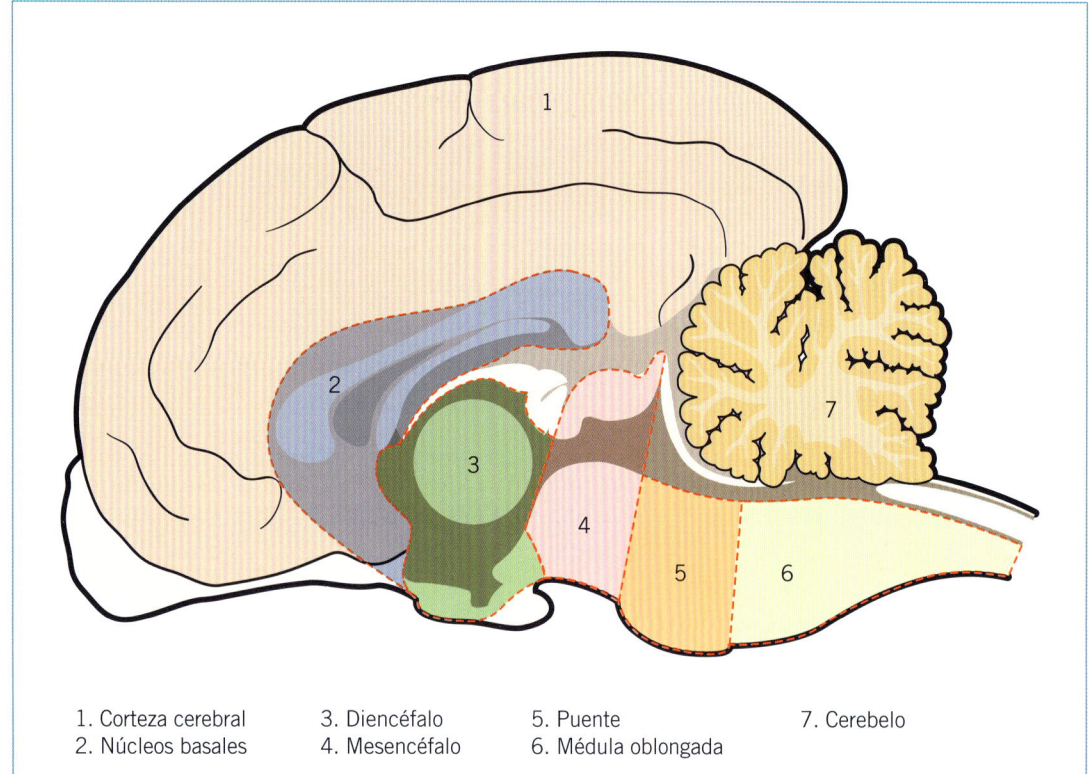

1. Corteza cerebral
2. Núcleos basales
3. Diencéfalo
4. Mesencéfalo
5. Puente
6. Médula oblongada
7. Cerebelo

**FIGURA 2.** Áreas del encéfalo.

lentiforme (formado por putamen y pálido) y los núcleos caudado y accumbens

La corteza cerebral de los hemisferios se encuentra subdividida en paleocórtex (bulbo olfatorio y lóbulos piriformes), arquicórtex (hipocampo) y neocórtex (lóbulos cerebrales).

Cada hemisferio cerebral tiene pliegues exteriores o circunvoluciones, llamados giros, y pliegues interiores denominados surcos (fig. 3). Es importante conocer bien la anatomía de estos giros y surcos principalmente para practicar la cirugía intracraneal correctamente (p. ej.: lesiones intraaxiales).

A su vez, estos hemisferios están divididos en lóbulos (sin contar el rinencéfalo), que reciben el nombre del hueso en el que se apoyan: lóbulo frontal, parietal, occipital y temporal.

Existen, además, otras estructuras, llamadas ventrículos, que constituyen el sistema ventricular. Se trata de cuatro cavidades continuas situadas en el interior del SNC y por las que discurre el líquido cefalorraquídeo (LCR). Lo componen dos ventrículos laterales, situados en el interior de ambos hemisferios cerebrales con forma arqueada (sus extremos se denominan cuerno rostral y cuerno temporal); un tercer ventrículo, localizado en el mesencéfalo; y un cuarto, situado ventralmente al cerebelo. Los dos ventrículos laterales se encuentran unidos al tercer ventrículo a través de los agujeros interventriculares y este último se comunica a través del acueducto mesencefálico con el cuarto,

que se continúa con el canal central y el espacio subaracnoideo del canal vertebral a través de las aberturas laterales. En el interior de los ventrículos se encuentran los plexos coroideos, estructuras formadas por una red de capilares. Su función es producir el LCR.

## Tronco del encéfalo

El tronco del encéfalo ocupa el suelo de la cavidad craneana y es la estructura desde la que salen la mayoría de los nervios craneales. Se divide en diencéfalo, mesencéfalo, puente y médula oblongada.

### Diencéfalo

El diencéfalo es la parte más rostral del tronco del encéfalo delimitado por el tercer ventrículo y los hemisferios cerebrales. El diencéfalo lo constituyen el tálamo, el hipotálamo, el epitálamo, el subtálamo y el metatálamo. Los cuerpos mamilares caudales, el quiasma óptico y el infundíbulo con la conexión hipofisaria se encuentran aquí localizados.

Las principales funciones del diencéfalo son la entrada de información al prosencéfalo (estado de alerta y excitación), el control de la regulación del sistema autónomo y homeostático, y la regulación de la glándula pineal (relacionada con la actividad reproductiva circadiana y estacional).

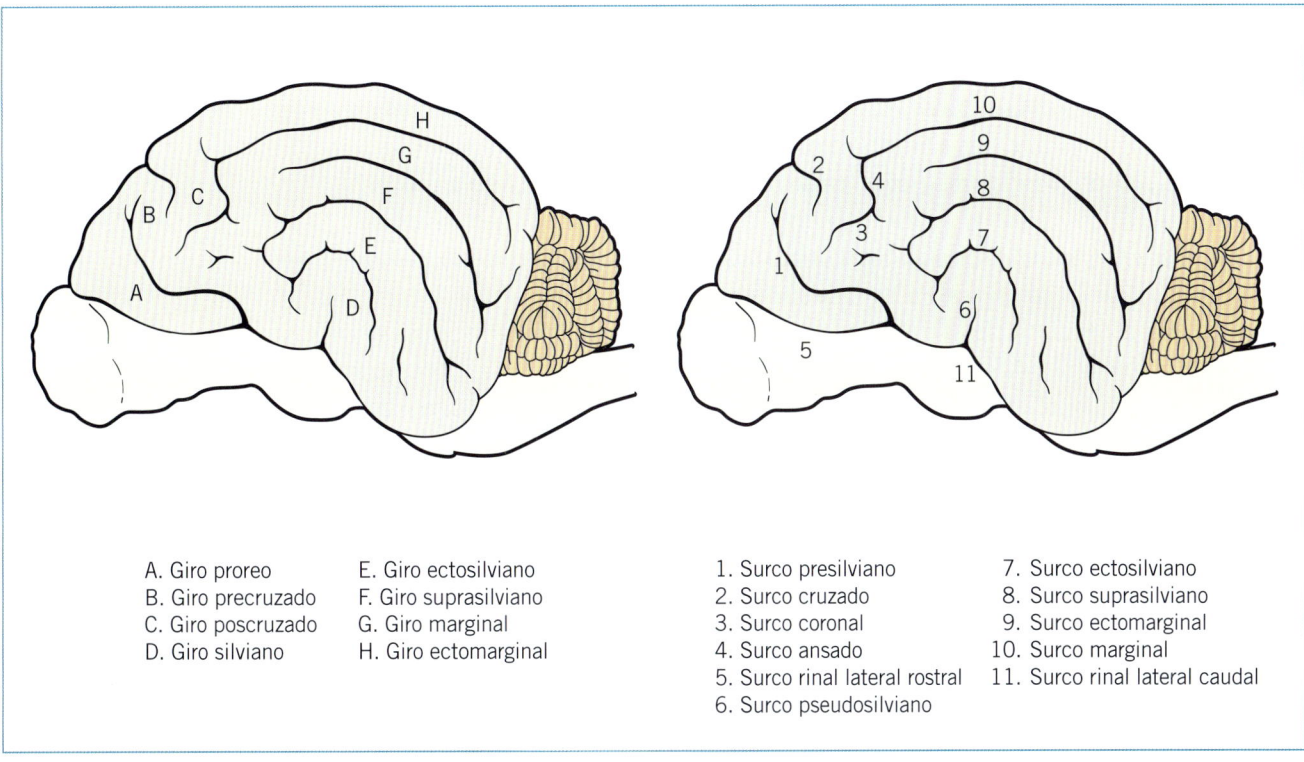

**FIGURA 3.** Principales giros y surcos cerebrales. Adaptación del libro *Guide to the Disection of the Dog*, 8th ed, 2017, de Lahunta, A. y Evans H.E.

A. Giro proreo
B. Giro precruzado
C. Giro poscruzado
D. Giro silviano
E. Giro ectosilviano
F. Giro suprasilviano
G. Giro marginal
H. Giro ectomarginal

1. Surco presilviano
2. Surco cruzado
3. Surco coronal
4. Surco ansado
5. Surco rinal lateral rostral
6. Surco pseudosilviano
7. Surco ectosilviano
8. Surco suprasilviano
9. Surco ectomarginal
10. Surco marginal
11. Surco rinal lateral caudal

## Mesencéfalo

Siguiendo el orden rostral se encuentra el mesencéfalo donde tenemos estructuras como el núcleo rojo, origen del tracto rubroespinal (principal tracto motor en el perro y en el gato), los tractos y los núcleos de los nervios oculomotor y troclear, así como otras estructuras entre las que cabe citar el sistema lemniscal medial, la formación reticular, los colículos rostral y caudal y la sustancia negra.

Las principales funciones del mesencéfalo serían los movimientos oculares y el control pupilar (nervios III y IV); además constituye el principal centro de locomoción.

## Puente

Situado entre el diencéfalo y la médula oblongada, el puente alberga los núcleos motor y sensitivo del nervio trigémino, así como las vías nerviosas corticoespinales, corticonucleares y corticocerebelosas, pirámides y la formación reticular.

## Médula oblongada

En la médula oblongada se encuentran las pirámides con fibras corticonucleares y corticoespinales, los núcleos de los nervios craneales VI a XII, los núcleos de la oliva y arcuato, la formación reticular, los centros respiratorios y de la circulación sanguínea, los núcleos grácil, cuneado medial y cuneado lateral, y los tractos espinotalámicos y espinocerebeloso dorsal.

## Cerebelo

Por último, tenemos el cerebelo. Básicamente, el cerebelo consta de una corteza cerebelosa (sustancia gris con una capa granular que tiene neuronas granulares, una capa de células de Purkinje, y una capa molecular con fibras no mielinizadas e interneuronas); los núcleos (fastigio, dentado e interpósito), y los pedúnculos cerebelares rostral, medio y caudal, como vía de conexión con el tronco del encéfalo hacia y desde el cerebelo. También podemos dividirlo en vermis (vías espinocerebelares), lóbulo floculonodular (cerebelo vestibular) y lóbulo caudal (locomoción y vías extrapiramidales).

El cerebelo es el principal coordinador del movimiento (no inicia el movimiento voluntario) y participa en la respuesta de amenaza. Su principal función es la precisión espacial y la coordinación al inicio, durante y al final del movimiento. Regula la actividad motora de los núcleos de la corteza motora y la actividad de la neurona motora superior mediante retroalimentación propioceptiva continua de los músculos y el aparato vestibular.

## Anatomía vascular del encéfalo

### Vascularización arterial

Conocer la anatomía vascular tanto arterial como venosa es imprescindible para practicar la cirugía intracraneal con garantías de éxito.

El cerebro es un órgano muy complejo que depende en gran medida de su irrigación sanguínea. Pese a que solo supone el 2 % del peso corporal, su tasa metabólica es tan alta que recibe alrededor de un 20 % del gasto cardiaco total. Cumplir con estos requerimientos significa que el cuerpo debe ser capaz de nutrir los distintos componentes del tejido encefálico, especialmente a la sustancia gris, que está más vascularizada que la sustancia blanca, [8-10] y para ello es preciso un sistema de vascularización extenso que alcance a todas las estructuras cerebrales (fig. 4).

El sistema arterial del cerebro está formado por cinco pares de arterias:

- Arteria cerebral rostral.
- Arteria cerebral media.
- Arteria cerebral caudal.
- Arteria cerebelar rostral.
- Arteria cerebelar caudal.

En la especie canina las arterias carótidas internas y la arteria basilar, que es continuación de las arterias vertebrales y de la arteria ventral espinal, confluyen en la zona ventral del encéfalo formando un anillo vascular que rodea la hipófisis y el quiasma óptico. Este círculo arterial cerebral es conocido como círculo arterioso de Willis. Las arterias principales cerebrales salen todas de dicho anillo vascular excepto la arteria cerebelar caudal que sale de la arteria basilar.

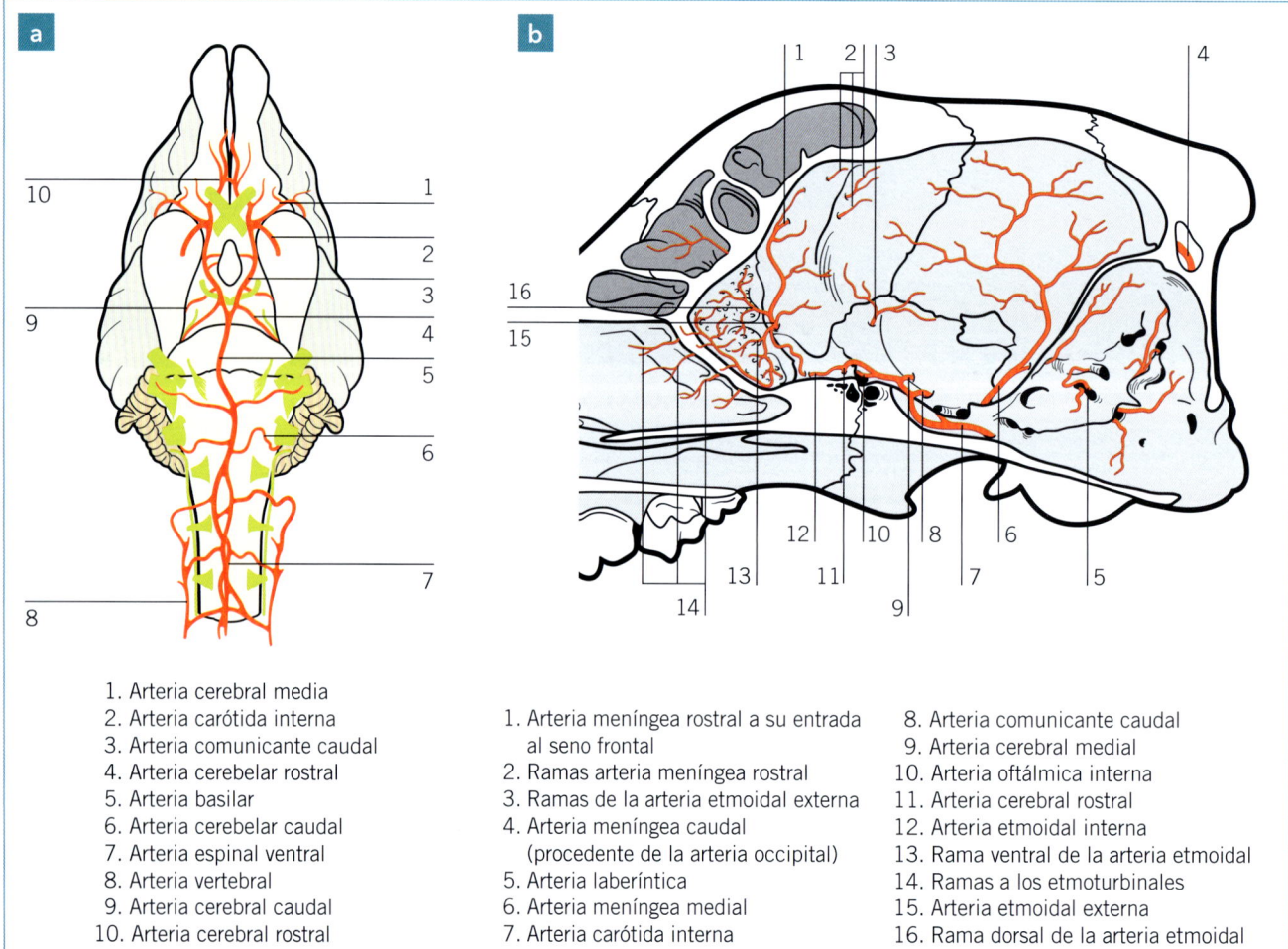

1. Arteria cerebral media
2. Arteria carótida interna
3. Arteria comunicante caudal
4. Arteria cerebelar rostral
5. Arteria basilar
6. Arteria cerebelar caudal
7. Arteria espinal ventral
8. Arteria vertebral
9. Arteria cerebral caudal
10. Arteria cerebral rostral

1. Arteria meníngea rostral a su entrada al seno frontal
2. Ramas arteria meníngea rostral
3. Ramas de la arteria etmoidal externa
4. Arteria meníngea caudal (procedente de la arteria occipital)
5. Arteria laberíntica
6. Arteria meníngea medial
7. Arteria carótida interna

8. Arteria comunicante caudal
9. Arteria cerebral medial
10. Arteria oftálmica interna
11. Arteria cerebral rostral
12. Arteria etmoidal interna
13. Rama ventral de la arteria etmoidal
14. Ramas a los etmoturbinales
15. Arteria etmoidal externa
16. Rama dorsal de la arteria etmoidal

**FIGURA 4.** Vista ventral de la anatomía vascular cerebral (a). Vista lateral de la bóveda craneal con las principales arterias que se deben tener en cuenta en las cirugías intracraneales (b). Adaptación del libro *Miller's Anatomy of the Dog*. 4th ed, 2013, de Evans, H.E., De Lahunta, A.

Existen diferencias entre el perro y el gato sobre la procedencia de la sangre arterial de este anillo vascular. En el perro, el flujo procede de las arterias carótidas internas y de la arteria basilar, mientras en el gato la arteria basilar recibe aporte sanguíneo del círculo arterial, y la mayor parte de la vascularización arterial del cerebro depende de la arteria maxilar. [8-12]

---

**El encéfalo del perro recibe la vascularización del anillo de Willis (arterias carótidas internas y arteria basilar) y en el gato, la mayor parte de la vascularización procede de la arteria maxilar.**

---

Además de las cinco arterias principales, se encuentran las arterias perforantes y las arterias estriadas que son arterias más pequeñas. En la figura 4 se muestra la vascularización del encéfalo.

En las especies en las que está bien desarrollado el flujo de la arteria maxilar (gato) existe una red arterial que se conoce como red admirable (*rete mirabile*), que consiste en una red de anastomosis entre arterias extra- e intracraneales, cuya función es la de mantener una termorregulación adecuada del cerebro y nutrir al nervio trigémino, uniéndose, además, con el círculo de Willis. [8-10]

Las principales arterias cerebrales que irrigan los territorios nerviosos se detallan en el cuadro 1. [10-12]

## Vascularización venosa

De forma general el drenaje venoso cerebral se realiza a través de los senos venosos de la duramadre. Estos senos se sitúan entre la capa externa (periostio) y meníngea (duramadre) y no tienen túnica media o adventicia ni válvulas.

Los senos venosos se encuentran conectados entre sí formando un canal venoso continuo (fig. 5). De esta forma, las venas cerebrales van a drenar a los senos venosos y estos, a su vez, drenan la sangre a través de las venas maxilar, yugular interna y vertebrales. [13,14]

A continuación, describiremos algunos de los senos venosos más relevantes para el abordaje quirúrgico en medicina veterinaria (figs. 6 y 7), si bien, previamente, los situaremos anatómicamente en el cerebro:

Lo dividiremos en un sistema dorsal (seno sagital dorsal, recto y transverso) que drena las áreas dorsales de los hemisferios cerebrales por las venas dorsales cerebrales y las zonas más profundas a través de la vena grande cerebral; un sistema ventral (senos petrosales dorsal y ventral, cavernoso) que drenan a través de las venas ventrales cerebrales las zonas

| CUADRO 1. Irrigación sanguínea cerebral y distribución. [10-12] | |
| --- | --- |
| **Arteria** | **Territorio irrigado** |
| Arteria cerebral rostral. | Superficie rostromedial y dorsal de la corteza cerebral, a cada lado de la fisura longitudinal media. |
| Arteria cerebral media. | Superficie lateral de la corteza cerebral. |
| Arteria cerebral caudal. | Superficie caudomedial y dorsal de la corteza cerebral, a cada lado de la fisura longitudinal media. |
| Arteria cerebelar rostral. | Parte rostral del hemisferio cerebeloso, vermis y tronco del encéfalo rostrolateral. |
| Arteria cerebelar caudal. | Cerebelo caudal y central. Médula lateral. |
| Arteria coroidea rostral. | Cápsula interna caudal, tracto óptico, cuerpo amigdalino, núcleo caudado caudal, núcleo lentiforme. |
| Arterias lenticuloestriadas. | Parte del globo pálido, putamen, parte rostral de la cápsula interna, claustro y parte rostral del núcleo caudado. |
| Arterias perforantes proximales (salen de la a. comunicante caudal). | Tálamo rostromedial. |
| Arterias perforantes distales (salen de la a. comunicante caudal). | Tálamo caudolateral y subtálamo. |
| Arterias perforantes caudales (salen de la bifurcación basilar y ramas de la a. cerebral caudal). | Región media y paramediana del tálamo caudal, mesencéfalo y puente. |

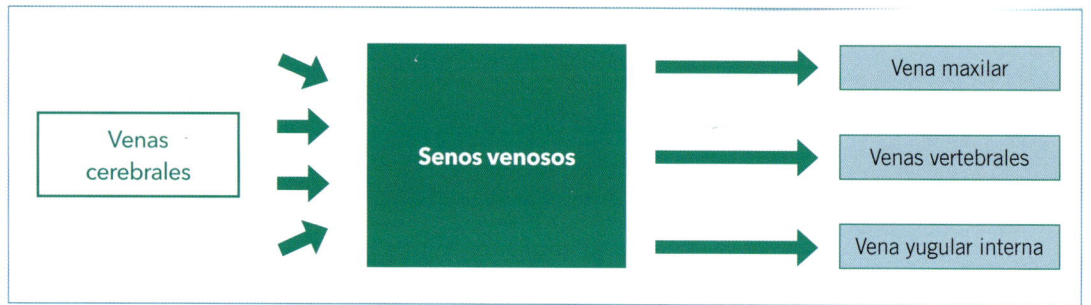

**FIGURA 5.** Representación general del drenaje venoso en el cerebro.

ventrales de los hemisferios cerebrales y de la cara (cavidad nasal, órbita y dientes); y por último, un sistema de conexión de senos (senos sigmoides) que reciben sangre de los senos petrosales y del seno transverso, y que a su vez conecta con el sistema espinal de senos.

**Seno sagital dorsal:** es uno de los senos venosos más grandes y se encuentra en la línea media superior del cerebro. Se extiende a lo largo de la cresta sagital del cráneo y drena en la confluencia de los senos recto y transverso.

Es importante respetar el seno sagital dorsal en las craneotomías rostrotentoriales. Si estas fueran bilaterales, se puede respetar u ocluir.

**Senos transversos:** es una estructura par, formada por dos senos que discurren a lo largo de los bordes posteriores, derecho e izquierdo del cráneo, justo por encima del cerebelo. Estos senos reciben sangre del seno sagital dorsal y se proyectan hacia los lados, uniéndose caudalmente para formar la **confluencia de los senos** (es muy importante conocer esta estructura principalmente para realizar abordajes craneales suboccipitales).

En los abordajes a la región craneal suboccipital se debe poner especial cuidado para evitar hemorragias por lesiones iatrogénicas en la confluencia de los senos que se encuentra aquí localizada.

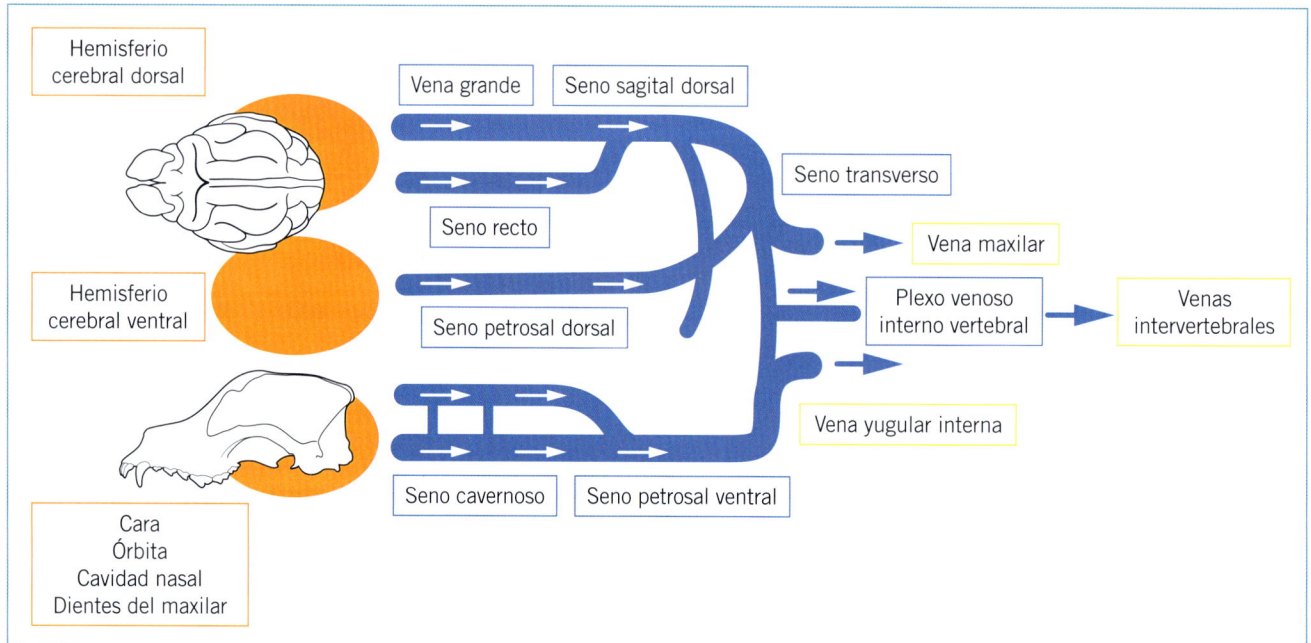

**FIGURA 6.** Representación del drenaje venoso del cerebro en el perro. El seno sagital dorsal y el seno recto drenan sangre de la superficie dorsal y de las partes profundas del cerebro anterior y conforman el sistema dorsal de senos. La vena maxilar drena la sangre de estos senos. Por su parte, el seno petrosal dorsal drena sangre de la superficie ventral del hemisferio, y los senos ventral y cavernoso, que forman parte del sistema ventral de senos, drenan sangre de la cara, órbita, cavidad nasal y dientes del maxilar hacia la vena yugular interna.

**Seno cavernoso:** es un espacio venoso localizado a ambos lados de la silla turca (estructura ósea de la base del cráneo). Este seno es muy importante porque constituye el sistema carotídeo interno que suministra sangre al cerebro. También está en estrecha relación con estructuras vitales como son los nervios craneales y las arterias carótidas. Las cirugías en esta región requieren un cuidadoso abordaje para evitar daños a estas estructuras. [13,14]

Existe un seno de conexión, llamado **seno sigmoideo** que recibe a los dorsales a través del seno transverso y a los ventrales por el seno petroso. Este seno constituye el principal drenaje desembocando a la vena maxilar.

Existe, además, una barrera hematoencefálica que debemos citar porque constituye un filtro selectivo para el paso de sustancias al SNC. Está constituida por una red de vasos que protegen el cerebro, ya que gracias al estrecho espacio que queda entre las células endoteliales que la conforman es capaz de bloquear el paso de moléculas grandes hacia él, siendo especialmente muy selectiva al paso de fármacos. Los principales elementos de esta barrera parecen estar en los capilares del cerebro. A diferencia de los capilares de otras partes del organismo, sus células endoteliales tienen muy pocas vesículas micropinocitarias y sus bordes superpuestos están sellados por uniones herméticas continuas (verdaderas zónulas ocluyentes), que no dejan huecos en ninguna parte.

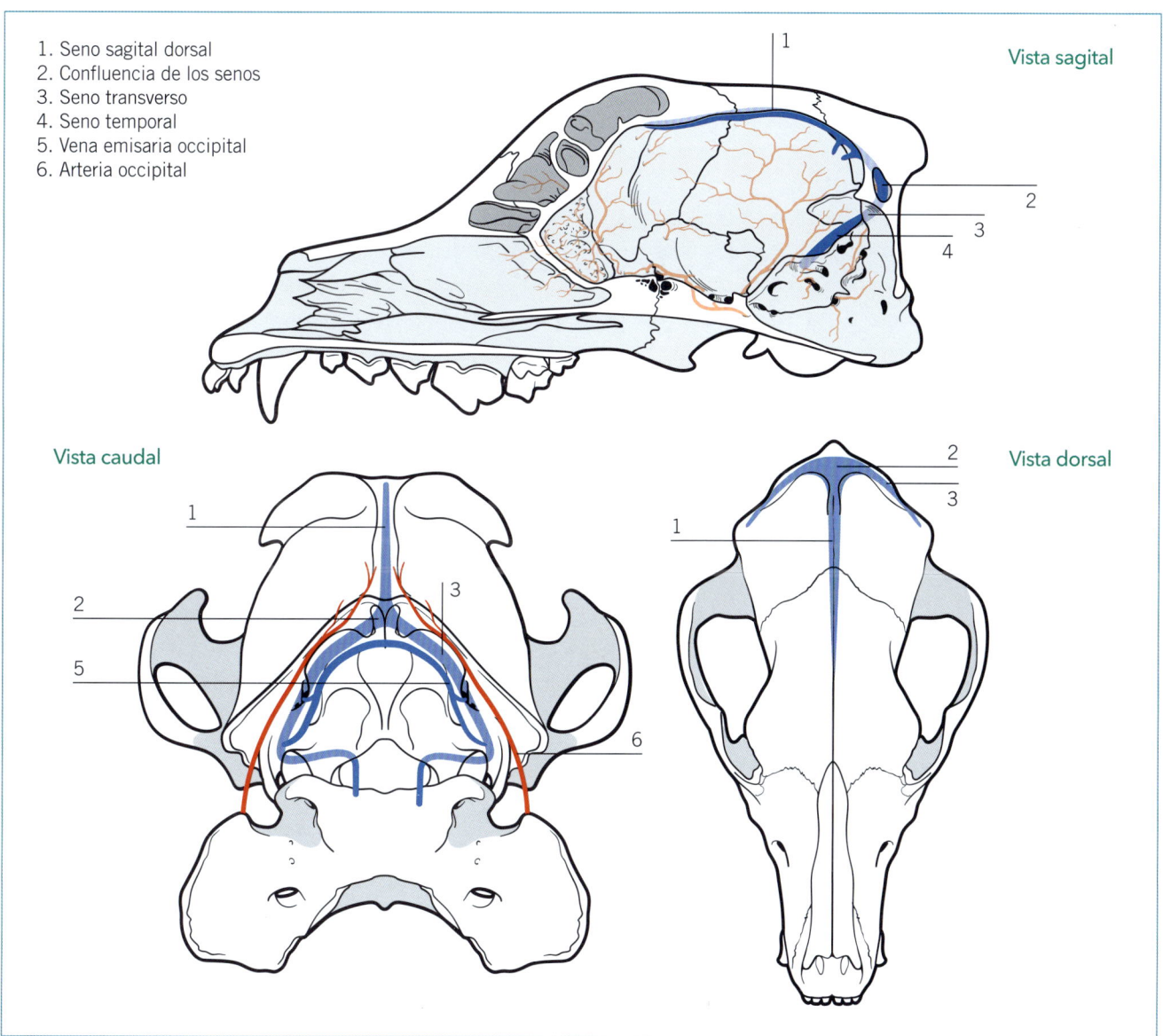

1. Seno sagital dorsal
2. Confluencia de los senos
3. Seno transverso
4. Seno temporal
5. Vena emisaria occipital
6. Arteria occipital

Vista sagital

Vista caudal

Vista dorsal

**FIGURA 7.** Principales senos venosos que se deben tener en cuenta cuando de planifica una cirugía intracraneal. Vistas sagital, caudal y dorsal. Adaptación del libro *Miller's Anatomy of the Dog*. 4th ed. Elsevier Saunders, 2013, de Evans HE y De Lahunta A.

## Anatomía de las meninges

Las meninges son membranas que recubren y protegen el sistema nervioso central (SNC), incluyendo el cerebro y la médula espinal. En medicina veterinaria, el conocimiento de la anatomía aplicada de las meninges es esencial para realizar cirugías intracraneales y de la médula espinal correctamente.

Existen tres capas que protegen y nutren al cerebro y la médula espinal. Se conocen como meninges y se denominan (de la más externa a la más interna), duramadre, aracnoides y piamadre.

**Duramadre:** es la capa más externa y resistente de las meninges. Está adherida al cráneo, mientras que en el caso de las vértebras queda un espacio entre esta y el periostio, el espacio epidural. Su función es establecer una barrera protectora alrededor del cerebro y la médula espinal. La duramadre en ciertos abordajes quirúrgicos se debe seccionar (durotomía) para acceder al tejido nervioso (ciertas neoplasias intracraneales, lesiones medulares intradurales u otras).

**Aracnoides:** es la capa intermedia. Limita el espacio subaracnoideo por cuyo interior discurre el LCR. Posee unas prolongaciones de colágeno que se mezclan con la piamadre, formando una red de aspecto similar a una "tela de araña" que le da su nombre.

**Piamadre:** es la capa más interna y se encuentra en contacto directo con el tejido nervioso. La piamadre se encuentra altamente vascularizada y se adhiere íntimamente al cerebro y a la médula espinal. Durante los procedimientos quirúrgicos, la manipulación cuidadosa de la piamadre es fundamental para preservar la integridad de los vasos sanguíneos y evitar lesiones en el tejido nervioso.

Cuando se realiza un abordaje quirúrgico al sistema nervioso de un paciente, el cirujano debe tener en cuenta la ubicación precisa de las meninges y su íntima relación con las estructuras nerviosas circundantes. Debe utilizar técnicas de disección meticulosa para exponer las meninges sin dañarlas, y emplear suturas y técnicas de cierre adecuadas para asegurar una adecuada protección y cicatrización posoperatoria.

## Anatomía de la columna vertebral y la médula

### Anatomía ósea

La columna vertebral es la estructura ósea encargada de proteger a la médula espinal, permitiendo además el movimiento mediante sus articulaciones. Esta estructura está formada por un número variable de vértebras (unidas por discos intervertebrales y articulaciones sinoviales). Se divide en 5 regiones, cervical, torácica, lumbar, sacra y caudal. En el perro y el gato la fórmula numeraria de sus vértebras es la misma: 7-13-7-3-20 de acuerdo con las regiones detalladas anteriormente (el número de vértebras caudales puede variar según la raza del animal [1,15]). Las vértebras se identifican mediante la letra inicial de la región a la que pertenecen, excepto las caudales que se identifican como Cd.

Las vértebras están formadas por el cuerpo, el arco con los pedículos y las láminas que convergen en la apófisis espinosa, las apófisis transversas, las apófisis accesorias y los procesos mamilares. Aunque todas las vértebras presentan estas formaciones, existen diferencias entre los diferentes tipos (figs. 8-10). Es muy importante conocer detalladamente la anatomía ósea de la columna vertebral para realizar los abordajes y las estabilizaciones vertebrales con precisión y garantías de éxito.

### Vértebras cervicales

En las vértebras cervicales existen dos muy diferentes al resto, el atlas y el axis (C1-C2) (fig. 8a). El atlas es la primera vértebra cervical y su apófisis articular craneal se ha modificado para articularse con los cóndilos del hueso occipital del cráneo. Además, posee un arco ventral y otro dorsal que se extienden lateralmente en unas apófisis transversas con forma de alas. Dichas apófisis presentan el agujero alar, cuya relevancia radica en que por él discurren la arteria y la vena vertebrales, y un agujero lateral vertebral más rostral por donde pasa el primer nervio cervical. El axis es la segunda vértebra cervical. Se caracteriza porque presenta una apófisis espinosa voluminosa, y la apófisis odontoides en su cara craneal que se articula con la fosa articular caudal del atlas (fig. 8b). La articulación atlantoaxial permite los movimientos de rotación de la cabeza y sus movimientos se encuentran limitados por una serie de ligamentos (apical, alares y transverso). [1-15]

El resto de las vértebras cervicales se mimetizan unas con otras, salvo la vértebra C6 que posee unas apófisis transversas muy extendidas ventralmente (fig. 8c).

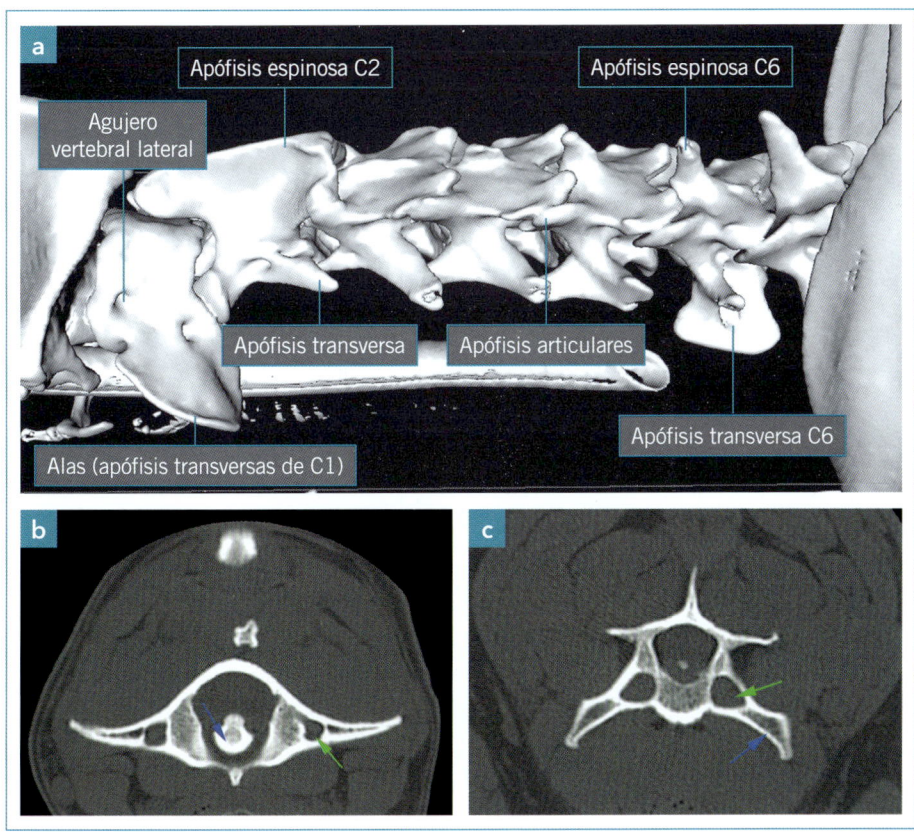

**FIGURA 8.** Reconstrucción en imagen tomografía computarizada 3D de la región cervical que muestra la anatomía ósea de las vértebras C1-C7 (a). Imagen transversa de tomografía computarizada de C1-C2 que muestra el diente del axis (flecha azul), el agujero intervertebral (flecha verde) en las alas del atlas (b). Imagen transversa a nivel de C6 en la que se aprecian las apófisis transversas prominentes de C6 (flecha azul), el cuerpo vertebral y los agujeros transversos (flecha verde) (c).

## Vértebras torácicas

Las vértebras torácicas presentan como característica principal unas fóveas costales, mediante las cuales se articulan con las costillas (figs. 9a y 9b). Las apófisis espinosas son grandes y se inclinan caudalmente hasta la octava vértebra torácica. A partir de esta se van haciendo más pequeñas y cambiando la dirección hasta llegar a la más perpendicular, la vértebra T11 o anticlinal (aunque puede variar).

## Vértebras lumbares

Las vértebras lumbares se caracterizan por tener unas apófisis transversas más largas que se extienden en dirección craneolateral (figs. 9a, 9c y 10a). Son anchas en la base y de la L1 a la L4 poseen apófisis accesorias.

## Vértebras sacras

Este grupo lo constituyen tres vértebras fusionadas entre sí formando el sacro. Este hueso posee una cresta en su superficie dorsal (cresta sacra) junto con dos agujeros dorsales por los cuales circulan los nervios y los vasos sanguíneos sacros (fig. 10a). Se articula con la L7 mediante las apófisis articulares craneales y con la Cd1 mediante las caudales (fig. 11).

La superficie ventral posee dos pares de agujeros laterales al cuerpo. En las caras laterales encontramos las crestas sacras laterales dorsales a las alas del sacro, extensiones craneales laterales, que sirven como superficies articulares con la pelvis.

## Vértebras caudales

Finalmente, las vértebras caudales (Cd) son las últimas de la columna vertebral. Se caracterizan por ser huesos pequeños cuyo tamaño se reduce progresivamente. Solo las primeras poseen un arco vertebral bien desarrollado, y este va desapareciendo en las siguientes.

## Disco intervertebral

Entre cada vértebra, además, se encuentra una estructura denominada disco intervertebral (la anatomía del disco se explica en el capítulo 11), Su función es amortiguar la articulación y protegerla de las fuerzas ejercidas por vértebras contiguas. Los principales componentes del disco intervertebral son el anillo fibroso y el núcleo pulposo. El disco también se mantiene fijo mediante los ligamentos longitudinales dorsal y ventral, y el ligamento amarillo interarcual.

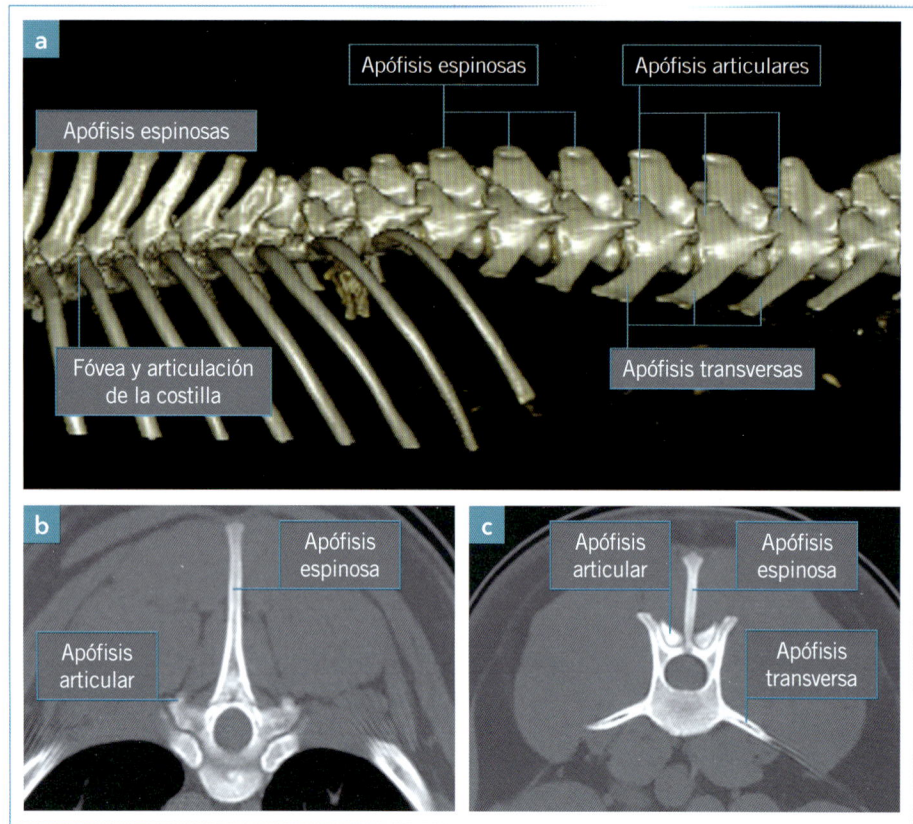

**FIGURA 9.** Reconstrucción TC 3D de las regiones torácica y lumbar que muestra la anatomía ósea de las vértebras torácicas y lumbares (a). Imagen de TC transversa de una vértebra torácica (b). Imagen de TC transversa de una vértebra lumbar (c).

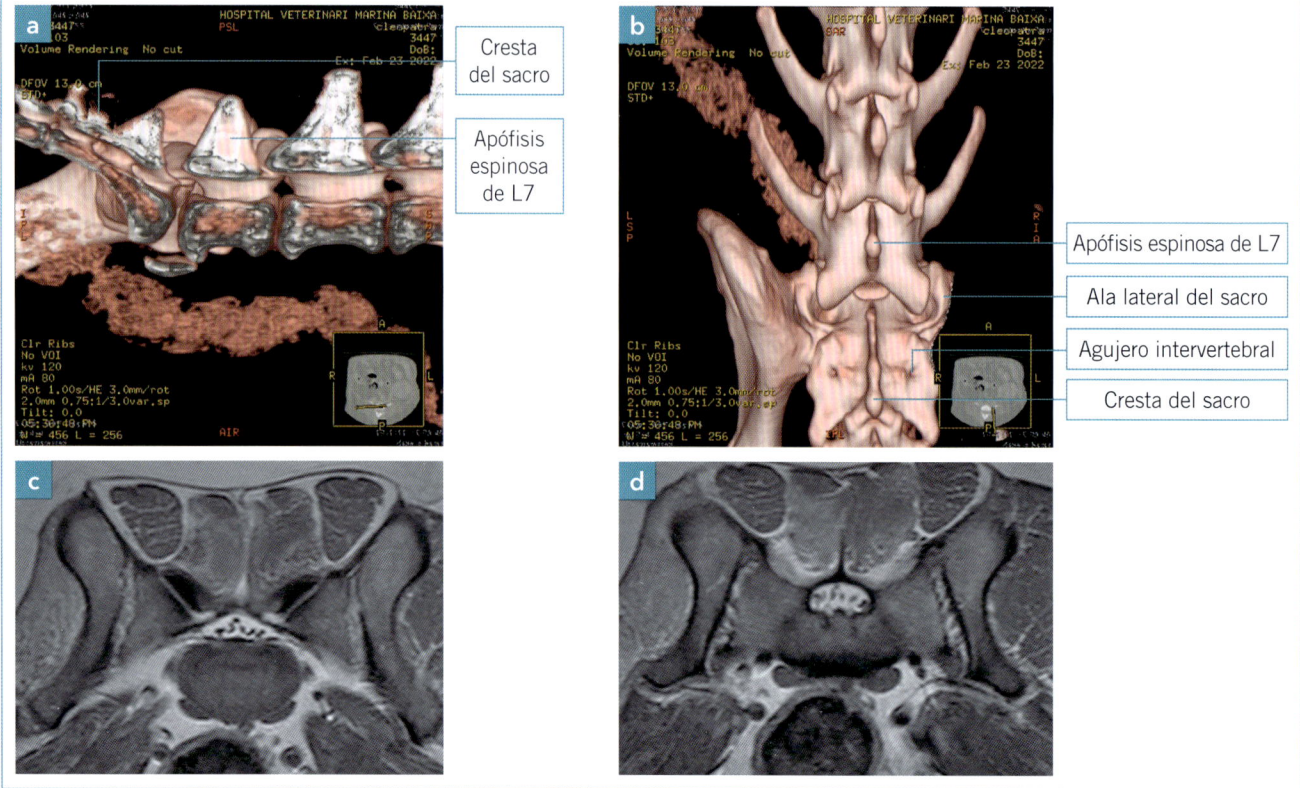

**FIGURA 10.** Reconstrucción en 3D de las vértebras lumbares y del sacro (a y b). Imágenes transversas de RMN a nivel de L7-S1 y S1 (c y d).

# Anatomía de la médula espinal

La médula espinal es la prolongación del encéfalo. Se encuentra alojada en el canal vertebral. De la médula espinal emergen los nervios espinales, a través de los agujeros vertebrales (desde el agujero magno hasta el *filum terminale*). Además, al igual que el encéfalo, aparece envuelta por las 3 membranas meníngeas que la protegen y nutren, con la particularidad de que se abren en cada agujero para permitir la salida de las raíces, dorsal y ventral, de los nervios espinales a las que envuelven hasta su confluencia en el nervio espinal. [16-18]

En una sección transversal de la médula espinal se distingue la sustancia gris, localizada en el centro y que está formada por los cuerpos de las neuronas y células de la glía (tiene forma de mariposa con dos cuernos dorsales y dos cuernos ventrales, unidos entre ellos por las columnas intermedias); y la sustancia blanca, en la periferia, formada por grupos de axones mielinizados agrupados en funículos y tractos por los que ascienden y descienden los axones (tractos sensitivos y motores). Se diferencian dos fascículos dorsales, dos funículos ventrales y dos funículos laterales. [15] En el centro de la médula se encuentra el canal central, por el cual discurre el LCR.

Como hemos explicado la médula se relaciona estrechamente con las vértebras, pero esta relación no es simétrica. Si bien, la médula está dividida en segmentos medulares que equivalen a los nervios espinales, estos no coinciden con el número de vértebras (fig. 11). En el perro el primer nervio espinal sale del canal vertebral a través del agujero vertebral lateral del atlas mientras en el resto de los nervios espinales salen a través de los agujeros intervertebrales o sacros.

Los nervios espinales del segundo al séptimo segmento medular cervical salen cranealmente a la vértebra del mismo número (hasta C7). Sin embargo, al tener solo 7 vértebras cervicales y 8 segmentos cervicales medulares el nervio espinal de C8 va a emerger craneal a la primera vértebra torácica (T1). El resto de los nervios torácicos, lumbares, sacros y caudales abandonan el canal vertebral caudalmente a la vértebra de su mismo número. Tras el nacimiento, se produce un mayor crecimiento de la columna vertebral que de la médula espinal, hecho que explica el desplazamiento craneal de las regiones vertebrales con respecto a sus homólogas de la médula. Para adaptarse a este desplazamiento craneal, los nervios espinales se alargan para salir por sus respectivos agujeros en las regiones lumbar, sacra y caudal, donde los nervios espinales forman la *cauda equina* o cola de caballo. Este desplazamiento craneal es el motivo por el que la médula espinal termina en diferente lugar

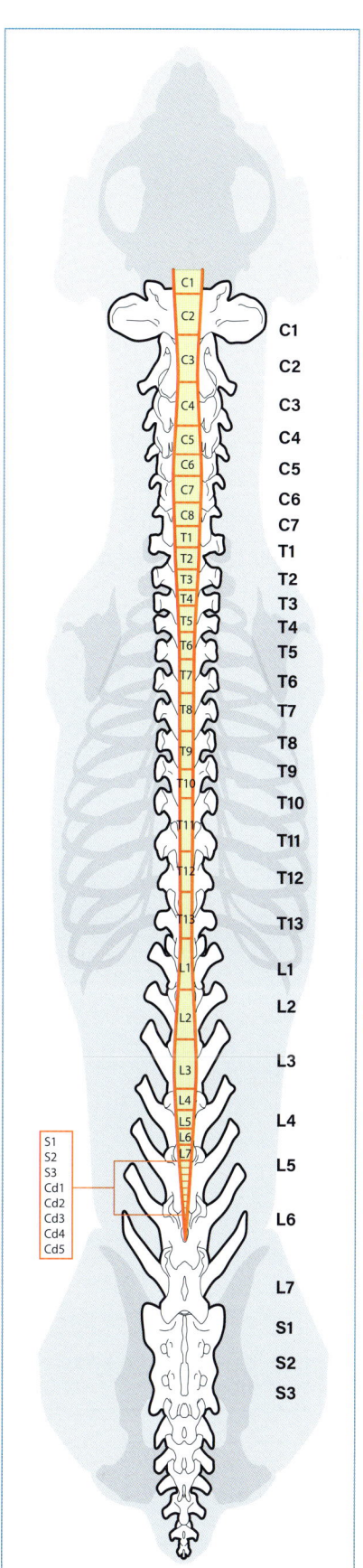

**FIGURA 11.**
Correspondencia entre los segmentos medulares y las distintas vértebras.

de la columna en función de la especie o el tamaño del animal. Como consecuencia, en razas grandes generalmente los segmentos sacros pueden estar en la 4.ª vértebra lumbar, mientras en la mayoría de los perros y los gatos (en estos pueden encontrarse más caudalmente) en la 5.ª vértebra lumbar. [17-19]

La médula espinal de cada individuo finaliza en un lugar diferente de la médula espinal lo que significa que es imprescindible localizar el segmento preciso en cada paciente cuando se debe intervenir quirúrgicamente alguno de los nervios de la *cauda equina*.

## Anatomía vascular de las vértebras y de la médula espinal

Como todas las estructuras, la médula espinal tiene un aporte sanguíneo que viene dado por una circulación arterial y un drenaje del cual se encarga el sistema venoso. El conocimiento preciso de la circulación, tanto arterial como venosa, es vital para realizar cirugías de la columna vertebral y la médula espinal.

### Vascularización arterial

La vascularización arterial de la región vertebral y de la médula espinal es segmentaria con ramas espinales que entran por el agujero intervertebral de cada vértebra en proximidad al nervio espinal. El origen de estas ramas depende de la región vertebral.

En la vascularización arterial de la médula espinal intervienen arterias superficiales y arterias profundas. [8-9] En la figura 12 se representan las arterias que participan en la irrigación de las estructuras vertebrales y medulares y en la figura 13 se muestra en detalle la disposición de los vasos arteriales y venosos a lo largo de la columna vertebral. [15]

### Vascularización venosa

El sistema de drenaje venoso de la médula espinal es un componente crítico en las neurocirugías veterinarias. Existen dos sistemas principales, el plexo venoso externo y el interno. Este último se origina como continuación de los senos basilares, en el atlas, y se distribuye ventrolateralmente a través del espacio epidural, paralelo a los cuerpos vertebrales, divergiendo entre sí en los agujeros intervertebrales y convergiendo a nivel de los cuerpos (figs. 13-15).

En la región cervical el seno venoso interno es más grande, por lo que se debe tener en cuenta en las intervenciones quirúrgicas de esta zona.

El sistema de drenaje venoso se caracteriza porque carece de válvulas, el flujo es de craneal a caudal y drena la totalidad de la médula espinal y la *cauda equina*.

El plexo interno venoso drena sangre de las venas basivertebrales (a través del cuerpo intervertebral) y de las venas intervertebrales que emergen de los agujeros intervertebrales acompañadas de los nervios y arterias espinales correspondientes. El drenaje a unos vasos venosos u otros varía en función de la región corporal (cuadro 2).

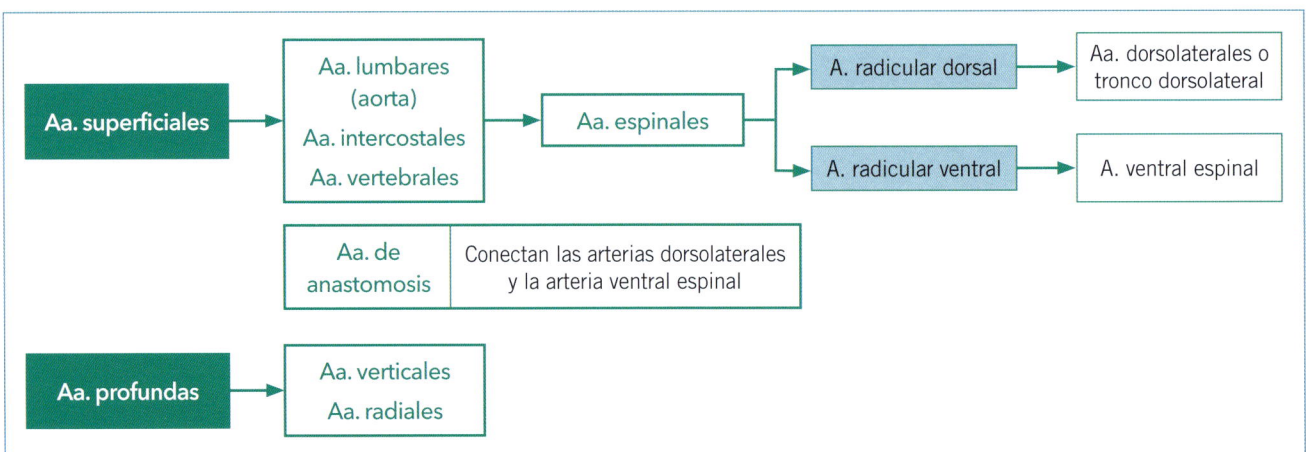

**FIGURA 12.** Representación de la circulación arterial superficial y profunda de la médula espinal; Aa: arterias.

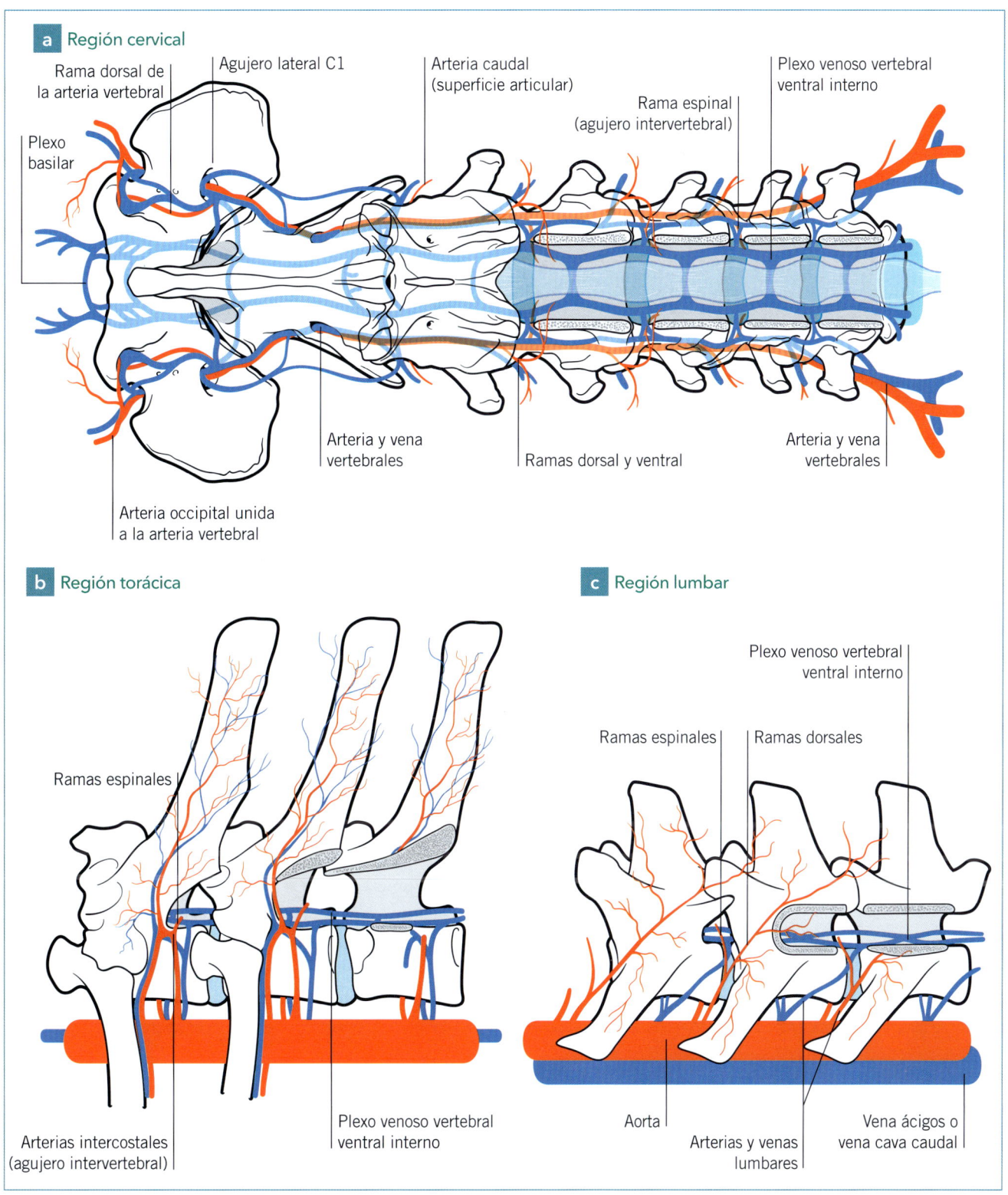

**a** Región cervical

Rama dorsal de la arteria vertebral

Plexo basilar

Agujero lateral C1

Arteria caudal (superficie articular)

Rama espinal (agujero intervertebral)

Plexo venoso vertebral ventral interno

Arteria y vena vertebrales

Ramas dorsal y ventral

Arteria y vena vertebrales

Arteria occipital unida a la arteria vertebral

**b** Región torácica

Ramas espinales

Arterias intercostales (agujero intervertebral)

Plexo venoso vertebral ventral interno

**c** Región lumbar

Plexo venoso vertebral ventral interno

Ramas espinales

Ramas dorsales

Aorta

Arterias y venas lumbares

Vena ácigos o vena cava caudal

**FIGURA 13.** Vascularización de la columna vertebral (entre paréntesis se indica el lugar por el que discurren algunos de los vasos identificados). Región cervical: se puede observar cómo los plexos venosos divergen en el disco y convergen en los cuerpos vertebrales (a). Región torácica: arterias intercostales que salen por los agujeros intervertebrales. Las venas de esta región torácica desembocan en la vena ácigos (b). Región lumbar: se muestra el origen de las arterias lumbares, cuyas ramas dorsales discurren dorsalmente a las apófisis transversas para nutrir los músculos, y el plexo venoso en el que desembocan las venas que drenan la médula a este nivel (vena ácigos o vena cava caudal según la localización) (c). Adaptadas del libro *Small Animal Spinal Disorders. Diagnosis and surgery.* 2nd ed., 2005, de Sharp, NJ y Wheeler, SJ.

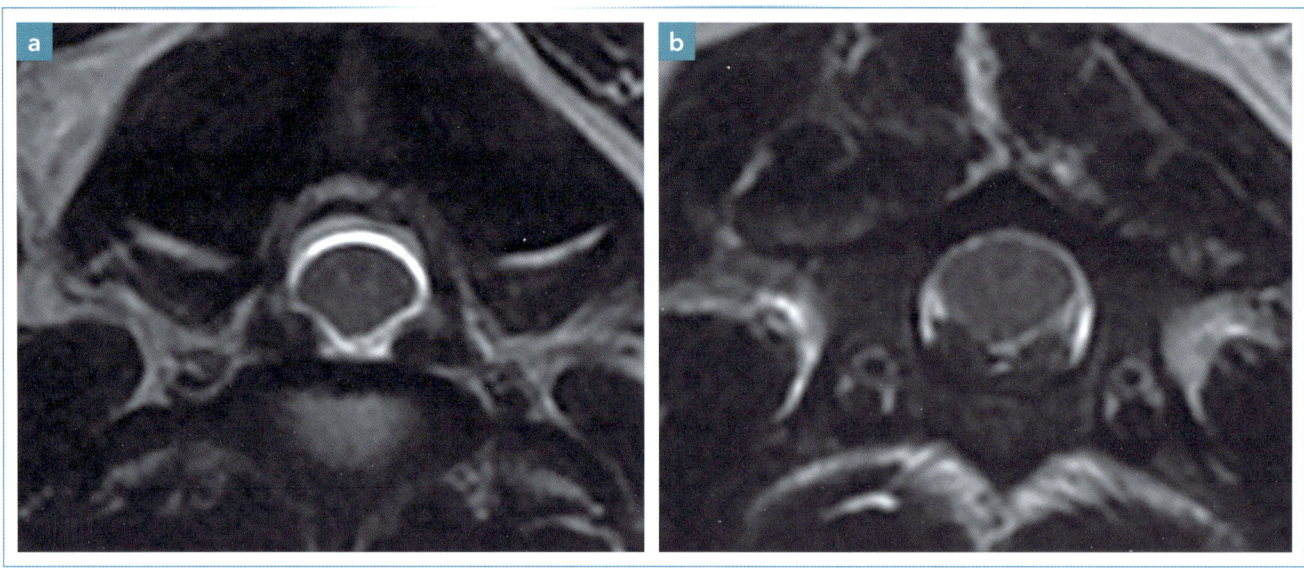

**FIGURA 14.** RMN de la región cervical que muestra la divergencia de senos venosos en el espacio intervertebral (a) y su convergencia en el cuerpo vertebral (b).

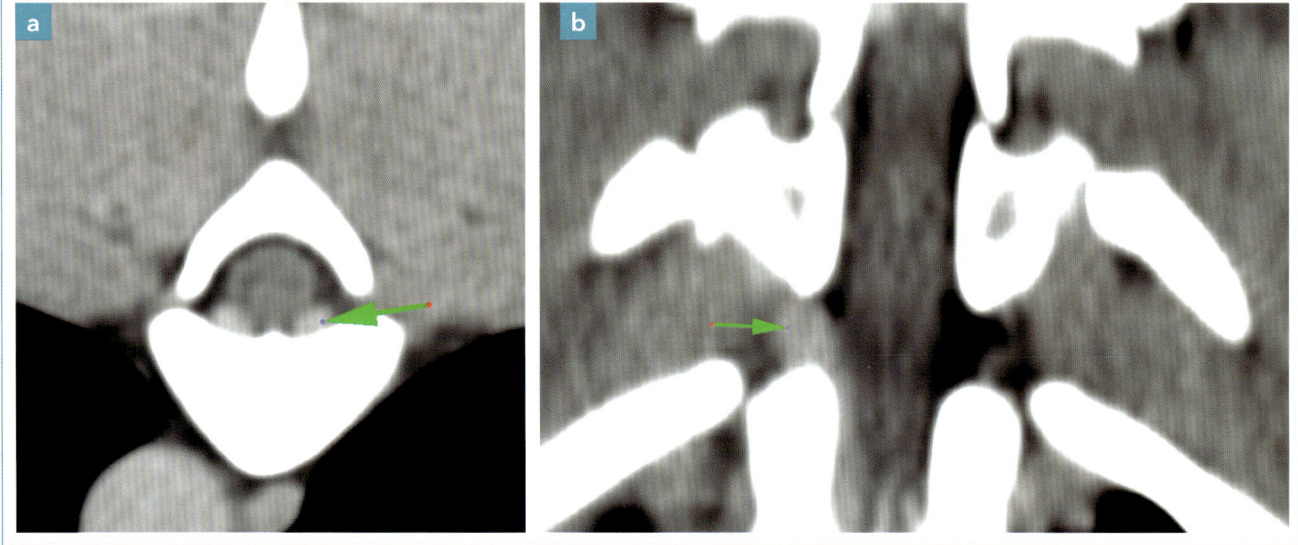

**FIGURA 15.** Imagen de tomografía computarizada transversal que muestra la posición de los senos venosos en el espacio intervertebral (flecha) (a). Imagen de tomografía computarizada dorsal en el que se aprecia el aumento de los senos en el agujero intervertebral en un galgo (b).

## CUADRO 2. Drenaje de las venas vertebrales.

- Región cervical: venas vertebrales.
- Región torácica: vena ácigos.
- Región lumbar: vena ácigos y vena cava caudal.
- Región sacra: venas ilíacas.

# Bibliografía

1. Evans, H.E. y De Lahunta, A. The Skeleton. In: Evans HE, De Lahunta A (eds). *Miller´s Anatomy of the Dog*. 4th ed. Elsevier Saunders; 2013, p. 80-151.

2. Sturges BK and Dickinson PJ. Cranial surgery. In: Tobias KM and Johnston SA (eds). *Veterinary surgery: small animal*. 2nd ed. St Louis, MO: Elsevier; 2018, p 549-569.

3. Morales, C. y Montoliu, P. Cap. 1 Anatomía del sistema nervioso. En: *Neurología canina y felina*. 1ª ed. Multimedia Ediciones Veterinarias; 2012.

4. de Lahunta, Glass E, Kent M. Neuroanatomy Gross Description and Atlas of Transverse Sections and Magnetic Resonance Images: In: de Lahunta, Glass E, Kent M (eds). *de Lahunta´s Veterinary Neuroanatomy and Clinica Neurology*, 5th ed. Elsevier; 2021, p. 6-45.

5. Evans, H.E. y De Lahunta, A. The brain In: Evans HE, De Lahunta A (eds). *Miller´s Anatomy of the Dog*. 4th ed. Elsevier Saunders; 2013, p. 658-692.

6. Thomson, C. Y Hahn, C. Cap. The Cerebellum. *Veterinary Neuroanatomy a Clinical Approach* 1ª ed. Saunders Elsevier; 2012.

7. Lorenz MD, Coates JR, Kent M. Neurological history, Neuroanatomy and Neurological examination: In: Lorenz MD, Coates JR, Kent M, (eds). *Handbook of Small Animal Neurology* 5th ed. Elsevier, Saunders; 2011, p. 2-36.

8. Skerritt, G. Arterial supply to the central nervous system. In: Skerritt G (ed) *King's Applied anatomy of the central nervous system of domestic mammals*. 2nd ed. John Wiley & Sons Ltd; 2018, p. 1-11.

9. Evans, H.E. y De Lahunta, A. The heart and arteries In: Evans HE, De Lahunta, A (eds). *Miller´s Anatomy of the Dog*. 4th ed. Elsevier Saunders; 2013, p. 428-505.

10. Rodenas S, Raposo M. Enfermedad cerebrovascular en el perro. *Consulta de difusión veterinaria*, 2021, ISSN 1135-0598;Vol. 29(280):27-43.

11. Garosi, L. Cerebrovascular Disease in Dogs and Cats. *Vet Clin Small Anim*,, 2010; 40(1):65-79.

12. Rossmeisl JH Jr, Rohleder JJ, Pickett JP, et al. Presumed and confirmed striatocapsular brain infarctions in six dogs. *Vet Ophthalmol.*, 2007 Jan-Feb;10(1):23-36.

13. Skerritt, G. Venous drainage of the spinal cord and brain. In: Skerritt G (ed) *King's Applied anatomy of the central nervous system of domestic mammals*. 2nd ed. John Wiley & Sons Ltd. 2018; p. 25-31.

14. Evans, H.E. y De Lahunta, A. Veins. In: Evans HE, De Lahunta A (eds). *Miller´s Anatomy of the Dog*. 4th ed. Elsevier Saunders, 2013; p. 505-535.

15. Sharp NJ, Wheeler SJ. Functional neuroanatomy. In: Sharp NJ, Wheeler SJ. (eds). *Small Animal Spinal Disorders, Diagnosis and Surgery*. 2nd ed. Elsevier Mosby, 2005; p. 1-20.

16. Dewey C. Lesion Localization: Functional and Dysfunctional Neuroanatomy, In: Dewey CW, da Costa RC, (eds). *Practical guide to canine and feline neurology*. 3rd ed. Ames (IA): Wiley-Blackwell, 2016; p. 29-52.

17. Evans, H.E. y De Lahunta, A. Spinal cord and meninges In: Evans HE, De Lahunta A (eds). *Miller´s Anatomy of the Dog*. 4th ed. Elsevier Saunders, 2013; p. 589-611.

18. de Lahunta, A, Glass E, Kent M. Lower Motor Neuron: Spinal Nerve, General Somatic Efferent System. In: de Lahunta, Glass E, Kent M (eds). *De Lahunta´s Veterinary Neuroanatomy and Clinica Neurology*, 5th ed. Elsevier, 2021; p. 106-166.

# Examen neurológico, localización de la lesión y diagnósticos diferenciales

## CAPÍTULO 2

Autores: Sergio Ródenas, Juan Jesús Sánchez Nuez y Tamara Heredia

## Introducción

El examen neurológico del paciente es fundamental para localizar una lesión en el sistema nervioso, establecer un diagnóstico diferencial y poder establecer un tratamiento adecuado, tanto quirúrgico como médico, así como un pronóstico. Los principales objetivos cuando se realiza un examen neurológico se describen en el cuadro 1.

---

**CUADRO 1. Principales objetivos del examen neurológico.**

- Confirmar la lesión en el sistema nervioso (es neurológica o no).
- Localizar la lesión en el sistema nervioso.
- Valorar la extensión y/o gravedad de la lesión.
- Establecer un diagnóstico diferencial apropiado.
- Determinar el pronóstico y el tratamiento óptimo.

---

## Reseña

Se debe tener en cuenta la especie, la edad, la raza, el sexo y el color del pelaje. Estos aspectos son importantes, ya que van a determinar el diagnóstico diferencial. Así, en lo que respecta a la raza, ciertas enfermedades que afectan al sistema nervioso muestran predisposición racial, por ejemplo, la mielopatía degenerativa en el Pastor Alemán. En el caso de la edad del paciente, también este aspecto determinará el orden del diagnóstico diferencial, ya que, por ejemplo, un proceso neoplásico será más probable en un paciente geriátrico mientras una enfermedad congénita se dará de forma más habitual en pacientes jóvenes.[1,2,3]

Se debe hacer una anamnesis completa: viajes, vacunación, dieta, enfermedades previas, medicación, etc.[1]

## Historia clínica

Debemos obtener una historia clínica lo más completa posible con cuestiones sobre el estado de salud, procedimientos clínicos o quirúrgicos previos, etc.

Es también muy importante conocer el curso de la enfermedad: si los signos son agudos o crónicos, progresivos o no, episódicos, etc. La evolución de los procesos que cursan con signos neurológicos varía dependiendo de su etiología, de modo que disponer de esta información orientará al clínico hacia un diagnóstico u otro (fig. 1).

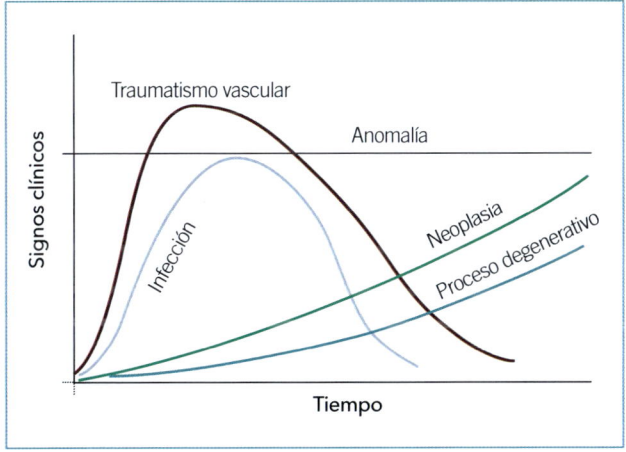

**FIGURA 1.** Gráfica que muestra la progresión de los signos clínicos en enfermedades de diferente etiología. Adaptado de Lorenz, Coates and Kent, 2010.

## Examen físico general y ortopédico

El examen físico general permitirá determinar si el paciente presenta alteraciones que no implican lesión del sistema nervioso, por lo que es de gran importancia realizarlo previamente al examen neurológico. El examen físico debe constar de una evaluación del estado general del paciente (condición física, heridas, alopecia, etc.), de un examen de las mucosas, de la medida del pulso, la temperatura, y las frecuencias cardiaca y respiratoria, se debe realizar una auscultación cardiopulmonar y una palpación abdominal, y valorar el estado de los ganglios linfáticos. El examen ortopédico es también importante, ya que hay patologías ortopédicas que pueden mimetizar patologías neurológicas.[1-4]

## Examen neurológico

El examen neurológico se empieza, siempre que se pueda, observando cómo se desenvuelve al animal en la consulta, prestando atención a su estado mental y su comportamiento; en los gatos, especialmente, es importante que el propietario muestre vídeos del comportamiento en la casa, cómo camina en su ambiente habitual, etc., porque en muchas ocasiones durante la exploración del gato en la consulta este tiende a esconderse, es reticente a caminar o lo hace con miedo, con lo que no se puede apreciar de manera correcta.

## Estado mental

Desde el punto de vista práctico, cuando se evalúa el estado mental del paciente vamos a valorar el estado de consciencia (capacidad del paciente para interaccionar con el medio que lo rodea), el cual involucra el tronco del encéfalo y los hemisferios cerebrales. El estado de consciencia depende del sistema reticular activador ascendente (SRA), localizado en el tronco del encéfalo, que se proyecta de forma difusa en los hemisferios cerebrales para mantener al animal alerta (fig. 2).

También valoraremos los cambios de comportamiento (agresividad, marcha compulsiva u otros aspectos) que se derivarán, generalmente, de patologías que afectan al sistema límbico.

El estado de consciencia o los cambios de comportamiento son difíciles de apreciar a veces en la consulta, por este motivo, se debe preguntar en la anamnesis o incluso pedir vídeos a los propietarios en caso de dudas.[1,4,6]

En la tabla 1 se detalla la clasificación de los diferentes estados de consciencia.

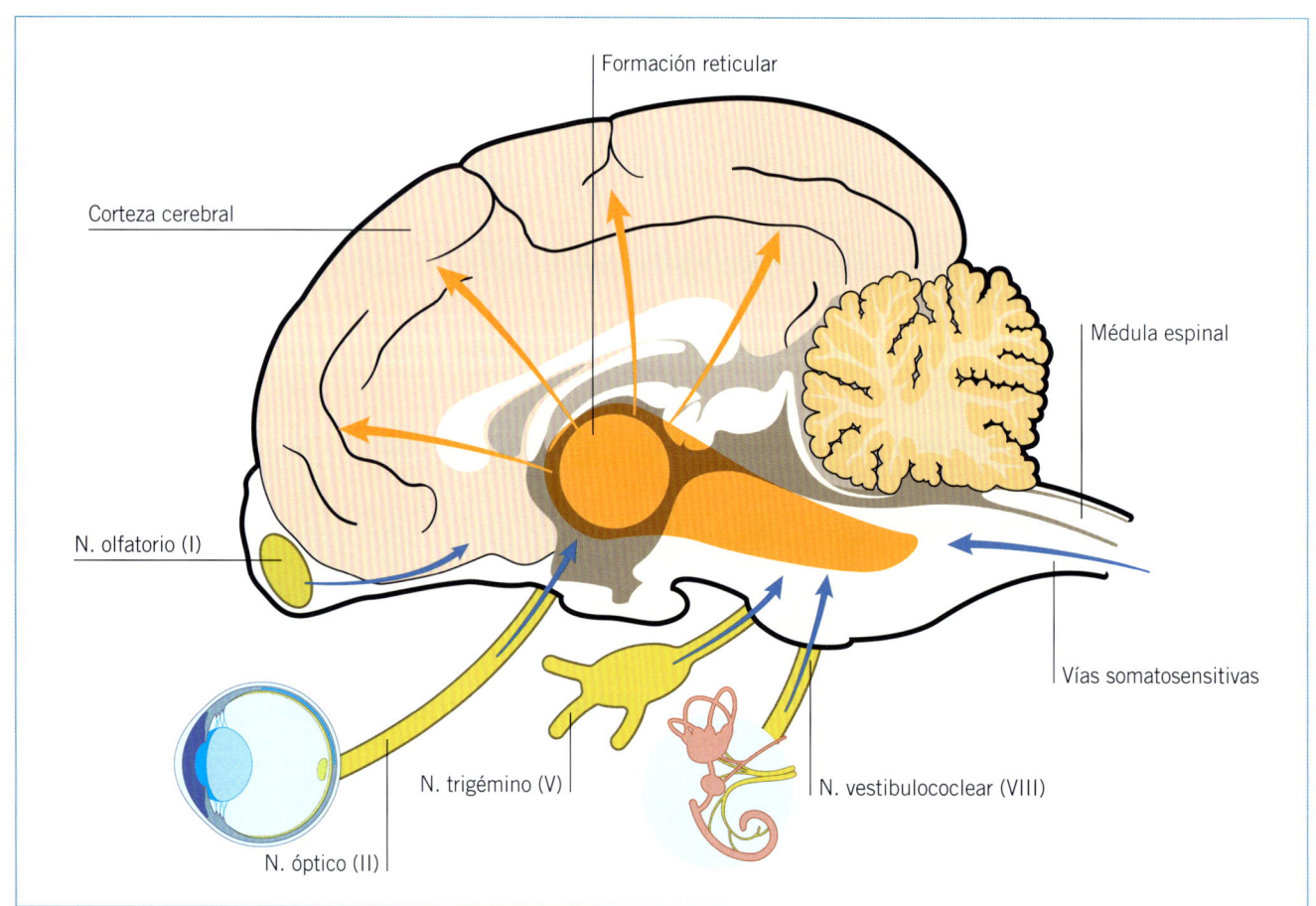

**FIGURA 2.** Representación de la proyección difusa de la información sensitiva, que recibe el sistema reticular activador ascendente a través de los pares craneales y la médula espinal, en la corteza cerebral. Adaptado de Lorenz, Coates and Kent, 2010.

| TABLA 1. Clasificación de los estados de consciencia.[1,6] | | |
|---|---|---|
| **Clasificación del estado mental** | **Signos clínicos** | **Interpretación** |
| **Alerta** | Respuesta normal ante los estímulos ambientales. | Sin evidencia de patología intracraneal, aunque no se puede descartar. |
| **Depresión/somnolencia** | Respuesta disminuida ante los estímulos ambientales. | Posible lesión en los hemisferios cerebrales o en el tronco del encéfalo. También puede darse con intoxicaciones o enfermedades sistémicas. |
| **Estupor** | Estado de inconsciencia que responde únicamente a estímulos dolorosos. | Generalmente lesiones graves en el tronco del encéfalo o en los dos hemisferios cerebrales (bilaterales). |
| **Coma** | Estado de inconsciencia sin respuesta ante cualquier clase de estímulo. | Lesiones graves en tronco del encéfalo o en los hemisferios cerebrales. |
| **Confusión/desorientación** | Respuesta a los estímulos ambientales de manera inapropiada, estado de consciencia generalmente normal. | Lesiones generalmente localizadas en los hemisferios cerebrales (sistema límbico) |

## Postura

La postura normal depende de la respuesta motora coordinada con la información sensitiva que proviene de las extremidades, del cuerpo (tronco), del sistema visual y del vestibular.[4] En la tabla 2 se describen las principales alteraciones posturales.[1-7]

## Marcha

Para realizar una buena evaluación de la marcha es necesario que el paciente se encuentre tranquilo y sobre una superficie no resbaladiza. Generalmente, valoraremos la presencia de ataxia y de paresia, además de otras posibles alteraciones (marcha en círculos, cojeras u otros signos).[1,3,4,7,10,11]

## Ataxia

La ataxia es la incapacidad para mantener una actividad motora coordinada. Se distinguen tres tipos de ataxia (tabla 3).

Cuando evaluamos un animal con ataxia también valoraremos si hay hipermetría (protracción en la fase de la marcha más larga) o hipometría (protracción más corta o paso corto). Es importante también no confundir las lesiones cervicales craneales, que cursan con aparente hipermetría, con las lesiones cerebelares: los animales con lesiones cervicales craneales pueden presentar hiperextensión durante la marcha en extremidades anteriores (marcha como paso de soldado) a diferencia de los animales con hipermetría cerebelosa (extremidades hiperflexionadas en la protracción).[10]

Otro tipo de deambulación que también puede presentar ambas formas de dismetría es la denominada "marcha a dos motores" en la que el animal presenta hipometría de extremidades anteriores con ataxia e hipermetría en extremidades posteriores, característica de las mielopatías localizadas en C6-T2.

## Paresia y parálisis (-plejia)

La paresia se define como una alteración de la función motora voluntaria (aún hay movimientos voluntarios), implica una deficiencia para generar la marcha o soportar el peso (incluye lesiones de las motoneuronas superior —MNS— e inferior —MNI—). La parálisis o plejia indica ausencia total de movimientos voluntarios. De modo práctico podemos dividir la paresia en ambulatoria cuando el animal es capaz de caminar solo o sin ayuda y no ambulatoria cuando necesita ayuda para poder caminar. En función de las extremidades afectadas, las clasificaremos como monoparesia/-plejia (una extremidad), paraparesia/-plejia (extremidades posteriores), tetraparesia/-plejia (las 4 extremidades) o hemiparesia/-plejia (extremidades anterior y posterior del mismo lado).

En la figura 7 se muestra la progresión de los signos neurológicos en enfermedades compresivas de la médula espinal, así como su pronóstico en función de los resultados obtenidos en el examen neurológico, y las vías afectadas (las vías de la médula espinal se describen en el capítulo 2).

| TABLA 2. Principales alteraciones posturales de origen neurológico. | | |
|---|---|---|
| **Postura** | **Efecto** | **Localización y causas frecuentes** |
| **Ladeo de cabeza** (fig. 3) | Cabeza ladeada con el pabellón auricular más bajo o cercano al suelo que el otro, debido a la rotación en el plano medio de la cabeza. | Afectación del sistema vestibular periférico o central ipsilateral o contralateral a la lesión.* |
| **Giro de cabeza/cuerpo** (fig. 4) | Giro de la cabeza hacia un lado, manteniéndola perpendicular al suelo. Puede estar asociado con el giro del cuerpo (pleurotótonos lateral). | Generalmente lesiones que afectan al prosencéfalo o al tronco del encéfalo rostral. |
| **Ventroflexión cervical** | Incapacidad para mantener la cabeza erguida por flacidez muscular cervical, generalmente. | Alteración del sistema nervioso periférico y en patologías de la médula espinal cervical (sustancia gris). |
| **Curvatura de la columna** **Cabeza baja o elevada** | Lordosis (curvatura ventral), cifosis (curvatura dorsal), escoliosis (desviación lateral), cuello. Cabeza baja o elevada asociada a dolor cervical. | Malformaciones congénitas vertebrales, dolor espinal, siringomielia, otras. |
| **Estación de base ancha** | Postura compensatoria de las extremidades, manteniéndolas más separadas de lo normal. | Alteraciones del equilibrio, ataxia (más frecuente en problemas cerebelares). |
| **Plantigradismo o palmigradismo** | Aumento de la base de apoyo de los miembros pélvicos o torácicos. | Alteración del sistema nervioso periférico/ ortopédico. |
| **Rigidez de descerebración** | Animal en decúbito lateral, extensión dorsal y/o lateral de la cabeza y el cuello (opistótonos), rigidez de las cuatro extremidades, estado mental gravemente alterado. | Generalmente lesiones graves en el tronco del encéfalo rostral (mesencéfalo), relacionadas con un incremento de la presión intracraneal y/o una hernia cerebral. |
| **Rigidez de descerebelación** (fig. 5) | Animal en decúbito lateral, extensión dorsal y/o lateral de la cabeza y el cuello (opistótonos), extensión de las extremidades delanteras con las traseras en posición normal o flexionadas, generalmente, estado mental normal. | Alteración del cerebelo, normalmente en lesiones agudas. |
| **Postura de Schiff-Sherrington**\*\* (fig. 6) | Animal en decúbito lateral, extensión rígida de los miembros torácicos y los miembros pélvicos con tono normal o disminuido. | Lesiones agudas medulares del segmento T3-L4/5. |

\* El ladeo de la cabeza es habitualmente ipsilateral a la lesión en animales con patología vestibular. En el síndrome vestibular paradójico, el ladeo de cabeza es contralateral a la lesión (lesión en el pedúnculo cerebeloso caudal o lóbulo floculonodular). En patologías de la médula espinal cervical craneal (C1-C3) también podemos tener cierto grado de signos vestibulares por lesión en el tracto espinovestibular.[9]

\*\* La postura de Schiff-Sherrington indica una lesión aguda a nivel de T3-L4/L5, pero no es un marcador de pronóstico. Se produce por pérdida de la función inhibidora de las neuronas ascendentes (*border cells*) que, en condiciones normales, causan inhibición de los músculos extensores de las extremidades anteriores con la consiguiente espasticidad de estos, pero sin déficits motores (no se debe confundir con una lesión cervical).

La postura de Schiff-Sherrington no debe confundirse con signos por lesiones localizadas en la médula cervical (C1-C6).

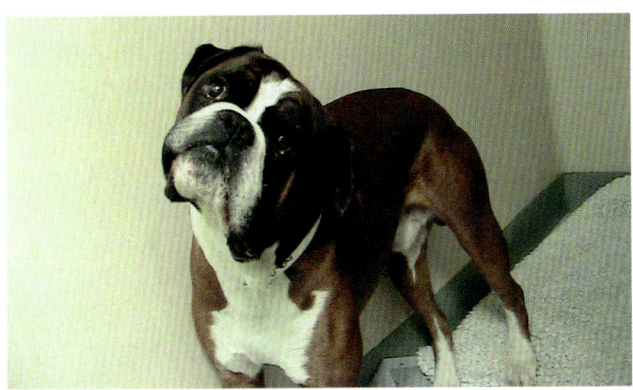

**FIGURA 3.** Imagen que muestra un Bóxer con ladeo de cabeza hacia el lado izquierdo y caída del belfo (animal con síndrome vestíbulo-facial periférico idiopático).

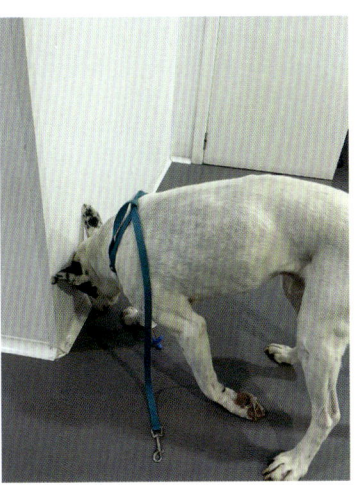

**FIGURA 4.** Imagen de un perro con neoplasia cerebral que presentaba *head pressing* y déficit grave de propiocepción en la extremidad anterior izquierda.

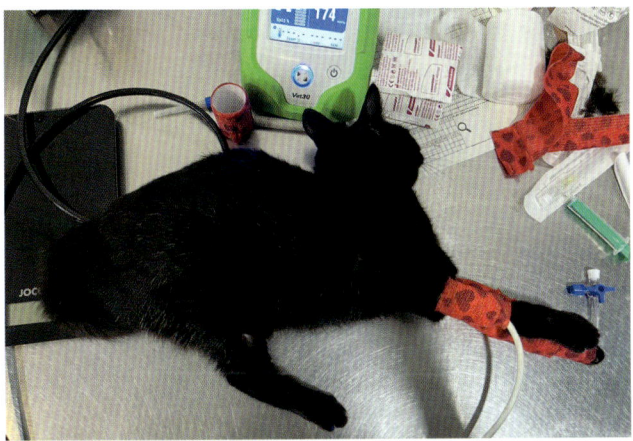

**FIGURA 5.** Gato con opistótonos, rigidez de extremidades anteriores y flexión de extremidades posteriores, consecuencia de una lesión cerebelosa aguda (accidente cerebrovascular isquémico).

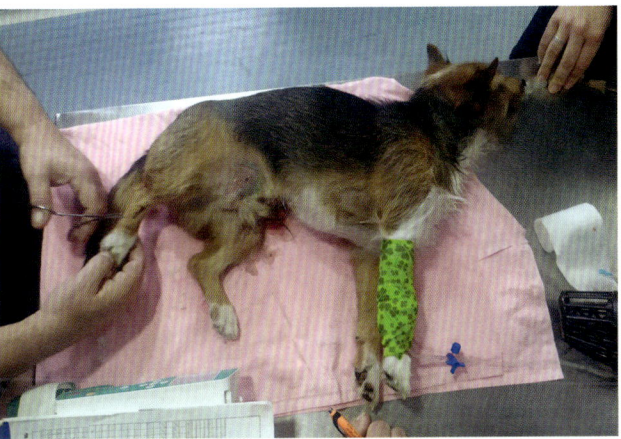

**FIGURA 6.** Paciente con postura de Schiff-Sherrington (paraplejia con hiperextensión de extremidades anteriores) debido a una lesión aguda grave de la médula espinal toracolumbar.

| TABLA 3. Tipos de ataxia. | | | |
|---|---|---|---|
| **Tipo de ataxia** | **Localización** | **Signos en la marcha** | **Otros signos asociados** |
| **Propioceptiva\*** | Vías propioceptivas generales, especialmente de la médula espinal | Marcha oscilante con zancadas generalmente más amplias y con arrastre de los dedos. | Normalmente asociada a paresia por afectación de las vías motoras adyacentes en la médula espinal. |
| **Vestibular** | Sistema vestibular (periférico o central) | Pérdida del equilibrio durante la marcha (generalmente asimétrica), pasos asimétricos y aumento de la base de sustentación. Posible marcha en círculos cortos sobre sí mismo. | Ladeo de la cabeza, estrabismo posicional, nistagmo patológico, vómitos (por el mareo). Puede estar asociada a paresia en lesiones centrales por afectación de las vías motoras, no en lesiones del sistema vestibular periférico. |
| **Cerebelosa** | Cerebelo | Dismetría con hipermetría, incapacidad para controlar el rango de movimiento. | Temblores de intención, ausencia de respuesta de amenaza, nistagmo patológico, otros. No asociado generalmente a paresia, sí a una lesión pura cerebelosa. |

**FIGURA 7.** Progresión de los signos nerviosos y pronóstico en función del resultado de la exploración neurológica y las fibras nerviosas afectadas. Adaptado de Lorenz, Coates and Kent, 2010.

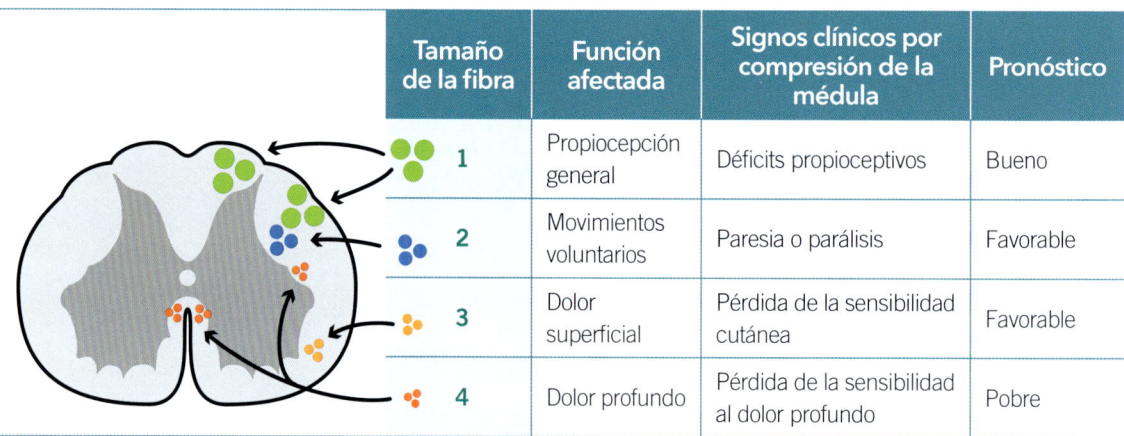

| Tamaño de la fibra | Función afectada | Signos clínicos por compresión de la médula | Pronóstico |
|---|---|---|---|
| 1 | Propiocepción general | Déficits propioceptivos | Bueno |
| 2 | Movimientos voluntarios | Paresia o parálisis | Favorable |
| 3 | Dolor superficial | Pérdida de la sensibilidad cutánea | Favorable |
| 4 | Dolor profundo | Pérdida de la sensibilidad al dolor profundo | Pobre |

## Torneo o marcha en círculos

Los pacientes presentan tendencia a caminar girando, normalmente hacia un mismo sentido en círculos amplios o pequeños. Con frecuencia, la marcha en círculos amplios se relaciona con marcha compulsiva característica de lesiones localizadas en el prosencéfalo (generalmente, una marcha en círculos hacia el lado de la lesión, aunque el autor ha visto varios casos con marcha en círculos hacia el lado contrario de la lesión, principalmente en lesiones localizadas en el mesencéfalo). La marcha en círculos pequeños, sobre sí mismo, está asociada con mayor frecuencia a problemas vestibulares (asociada a otros signos vestibulares, p. ej., ladeo de cabeza).

## Cojeras

A la hora de examinar un animal con cojera de una extremidad es imperativo descartar un problema ortopédico de base, si bien hay problemas neurológicos que pueden causar cojeras, como las lesiones con daño del nervio o la raíz espinal (*nerve root signature*) (fig. 8).

## Nervios craneales

El examen de los nervios craneales debe realizarse en un ambiente tranquilo, y es de vital importancia para poder detectar lesiones intracraneales o del sistema nervioso periférico con afección de los nervios craneales (fig. 9). Su examen está ampliamente documentado. En la tabla 4 se detallan los nervios craneales y los exámenes que se aplican para evaluarlos.

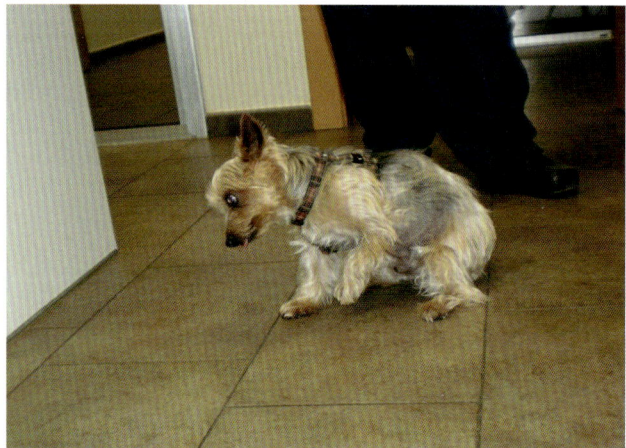

**FIGURA 8.** Imagen que muestra un paciente con cojera de origen neurológico y dolor cervical debido a una hernia discal foraminal cervical.

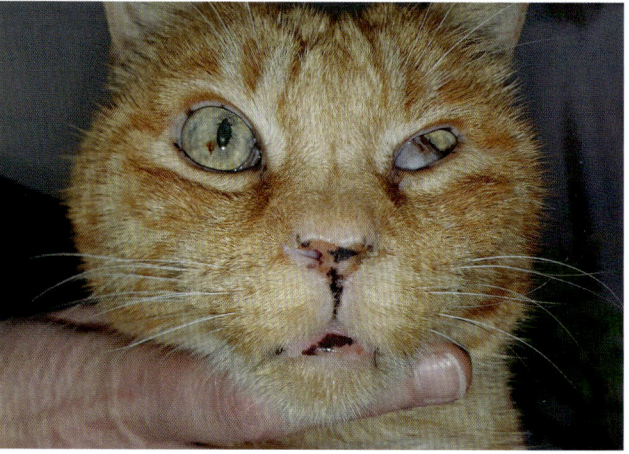

**FIGURA 9.** Paciente con oftalmoplejia externa izquierda por afección del nervio oculomotor (III).

| TABLA 4. Examen de los nervios craneales. | | | | |
|---|---|---|---|---|
| **Nervio craneal** | **Función** | **Localización en encéfalo-Salida del neurocráneo** | **Evaluación** | **Disfunción** |
| **Olfatorio (I)** | Olfato. | Bulbo olfatorio-Placa cribiforme. | Ofrecer sustancias aromáticas o comida. | ■ Disosmia/anosmia.<br>■ No se evalúa de forma rutinaria. |
| **Óptico (II) (mielinizado, SNC)** | ■ Visión.<br>■ Reflejos pupilares. | Diencéfalo-Agujero óptico. | ■ Observación del paciente en el entorno, test de obstáculos, test de posicionamiento visual. Reflejo Dazzle.<br>■ Respuesta de amenaza* (vía sensitiva).<br>■ Reflejo pupilar (vía sensitiva). | ■ Pérdida de visión parcial o total.<br>■ Reflejo pupilar directo disminuido o ausente.<br>■ No hay parpadeo en la respuesta de amenaza. |
| **Oculomotor (III)** | ■ Inervación de los músculos extraoculares porción somática (recto dorsal, ventral y medial y oblicuo ventral, elevador del párpado superior).<br>■ Contracción pupilar (componente parasimpático) | Mesencéfalo-Fisura orbitaria. | ■ Posición del ojo en reposo y evaluación del nistagmo fisiológico. Evaluación del tamaño pupilar.<br>■ Reflejo pupilar (vía motora). | ■ Estrabismo ventrolateral.<br>■ No hay movimiento ocular excepto lateralmente (oftalmoplejia externa).<br>■ Midriasis ipsilateral.<br>■ Disminución/ausencia del reflejo pupilar (oftalmoplejia interna).<br>■ Fisura palpebral más pequeña. |
| **Troclear (VI)** | Inervación del músculo oblicuo dorsal contralateral | Mesencéfalo-Fisura orbitaria. | Posición del globo ocular en reposo. | Estrabismo dorsolateral. En perros, mediante examen funduscópico para observar la desviación de los vasos dorsales de la retina. |
| **Trigémino (V)** | ■ Sensibilidad de la cara:<br>  ■ Rama oftálmica (córnea y párpado superior).<br>  ■ Rama maxilar (hocico y párpado ventral).<br>  ■ Rama mandibular (piel mandibular).<br>■ Motora (músculos de la masticación):<br>  ■ Rama mandibular (músculos masticatorios, tensor del músculo timpánico oído medio). | ■ Núcleo motor (puente).<br>■ Núcleo sensitivo (puente/médula oblongada/C1 médula espinal).<br>■ Rama oftálmica-Fisura orbitaria.<br>■ Rama maxilar-Agujero redondo.<br>■ Rama mandibular-Agujero oval. | ■ Simetría de músculos masticatorios y evaluación de la resistencia mandibular al abrir la boca.<br>■ Reflejo palpebral y corneal (vía sensitiva).<br>■ Estimulación de la mucosa nasal y sensibilidad facial. | ■ Atrofia de los músculos masticatorios, disminución del tono mandibular (mandíbula caída).<br>■ Posible protrusión de la membrana nictitante, hipoestesia/anestesia facial, disminución de la secreción lacrimal. |

\* Con la respuesta de la amenaza se evalúan también el cerebelo (ipsilateral) y el prosencéfalo (contralateral).

| TABLA 4. Examen de los nervios craneales. | | | | |
|---|---|---|---|---|
| **Nervio craneal** | **Función** | **Localización en encéfalo-Salida del neurocráneo** | **Evaluación** | **Disfunción** |
| **Abducente (VI)** | Inervación de los músculos recto lateral ipsilateral y retractor bulbar. | Médula oblongada rostral-Fisura orbitaria. | Evaluación del nistagmo fisiológico y del reflejo corneal (vía eferente principal). | Estrabismo medial, no hay movimiento lateral, e incapacidad para retraer el ojo. |
| **Facial (VII)** | ■ Somática. Función motora de los músculos de la expresión facial e inervación sensitiva de los 2/3 rostrales de la lengua y el paladar.<br>■ Parasimpática. Inerva la glándula lacrimal y las glándulas mandibular y sublingual. | Médula oblongada rostral-Meato acústico interno y agujero estilomastoideo. | ■ Evaluación de la simetría de la cara, del reflejo palpebral (vía motora), del reflejo corneal (porción motora) y de la respuesta de amenaza (vía motora).<br>■ Test de Schirmer. | ■ Paresia/parálisis facial, caída de la oreja y del belfo, desviación del hocico hacia el lado normal, fisura palpebral más ancha y ausencia de parpadeo.<br>■ Disminución de la producción de lágrima. |
| **Vestibulocloclear (VIII)** | ■ Oído.<br>■ Equilibrio. | Médula oblongada rostra-Meato acústico interno. | Presencia de nistagmo patológico, reflejo oculocefálico, respuesta a los sonidos. | ■ Ladeo de cabeza, pérdida de equilibrio, marcha en círculos, nistagmo patológico, estrabismo posicional, ataxia vestibular.<br>■ En lesiones bilaterales pérdida del reflejo oculocefálico. |
| **Glosofaríngeo (IX)** | ■ Inervación motora y sensitiva de la musculatura faríngea y del paladar.<br>■ Inervación sensitiva del 1/3 caudal de la lengua y de la mucosa faríngea. Glándula cigomática y parótida.<br>■ Somático/parasimpático. | Médula oblongada caudal-Fisura timpanooccipita-Agujero yugular. | Reflejo de deglución y habilidad para tragar. | Disfagia, ausencia de tono faríngeo |
| **Vago (X)** | Función sensitiva y motora de la laringe, faringe y el esófago. Vísceras torácicas y abdominales. | Médula oblongada caudal-Fisura timpanooccipita-Agujero yugular. | Reflejo de deglución, reflejo oculocardiaco (porción parasimpática). | Disfagia, disnea inspiratoria, disfonía y regurgitación. |
| **Accesorio (XI)** | Inervación motora del músculo trapecio y de los músculos esternocefálicos y braquiocefálicos. | Médula oblongada caudal-Agujero yugular. | Observación del cuello del paciente. | Atrofia del músculo trapecio. |
| **Hipogloso (XII)** | Inervación motora de la lengua. | Médula oblongada caudal-Canal del hipogloso. | Observación de la lengua. | Atrofia de la lengua, desviación de esta, problemas en la masticación y en la aprehensión, fasciculaciones. |

\* Con la respuesta de la amenaza se evalúan también el cerebelo (ipsilateral) y el prosencéfalo (contralateral).

## Reacciones posturales

Las reacciones posturales son pruebas o indicadores de una lesión neurológica. Son inespecíficas en lo que respecta a localizar la lesión, ya que se evalúan todos los componentes del sistema nervioso (para localizar la lesión ello es necesario realizar el resto del examen neurológico, con una evaluación de los nervios craneales y de los reflejos espinales, etc.). Las dos reacciones posturales de más utilidad clínica son el posicionamiento propioceptivo y la reacción de salto. A continuación, se describen de manera breve todas ellas.

- **Posicionamiento propioceptivo.** Es un método simple que consiste en el apoyo de la superficie dorsal de la mano o del pie del animal en el suelo, de forma que tiene que recolocarlo volviendo a su posición inicial. Para realizar correctamente esta prueba, se debe sostener el peso del animal colocando la mano tanto en el abdomen como en el tórax del paciente (fig. 10).

- **Reacción de salto.** Se realiza sosteniendo todo el peso del animal y permitiendo que únicamente el miembro evaluado quede libre y apoyado en el suelo. El clínico debe desplazar todo el peso del animal hacia el mismo lado del miembro evaluado lateralmente, generando así pequeños saltos de esta extremidad para poder mantener el equilibrio. Esta prueba es más fácil de evaluar en pacientes de pequeño tamaño.

- **Posicionamiento táctil y visual** (puede detectar deficiencias visuales). Se coge al paciente en brazos, tapando su campo visual o no, y se permite que la superficie dorsal de la parte distal de la extremidad toque el borde de la mesa, lo que provoca el reposicionamiento de la extremidad sobre la mesa (útil en perros pequeños y gatos).

- **Hemimarcha.** Se coloca al paciente en el suelo o sobre la mesa sosteniendo en el aire las extremidades del mismo lado y se va moviendo al paciente lateralmente en pequeños saltos.

- **Carretilla.** Se levanta el tercio posterior del animal manteniendo las extremidades posteriores en el aire y las torácicas apoyadas en el suelo, empujando para que camine con estas (se puede elevar el cuello y tapar los ojos para detectar déficits sutiles).

- **Impulso postural extensor.** Se suspende al animal en el aire sujetándolo por el tórax para posteriormente devolverlo suavemente al suelo o a la superficie de la mesa, haciendo que dé pasos hacia atrás al contacto con estos.

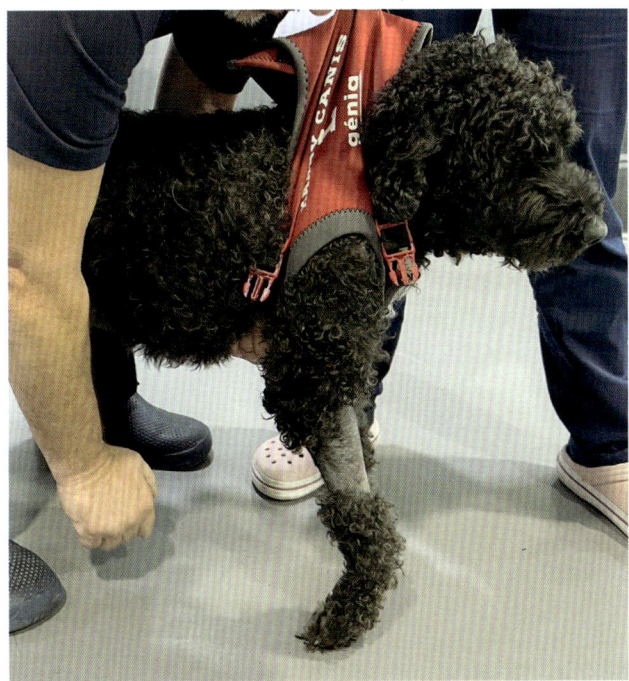

**FIGURA 10.** Paciente con déficit postural con posicionamiento propioceptivo alterado en extremidad posterior.

Todas las reacciones posturales evalúan las mismas vías neuroanatómicas; la elección de una u otra reacción depende del animal y de su estado neurológico. En general, las lesiones craneales del mesencéfalo producen déficits contralaterales en las reacciones posturales, mientras que las lesiones caudales al mismo producen déficits ipsilaterales.

## Reflejos espinales

En cuanto a la realización en sí de los reflejos espinales[1, 3, 5], idealmente se deben evaluar con el animal en decúbito lateral. En animales pequeños y en gatos, si son nerviosos, puede ser útil que el animal se encuentre "en posición de sentado o apoyado sobre su espalda", sobre el regazo del ayudante o del propietario y de frente al examinador. Al evaluar los reflejos espinales evaluamos una respuesta inconsciente y refleja. El examen de los reflejos espinales nos permitirá principalmente localizar en qué región de la médula espinal está la lesión, diferenciar entre problemas de MNS y MNI, y detectar problemas en el sistema nervioso periférico. Los reflejos espinales pueden ser monosinápticos o polisinápticos (interneuronas) y vamos a evaluar la integridad del arco reflejo.

Los reflejos espinales de más utilidad clínica son el reflejo flexor en todas las extremidades y el reflejo patelar en extremidades posteriores, el resto no se realizan de forma rutinaria.

En la tabla 5 se detallan los principales reflejos espinales (el resto están ampliamente detallados en otros libros de texto).

---

**Un error común es confundir el reflejo flexor con la percepción del dolor. La flexión del miembro tras un estímulo táctil distal (en el espacio interdigital) manifiesta que el arco reflejo está intacto, pero la percepción del dolor puede estar disminuida e, incluso, abolida (el paciente no vocaliza, no se gira en dirección al estímulo).**

---

La pseudohiperreflexia patelar se observa en algunos casos en lesiones de los segmentos medulares L6-S1, nervio ciático o *cauda equina,* y no hay que confundirla con una lesión de MNS.

## Evaluación sensitiva

La palpación espinal nos ayuda a identificar si la patología es espinal e, incluso, dónde se puede localizar. Se debe empezar por una palpación suave, poniendo una mano en el abdomen e ir incrementando la fuerza (si no hay respuesta dolorosa) dirigiéndonos de caudal a craneal o a la inversa, dependiendo de dónde sospechemos que está el foco de la lesión.

- **Percepción del dolor o nocicepción.** Es el indicador clínico más importante para establecer un pronóstico en la

### Shock espinal

Una condición especial producida en lesiones toracolumbares que hay que conocer es el denominado *shock* espinal. Se da, generalmente, en animales con lesiones agudas que afectan al segmento medular T3-L3, caracterizadas por una reducción o pérdida temporal de los reflejos espinales y del tono muscular de las extremidades posteriores (el reflejo flexor es el que resulta afectado con mayor frecuencia, aunque también puede estar alterado el patelar). Se cree que ocurre por un daño e interrupción de los tractos motores facilitadores con cambios transitorios en los centros de reflejos de la médula espinal. Es preciso conocerlo para evitar errores en la neurolocalización.[12,13]

enfermedad espinal y se debe realizar en aquellos pacientes que no tengan función motora voluntaria. Para determinarla se aprieta el espacio interdigital o la falange y se comprueba la reacción del animal que debe consistir en que vocaliza, se mueve y/o se gira para morder (no confundir con el reflejo flexor).

- **Reflejo cutáneo del tronco.** Se estimula con una pinza hemostática la piel dorsal desde caudal hasta craneal entre T2 y L4-L5 y se observa la contracción del músculo bilateralmente. Este reflejo tiene su parte sensitiva en los nervios sensitivos de

| TABLA 5. Evaluación de los reflejos espinales y vía anatómica. | | |
|---|---|---|
| | **Técnica** | **Vías implicadas** |
| **Reflejos extremidades anteriores** | | |
| **Reflejo flexor*** | Se aplica presión interdigital (o en el dedo) de los miembros torácicos, de forma que se debe producir una flexión completa, así como la retirada de la extremidad. Es importante valorar si está afectado, que esté presente, disminuido o ausente y que sea completo (flexionar todas las articulaciones). | Evalúa todos los segmentos medulares (C6-T2), raíces, plexo braquial y nervios periféricos. |
| **Reflejos extremidades posteriores** | | |
| **Reflejo patelar**** | Golpe en el tendón rotuliano de forma que se genera una extensión de la rodilla por contracción del cuádriceps femoral. | Nervio femoral y segmentos medulares (L4-L6). |
| **Reflejo flexor*** | Presión en la región interdigital del miembro, para generar la flexión de toda la extremidad. | Evaluación de los nervios ciático (flexión de la rodilla y el tarso) y femoral (flexión de la cadera). |
| **Perineal** | Leve pellizco con pinzas hemostáticas de la región perineal, para generar una contracción del esfínter anal externo. | Nervio pudendo segmentos medulares (S1-Cd5) y nervios caudales de la cola |

\* No confundir este reflejo con una reacción motivada por dolor.
\*\* El reflejo patelar puede no estar presente en perros geriátricos sin necesidad de que haya una lesión a nivel de L4-L6 o en el nervio femoral.[14]

la piel que entran en la médula espinal (aproximadamente dos segmentos craneales al dermatoma) asciende la médula espinal y hace sinapsis a nivel de C8-T1, de donde salen las neuronas motoras del nervio torácico lateral para inervar el músculo cutáneo. Esta prueba sirve de ayuda para localizar lesiones en la médula espinal y del plexo braquial.

## Neurolocalización

Es necesario conocer bien la anatomía del encéfalo y la médula espinal para realizar una correcta neurolocalización (ver capítulo 1).

A la hora de localizar la lesión es muy importante conocer los conceptos de MNS y MNI (fig. 11). La MNS es responsable de iniciar el movimiento y de modular dicho movimiento (produce la inhibición de los reflejos espinales y del tono muscular, de ahí que lesiones de la MNS puedan ocasionar hiperreflexia, así como hipertonía muscular). Las MNS tienen sus cuerpos celulares en centros encefálicos (hemisferios cerebrales y tronco de encéfalo) y sus axones forman tractos, localizados en la sustancia blanca, que hacen sinapsis con cuerpos celulares de las MNI. Por su parte, las MNI tienen sus cuerpos en la sustancia gris de la médula espinal y en los núcleos de los nervios craneales, localizados en

tronco del encéfalo, conectando el SNC con los músculos y las glándulas mediante sus axones. Los signos de MNS y MNI se detallan en el cuadro 2.

El principal objetivo del examen neurológico es establecer una neurolocalización. En las tablas 6 y 7 se resumen los diferentes signos clínicos y los hallazgos de la exploración más frecuentes en las lesiones de las diferentes regiones del sistema nervioso (con exclusión del sistema nervioso periférico).[7,16,17]

### CUADRO 2. Signos de lesión por afectación de NMS o NMI

| MNS | MNI |
|---|---|
| ■ Paresia o parálisis espástica. | ■ Paresia o parálisis flácida. |
| ■ Tono muscular aumentado. | ■ Tono muscular disminuido. |
| ■ Reflejos espinales normales o aumentados. | ■ Reflejos espinales disminuidos o ausentes. |
| ■ Atrofia muscular por desuso. | ■ Atrofia muscular neurogénica. |
| ■ Normalmente asociado a ataxia. | ■ Generalmente no hay ataxia. |

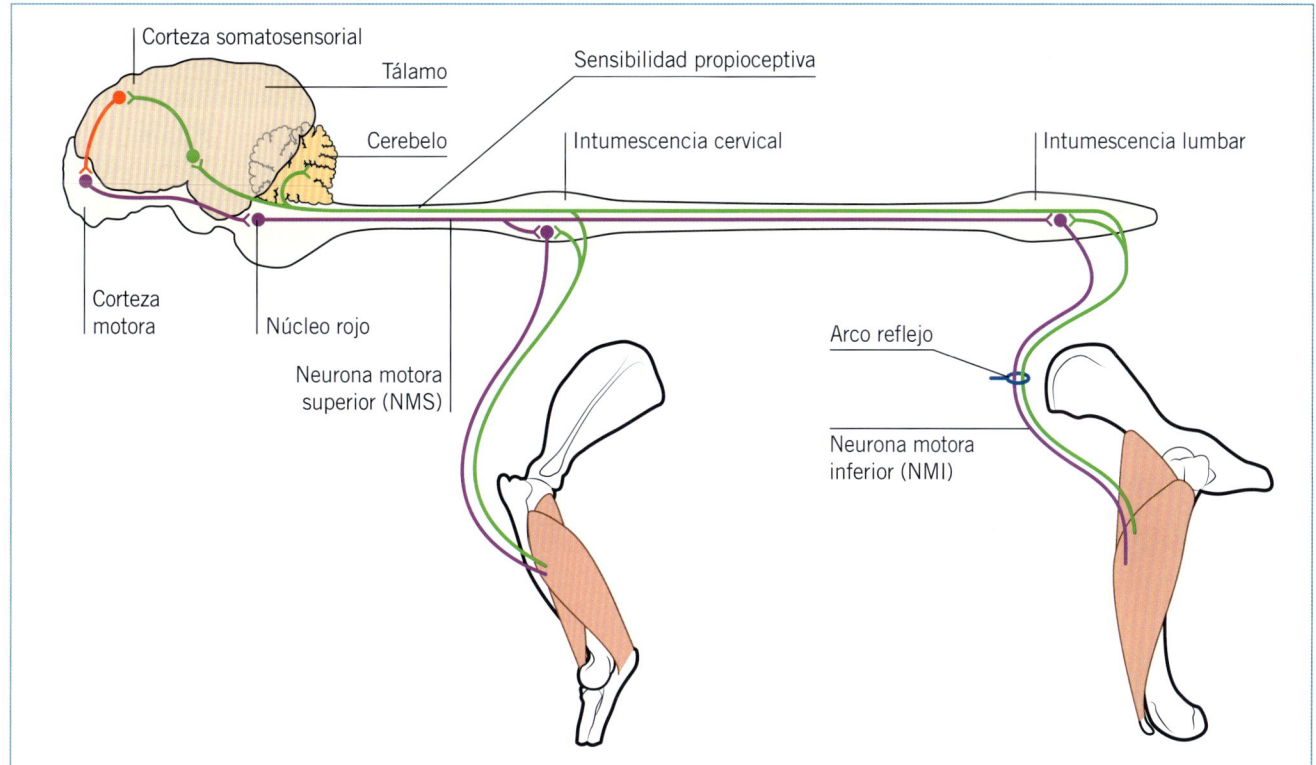

**FIGURA 11.** Trayectorias de las neuronas motoras superior e inferior (MNS y MNI).

**TABLA 6. Principales signos clínicos presentes en lesiones de encéfalo.**

| Región anatómica | Estado mental/comportamiento | Pares craneales | Postura/marcha | Reacciones posturales | Tono muscular/reflejos | Dolor espinal | Función urinaria | Otras |
|---|---|---|---|---|---|---|---|---|
| **Prosencéfalo (hemisferio cerebral y diencéfalo** | Obnubilado, desorientado, estuporoso (lesiones muy graves). Vocalizaciones. | Déficits en la respuesta de amenaza y en la sensibilidad facial contralatera. | Marcha compulsiva, torneo (*circling*) amplio, presión de cabeza (*head pressing*), giro de cabeza/pleurostótono posible. | Déficits contralaterales en lesiones focales. | Normal. | No en general, aunque es posible en el área cervical. | Normal, aunque en ocasiones inadecuada. | Crisis convulsivas, disquinesias. |
| **Tronco del encéfalo (mesencéfalo, puente y médula oblongada)** | Generalmente alteración del estado mental (de depresión a coma). | Déficits desde el III al XII, frecuentemente se observan signos vestibulares. | Rigidez de descerebración posible, torneo, ataxia vestibular, hemi- o tetraparesia; hemi- o tetraplejia. | Déficits contralaterales/ipsilaterales en mesencéfalo e ipsilaterales en el resto del tronco del encéfalo. | Normal o aumentado. | No. | Normal o NMS de vejiga. | Vómitos (con signos vestibulares), signos respiratorios. |
| **Cerebelo** | Normal. | Déficits en la respuesta de amenaza ipsilateral, signos vestibulares (síndrome vestibular paradójico), posible anisocoria. | Rigidez de descerebelación, ataxia cerebelosa con hipermetría o vestibular, estación en base ancha, temblor de intención. | No hay paresia, reposicionamiento propioceptivo normal, cierto grado de dismetría. | Normal. | No. | Posible aumento de frecuencia. | No. |

**TABLA 7. Principales signos clínicos en lesiones de la médula espinal.**

| Región anatómica | Estado mental/comportamiento | Pares craneales | Postura/marcha | Reacciones posturales | Tono muscular/reflejos | Dolor espinal | Función urinaria | Otras |
|---|---|---|---|---|---|---|---|---|
| C1-C5 | Normal | Posible síndrome de Horner. Posibles signos vestibulares (C1-C3). | Cuello bajo, ataxia propioceptiva en las 4 extremidades, hemi- o tetraparesia; hemi- o tetraplejia. | Déficits en las 4 extremidades e ipsilateral en lesiones lateralizadas. | Normal/aumentados en las 4 extremidades o en las 2 del mismo lado (NMS)*. | Posible dolor cervical. | Normal o NMS de vejiga. | Dificultad respiratoria en casos graves. |
| C6-T2 | Normal | Posible síndrome de Horner. | Posible cuello bajo, ataxia propioceptiva en EP y generalmente paresia MNI con pasos cortos en EA (marcha desconjugada o en dos motores). Monoparesia/cojera de miembro torácico, hemi- o tetraparesia; hemi- o tetraplejia. | Déficits en las 4 extremidades, ipsilaterales en lesiones lateralizadas. | Disminuido en EA (NMI), aumentado en EP (NMS). | Posible dolor cervical. | Normal o NMS de vejiga. | Posibilidad de complicaciones respiratorias. |
| T3-L3 | Normal. | Normales. | Lordosis, cifosis, postura de Shiff-Sherrington. Ataxia propioceptiva en EP, para- o monoparesia; para- o monoplejia. | Déficits o ausentes en las extremidades posteriores (en una o en las dos). | EA normales. EP normales o aumentados (en una o en las dos). En el *shock* espinal puede haber disminución de reflejos. | Posible dolor torácico y lumbar. | Normal o NMS de vejiga. | No. |
| L4-S3 | Normal. | Normales. | Posible plantigradismo, para- o monoparesia; para- o monoplejia, generalmente sin ataxia o con ataxia leve. Cojeras neurológicas posibles. | Déficits en EA (en una o las dos). | EA normales. EP disminuidos o ausentes (en una o en las dos), posible pseudohiperreflexia patelar, posible reflejo perineal disminuido o ausente | Posible dolor lumbar caudal. | NMI de vejiga. | Posible atonía de la cola, cola baja. |

NMS: neurona motora superior; NMI: neurona motora inferior; EA: extremidad anterior; EP: extremidad posterior.
* En algunos casos de mielopatía C1-C5 se pueden ver reflejos flexores en EA disminuidos (una disminución de reflejos flexores no siempre indica una lesión en los segmentos medulares C6-T2[15]).

El síndrome de Horner consiste en ptosis palpebral, enoftalmo, miosis pupilar y protrusión del 3.er párpado, producida por afectación de la inervación simpática del ojo (fig. 9). Puede originarse consecuencia de una lesión a lo largo del recorrido de la vía (tronco de encéfalo —poco frecuente—, médula espinal —lesiones graves si afectan al tracto tectotegmento espinal—, raíces espinales T1-T3, mediastino torácico, cuello, oído medio y ojo). Es frecuente en lesiones que cursan con otitis media, lesiones graves de la médula espinal cervical y del plexo braquial (raíces T1-T3). No obstante, este signo también puede ser idiopático.

En animales con patologías compresivas cervicales, en general se verán más afectadas las extremidades posteriores, ya que los tractos sensitivos y motores de estas se encuentran más superficiales en la médula espinal. En animales con lesiones caudocervicales intramedulares los tractos profundos se alterarán más que los superficiales y pueden mostrar signos más graves en las extremidades anteriores (síndrome del cordón o síndrome medular central).[8]

## Diagnóstico diferencial

Una vez hemos localizado el problema en el sistema nervioso, se debe establecer un diagnóstico diferencial para poder ofrecer al propietario los exámenes complementarios adecuados. Se tendrán en cuenta la edad, la raza, los signos de evolución, etc. Una manera útil de establecer los principales diagnósticos diferenciales es el uso del acrónimo VITAMIN-D. En las tablas 8 y 9 se detallan los principales diagnósticos diferenciales de las enfermedades de la médula espinal y del encéfalo. [17,18]

| TABLA 8. Diagnósticos diferenciales más frecuentes de las lesiones del encéfalo. | | |
|---|---|---|
| **VITAMIN-D** | **Enfermedades** | **Curso** |
| **Vascular (V)** | Accidente cerebrovascular (ACV) isquémico/hemorrágico. | Agudo no progresivo (ACV isquémico), en hemorragias puede haber algo de progresión. |
| **Infecciosa/inflamatoria (I)** | Meningoencefalitis no infecciosa (MOD necrosante, granulomatosa, corticosensible o eosinofílica). Meningoencefalitis infecciosa vírica, bacteriana, fúngica, por rickettsias o parasitaria, p. ej.: moquillo, peritonitis infecciosa felina, toxoplasmosis o neosporosis. | Crónico progresivo (pueden darse en algunas ocasiones de forma aguda). |
| **Trauma craneoencefálico (T)** | Trauma cerebral. | Agudo no progresivo. |
| **Tóxico (T)** | Intoxicación por metronidazol, plomo, metaldehído u otros tóxicos. | Crónico o agudo dependiendo del tóxico y la cantidad (generalmente progresivo). |
| **Anomalías congénitas (A)** | Hidrocefalia, hidranencefalia, porencefalia, holoprosencefalia, lisencefalia, polimicrogiria, divertículo aracnoideo o cuadrigeminal, quiste dermoide, síndrome Dandy-Walker, malformación de Chiari. | Crónico progresivo. |
| **Metabólica (M) primarias y secundarias** | Encefalopatía hepática, alteraciones electrolíticas (hipernatremia), metabólicas (hipoglucemia, hipotiroidismo), encefalopatía urémica, acidurias orgánicas, enfermedades mitocondriales. | Crónico progresivo (puede ser episódico). |
| **Idiopática (I)** | Epilepsia idiopática, enfermedad vestibular idiopática felina y canina. | Agudo no progresivo en enfermedad vestibular idiopática. Crónica en epilepsia (enfermedad). |
| **Neoplasia (N)** | Neoplasia primaria (p. ej.: meningioma, glioma, ependimoma, tumor de plexo coroideo, linfoma). Neoplasia secundaria, metastásica o por extensión, (p. ej.: hemangiosarcoma, carcinoma, linfoma, neoplasias nasales, osteosarcoma, condrosarcoma, osteocondrosarcoma multilobular). | Crónico progresivo. Algunos casos pueden dar signos agudos (p. ej.: hemorragia asociada a tumores). |

MOD: meningoencefalitis de origen desconocido.

**TABLA 8.** Diagnósticos diferenciales más frecuentes de las lesiones del encéfalo.

| VITAMIN-D | Enfermedades | Curso |
|---|---|---|
| **Nutricional (N)** | Deficiencia de tiamina o vitamina B12 (más frecuente en gatos). | Crónico progresivo. |
| **Degenerativa (D)** | Disfunción cognitiva, enfermedad de almacenamiento lisosomal, abiotrofias, otras. | Crónico progresivo. |

**TABLA 9.** Diagnósticos diferenciales más frecuentes de las lesiones de la médula espinal.

| VITAMIN-D | Enfermedades | Curso |
|---|---|---|
| **Vascular (V)** | Mielopatía isquémica (embolismo fibrocartilaginoso), hemorragias. | Agudo no progresivo (ACV isquémico), en hemorragias puede haber algo de progresión. |
| **Infecciosa/inflamatoria (I)** | Meningomielitis no infecciosa (MOD, granulomatosa, corticosensible o eosinofílica), meningomielitis infecciosa viral (p. ej.: moquillo, peritonitis infecciosa felina, otros), bacteriana, fúngica, por Toxoplama o Neospora, por rickettsias. Discoespondilitis Empiema. | Crónico progresivo (pueden darse en algunas ocasiones de forma aguda). |
| **Trauma (T)** | Fracturas y luxaciones vertebrales, hernia discal traumática. | Agudo no progresivo. |
| **Anomalías congénitas (A)** | Malformación de Chiari/siringomielia, inestabilidad atlantoaxial, divertículo subaracnoideo espinal, exostosis cartilaginosa múltiple, anomalías congénitas vertebrales (hemivértebras, displasia articular), espina bífida, otras. | Crónico progresivo. |
| **Idiopática (I)** | Hiperostosis diseminada idiopática. | Crónico progresivo. |
| **Neoplasia en médula espinal y columna vertebral (N)** | Neoplasia primaria (meningioma, glioma, ependimoma, otros). Neoplasia secundaria, metastásica o por extensión, (sarcomas, carcinomas, etc.). | Crónico progresivo. Algunos casos pueden dar signos agudos (p. ej.: hemorragia asociada a tumores o fracturas patológicas en neoplasias vertebrales). |
| **Degenerativa (D)** | Hernia discal Hansen tipo I y tipo II, mielopatía degenerativa, espondilomielopatía cervical. Osteoartrosis. | Crónico progresivo. |

## Bibliografía

1. Garosi L, Lowrie M. *The neurological examination*. In: Platt SR, Olby NJ (eds). *BSAVA Manual of Canine and Feline Neurology*, 4th Ed. British Small Animal Veterinary association, 2012; p. 1-24.

2. Dewey C, da Costa R. Signalment and History: The First Considerations. In: Dewey CW, da Costa RC, (eds). *Practical guide to canine and feline neurology*. 3rd Ed. Ames (IA): Wiley-Blackwell, 2016; p. 1-8.

3. Lorenz MD, Coates JR, Kent M. Neurological history, Neuroanatomy and Neurological examination: In: Lorenz MD, Coates JR, Kent M, (eds*.). Handbook of Veterinary Neurology*. 5th Ed. Elsevier, Saunders; 2010; p. 2-36.

4. Thomas WB. Evaluation of veterinary patients with brain disease. *Vet Clin North Am Small Anim Pract.* 2010;40(1):1-19.

5. Thomson, C., Hahn, C. The neurological examination and lesion localization. In: *Veterinary Neuroanatomy a Clinical Approach*. 1st Ed. Ed Thomson, C & Hahn, C., Saunders Elsevier, St. Louis. 2012; p. 124-136.

6. Platt S. Altered states of consciousness in small animals. *Vet Clin North Am Small Anim Pract.* 2014;44(6):1039-1058.

7. Schatzberg SJ, Haley AC. Chapter 26. Neurologic examination and neuroanatomic diagnosis. In: Tobias KM and Johnston SA (eds). *Veterinary surgery: small animal.* 2nd Ed. St Louis, MO: Elsevier, 2018.

8. de Lahunta, Glass E, Kent M. Small Animal Spinal Cord Disease: General Proprioception and General Somatic Afferent. In: de Lahunta, Glass E, Kent M (eds). *de Lahunta´s Veterinary Neuroanatomy and Clinica Neurology*, 5th Ed. Elsevier; 2021; p. 267-311.

9. Parent J. Clinical approach and lesion localization in patients with spinal diseases. *Vet Clin North Am Small Anim Pract.* 2010;40(5):733-53.

10. de Lahunta, Glass E, Kent M. The neurological examination. In: de Lahunta, Glass E, Kent M (eds). de Lahunta´s *Veterinary Neuroanatomy and Clinical Neurology*, 5th Ed. Elsevier; 2021M; p. 531-546.

11. Dewey C, da Costa R, Thomas WB. Performing the Neurologic examination. In: Dewey CW, da Costa RC, (eds). *Practical guide to canine and feline neurology* 3rd Ed. Ames (IA): Wiley-Blackwell; 2016; p. 9-28.

12. McBride R, Parker E, Garabed RB, *et al.* (2022), Developing a predictive model for spinal shock in dogs with spinal cord injury. *J Vet Intern Med.* 2022;36(2):663-671.

13. Smith PM, Jeffery ND. Spinal shock—Comparative aspects and clinical relevance. *J Vet Intern Med.,* 2005;19:788.

14. Levine JM, Hillman RB, Erb HN, deLahunta A. The influence of age on patellar reflex response in the dog. *J Vet Intern Med.,* 2002;16(3):244-6.

15. Forterre F, Konar M, Tomek A, *et al.* Accuracy of the withdrawal reflex for localization of the site of cervical disk herniation in dogs: 35 cases (2004–2007). *J Am Vet Med Assoc.,* 2008;232:559.

16. Dewey C. Lesion Localization: Functional and Dysfunctional Neuroanatomy. In: Dewey CW, da Costa RC, (eds). *Practical guide to canine and feline neurology.* 3rd Ed. Ames (IA): Wiley-Blackwell; 2016; p. 29-52.

17. Garosi L. Lesion localization and differential diagnosis. In: Platt SR, Olby NJ (eds). *BSAVA Manual of Canine and Feline Neurology,* 4th ed. British Small Animal Veterinary association, 2012, p. 25-35.

18. Da Costa RC, Moore SA**.** *Differential diagnosis of spinal diseases. Vet Clin North Am Small Anim Pract***.** 2010;40(5):755-63.

# Exámenes complementarios

Autor: Sergio Ródenas

## Introducción

Las pruebas diagnósticas que se deben realizar en los pacientes neurológicos varían según el paciente y el diagnóstico diferencial. Las pruebas rutinarias de laboratorio son importantes porque nos permiten determinar si existen otras patologías concurrentes, además de poder clasificar al paciente en uno de los grupos de riesgo anestésico ASA (American Society of Anesthesiologists). [1]

En este capítulo se describirán de forma básica los principales exámenes complementarios indicados para realizar el diagnóstico en animales con patologías neurológicas quirúrgicas o no quirúrgicas.

## Exámenes generales rutinarios (pruebas clinicopatológicas y de imagen)

En todos los animales en los que se sospeche de enfermedad neurológica (quirúrgica o no quirúrgica) se deben realizar una hematología y bioquímica sérica completas (incluyendo electrolitos, creatina cinasa, aspartato aminotransferasa y otros), así como un urianálisis. Estas pruebas pueden ayudar a identificar trastornos sistémicos y metabólicos, además de ser necesarias como parte de la evaluación preanestésica en el caso de que las cirugías espinal o cerebral estén indicadas. [2-5]

Las radiografías torácicas y la ecografía abdominal deberían incluirse, como parte del examen preanestésico, en la exploración general de animales mayores de 6-7 años o en animales más jóvenes con sospecha de posibles patologías concurrentes (p. ej.: gatos con sospecha de PIF neurológico o *shunt* portosistémico) y para eliminar la posibilidad de un proceso neoplásico.

Las pruebas adicionales que pueden realizarse cuando se sospecha de otros procesos son las siguientes:

- Alteraciones cardiovasculares: electrocardiograma (ECG), presión arterial y ecocardiografía.
- Procesos endocrinos (hiperadrenocorticismo o hipotiroidismo): determinación de la tiroxina total y libre por diálisis de equilibrio y de la concentración de la hormona estimuladora del tiroides (TSH), así como de la evaluación adrenal (cortisol y estimulación de la ACTH). El motivo radica en que en ciertas ocasiones los únicos signos clínicos asociados a los procesos endocrinos son los signos neurológicos.
- Enfermedades infecciosas: serología y PCR, y cultivo si se sospecha de infección bacteriana.
- En gatos, y especialmente si se sospecha de linfoma: análisis de FIV y FeLV.
- *Shunt* portosistémico (sospecha o predisposición racial): determinación de los ácidos biliares y de la concentración de amoniaco.
- Hemorragias (en previsión de cirugía o en razas predispuestas): pruebas de coagulación (factores de coagulación, tiempo de protrombina/tiempo de tromboplastina parcial —PT/PTT—, tiempo de sangrado bucal, factor VonWillebrand, etc.)

## Análisis del líquido cefalorraquídeo

### Conceptos generales

El líquido cefalorraquídeo (LCR) es un ultrafiltrado del plasma producido en los plexos coroideos del sistema ventricular que fluye caudalmente por el canal central de la médula espinal hacia la *cauda equina*. El LCR circula a través del sistema ventricular para salir por unas aperturas al espacio subaracnoideo donde es reabsorbido principalmente a través de las vellosidades aracnoideas que conectan con las venas de la duramadre. [6,7]

El análisis del LCR es una parte importante en el diagnóstico de las enfermedades neurológicas del sistema nervioso central, aunque rara vez por sí solo nos da un diagnóstico definitivo. Por tanto, se debe contemplar en el contexto de la historia clínica y del diagnóstico avanzado por la imagen. Este análisis es una prueba muy sensible de enfermedad neurológica (principalmente de procesos inflamatorios y neoplasias en las que se pueden ver células neoplásicas como el linfoma o el sarcoma histiocítico, entre otras neoplasias) aunque poco específica.[5,8,9]

## Extracción de LCR

Para la obtención de LCR se requiere anestesia general. Este procedimiento conlleva unos riesgos que implican la posibilidad de provocar algún daño o lesión al paciente (fig. 1), además de estar contraindicado en ciertas situaciones que se detallan en el cuadro 1. Generalmente, si la persona está suficientemente entrenada los riesgos son menores.[6,10-12]

La extracción del LCR puede realizarse en la cisterna cerebelomedular o en el espacio subaracnoideo lumbar. La elección de una u otra depende de la localización de la lesión, posibles contraindicaciones (p. ej.: luxación atlantoaxial) y de la experiencia o entrenamiento de la persona que realiza la punción. En un estudio de 2020 con 51 perros en los cuales se realizaron ambas punciones se concluyó que sería beneficiosa la obtención de LCR en ambas localizaciones en animales con patologías en el encéfalo y en la médula espinal cervical, mientras que en patologías toracolumbares la cisternal podría no ser representativa.[13]

### CUADRO 1. Principales riesgos y contraindicaciones de la extracción del LCR

**Contraindicaciones**

- Aumento de la presión intracraneal (PIC).
- Hernia caudotranstentorial o cerebelosa a través del agujero magno (aumento de la PIC o malformación de Chiari).
- Coagulopatías.
- Luxación atlantoaxial (punción atlantooccipital).
- Otras.

**Riesgos y complicaciones**

- Hernia cerebral o cerebelosa por cambios en la PIC.
- Hemorragia.
- Daño iatrogénico en el tronco del encéfalo y/o de la médula espinal.
- Obstrucción de las vías aéreas durante la punción atlantooccipital (colapso de la sonda endotraqueal durante la flexión cervical).
- Relacionadas con la anestesia (hipotensión, bradicardia, arritmia, apneas).
- Infección meníngea iatrogénica.

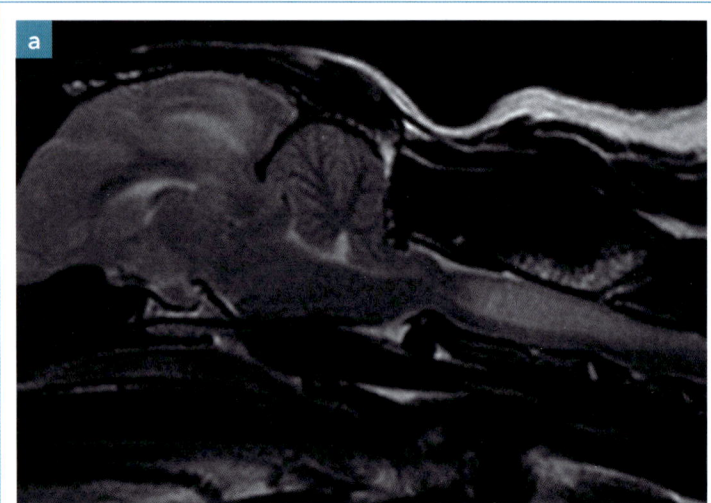 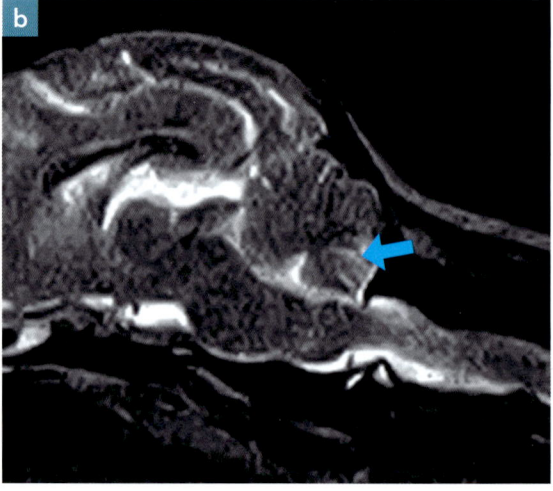

**FIGURA 1.** Imagen sagital en T2 de un gato con una masa intracraneal que muestra una hernia caudotentorial y del cerebelo a través del agujero magno y siringomielia cervical (aumento de la PIC) (a). Imagen sagital en T2 de un perro que sufrió una lesión cerebelosa iatrogénica tras realizarle una punción cisternal; se puede observar la lesión hiperintensa en el cerebelo (flecha) (b).

## Extracción de la cisterna cerebelomedular

El paciente se coloca en decúbito lateral (generalmente decúbito izquierdo o derecho para zurdos o diestros, respectivamente). Se rasura la región de la nuca entre los dos pabellones auriculares y se prepara de forma aséptica. Un ayudante flexiona la cabeza de tal forma que una línea imaginaria una la punta de la trufa con la protuberancia occipital. Con las correctas medidas de esterilidad definimos los puntos anatómicos que nos ayudarán a realizar la punción (las dos alas del atlas, apófisis espinosa del axis y la protuberancia occipital). La aguja espinal (22 G y 1,5 pulgadas; aunque en algunos animales grandes se pueden usar agujas algo más largas de 2,5 pulgadas) se introduce en el centro del triángulo formado por las alas del atlas y la protuberancia occipital. Se inserta cuidadosamente la aguja espinal con el bisel en posición craneal para favorecer la salida del LCR y perpendicular al cuello, en dirección paralela a la mesa, y se atraviesa la piel, la fascia muscular y el ligamento atlantooccipital hasta llegar a la cisterna magna. En ese momento, se retira el estilete y debe verse cómo el líquido comienza a fluir a través de la aguja espinal. El líquido se puede recoger con jeringa o aguja o directamente en un tubo para su posterior análisis (fig. 2).

## Extracción lumbar

Se debe preparar una zona aséptica de piel en la región lumbar caudal que comprenda la zona de las vértebras L3-L6 (fig. 3). El autor generalmente realiza la punción a nivel de L4-L5 o L5-L6 en perros de raza grande, L5-L6 o L6-L7 en perros de raza pequeña y L5-L6, L6-L7 o L7-S1 en gatos. El paciente se coloca en decúbito lateral y se identifican los puntos anatómicos, cresta ilíaca y proceso espinoso de la L6 situado inmediatamente craneal a la cresta; se inserta con delicadeza la aguja cranialmente a la apófisis espinosa de L6 (en caso de punción L5-L6) y se avanza medial y ventralmente a través del ligamento interarcual (la aguja generalmente es de 22 G y en función del tamaño del perro de 1,5, 2,5 o 3 pulgadas). Se introduce cranealmente con una inclinación de aproximadamente 45° para buscar el espacio subaracnoideo (en algunas ocasiones observaremos un movimiento brusco por irritación de las raíces nerviosas). Cuando fluye el LCR, este se recoge mediante jeringa con aguja estéril o en tubo seco o con EDTA (también estériles).

---

*Aunque la punción lumbar es técnicamente más difícil de realizar, el riesgo de daño iatrogénico es menor. Por contra, la posibilidad de contaminación sanguínea de la muestra o de hemorragia es algo mayor.*

---

## Análisis y resultados

El análisis del LCR debería realizarse lo antes posible (se recomienda en aproximadamente 30 minutos). No obstante, si la concentración de proteínas totales es menor de 50 mg/dl y el LCR se va a analizar en periodos mayores de 1 hora, se recomienda aplicar un método de conservación (p. ej.: suero fetal bovino, solución Hetastarch, o suero o plasma autólogos).[14]

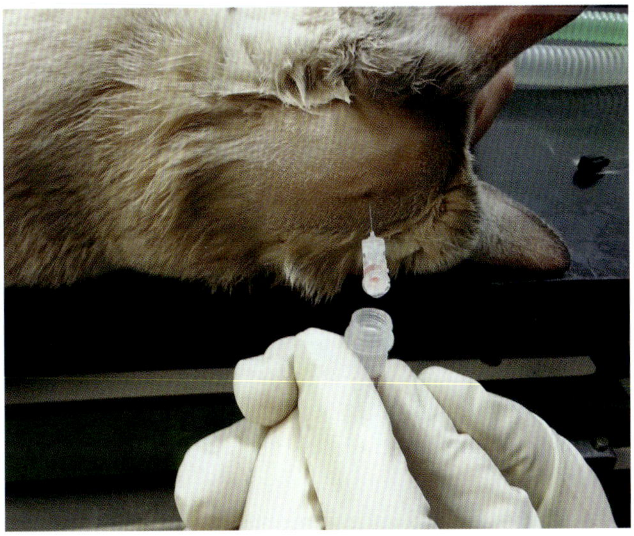

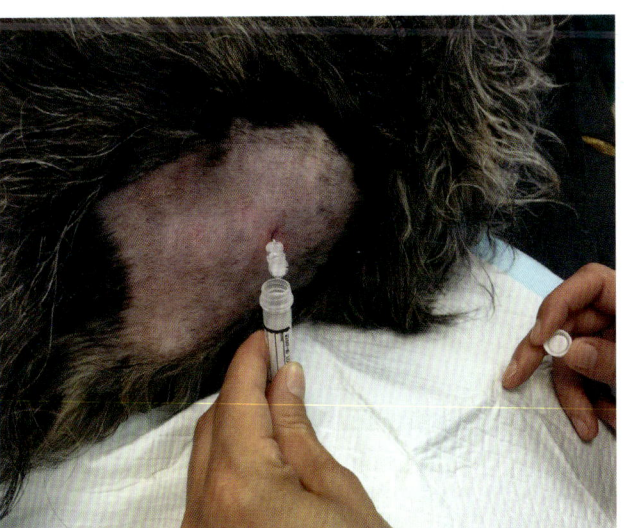

**FIGURA 2.** Lugar de punción para extraer el LCR de la cisterna cerebelomedular.

**FIGURA 3.** Localización del punto de punción lumbar para la extracción de LCR.

El análisis de la muestra obtenida incluye las siguientes pruebas (en el cuadro 2 se detallan las características generales de un LCR normal):

- **Examen macroscópico:** se debe observar el color, la viscosidad, la claridad y la existencia de hemorragias evidentes (turbidez, xantocromía, hemorragia iatrogénica).
- **Concentración de proteínas:** mediante métodos cualitativos (tiras de orina o test de Pandy) y cuantitativos (equipos laboratoriales).

  Los incrementos de proteínas son debidos a una alteración de la barrera hematoencefálica, necrosis o producción intratecal. Pueden estar o no asociado a pleocitosis (ver siguiente punto). En caso de pleocitosis negativa, este aumento de proteínas se denomina disociación albuminocitológica e indica un probable daño en el SNC que no es específico de una patología, sino que puede ocurrir en neoplasias o en enfermedades vasculares, traumáticas o degenerativas.

- **Recuento de células.** Se realiza normalmente en un hemocitómetro (cámara de Neubauer) de forma manual (fig. 4a), aunque también se puede realizar en equipos especializados.[15]

  Los aumentos en el recuento de células nucleadas por encima de los valores normales de denomina pleocitosis, y aunque indica un proceso generalmente inflamatorio (meningoencefalitis inmunomediada frente a infecciosa), también se pueden observar en otras patologías tales como neoplasias, hernias de disco o accidentes cerebrovasculares, de ahí que el análisis de LCR sin pruebas de imagen en muchas ocasiones sea poco específico.[9,16-18]

- **Citología.** La citología se puede realizar mediante citocentrifugadora o de forma manual en una cámara de sedimentación.

  La identificación del tipo celular de las pleocitosis es importante, especialmente en la diferenciación de las meningoencefalitis o meningomielitis, así como en ciertos tumores como el linfoma, el sarcoma histiocítico o en tumores del plexo coroideo, en los que se pueden identificar células tumorales en el LCR (fig. 4). La citología también permite observar agentes parasitarios o protozoarios entre otros.[9,19-21] La tabla 1 muestra los principales tipos de pleocitosis y las principales causas.

- **Serología, cultivo y PCR.** Son pruebas clave para determinar o descartar la existencia de una enfermedad infecciosa o en el caso de enfermedades inflamatorias (p. ej.: *Toxoplasma*, moquillo, *Neospora*, u otras).

---

### CUADRO 2. Características del LCR normal

**Macroscópicas**
- Color transparente.
- Aspecto claro (no turbio).

**Microscópicas**
- Recuento celular eritrocitos: ausencia o número reducido.
- Recuento total de células nucleadas*:
  - Perro: 0-5 cél./µl.
  - Gato: 0-8 cél./µl.
- Citología: generalmente linfocitos y monocitos, y una pequeña cantidad de neutrófilos no degenerados.
- Concentración de proteínas*:
  - Punción cisternal: 25-30 mg/dl.
  - Punción lumbar: 40-45 mg/dl.

*Posibles variaciones en función de estudios.

## Diagnóstico por imagen

En este apartado describiremos de forma básica los exámenes rutinarios de radiología convencional, la ecografía y los estudios de imagen avanzada como la mielografía, la mielografía-TC, la tomografía computarizada (TC) y la resonancia magnética (RM).

### Radiología convencional

El uso de la radiología convencional en alteraciones de la columna vertebral o del cráneo puede darnos información para detectar patologías como neoplasias vertebrales, infecciones (discoespondilitis), traumatismos (fracturas vertebrales o del cráneo) o malformaciones congénitas (fig. 5). Generalmente, no nos permitirán ver el daño en la médula espinal o en el encéfalo, y por eso es recomendable por regla general realizar estudios de imagen avanzada. Las imágenes se deberían tomar bajo sedación o anestesia general y es preciso conocer bien la anatomía.[3,4,22]

### Ecografía

La ecografía (fig. 6), aunque no se usa con mucha frecuencia en el diagnóstico de patologías del sistema nervioso, tiene utilidad para diagnosticar hidrocefalias u otras anomalías congénitas cerebrales a través del defecto óseo. También tiene un uso intraoperatorio en cirugía, tanto cerebral como vertebral, o para el diagnóstico de neoplasias del plexo braquial.[29,40-42]

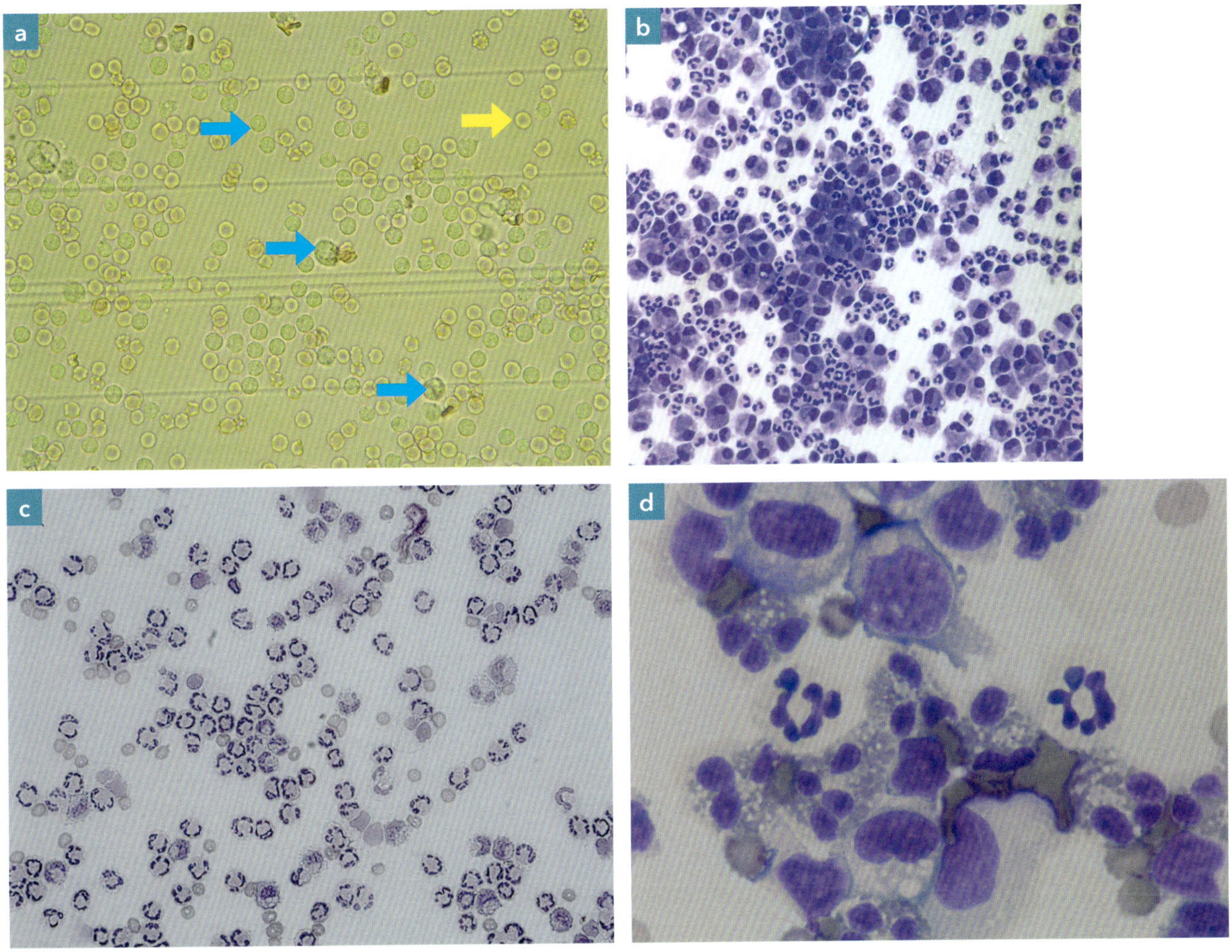

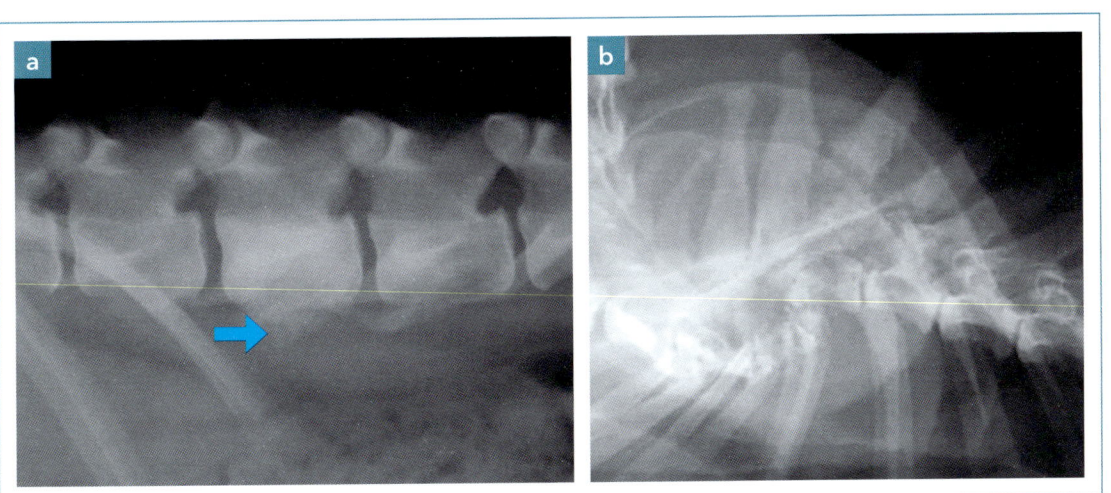

**FIGURA 4.** Imagen que muestra en la cámara de Neubauer una pleocitosis con múltiples células nucleadas o glóbulos blancos (flechas azules) y glóbulos rojos sin núcleo con aspecto de huevo frito (flecha amarilla) (a). Citologías en las que se aprecia pleocitosis mixta (mononuclear y neutrofílica) en un perro con meningoencefalomielitis de origen desconocido (b); pleocitosis neutrofílica en un animal con meningitis corticosensible (c); pleocitosis mixta eosinofílica en un perro con meningoencefalitis eosinofílica (d).

**FIGURA 5.** Imagen radiológica de un perro con espondilitis ventral vertebral secundaria a un cuerpo extraño (a). Imagen radiológica de un gato con neoplasia vertebral y fractura patológica asociada (b).

| TABLA 1. Principales tipos de pleocitosis. | | |
|---|---|---|
| **Tipos de pleocitosis** | **Causas frecuentes** | **Causas menos frecuentes** |
| **Mononuclear (linfocitos, monocitos, macrófagos, células plasmáticas)** | ■ Viral crónico.<br>■ MOD.<br>■ MNE.<br>■ Linfoma.<br>■ Moquillo. | ■ ME granulomatosa.<br>■ Meningitis corticosensible (fase crónica).<br>■ *Toxoplasma/Neospora*.<br>■ Otras. |
| **Mixta (células mononucleares y otros tipos (eosinófilos o neutrófilos, por ejemplo))** | ■ MEG.<br>■ Algas, hongos.<br>■ Peritonitis infecciosa felina (PIF).<br>■ Protozoos.<br>■ MOD.<br>■ Neoplasias. | ■ Infartos.<br>■ Mielomalacia.<br>■ Otros. |
| **Neutrofílica** | ■ Meningitis corticosensible.<br>■ Vasculitis necrotizante.<br>■ PIF.<br>■ Neoplasias (meningiomas).<br>■ Hernia discal.<br>■ Otras. | ■ Protozoos.<br>■ Ricketsias.<br>■ Otros. |
| **Eosinofílica (10-20 % eosinófilos)** | ■ Hongos.<br>■ Algas (p. ej.: *Prototeca*).<br>■ Protozoos, parásitos.<br>■ Meningitis eosinofílica idiopática. | ■ Rabia.<br>■ Otras. |

MOD: meningoencefalitis de origen desconocido; MNE: meningoencefalitis necrotizante; MEG: meningoencefalitis granulomatosa.

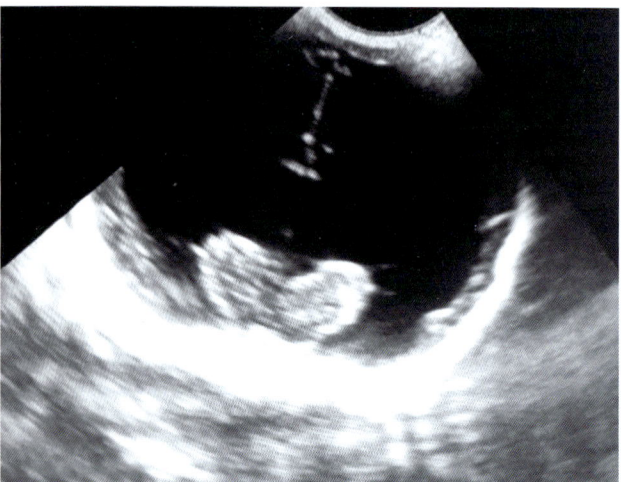

**FIGURA 6.** Ecografía a través de la fontanela abierta en un perro con hidrocefalia grave.

## Mielografía o mielografía-TC

La mielografía es una técnica de radiografía espinal con contraste que consiste en inyectar un producto de contraste (yodado) intratecal para valorar lesiones compresivas o expansivas de la médula espinal. Es necesario realizarla bajo anestesia general y puede evaluarse con la radiografía o asociada a la TC (mielografía-TC).[3-5,22,23] La mielografía se puede realizar mediante inyección en el espacio subaracnoideo en la cisterna cerebelomedular o por punción lumbar (generalmente, en los puntos de punción ya descritos anteriormente). El lugar de punción depende de la formación y de las preferencias de la persona que efectúa la prueba. El autor realiza siempre mielografía por punción lumbar (ofrece como ventajas que se evita el daño iatrogénico en la médula espinal cervical craneal, permite inyectar lentamente el contraste para ir delimitando la lesión y minimiza el riesgo de crisis epileptiformes).[24-26]

> ### Ventajas de la punción lumbar
>
> - Se evita dañar la médula espinal cervical craneal.
> - Permite inyectar lentamente el contraste y, por tanto, delimitar el alcance de la lesión.
> - Minimiza el riesgo de crisis epileptiforme.

Aunque la resonancia magnética (RM) es la técnica de elección para el diagnóstico de enfermedades medulares, la mielografía es muy sensible para detectar mielopatías compresivas en comparación con la radiografía convencional; y en algunas ocasiones, combinada con la tomografía computarizada (TC) en vacío, para valorar compresiones dinámicas.

## Técnica con punción lumbar

Para inyectar el contraste, se realiza una punción lumbar (previamente descrita). Generalmente, se aconseja recolectar el LCR antes de poner el contraste y analizarlo o guardarlo en caso de una mielopatía no compresiva. Una vez insertada la aguja en el canal vertebral, se coloca un conector a la aguja para evitar su manipulación, y se va introduciendo el contraste lentamente (generalmente de 0,3 a 0,5 ml/kg aunque depende del animal) (fig. 7) y realizando radiografías para comprobar que el contraste se encuentra en el espacio subaracnoideo hasta llegar a la región cervical (se aconseja realizar la mielografía de toda la columna). En el caso de que el contraste no se localice en el espacio subaracnoideo (p. ej.: que se distribuya en los espacios epidural, subdural o en el canal central) esta técnica permite retirar levemente la aguja hasta que se encuentre en el espacio subaracnoideo o retirar la aguja antes de lesionar la médula espinal o de que la mielografía no sea diagnóstica. En algunos casos en los que no es posible realizarla en L5-L6, se puede poner otra aguja espinal en L4-L5.[27] Tras realizar la mielografía, si es necesario y hay disponibilidad, se puede realizar la TC para tener imágenes en 3D. Si no es posible lateralizar la lesión y no se dispone de la TC, es de gran ayuda realizar vistas oblicuas.[28]

Los patrones de mielografía que podemos observar habitualmente son el patrón extradural (por compresión extradural), intradural-extramedular (signo de *Tee-golf*) o intramedular (cuando se aprecia una atenuación de las columnas de contraste) (figs. 8 y 9).

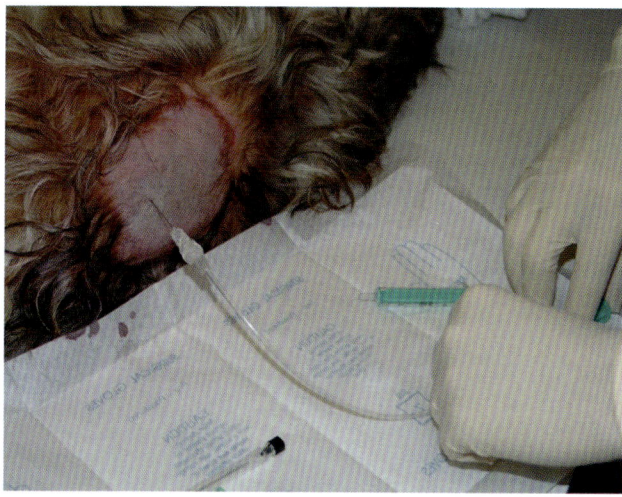

**FIGURA 7.** Realización de una mielografía lumbar una vez insertada la aguja espinal. El contraste se inyecta lentamente en el espacio subaracnoideo.

## Tomografía computarizada (TC)

El uso de la TC en neurología incluye el examen del encéfalo, cráneo y bullas timpánicas, así como de la columna vertebral y de la médula espinal. De forma simple, la TC consiste en una técnica especial de radiografía que genera imágenes de cortes transversales procesadas por un ordenador.[3-5,22,23,29]

### Principios básicos

Los principios básicos de la TC están ampliamente descritos en otros libros y artículos.[3-5,30-32]

La TC es una técnica en la que los rayos X se traducen en una imagen bidimensional con niveles de atenuación del haz para distinguir con mayor nitidez los diferentes tejidos. Un haz estrecho de rayos X atraviesa al paciente y alcanza unos detectores que miden el grado de atenuación del haz, de forma que se obtienen múltiples proyecciones. Posteriormente, un ordenador crea una imagen final. Las imágenes se obtienen en planos transversales que permiten hacer reconstrucciones en otros planos o estudios volumétricos si se dispone de un *software* apropiado. Los equipos de TC pueden ser axiales o helicoidales. El producto utilizado como contraste debe tener unas características específicas: hidrosoluble, yodado, iónico o no iónico (suele ser el más empleado), y es importante para detectar lesiones que se realzan con contraste (extraaxiales o intraaxiales por disrupción de la barrera hematoencefálica).

Las principales desventajas con respecto a la RM es la peor resolución de los tejidos blandos y que ofrece poca definición en el caso de lesiones infratentoriales (artefactos).

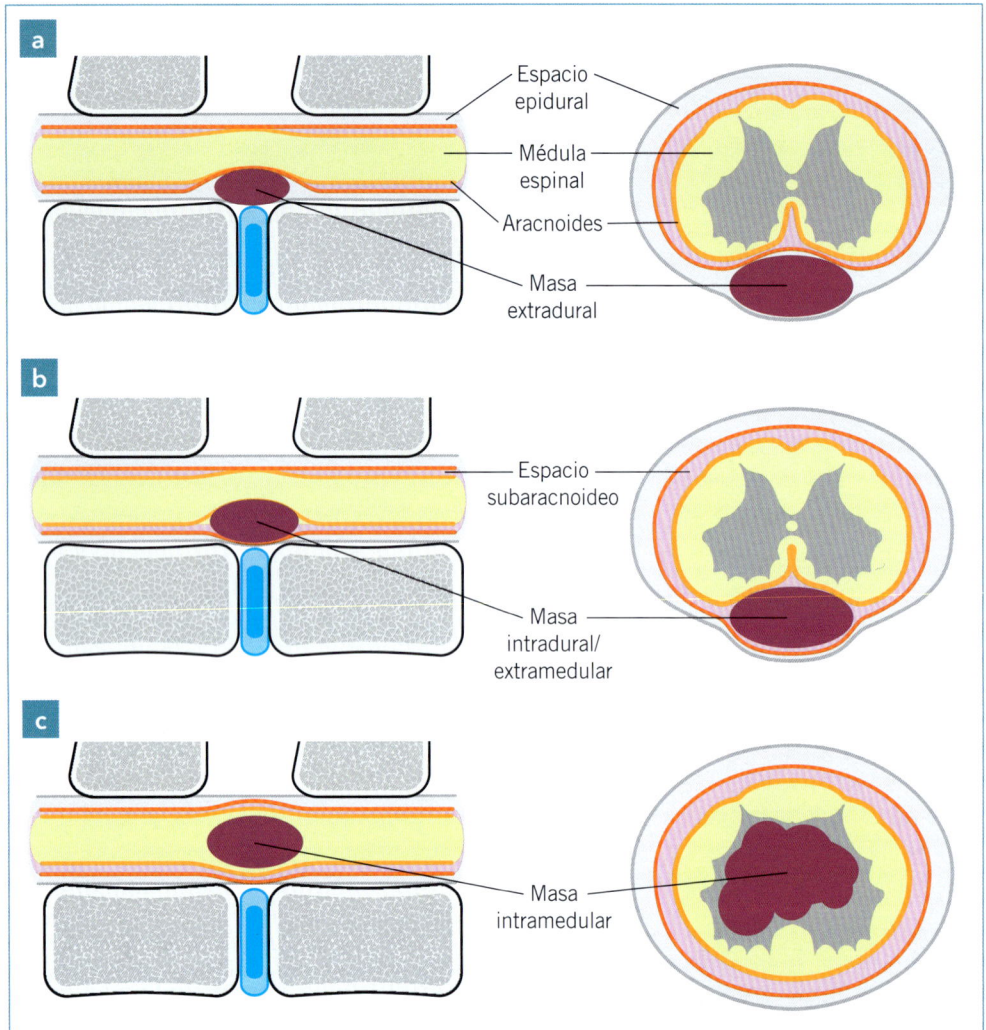

**FIGURA 8.** Patrones lesionales observados en las mielografías. Extradural (a), intradural extramedular (b), intramedular (c).

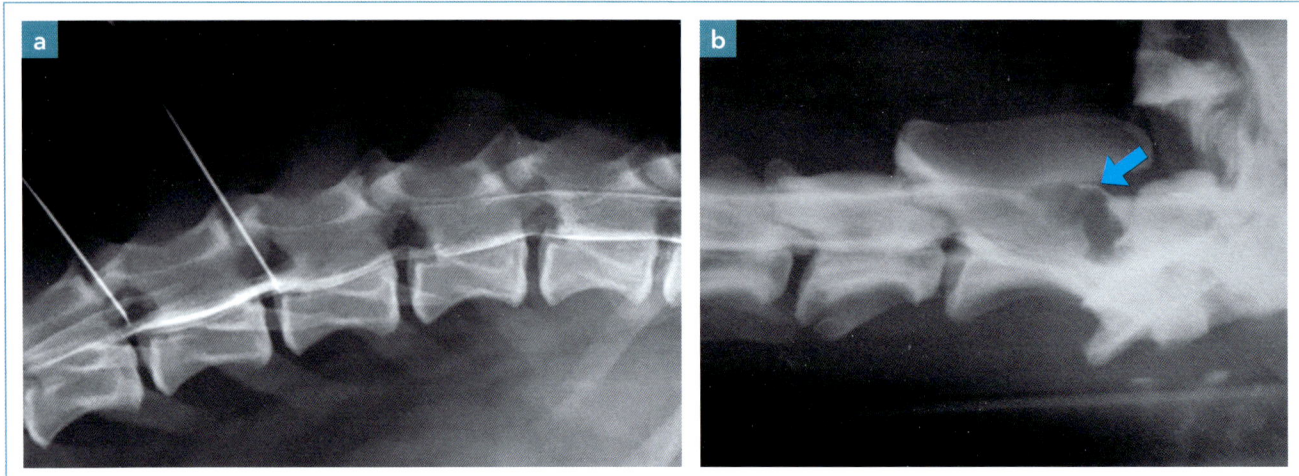

**FIGURA 9.** Imagen radiológica de mielograma en un paciente al que se han aplicado dos agujas espinales. Presentaba inflamación grave de la médula espinal (atenuación y pérdida de las columnas de contraste) consecuencia de una hernia discal aguda (a). Mielografía en el que se muestra un patrón intradural-extramedular en un perro con un meningioma espinal C1-C2) (c).

## Aplicaciones diagnósticas

Aunque la RM es la técnica de elección para el diagnóstico y evaluación de enfermedades de la médula espinal y el encéfalo, la TC sería la prueba indicada en casos en los que no se dispone de RM o en los siguientes casos:

- Valorar lesiones óseas (mayor sensibilidad, mejor resolución espacial) en el cráneo y la columna vertebral (neoplasias, infecciones).
- Toma de biopsias/aspirados guiados por TC en cerebro, médula espinal o columna vertebral.

- Pacientes con riesgo anestésico (tiempos más reducidos que en la RM).
- Pacientes que tienen implantes metálicos (no titanio).
- Para elaborar un plan de estabilización quirúrgica (toma de medidas para colocar implantes) así como para realizar moldes 3D en plástico.

Las figuras 10 y 11 muestran algunos ejemplos del uso de la TC en el diagnóstico de patologías que afectan a la columna vertebral, médula espinal o encéfalo.

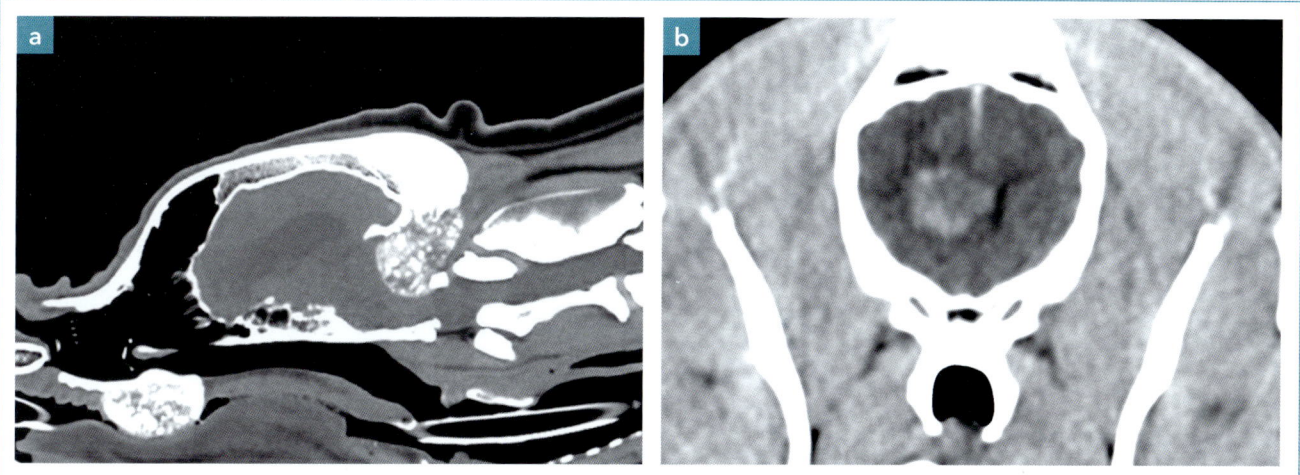

**FIGURA 10.** Tomografía computarizada en reconstrucción sagital en un perro con un osteocondroma multilobular que afecta al tentorio óseo y al paladar (a) e imagen transversa de tomografía en un paciente con un hematoma intracerebral (masa hiperatenuante) consecuencia de un traumatismo (b).

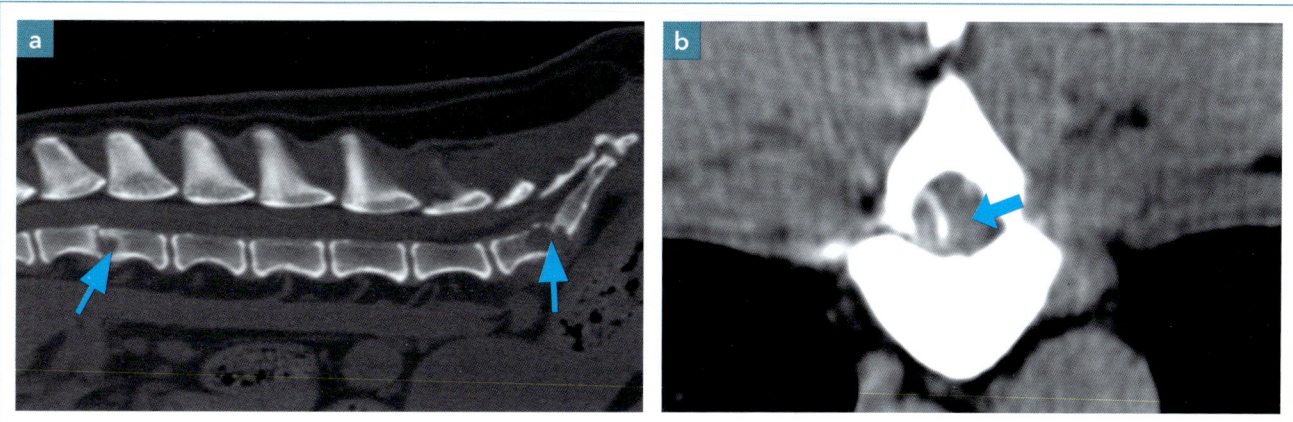

**FIGURA 11.** Imagen sagital de tomografía computarizada en ventana ósea en un perro con discoespondilitis múltiple (flechas) (a); imagen transversa de mielografía-TC que muestra la compresión grave de la médula espinal causada por un sarcoma epidural (flecha) en un perro (b).

## Resonancia magnética (RM)

La RM es la técnica de elección para el diagnóstico de enfermedades del sistema nervioso, tanto del cerebro como de la médula espinal, ya que proporciona mejor resolución del parénquima encefálico y medular, de las raíces espinales, del disco intervertebral y de los nervios craneales.[3,4,29,31-34]

### Principios básicos

Los principios básicos de la física de la RM están ampliamente descritos en los libros de texto y publicaciones técnicas.[35-39]

Básicamente, en la RM no se utilizan rayos X, sino un campo electromagnético y ondas de radiofrecuencia. Las imágenes se producen por la actividad electromagnética generada por los núcleos atómicos (el hidrógeno es el principal elemento para obtener imágenes clínicas en la RM, lo que significa que las imágenes representan el hidrógeno presente en los tejidos). Normalmente, cada núcleo rota en un eje aleatorio y el movimiento produce un campo magnético diminuto. Sin embargo, con la aplicación del campo electromagnético generado por un equipo de RM, todos los núcleos se alinean y se colocan paralelos a ese campo. Cuando se aplican pulsos de radiofrecuencia, los protones giran perpendicularmente al mismo temporalmente mientras dura el pulso, y cuando vuelven a su estado original crean señales eléctricas, que son captadas por una antena y se traducen en una imagen. La relajación de los núcleos atómicos de hidrógeno se produce de dos maneras, T1 y T2, porque los diferentes tejidos tienen diferentes tiempos de relajación. De esta manera podemos obtener secuencias en *turbo spin echo* (T1 y T2), eco de gradiente e imágenes bi- o tridimensionales. Es importante recalcar que metales como el acero pueden distorsionar las imágenes, pero apenas lo hacen materiales como el titanio. Es importante reconocer los posibles artefactos (p. ej.: microchips, objetos metálicos, vibraciones del suelo o *aliasing* en T1 por FOV, abreviatura del inglés *field of view*, pequeño).[35-39]

En la RM las lesiones se definen principalmente como hiperintensas (más señal, blanco o brillante), hipointensas (menos señal y más oscuras) o isointensas (generalmente la misma señal o parecida a la del parénquima encefálico o medular).

La potencia del equipo se mide en Teslas. Las resonancias magnéticas de bajo campo (0,2-0,4 T) son las más comunes y su resolución es inferior a las de alto campo (1,5-3 T), que permiten obtener mayor precisión en la definición de las estructuras.

Las secuencias convencionales principales son:

- Secuencias ponderadas T1 pre- y poscontraste.
- Secuencias ponderadas T2.
- Secuencias FLAIR en T2 (suprime el fluido libre, útil para lesiones periventriculares, detección de lesiones quísticas o necróticas y, en algunos casos, superior para detectar lesiones a secuencias T2).
- Secuencias STIR (suprimen la grasa).
- Secuencias gradiente *echo* T2, SWI o MERGE (para detectar hemorragias).
- Secuencias T1 poscontraste con saturación de la grasa.
- Secuencias densidad protón (poco utilizadas en sistema nervioso).
- Secuencias HASTE (secuencia en T2 en médula espinal similar a una mielografía).

Otras secuencias o técnicas más avanzadas serían:

- Secuencias de difusión y mapa de coeficiente de difusión aparente (detectan movimiento browniano, útil en accidentes cerebrovasculares y neoplasias entre otras patologías).
- Imágenes de perfusión (evaluación de la microvasculatura cerebral no invasiva, útil en infartos y neoplasias, entre otras patologías).
- Tractografias o imágenes con tensor de difusión, útil para neoplasias cerebrales, accidentes cerebrovasculares o daños en la médula espinal entre otras patologías).
- Espectrografías (útil para el diagnóstico de neoplasias cerebrales, entre otras patologías).

### Aplicaciones diagnósticas

La RM es la técnica de elección en patologías quirúrgicas y no quirúrgicas del sistema nervioso, una de sus ventajas, además del diagnóstico, es el pronóstico (daño en la médula espinal o en el parénquima encefálico). En ciertas patologías quirúrgicas (p. ej.: fracturas de columna, espondilomielopatía cervical o neoplasias cerebrales) el autor siempre que es posible realiza una RM para el diagnóstico y para conocer el pronóstico, además de una TC para planificar implantes o biopsias guiadas por TC.

Las figuras 12, 13 y 14 muestran ejemplos de patologías del sistema nervioso diagnosticadas por medio de RM.

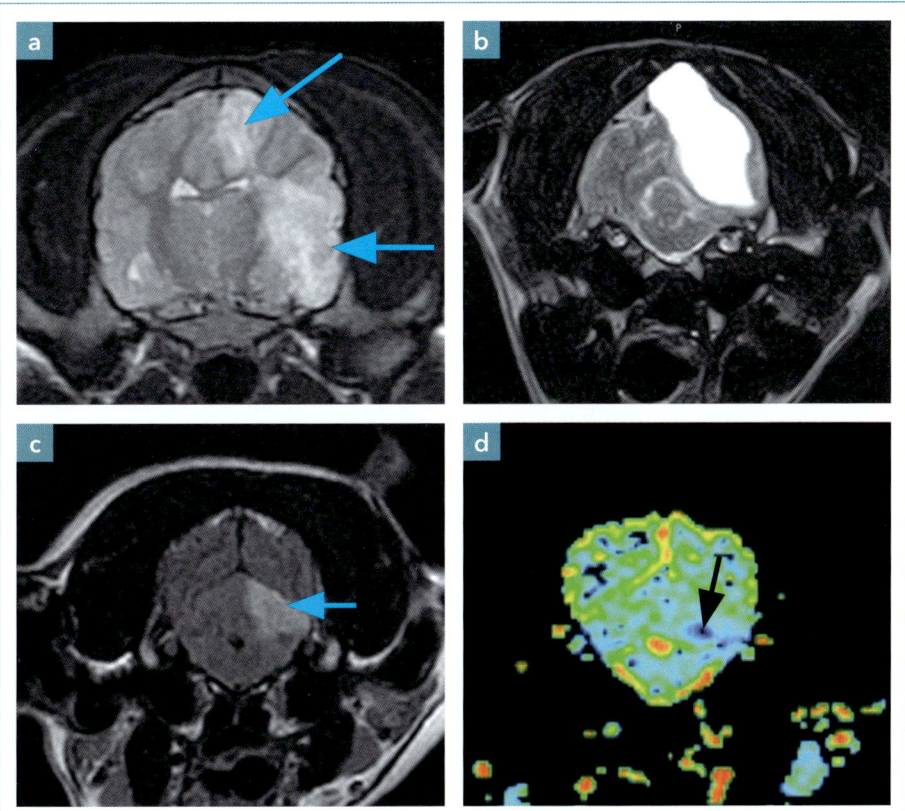

**FIGURA 12.** Imágenes de resonancia magnética que muestran diversas patologías localizadas en encéfalo. Imagen en secuencia T2 que muestra lesiones multifocales en un perro con meningoencefalitis de origen desconocido (a). Imagen transversa en T2 en un animal con anomalía congénita cerebral, porencefalia y meningocele (b). Imágenes en secuencias FLAIR y perfusión en un animal con un accidente cerebrovascular en el territorio de la arteria cerebelosorrostral que muestran la lesión vascular y la perfusión con el *core* y la zona de penumbra adyacente (c y d).

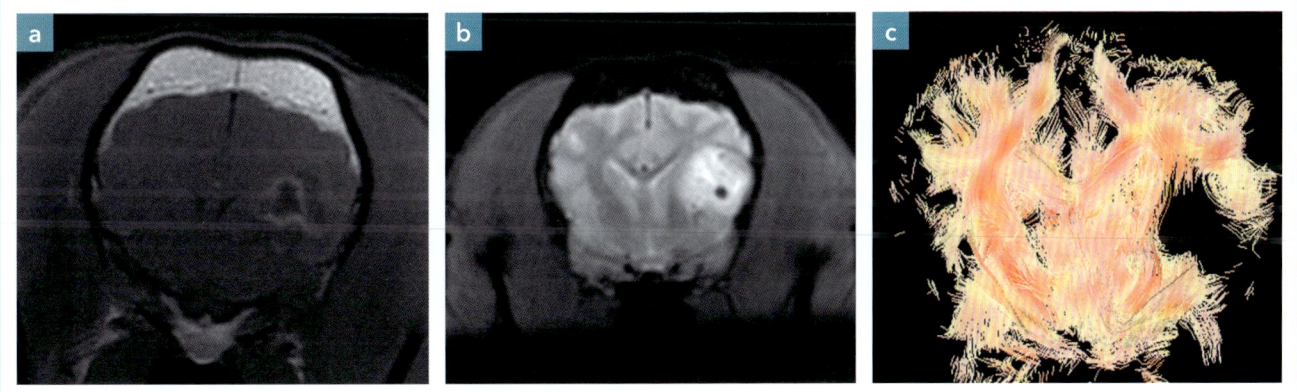

**FIGURA 13.** Imágenes transversas de resonancia magnética que muestran una neoplasia glial. Imagen T1 poscontraste que muestra un realce heterogéneo e irregular (a); imagen en SWAN que muestra la hemorragia asociada (b) y tractografía que muestra la disrupción de fibras (c).

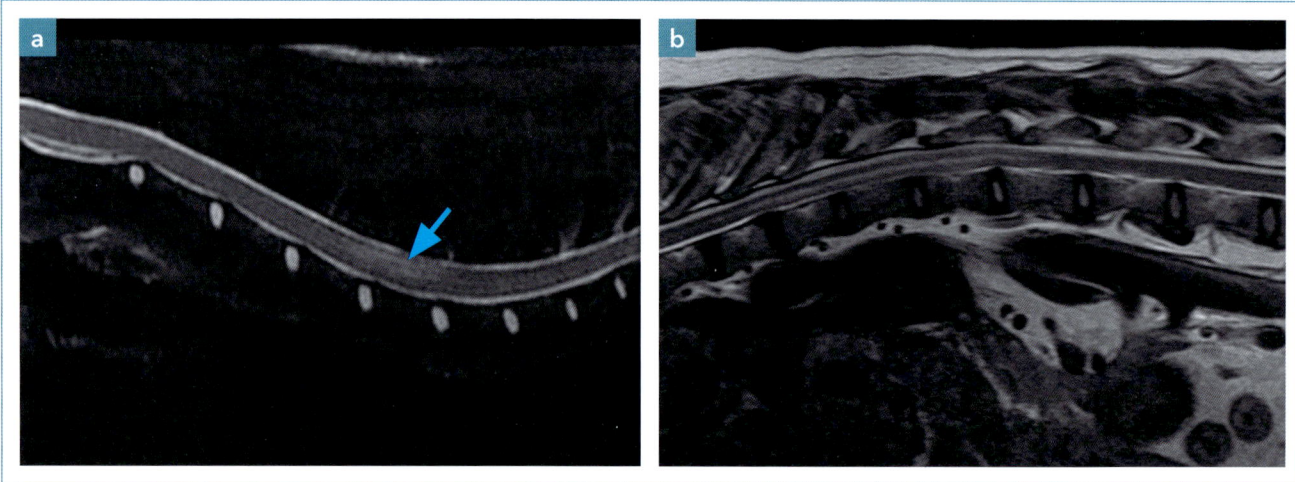

**FIGURA 14.** Imagen de resonancia magnética sagital en T2 de un animal con un embolismo fibrocartilaginoso en la que se observa la lesión intramedular difusa a nivel cervical (a). Imagen sagital en T2 a nivel toracolumbar en un animal con meningomielitis de origen desconocido (b).

## Exámenes electrofisiológicos

Aunque los exámenes electrofisiológicos están indicados para determinar la presencia de una enfermedad neuromuscular, son también útiles porque proporcionan información acerca de la gravedad de la enfermedad y son de gran ayuda porque permiten seleccionar los músculos o nervios en los cuales realizar la biopsia. Los estudios electrofisiológicos están indicados en animales con sospecha de una patología neuromuscular, con monoparesia o cojeras, para confirmar o excluir una causa neurológica (p. ej.: tumores de la vaina nerviosa) o en el caso de traumatismos (p. ej.: trauma del plexo braquial).

Los principales exámenes electrodiagnósticos que se efectúan de forma rutinaria en neurología veterinaria son la electromiografía y la velocidad de conducción nerviosa motora y sensitiva. Otros exámenes como la evaluación de ondas F, la estimulación repetitiva, los potenciales somatosensoriales de la médula espinal o *cord dorsum* están explicados detalladamente en otros libros de texto o artículos de revisión.[43-46]

## Electromiografía

La electromiografía (EMG) consiste en el estudio de la actividad eléctrica del músculo. En medicina veterinaria, se realiza con el animal bajo anestesia general. Se evalúa principalmente la actividad de inserción, que es la actividad que se produce al insertar la aguja en el músculo (irritación de las fibras musculares que desaparece en un animal sano al dejar de mover la aguja) y la presencia de actividad espontánea (actividad anormal del músculo) (fig. 15). En un músculo normal, tras introducir la aguja, solo se debería detectar cierta actividad eléctrica espontánea, resultado de los potenciales de placa y unidad motoras, de los picos de placa motora y de la actividad de inserción. La presencia de actividad espontánea anormal indica un daño axonal (neuropatía axonal que causa

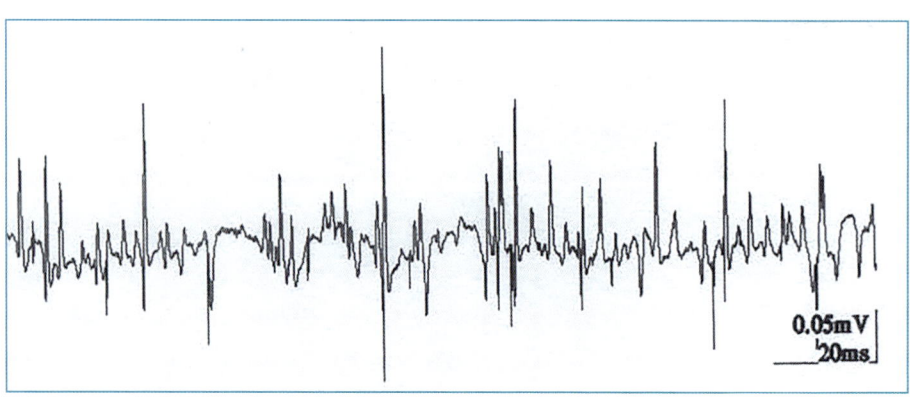

**FIGURA 15.** Electromiografía que muestra actividad espontánea con potenciales de fibrilación y ondas positivas.

denervación) o un daño en el propio músculo (miopatía). Los principales tipos de actividad espontánea anormal observados en el músculo son los potenciales de fibrilación, las ondas positivas agudas, las descargas complejas repetitivas y los potenciales miotónicos. La EMG posee una gran sensibilidad a la hora de detectar cambios en el músculo, sin embargo, es poco específica.

## Electroneurografía

Los estudios de conducción nerviosa están indicados en aquellos animales en los que se sospecha de una neuropatía. Estos estudios permiten distinguir entre neuropatías y miopatías; identificar el tipo de neuropatía como motora, sensitiva o mixta, y permiten también clasificar estas neuropatías como axonales, desmielinizantes o mixtas, además de darnos información sobre la gravedad de la lesion.[43-46]

Los estudios de conducción nerviosa incluyen los estudios de velocidad de conducción nerviosa motora (VCNM) y los estudios de velocidad de conducción nerviosa sensitiva (VCNS).

### Estudios de conducción nerviosa motora

Los estudios de VCNM consisten en aplicar una estimulación eléctrica a un nervio mediante electrodos subcutáneos y registrar mediante un electrodo de registro en el músculo el potencial de acción muscular compuesto (PAMC), llamado también onda M. En medicina veterinaria los nervios que se evalúan con más frecuencia son el nervio radial y el cubital (extremidades torácicas) y los nervios ciático, tibial (fig. 16) y peroneo (extremidades pélvicas).

Los principales parámetros que se deben evaluar cuando se realizan estudios de VCNM se detallan a continuación:

- **Latencia**. Es el tiempo desde el inicio del estímulo hasta que se produce la contracción muscular (tiempo de conducción a través del axón, el tiempo que tarda en producirse la transmisión neuromuscular y el tiempo necesario para producirse la contracción muscular).
- **Amplitud del PAMC u onda M.** Número de axones funcionales capaces de generar el potencial de acción.
- **Área del PAMC.** Mide el área bajo la curva (número de axones funcionales, teniendo en cuenta todos los axones, tanto los de conducción rápida como los de conducción lenta). Es más fiable que la amplitud.
- **Duración del PAMC.** Desviación inicial de la onda M desde la línea base hasta que vuelve a la línea base.
- **VCNM.** Para calcular la VCNM se necesita estimular el nervio a lo largo de su recorrido como mínimo en dos sitios diferentes, esto es debido a que la latencia incluye el tiempo de transmisión neuromuscular y el tiempo para generarse la contracción muscular. Al estimular el nervio en dos puntos diferentes se calcula solamente la velocidad de conducción del nervio periférico.

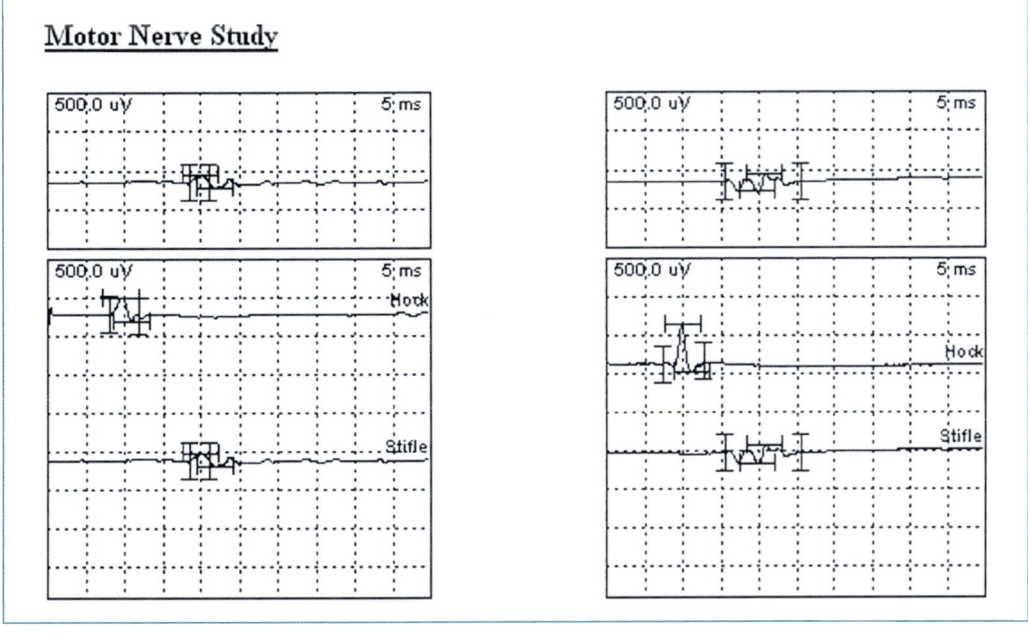

**FIGURA 16.** Estudios de conducción nerviosa del nervio tibial que muestran una disminución de los PAMC con disminución de la VCNM en un animal con una polineuropatía idiopática.

Las anomalías detectadas con estos estudios son:

- **Disminución de las amplitudes en el PAMC:** neuropatías axonales, principalmente, aunque las miopatías graves pueden también causar una disminución en las amplitudes del PAMC y, más raramente, también enfermedades de la transmisión neuromuscular como el botulismo.

- **Disminución de la VCNM sin alteraciones o con alteraciones leves en las amplitudes del PAMC:** indica generalmente una neuropatía desmielinizante con poco o sin daño axonal. En axonopatías graves con gran pérdida de fibras conductoras puede haber también una disminución de la velocidad de conducción.

- **Disminución de la VCNM y disminución de las amplitudes en el PAMC:** indican generalmente la presencia de neuropatías mixtas (desmielinizantes y daño axonal).

### Estudios de conducción nerviosa sensitiva

Los estudios de VCNS permiten evaluar la función sensitiva en nervios mixtos o nervios sensitivos. La prueba consiste en estimular un nervio sensitivo o mixto y registrar el potencial de acción nervioso sensitivo (PANS) directamente del nervio.

Las principales indicaciones son en aquellos animales en los que sospechamos la presencia de neuropatías sensitivas o avulsiones del plexo braquial.

## Biopsias

Las biopsias o la aspiración por aguja fina (PAF) son de gran utilidad para el diagnóstico de enfermedades nerviosas; patologías de la médula espinal o del encéfalo (p.ej.: neoplasias, enfermedades inflamatorias u otras); patologías de la columna vertebral o de disco o en los huesos craneales (p. ej.: neoplasias, discoespondilitis, etc.)[47,48]; patologías de la raíz o del nervio espinal (neoplasias, neuritis, etc.); y patologías musculares y del nervio periférico.

Las técnicas de biopsia muscular o de nervio periférico para el diagnóstico de trastornos neuromusculares y de cerebro se tratan en el capítulo 16.

Las biopsias o aspiraciones se pueden realizar guiadas por TC, ecografía o fluoroscopia (figs. 17 y 18).

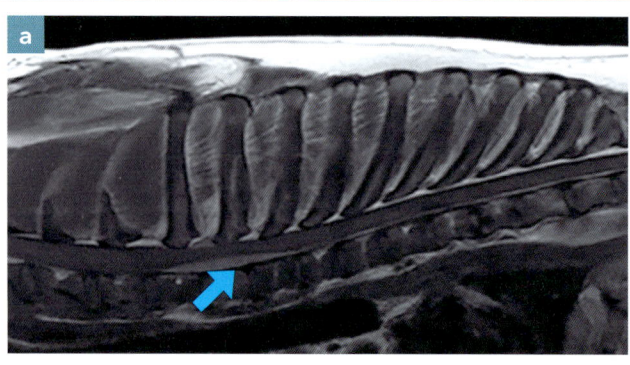

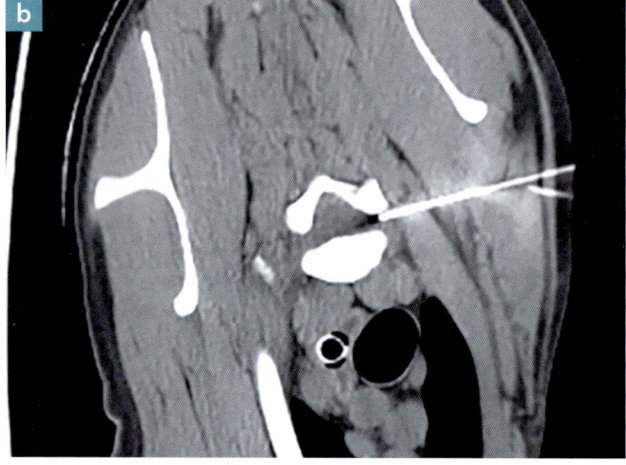

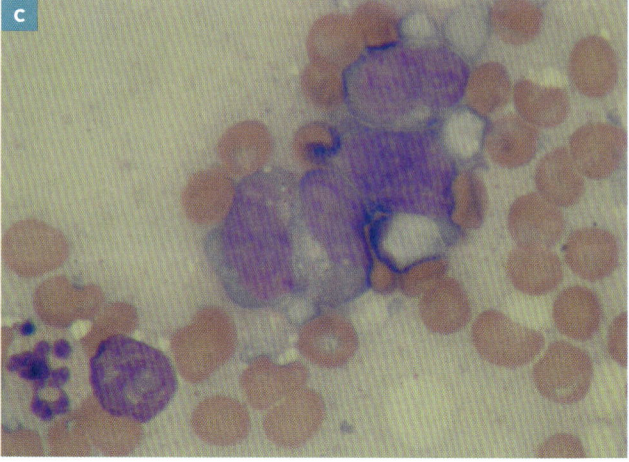

**FIGURA 17.** Resonancia magnética en secuencia T1 en un perro con un linfoma medular (a). Punción de la lesión guiada por tomografía (b) y citología de la aspiración, compatible con un linfoma (c).

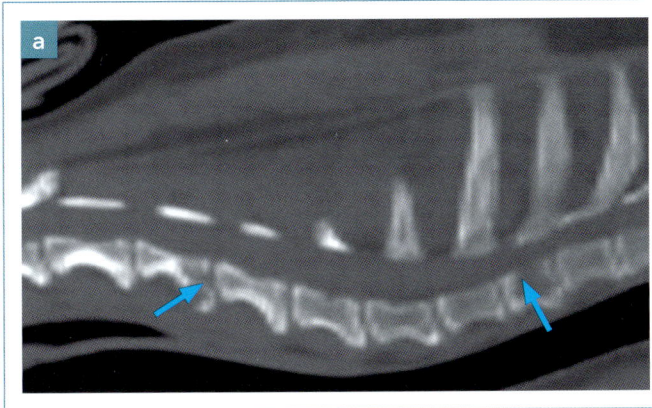 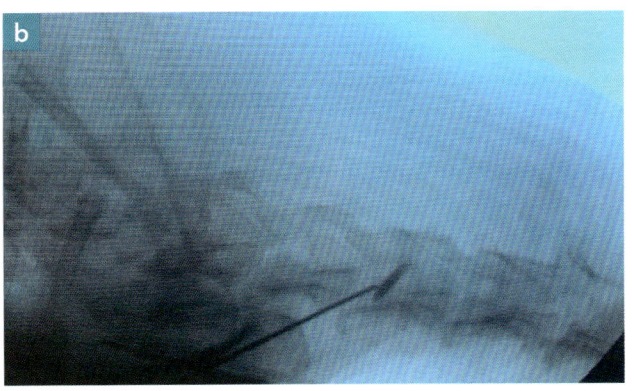

**FIGURA 18.** Imagen de tomografía computarizada en ventana ósea en un perro con lesiones osteolíticas vertebrales (a). Imagen de la aspiración guiada por fluoroscopia que fue consistente con un sarcoma (b).

## Bibliografía

1. PANCOTTO TE. Minimun data base for intracranial surgery. In: SHORES A AND BRISSON BA (eds). *Current techniques in canine and feline neurosurgery*. Willey-Blackwell, 2017; p. 130-154.

2. WAMSLEY H. *Clinical Pathology*. In: PLATT SR, OLBY NJ (eds). *BSAVA Manual of Canine and Feline Neurology,* 4th ed. British Small Animal Veterinary association, 2012; p. 36-58.

3. DEWEY C, DA COSTA R, DUCOTE JM. Neurodiagnostics: In: DEWEY CW, DA COSTA RC, (eds). *Practical guide to canine and feline neurology*. 3rd ed. Ames (IA): Wiley-Blackwell, 2016; p. 61-86.

4. LORENZ MD, COATES JR, KENT M. Confirming a diagnosis: In: LORENZ MD, COATES JR, KENT M (eds). *Handbook of Veterinary Neurology*. 5th ed. Elsevier, Saunders, 2010; p. 75-93.

5. SHARP NJ, WHEELER SJ. Chapter 7: Diagnostic aids. In: SHARP NJ, WHEELER SJ. SMALL *Animal Spinal Disorders, Diagnosis and Surgery*. 2nd Ed. Elsevier Mosby. 2005; p. 41-72.

6. DI TERLIZZI R, PLATT S. The function, composition and analysis of cerebrospinal fluid in companion animals: part I - function and composition. *Vet J.* 2006 Nov;172(3):422-31.

7. DE LAHUNTA, GLASS E, KENT M. Small Animal Spinal Cord Disease: Cerebrospinal fluid and Hydrocephalus. In: DE LAHUNTA, GLASS E, KENT M (eds). *de Lahunta´s Veterinary Neuroanatomy and Clinica Neurology*, 5th ed. Elsevier, 2021; p. 79-105.

8. BOHN AA, WILLS TB, WEST CL, *et al*. Cerebrospinal fluid analysis and magnetic resonance imaging in the diagnosis of neurologic disease in dogs: a retrospective study. *Vet Clin Pathol.* 2006 Sep;35(3):315-20.

9. TOYODA I, VERNAU W, STURGES BK, *et al*. Clinicopathological characteristics of histiocytic sarcoma affecting the central nervous system in dogs. *J Vet Intern Med.* 2020 Mar;34(2):828-837.

10. ORTINAU N. Cisternal cerebrospinal fluid tap. In: SHORES A AND BRISSON BA (eds). *Current techniques in canine and feline neurosurgery*. Willey-Blackwell, 2017; p. 215-224.

11. FENTEM R, NAGENDRAN A, MARIONI-HENRY K, *et al*. Complications associated with cerebrospinal fluid collection in dogs. *Vet Rec.* 2023; Mar 12:e2787: doi: 10.1002/vetr.2787.

12. DI TERLIZZI R, PLATT SR. The function, composition and analysis of cerebrospinal fluid in companion animals: part II - analysis. *Vet J.* 2009 Apr;180(1):15-32.

13. LAMPE R, FOSS KD, VITALE S, *et al*. Comparison of cerebellomedullary and lumbar cerebrospinal fluid analysis in dogs with neurological disease. *J Vet Intern Med.* 2020 Mar; 34(2):838-843.

14. BIENZLE D, MCDONNELL JJ, STANTON JB. Analysis of cerebrospinal fluid from dogs and cats after 24 and 48 hours of storage. *J Am Vet Med Assoc.* 2000 Jun 1; 216(11):1761-1764.

15. Ruotsalo K, Poma R, da Costa RC, *et al.* Evaluation of the ADVIA 120 for analysis of canine cerebrospinal fluid. *Vet Clin Pathol.* 2008 Jun; 37(2):242-248.

16. Windsor RC, Vernau KM, Sturges BK, *et al.* Lumbar cerebrospinal fluid in dogs with type I intervertebral disc herniation. *J Vet Intern Med.* 2008 Jul-Aug;22(4):954-960.

17. Dickinson PJ, Sturges BK, Kass PH, *et al.* Characteristics of cisternal cerebrospinal fluid associated with intracranial meningiomas in dogs: 56 cases (1985-2004). *J Am Vet Med Assoc.* 2006 Feb 15;228(4):564-567.

18. Garosi LS. Cerebrovascular disease in dogs and cats. *Vet Clin North Am Small Anim Pract.* 2010 Jan; 40(1):65-79.

19. Gaitero L, Añor S, Montoliu P, *et al.* Detection of Neospora caninum tachyzoites in canine cerebrospinal fluid. *J Vet Intern Med.* 2006 Mar-Apr; 20(2):410-414.

20. Negrin A, Cherubini GB, Steeves E. Angiostrongylus vasorum causing meningitis and detection of parasite larvae in the cerebrospinal fluid of a pug dog. *J Small Anim Pract.* 2008 Sep;49(9):468-471.

21. Westworth DR, Dickinson PJ, Vernau W, *et al.* Choroid plexus tumors in 56 dogs (1985-2007). *J Vet Intern Med.* 2008 Sep-Oct;22(5):1157-1165.

22. Olby N, Thrall D. *Neuroimaging.* In: Platt SR, Olby NJ (eds). *BSAVA Manual of Canine and Feline Neurology,* 4th ed. *British Small Animal Veterinary association,* 2012, p. 77-92.

23. Nykamp S. Advanced imaging: spinal surgery. In: Shores A and Brisson BA (eds). *Current techniques in canine and feline neurosurgery.* Willey-Blackwell, 2017; p. 255-294.

24. Barone G, Ziemer LS, Shofer FS, Steinberg SA. Risk factors associated withdevelopment of seizures after use of iohexol for myelography in dogs: 182 cases (1998). *J Am Vet Med Assoc* 2002; 220:1499-1502.

25. da Costa RC, Parent JM, Dobson H. Incidence of and risk factors for seizures after myelography performed with iohexol in dogs: 503 cases (2002-2004). *J Am Vet Med Assoc* 2011; 238:1296-1300.

26. Luján Feliu-Pascual A, Garosi L, Dennis R, Platt S. Iatrogenic brainstem injury during cerebellomedullary cistern puncture. *Vet Radiol Ultrasound.* 2008 Sep-Oct;49(5):467-471.

27. Gaitero L. Lumbar cerebrospinal fluid taps. In: Shores A and Brisson BA (eds). *Current techniques in canine and feline neurosurgery.* Willey-Blackwell, 2017; p. 294-312.

28. Gibbons S, Macias C, De Stefani A, Pinchbeck G, McKee W. The value of oblique versus ventrodorsal myelographic views for lesion lateralisation in canine thoracolumbar disc disease. *J Small Anim Pract* 2006;47:658-662.

29. Platt SR, Mc Connell JF. Advanced imaging: intracranial surgery. In: Shores A and Brisson BA (eds). *Current techniques in canine and feline neurosurgery.* Willey-Blackwell, 2017; p. 155-216.

30. Ohlerth S, Scharf G. Computed tomography in small animals--basic principles and state of the art applications. *Vet J.* 2007 Mar; 173(2):254-271.

31. Tidwell S, Kent M. Chapter 28. Imaging of the neurologic system. In: Tobias KM and Johnston SA (eds). *Veterinary surgery: small animal.* 2nd ed. St Louis, MO: Elsevier, 2018.

32. da Costa RC, Samii VF. Advanced imaging of the spine in small animals. *Vet Clin North Am Small Anim Pract.* 2010 Sep; 40(5):765-790.

33. Bagley RS, Gavin P, Holmes SP. Diagnosis of spinal disease. In: Gavin PR, Bagley RS, (eds). *Practical small animal MRI.* Ames (IA): Wiley, 2009; p. 123-232.

34. Bagley RS, Gavin P, Holmes SP. Diagnosis of intracranial disease. In: Gavin PR, Bagley RS, (eds). *Practical small animal MRI.* Ames (IA): Wiley, 2009; p. 23-123.

35. Gavin P. Basic physics In: Gavin PR, Bagley RS, (eds). *Practical small animal MRI.* Ames (IA): Wiley, 2009; p. 4-7.

36. Gavin P. Sequence selection In: Gavin PR, Bagley RS, (eds). *Practical small animal MRI.* Ames (IA): Wiley, 2009; p. 8-10.

37. Wisner ER, Zwingenberger AL. Brain. In: Wisner ER, Zwingenberger AL (eds). *Atlas of small animal CT and MRI.* John Wiley & Sons, Inc, 2015; p. 153-278.

38. Wisner ER, Zwingenberger AL. Vertebral column & spinal cord. In: Wisner ER, Zwingenberger AL (eds). *Atlas of small animal CT and MRI.* John Wiley & Sons, Inc, 2015; p. 279-376.

39. Wilfried M. General Principles of Magnetic Resonance Imaging. In: Wilfried M (Ed). *Diagnostic MRI in Dogs and Cats.* Taylor & Francis group, 2018; p. 3-35.

40. Platt SR, Graham J, Chrisman CL, *et al.* Magnetic resonance imaging and ultrasonography in the diagnosis of a malignant peripheral nerve sheath tumor in a dog. *Vet Radiol Ultrasound,* 1999; 40:367-371.

41. Hudson JA, Finn Bodner ST, Steiss JE. Neurosonography. *Vet Clin North Am Small Anim Pract,* 1998; 28:943-972.

42. Tucker RL, Gavin PR. Brain imaging. *Vet Clin North Am Small Anim Pract,* 1996; 26:735-758.

43. Cuddon PA. Electrophysiology in neuromuscular disease. *Vet Clin North Am Small Anim Pract,* 2002; 32, 31-62.

**44.** RODENAS S. Capítulo 8: Enfermedades de sistema nervioso periférico, músculo y unión neuromuscular. En: MORALES C AND MONTOLIU P, (eds). *Neurología Canina y Felina*, 1.ª ed. San Cugat del Valles. Barcelona, España: Multimédica ediciones veterinarias, 2012.

**45.** AÑOR S. Chapter 16: Monoparesis. In: PLATT SR AND OLBY NJ, eds. BSAVA Manual of Canine and Feline Neurology, 3rd ed. Gloucester, UK. *BSAVA publications*, 2004; p. 265-279.

**46.** PONCELET L, POMA R. Electrophysiology. In: PLATT SR, OLBY NJ (eds). *BSAVA Manual of Canine and Feline Neurology*, 4th ed. British Small Animal Veterinary association, 2012; p. 59-76.

**47.** DA COSTA RC, PARENT JM, DOBSON H, *et al.* Ultrasound-guided fine needle aspiration in the diagnosis of peripheral nerve sheath tumors in 4 dogs. *Can Vet J.,* 2008 Jan;49(1):77-81.

**48.** LONG ST & ANDERSON T. Chapter 6: Tissue Biopsy. In: PLATT SR AND OLBY NJ (eds). *BSAVA Manual of Canine and Feline Neurology*, 3rd ed. Gloucester, UK, BSAVA publications, 2004; p. 93-106.

# Equipos e instrumental de cirugía y neurocirugía

Autores: Sergio Moya y Sergio Ródenas

## Introducción

En este capítulo se describe el principal instrumental utilizado en neurocirugía. Se divide en material general, básico o específico, en el caso del instrumental y de equipos utilizados habitualmente en las intervenciones, sean o no de neurocirugía, y material específico para cirugías de la columna vertebral y médula espinal o intracraneales. El material básico y específico requerido en neurocirugía ha sido descrito en varios libros de texto.[1-5]

Algunas de las afecciones neurológicas que pueden requerir neurocirugía veterinaria incluyen tumores cerebrales o medulares, hernias de disco, malformaciones congénitas tanto vertebrales como intracraneales, fracturas vertebrales y otras.

El proceso de neurocirugía veterinaria implica una evaluación exhaustiva del paciente y la realización de pruebas de diagnóstico de imagen avanzada tales como la resonancia magnética (RM) o la tomografía computarizada (TC), para identificar la localización de la lesión o valorar su gravedad.

La neurocirugía veterinaria es un campo especializado y requiere de instalaciones y equipos adecuados, así como de especialistas capacitados para la realización de este tipo de cirugías.

Cabe destacar que cada cirugía y cada caso pueden requerir instrumentos adicionales o específicos según las necesidades del paciente y la técnica quirúrgica utilizada. Los veterinarios especializados en neurocirugía veterinaria deben tener un amplio conocimiento sobre el instrumental adecuado y su utilización en diferentes procedimientos para garantizar la seguridad y el éxito de la intervención. Además, el cirujano debe tener un conocimiento preciso de la neuroanatomía para realizar una técnica precisa y atraumática. Aunque existen materiales e instrumental comunes, cada cirujano tiene sus preferencias. Además

de disponer de un material adecuado, es esencial tener un quirófano correctamente equipado, bien iluminado y estéril.[1-6]

## Material general básico

### Bisturíes y mangos

En neurocirugía veterinaria, se utilizan diferentes tamaños de hojas de bisturí según las necesidades específicas del procedimiento (como mínimo se requieren dos). A continuación, se explica el uso de algunos de los tipos de hojas de bisturí más comúnmente utilizadas:

- **Hojas de bisturí n.º 10:** Estas hojas son pequeñas y tienen una punta afilada en forma de triángulo. Se utilizan para hacer incisiones precisas y pequeñas en la piel y tejidos blandos durante los procedimientos neuroquirúrgicos.
- **Hojas de bisturí n.º 11:** Estas hojas también tienen una punta afilada en forma de triángulo, pero son un poco más largas y estrechas que las hojas n.º 10. Son adecuadas para incisiones más delicadas y detalladas en áreas específicas durante la cirugía cerebral.
- **Hojas de bisturí n.º 15:** Estas hojas tienen forma más curva y una punta más fina. Se utilizan en procedimientos de neurocirugía para realizar incisiones más precisas en áreas difíciles de alcanzar, por ejemplo, alrededor de los nervios o estructuras delicadas.
- **Hojas de bisturí n.º 20:** Estas hojas tienen forma recta. Se utilizan principalmente para disecciones y cortes de tejidos más gruesos y resistentes durante la cirugía cerebral.

Es importante destacar que la selección de la hoja de bisturí adecuada depende del procedimiento específico, el tipo de tejido involucrado y las preferencias del cirujano veterinario. Además, los bisturíes utilizados en neurocirugía veterinaria suelen ser de acero inoxidable de alta calidad para garantizar su afilado, así como la precisión y la esterilidad durante los procedimientos quirúrgicos.

## Portagujas

Instrumento quirúrgico utilizado para sujetar y manipular agujas durante los procedimientos quirúrgicos. Su diseño está especialmente adaptado para facilitar la colocación y extracción segura de las agujas de sutura.[1,2]

## Pinzas hemostáticas

Las pinzas hemostáticas son instrumentos quirúrgicos diseñados para sujetar y controlar el flujo sanguíneo en áreas específicas durante los procedimientos quirúrgicos. Estas pinzas tienen una estructura de resorte que permite una sujeción firme y constante de los tejidos, vasos sanguíneos u otras estructuras anatómicas.

Suelen tener dientes o estrías en las puntas de las mandíbulas para proporcionar un agarre seguro y evitar resbalones. Están disponibles en diferentes tamaños, longitudes y diseños.[3]

## Aspirador de succión y cánulas de aspiración

El aspirador se utiliza para aspirar sangre y fluidos durante la cirugía y, así, mantener el campo quirúrgico limpio y visible (fig. 1a).[1,2,4] Las cánulas son los tubos delgados y flexibles, conectados al aspirador, que se utilizan para drenar los líquidos del área quirúrgica.

## Tijeras

Generalmente, se utilizan las tijeras tipo Mayo o Metzembaum agudas o romas utilizadas para diseccionar tejidos (separar y cortar). Sin embargo, en neurocirugía también son necesarias otras que ofrecen mayor precisión, como las microquirúrgicas, con las que se pueden realizar trabajos más delicados (fig. 1b).

## Pinzas tisulares

De diferentes tamaños y formas, estas pinzas pueden ser de disección, pinzas de anastomosis o pinzas microquirúrgicas, dependiendo de la tarea específica que ofrecen (fig. 1b).

## Separadores manuales

Los separadores manuales son instrumentos utilizados para separar y mantener abiertos los tejidos en el campo quirúrgico durante los procedimientos neuroquirúrgicos (fig. 1c). Estos instrumentos están especialmente diseñados para trabajar en el delicado entorno del sistema nervioso central. Existen diferentes tipos de separadores manuales utilizados en neurocirugía, y cada uno tiene un diseño y función específicos (separadores de Dandy, Yasargil, Caspar, Greenberg, etc.).[1,2]

## Clamps

Los *clamps* quirúrgicos son instrumentos utilizados en cirugía para sujetar y bloquear los vasos sanguíneos, tejidos o estructuras anatómicas durante procedimientos quirúrgicos (fig. 1c). Son herramientas de sujeción que permiten a los cirujanos tener un control preciso sobre los tejidos y las estructuras durante la cirugía.

## Bisturí eléctrico

El bisturí eléctrico es un instrumento quirúrgico utilizado para realizar cortes y coagulación de tejidos en los procedimientos quirúrgicos. Hay dos tipos principales: el bisturí eléctrico monopolar y el bisturí eléctrico bipolar (fig. 1d). El bisturí eléctrico monopolar utiliza una corriente eléctrica unidireccional que fluye desde el electrodo activo (punta del bisturí) a través del tejido hacia un electrodo de retorno ubicado en otro lugar del cuerpo del paciente (generalmente se utiliza para incidir o coagular tejidos blandos, pero no se debe usar cerca de la médula espinal o cerebro). El bisturí eléctrico bipolar requiere una corriente eléctrica bidireccional que fluye entre dos electrodos ubicados en la punta del instrumento, generalmente se usa en tejidos cerca de la médula espinal o del cerebro.

---

El bisturí eléctrico monopolar no debe utilizarse en tejidos o estructuras próximas a la médula espinal o el cerebro.

---

## Paños quirúrgicos

El paciente debe estar completamente cubierto con paños quirúrgicos estériles. Hay muchas formas de colocarlos sobre el área en la que se va a intervenir. Los autores generalmente usan 4 paños estériles para delimitar el campo quirúrgico enganchados a la piel con cangrejos, un paño estéril que cubra todo el animal y, habitualmente, un paño adhesivo con betadine (fig. 1c).

## Material general de neurocirugía

En este apartado se describe el principal material necesario para realizar una neurocirugía convencional:

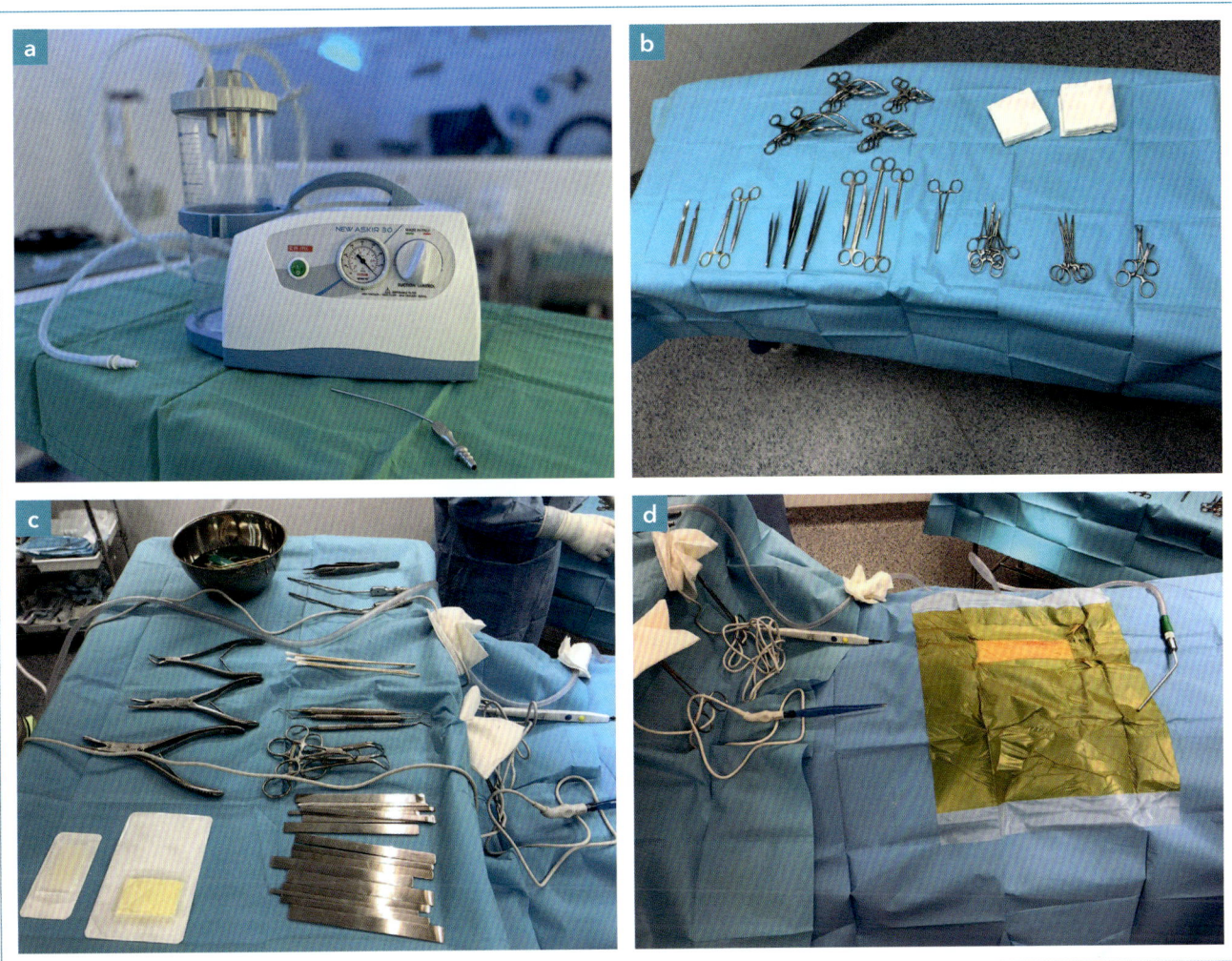

**FIGURA 1.** Aspirador y cánula de succión (a). Posicionamiento general de las mesas quirúrgicas con el material general (b) y más específico para neurocirugía (c). Se puede ver la disposición de los paños quirúrgicos cubriendo al paciente, así como los elementos de electrocauterización (bipolar y monopolar) (d).

## Retractores
### Weitlaner

Los retractores Weitlaner se utilizan en cirugía, incluida la neurocirugía, para mantener abiertos los tejidos y proporcionar una exposición clara del área quirúrgica. Consisten en una estructura metálica con dos brazos que se pueden abrir y cerrar mediante un mecanismo de resorte. Proporcionan una tracción suave pero firme en los tejidos circundantes, lo que permite al neurocirujano trabajar de manera más precisa y segura en el cerebro, la médula espinal o los nervios periféricos. Los autores los utilizan principalmente para separar planos musculares en cirugía intracraneal (en ocasiones) o asociado a los gelpis en cirugía vertebral (fig. 2a).

## Gelpi

Al igual que los anteriores, los retractores Gelpi se utilizan para mantener abiertos los tejidos y exponer el área quirúrgica sin interferencias en diversos procedimientos, incluida la neurocirugía. Estos retractores están diseñados para sujetarse a los bordes del tejido y mantenerlo abierto de manera segura durante la cirugía. Tienen un mecanismo de resorte que permite abrir y cerrar sus brazos. Dichos brazos suelen acabar en puntas curvas afiladas que se enganchan en los tejidos para proporcionar una tracción firme y mantenerlos separados. Los autores utilizan este tipo de retractores en la mayoría de las cirugías, tanto de la columna vertebral como intracraneal. Es importante que los retractores Gelpi se utilicen correctamente y con cuidado para evitar dañar los tejidos circundantes (se pueden proteger poniendo gasas húmedas en las puntas) (fig. 2b).

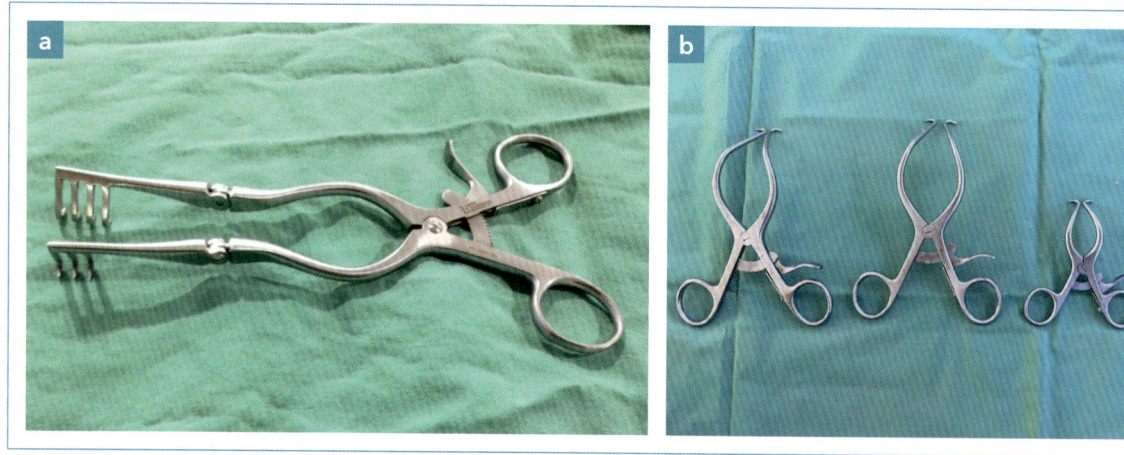

**FIGURA 2.** Retractor de Weitlaner (a) y retractores de Gelpi (b).

## Elevadores de periostio

Los elevadores se utilizan para separar los músculos de las vértebras y también los músculos de la cavidad craneal. Pueden ser romos o afilados; los autores utilizan la parte afilada principalmente para separar los músculos de las vértebras y la parte roma en zonas mas delicadas (fig. 3).

## Curetas óseas

Estas herramientas tienen una forma similar a una cucharilla con una punta curva o recta (fig. 3) y están diseñadas específicamente para trabajar en el hueso (para remoción y limpieza de tejido óseo).

## Pinzas Kerrison

Instrumentos quirúrgicos utilizados en cirugías de la columna vertebral para realizar resecciones óseas precisas y minimizar dañar los tejidos circundantes. Las pinzas Kerrison tienen una estructura similar a unas pinzas, pero con un cabezal especial que consta de una mandíbula superior y una mandíbula inferior con bordes afilados (fig. 4). En cirugía de descompresión espinal permiten al cirujano eliminar con precisión partes del hueso que están comprimiendo las raíces nerviosas o la médula espinal, aliviando así los síntomas asociados.

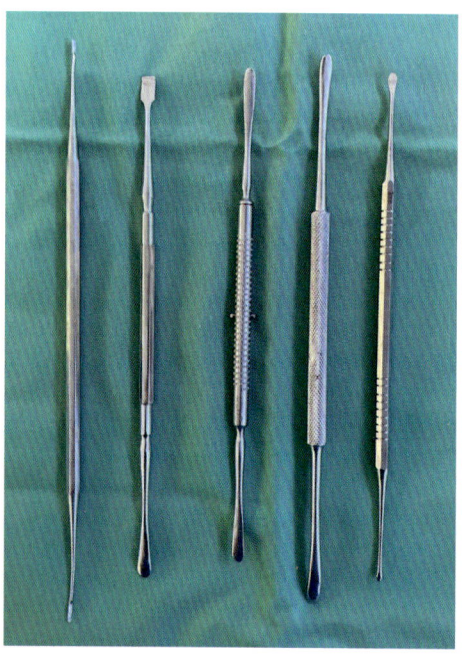

**FIGURA 3.**
Diferentes tipos
de elevadores
de periostio y
curetas.

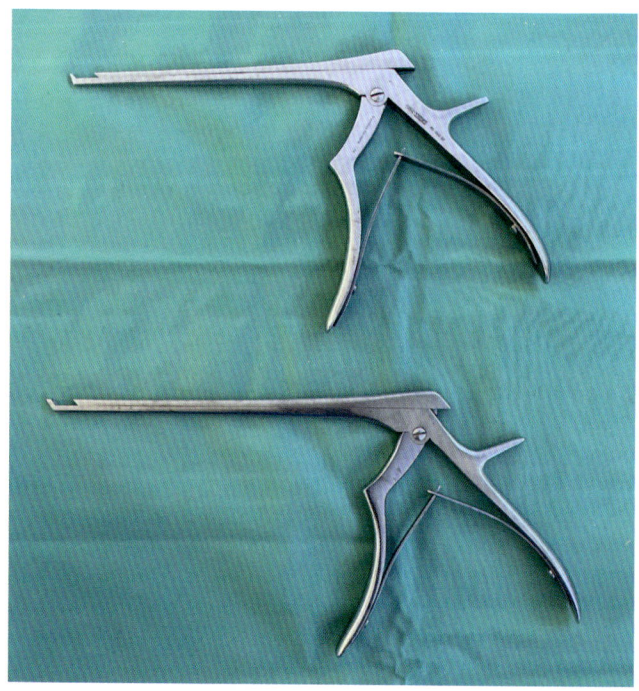

**FIGURA 4.** Pinzas Kerrison.

## Ganchos de raíz nerviosa e instrumentos dentales

Los ganchos de raíz nerviosa, también conocidos como ganchos de nervios o ganchos espinales, son instrumentos quirúrgicos utilizados en cirugías de la columna vertebral para manipular y retraer las raíces nerviosas de manera delicada durante los procedimientos y, también, para retirar el material discal extruido (fig. 5). Los instrumentos dentales, romos o afilados, se usan también principalmente para retirar material discal o para realizar fenestraciones (estas últimas también se pueden hacer con la fresa y el motor o con una aguja hipodérmica doblada).

## Motor neumático o eléctrico

La elección entre un motor neumático y un motor eléctrico con fresadora depende de las preferencias y necesidades del profesional (fig. 6). Ambos tipos de motores se utilizan ampliamente en neurocirugía y tienen sus propias ventajas y aplicaciones. Es importante que el neurocirujano esté familiarizado con el funcionamiento y manejo adecuado de cualquier motor y fresadora utilizados para garantizar la seguridad y eficacia del tratamiento dental. Generalmente, usaremos este motor para realizar laminectomías o hemilaminectomías, así como el *slot* o ranura ventral (mayor parte de los procedimientos realizados en la columna vertebral) y para realizar ventanas de craneotomía.

## Sierra oscilante

Herramienta utilizada en diversas ramas de la medicina, incluida la neurocirugía, para realizar cortes precisos en el hueso. La sierra oscilante consiste en una hoja de sierra que se mueve rápidamente de manera oscilante, es decir, hacia adelante y hacia atrás en un movimiento alternativo. La hoja de sierra puede tener diferentes diseños y tamaños según el procedimiento y el tipo de hueso que se desea cortar. En neurocirugía, la sierra oscilante se utiliza principalmente para realizar osteotomías, que son cortes quirúrgicos en el hueso del cráneo (craneotomía transfrontal).

## Gubias

Las gubias utilizadas en neurocirugía tienen una amplia variedad de utilidades y aplicaciones en diferentes procedimientos quirúrgicos (fig. 7). Generalmente, el principal uso en neurocirugía es retirar hueso tanto en abordajes a la columna vertebral como al cráneo. Se pueden usar para retirar el hueso (p. ej.: laminectomía) solo con gubias, aunque es poco común. Por regla general, los autores las utilizan para finalizar o ampliar las ventanas de laminectomía o hemilaminectomía, así como en craneotomías tras usar el motor neumático.

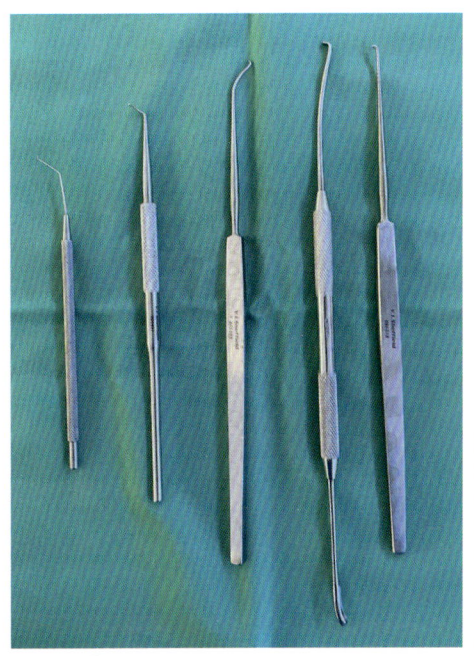

**FIGURA 5.** Ganchos de raíz nerviosa, también denominados ganchos de nervio o ganchos espinales.

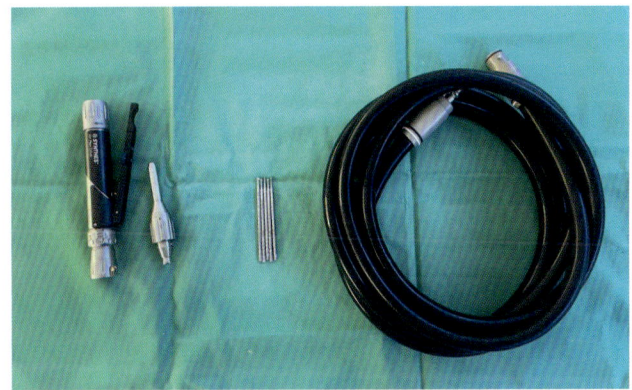

**FIGURA 6.** Motor neumático y fresas.

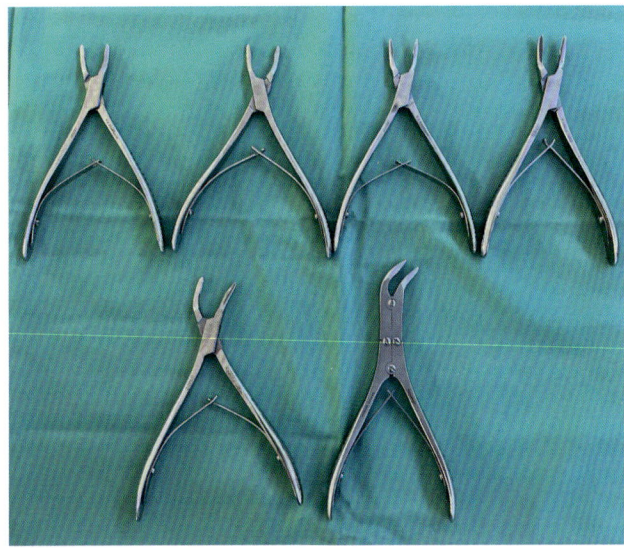

**FIGURA 7.** Diferentes tipos de gubias.

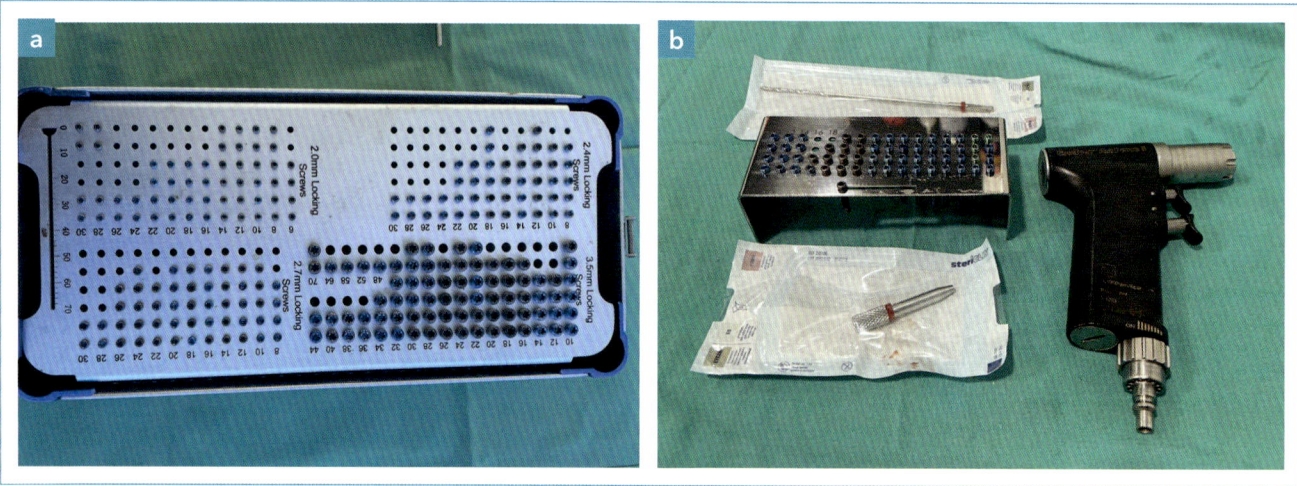

**FIGURA 8.** Cajas de tornillos de placas bloqueadas de 2; 2,4; 2,7 y 3,5 mm (a), guías, motor y brocas (b).

## Instrumentos de fijación

En algunos casos, puede ser necesario material de osteosíntesis (clavos, tornillos, etc.) que se utiliza en cirugía ortopédica para estabilizar y fijar los huesos fracturados o lesionados. A continuación, se describen algunos de los elementos utilizados en neurocirugía (intervenciones de la columna vertebral).

## Tornillos

Los tornillos de osteosíntesis son dispositivos roscados que se utilizan para fijar los fragmentos óseos entre sí o para estabilizar placas y otros dispositivos. Vienen en diferentes tamaños y formas según el tipo de fractura y la ubicación (fig. 8).

## Agujas o clavos roscados

Las agujas o clavos se utilizan para guiar los hilos de sutura a través de los tejidos blandos y los fragmentos óseos. Estas agujas pueden ser rectas o curvas en función de la ubicación y la técnica quirúrgica (fig. 9).

## Destornilladores

Los destornilladores son herramientas utilizadas para insertar y ajustar los tornillos de osteosíntesis. Pueden ser manuales o eléctricos y están diseñados para adaptarse a los diferentes tipos y tamaños de tornillos.

## Placas DCP/bloqueadas y mallas de titanio

Las placas de compresión dinámica (DCP, abreviatura del inglés *dynamic compression plate*) y las placas bloqueadas se utilizan generalmente para estabilizar vértebras en casos de fracturas o luxaciones u otras patologías. Las mallas de titanio son útiles

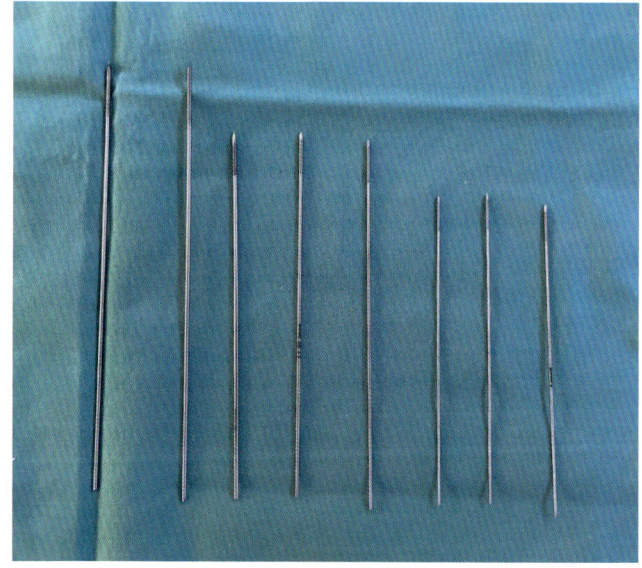

**FIGURA 9.** Agujas roscadas terminales

para realizar craneoplastias reconstructivas (tumores, traumas, etc.) (fig. 10).

## Brocas

Las brocas son herramientas utilizadas para perforar los huesos y crear orificios piloto para la inserción de los tornillos. Estas brocas vienen en diferentes tamaños y tipos, como son las brocas de corte y las brocas de avance.

## Medidores

Los medidores de profundidad se utilizan para medir y determinar la longitud y el tamaño de los tornillos y otros dispositivos

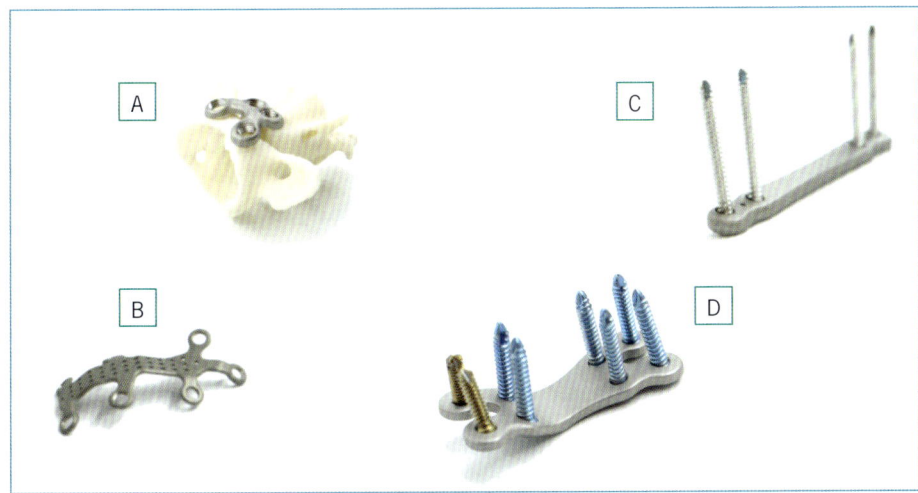

**FIGURA 10.** Placas bloqueadas de diferentes tipos (A, C, D) y ejemplo de malla de titanio para realizar craneoplastias (B).

de osteosíntesis. Estos instrumentos permiten al cirujano seleccionar el tamaño adecuado para adaptarse a las necesidades específicas del paciente.

Es importante tener en cuenta que el uso y la selección del material de osteosíntesis depende del tipo de fractura, la ubicación anatómica, la calidad ósea y las preferencias del cirujano. Además, es esencial seguir las técnicas quirúrgicas adecuadas y las pautas de esterilización necesarias para garantizar la seguridad y el éxito de la osteosíntesis.

## Cera ósea y la célulosa hemostática (colágeno)

La cera ósea y la celulosa hemostática son dos productos utilizados en el campo de la medicina para controlar el sangrado en ciertos procedimientos quirúrgicos (fig. 11). En neurocirugía, la cera ósea se utiliza principalmente para detener el sangrado del hueso (capa esponjosa): en las craneotomías para limitar el sangrado de los senos y en las hemi- o laminectomías para el sangrado óseo.

La celulosa hemostática se utiliza principalmente para controlar el sangrado de los senos venosos (laminectomías, *slot* ventral) y controlar sangrados en el parénquima encefálico.[4,7,8]

## Cemento óseo

El cemento óseo de polimetilmetacrilato (conocido como —PMMA— por sus siglas del inglés *polymethyl methacrylate)* es un material utilizado en cirugía ortopédica para fijar prótesis articulares y reparar fracturas óseas (fig. 12). Es un tipo de cemento acrílico autopolimerizable que se utiliza comúnmente en procedimientos de artroplastia total de cadera y rodilla. El PMMA es una sustancia líquida que se mezcla con polvo de metilmetacrilato para formar una pasta viscosa. Para aplicarlo, la pasta se coloca en el sitio deseado, generalmente entre el hueso y la prótesis, donde se endurece y se adhiere al tejido óseo.

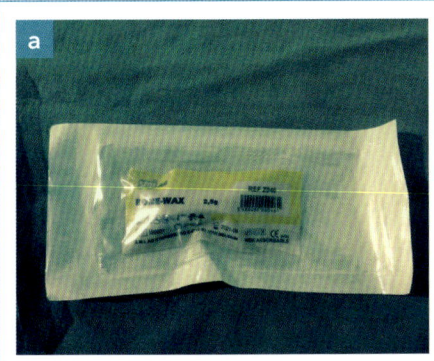
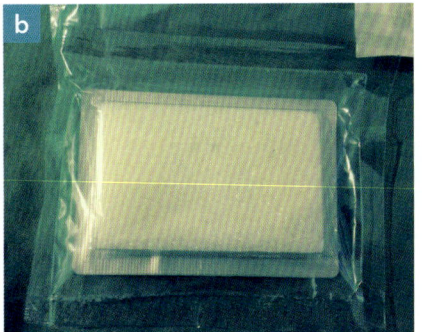
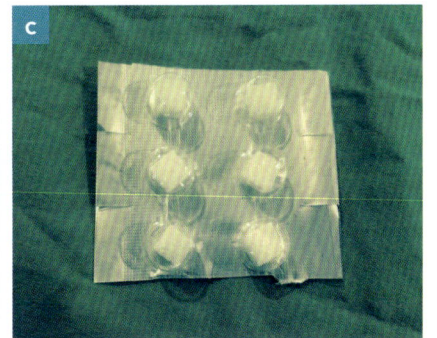

**FIGURA 11.** Cera ósea (a) y material hemostático de celulosa y colágeno (b, c).

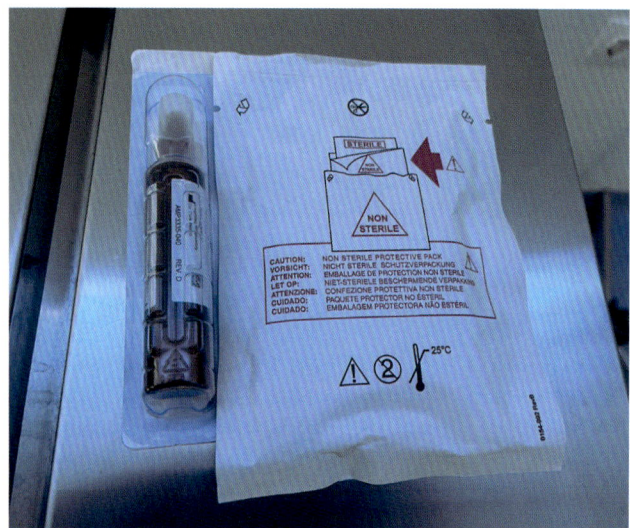

**FIGURA 12.** Cemento (PMMA).

En neurocirugía veterinaria se usa principalmente para la estabilización de vértebras con tornillos o clavos roscados, aunque también se puede usar menos frecuentemente para hacer prótesis de discos en espondilomielopatías o craneoplastias.

## Material e instrumentos específicos de neurocirugía

### Sistemas de magnificación e iluminación

En neurocirugía, principalmente en ciertos tipos de intervenciones, es muy importante la magnificación e iluminación para poder identificar estructuras, así como para diseccionar con precisión estructuras de la médula espinal o el encéfalo. Se pueden utilizar las gafas-lupa con iluminación, el microscopio quirúrgico o sistemas de magnificación. [3,4,9,10]

En neurocirugía es muy recomendable utilizar gafas de 2 a 3 aumentos o incluso, en casos especiales, un microscopio quirúrgico.

### Gafas-lupa

Generalmente tienen un factor de ampliación de 2,5 a 4,5 aumentos y la imagen ampliada solo la percibe el cirujano (fig. 13a).

### Microscopio quirúrgico

Es una herramienta esencial en neurocirugía veterinaria. Proporciona una visión ampliada y mejorada de las estructuras nerviosas y permite realizar los procedimientos con mayor seguridad y exactitud. El uso del microscopio quirúrgico brinda numerosos beneficios en la práctica, como una mayor precisión en la visualización de estructuras anatómicas, una mayor capacidad de magnificación y enfoque, una iluminación mejorada y una mayor estabilidad durante los procedimientos. Esto permite al cirujano realizar maniobras quirúrgicas más precisas y reducir el riesgo de daño a tejidos sanos. El campo visual está limitado a la posición y es posible el uso con abordaje convencional o con mínima invasión (fig. 13b).

### Sistemas de magnificación con luz y exoscopia (videotelescopio) en neurocirugía

Se basan en un sistema de visualización y magnificación (hasta 16 veces) en alta definición que proporciona al cirujano y al equipo médico una imagen en tiempo real del campo quirúrgico, sin necesidad de usar un microscopio quirúrgico tradicional. Los sistemas de visualización consisten en una cámara de vídeo de alta resolución montada en un soporte y un monitor de visualización con magnificación e iluminación, que se puede usar como endoscopio o exoscopio, de manera que es posible ver en el monitor la cirugía ampliada (fig. 13c). [9,10]

### Biopsia estereotáctica

Un sistema de biopsia estereotáctica es un conjunto de instrumentos y tecnología utilizado en neurocirugía para realizar biopsias de tejido cerebral con precisión y seguridad. Este sistema permite al cirujano obtener muestras de tejido cerebral para su análisis histológico y diagnóstico. El procedimiento de biopsia estereotáctica implica la utilización de imágenes radiológicas, como la tomografía computarizada (TC) y resonancia magnética (RM), para localizar y guiar la inserción de una aguja o una sonda en el tejido cerebral objetivo.[11] Para más información ver capítulo 14.

### Neuronavegador

Conocido como sistema de navegación quirúrgica o sistema de navegación asistida por computadora, es una herramienta tecnológica utilizada en neurocirugía para ayudar al cirujano a visualizar y navegar con precisión en el cerebro durante un procedimiento quirúrgico. El neuronavegador utiliza imágenes radiológicas preoperatorias, como la RM o la TC, y las combina con datos en tiempo real del paciente durante la cirugía para proporcionar una representación tridimensional del cerebro y de sus estructuras. Es útil para realizar biopsias cerebrales de forma poco invasiva.

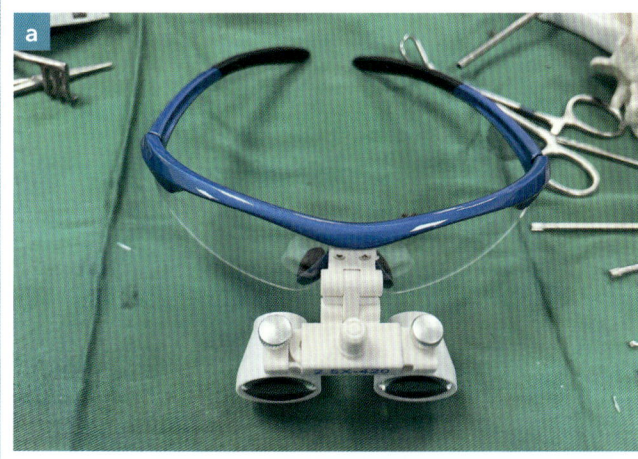

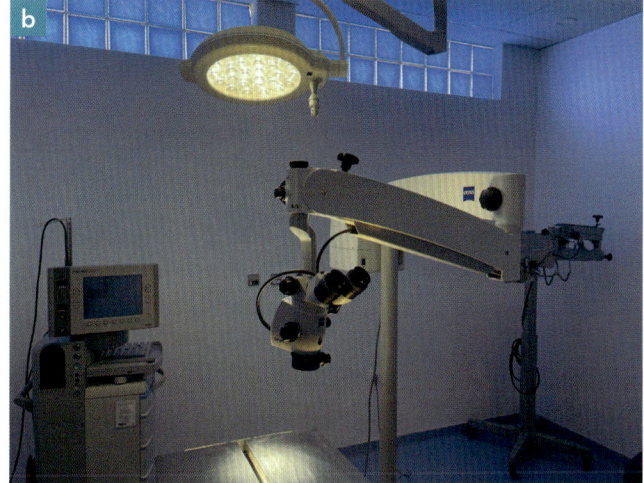

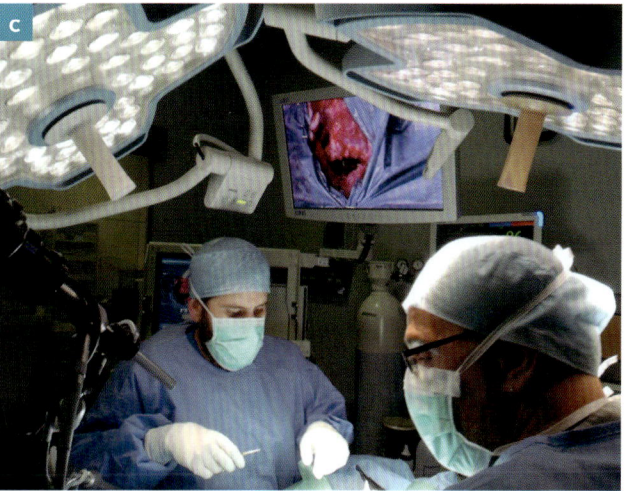

**FIGURA 13.** Gafas lupa (a). Microscopio quirúrgico (b). Imagen intraquirúrgica en la que se está utilizando un sistema de magnificación (videotelescopia con exoscopia).

Este sistema permite al cirujano tener una guía visual en tiempo real del área de trabajo y mejorar la precisión en la localización y manipulación de las estructuras cerebrales.[12]

## Fluoroscopio

Un fluoroscopio es un equipo médico utilizado en diversas especialidades, incluyendo la cirugía, la radiología y la cardiología, para obtener imágenes de las estructuras internas del cuerpo mediante radiación (fig. 14). Es una forma de radiografía en movimiento que permite la visualización en tiempo real de la anatomía y el funcionamiento de ciertas áreas del cuerpo. El fluoroscopio se utiliza en una variedad de procedimientos, como la guía en tiempo real de procedimientos quirúrgicos, la colocación de catéteres o sondas, la visualización de movimientos y funciones articulares, y la realización de estudios radiológicos dinámicos, como los estudios de tránsito gastrointestinal o los estudios de las vías urinarias.

Es importante tener en cuenta que el uso del fluoroscopio implica la exposición a radiación ionizante, por lo que se deben tomar precauciones para minimizar la exposición tanto para el paciente como para el personal médico. Se utilizan delantales plomados y otras barreras de protección, y se siguen pautas y protocolos específicos para garantizar la seguridad radiológica durante el uso del fluoroscopio.

La fluoroscopía expone al paciente y al personal médico a radiación ionizante, por lo que es necesario tomar precauciones.

En neurocirugía se utiliza principalmente para colocar implantes u osteosíntesis vertebrales, realizar biopsias de las vértebras y de los discos intervertebrales, así como intracraneales. También es útil para inyectar contraste intratecal, anestésicos o analgésicos (tanto para el dolor radicular como en el caso de infiltraciones epidurales).

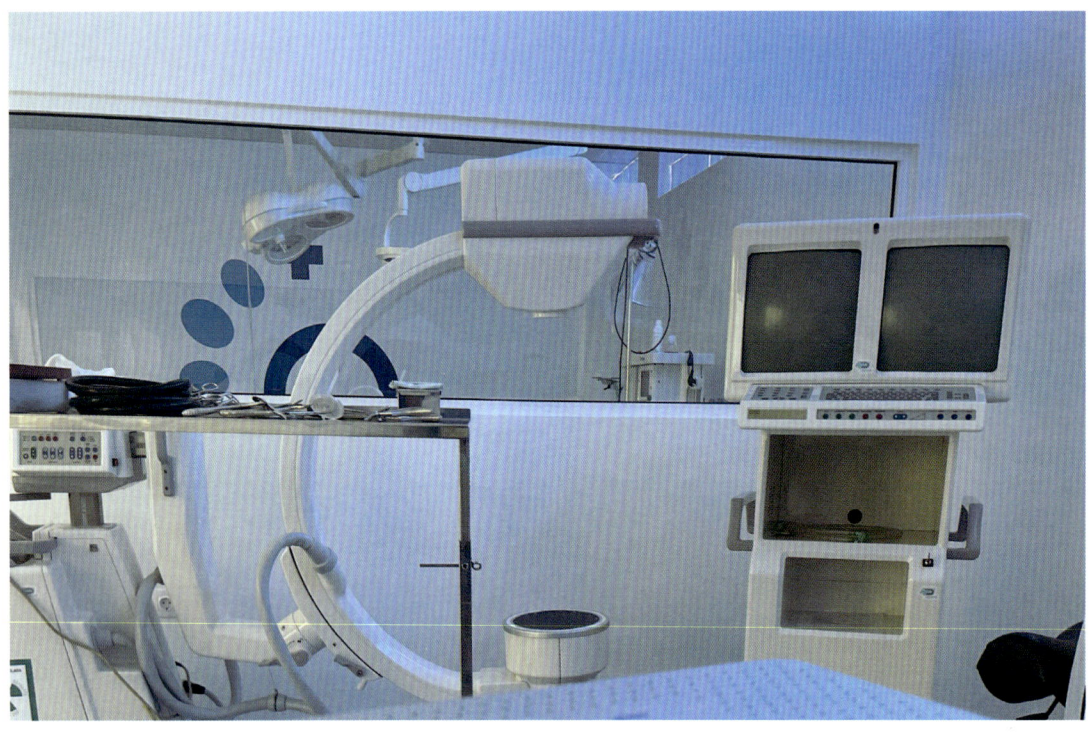

**FIGURA 14.**
Fluoroscopio.

## Bibliografía

1. Boothe H. Chapter 12: Instrumentation. In: Johnston SA, Tobias KM. (eds.). *Veterinary Surgery: Small Animal* 2nd ed., Elsevier, 2018.

2. Nieves MA, Wagner SD. Surgical instruments. Slatter D. *Textbook of small animal surgery.* 3th ed. Philadelphia, Saunders, 2003; p. 185.

3. McPhail C and Fossum TW. Surgical instrumentation. In: Fossum, TW (ed.). *Small animal surgery*, 5th ed. Philadelphia, PA. Elsevier, 2019; p. 50-60.

4. Sharp NJ, Wheeler SJ. Chapter 5: Instrumentation. In: Sharp NJ, Wheeler SJ. (eds.) *Small Animal Spinal Disorders, Diagnosis and Surgery.* 2nd ed. Elsevier Mosby, 2005; p. 73-79.

5. Oblak M, Brisson BA. Chapter 1: Neurosurgical instrumentation. In: Shores A, Brisson BA. *Current Techniques in Canine and Feline Neurosurgery.* 1st ed. John Wiley and Sons., 2017; p 69-96.

6. Paulson D.S. Efficacy of preoperative antimicrobial skin preparation solution on biofilm bacteria. *AORN Journal,* 2005; 81:491.

7. Schonauer C. The use of local agents: bone wax, gelatin, collagen, oxidized cellulose. *Eur Spine J,* 2004;13 (1):S89-S96.

8. Charlesworth TM, Agthe P, Moores A, Anderson DM. The use of haemostatic gelatin sponges in veterinary surgery. *J. Small Anim Pract,* 2012;53:51-56.

9. Adam N Mamelak, Tina Jo Owen, David Bruyette. Transsphenoidal surgery using a high definition video telescope for pituitary adenomas in dogs with pituitary dependent hypercortisolism: methods and results. *Vet Surg,* 2014, May;43(4):369-379.

10. Leperlier D, Manassero M, Blot S, *et al.* Minimally invasive video assisted cervical ventral slot in dogs. A cadaveric study and report of 10 clinical cases *Vet Comp Orthop Traumatol,* 2011;24:50-56.

11. Kani Y, Cecere TE, Lahmers K, *et al.* Diagnostic accuracy of stereotactic brain biopsy for intracranial neoplasia in dogs: Comparison of biopsy, surgical resection, and necropsy specimens. *J Vet Intern Med.* 2019 May;33(3):1384-1391.

12. Wininger F. Neuronavigation in small animals: development, techniques, and applications. *Vet Clin North Am Small Anim Pract.* 2014 Nov;44(6):1235-1248.

# Anestesia en cirugía intracraneal

Autores: Teresa Mangas y Sergio Ródenas

## Fisiología

El manejo anestésico de pacientes con patología intracraneal requiere de un conocimiento exhaustivo tanto de la fisiología como de la fisiopatología del sistema nervioso central. El objetivo durante el procedimiento anestésico consistirá en mantener la presión de perfusión cerebral y la oxigenación, para permitir el mantenimiento de la función neurológica. Es muy importante conocer perfectamente la fisiología cerebral en la cavidad craneal para planificar correctamente el manejo preoperatorio, intraoperatorio y posoperatorio del paciente con el fin de evitar riesgos y que la intervención sea un éxito.

Para una mejor comprensión de la neurofisiología, se deben tener en cuenta que los cuatro componentes intracraneales (cerebro, líquido cefalorraquídeo –LCR– sangre arterial y venosa) son prácticamente incompresibles y se encuentran en un estado de equilibrio (cuadro 1). La doctrina de Monro-Kellie establece que cualquier aumento en alguno de los componentes intracraneales, producirá un aumento de la presión intracraneal (PIC) (fig. 1) y para mantener el equilibrio, debe producirse una reducción de volumen en alguno de dichos componentes. [1]

Una vez que los mecanismos de compensación se agotan, la PIC aumentará produciendo una disminución de la sangre arterial o el desplazamiento del parénquima cerebral a través del foramen magno.

La función cerebral está íntimamente relacionada con el metabolismo y la perfusión cerebral. El metabolismo cerebral tiene una elevada demanda energética (proveniente del ATP obtenido de la oxidación aeróbica de la glucosa). Esto, en parte, hace que el cerebro dependa en gran medida de un flujo sanguíneo adecuado para el suministro de oxígeno y glucosa [2], que variará en función de las necesidades que marque la actividad cerebral. A esta variación se la conoce como autorregulación del flujo sanguíneo cerebral.

### CUADRO 1. Mecanismos de compensación de la presión intracraneal.

- Parte del LCR es desplazado del cráneo hacia el espacio subaracnoideo.
- Los senos venosos durales son comprimidos, desplazando la sangre venosa hacia las venas yugulares.

## Autorregulación del flujo sanguíneo cerebral

La autorregulación del flujo sanguíneo cerebral (FSC) es un proceso multifactorial que permite mantener un flujo sanguíneo constante a pesar de los cambios que se producen en la presión sanguínea sistémica y en la presión de perfusión cerebral (diferencia de presión entre arterias y venas cerebrales). [3]

$$FSC = \frac{PPC}{RVC}$$

$$PPC = PAM - PIC$$

FSC: Flujo sanguíneo cerebral; PPC: Presión de perfusión cerebral; RVC: Resistencia vascular cerebral; PAM: Presión arterial media; PIC: Presión intracraneal

La autorregulación permite al cerebro acoplar las demandas metabólicas con el aporte sanguíneo. Sin embargo, en un paciente normotenso, los límites inferior y superior de la autorregulación serán 50 y 150 mmHg, respectivamente (fig. 2). El descenso de la presión arterial media (PAM) por debajo del límite inferior de la autorregulación, inducirá un descenso del FSC y un aumento de la diferencia de oxígeno arteriovenoso. Por el contrario, cuando la PAM aumenta por encima del límite superior, el FSC se incrementa de manera pronunciada, induciendo daños en la barrera hematoencefálica que dan como resultado edema cerebral. [3]

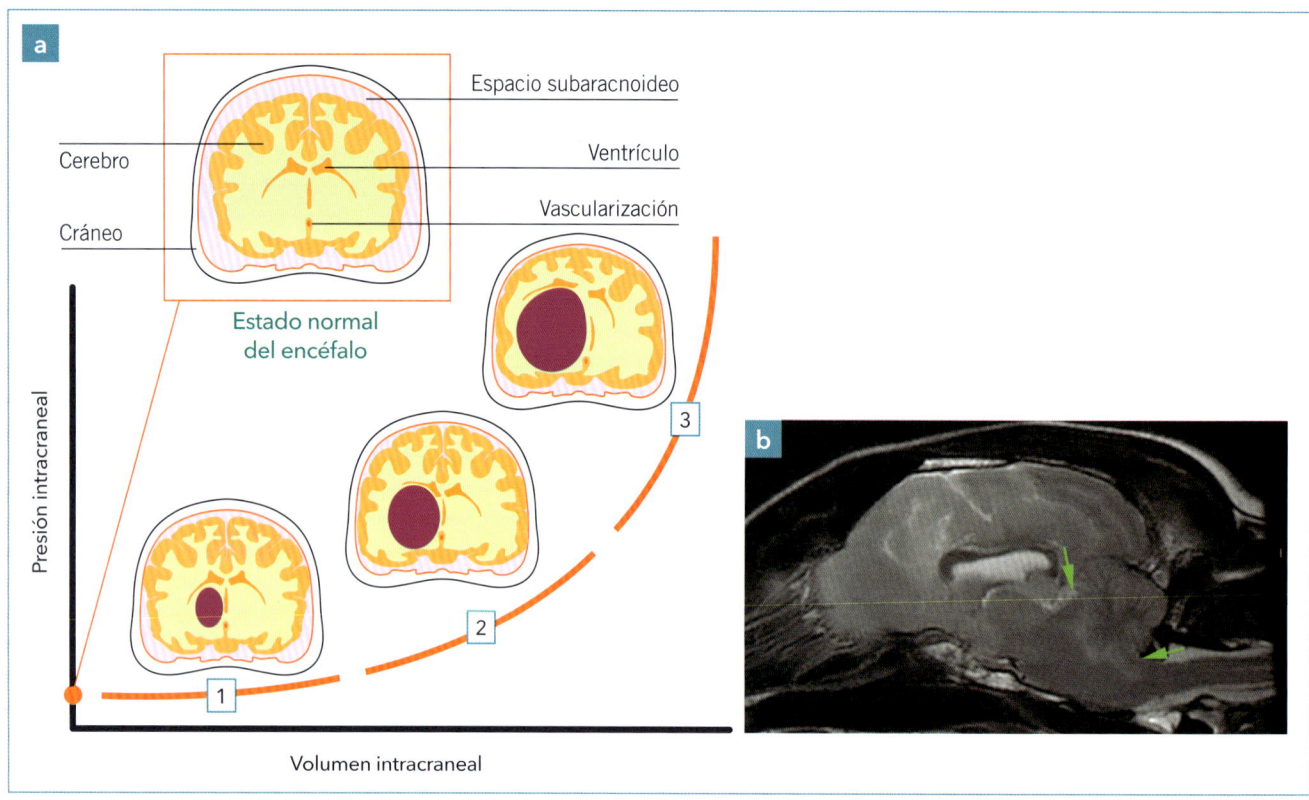

**FIGURA 1.** Representación de los cambios producidos en la presión intracraneal con relación al aumento de volumen como consecuencia de la presencia de una masa intracerebral, por ejemplo. Primer escalón: los mecanismos de compensación funcionan bien y la expansión de la duramadre evita cambios importantes en la PIC. Segundo escalón: conforme aumenta el volumen, hay una salida de líquido cefalorraquídeo y sangre, permitiendo pequeños aumentos de volumen. Tercer escalón: no hay posibilidad de compensación y cualquier cambio adicional en el volumen, inducirá cambios de PIC exponenciales (a). Imagen de RMN, vista sagital en T2 del encéfalo de un perro que muestra una herniación caudotentorial y del cerebelo a través del agujero magno (flechas) consecuencia de un aumento de la PIC.

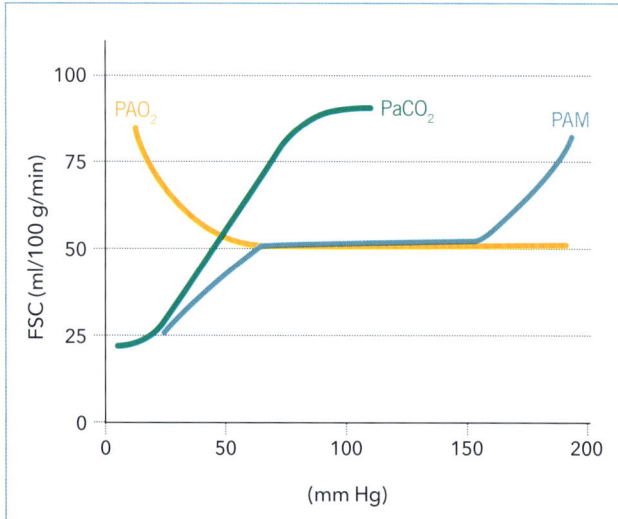

**FIGURA 2.** Gráfico en el que se muestra la relación entre el flujo sanguíneo cerebral (FSC) con la presión arterial media (PAM), la presión parcial de dióxido de carbono (PaCO$_2$) y la presión parcial de oxígeno (PaO$_2$). Adaptación del libro *Cirugía veterinaria de pequeños animales* 2.ª ed., 2023 de Tobías, KM y Johnston, S.

En situaciones de hipertensión arterial crónica, en las cuales hay una hipertrofia de la pared de los vasos, existe un desplazamiento a la derecha de la curva de autorregulación del FSC. Estos pacientes presentan un límite inferior de autorregulación más elevado que uno normotenso.[5] Del mismo modo, en situaciones de hipotensión aguda, la curva de autorregulación se desplaza a la derecha, debido a un aumento del tono vasomotor. Este hecho explica por qué en situaciones de hipotensión hemorrágica, con una presión de perfusión más elevada, se produce isquemia cerebral, en comparación con otras hipotensiones en las cuales existe una disminución de la resistencia vascular cerebral.

Los pacientes con patología intracraneal tienen reducida la capacidad de autorregulación del FSC, y por lo tanto de la PIC. En estos pacientes es recomendable mantener una PAM >80 mmHg para asegurar una buena perfusión cerebral.[6]

El consumo metabólico cerebral (CMC) se define como el volumen de oxígeno metabolizado por el cerebro por unidad de tiempo. No todas las partes del cerebro tienen el mismo CMC. Aquellas con un mayor CMC recibirán un mayor FSC. Esto es lo que se conoce como acoplamiento entre el FSC y el CMC. Es importante que el aporte de oxígeno supere las demandas, por ello es beneficiosa la reducción del CMC. Existen diversas circunstancias que alteran el CMC: la pirexia o las convulsiones provocan un aumento del CMC y, por tanto, habrá un aumento del FSC; por el contrario, la hipotermia o algunos fármacos (p. ej.: propofol o benzodiacepinas) provocarán un descenso del CMC y del FSC (fig. 3).

Otros factores que afectan a la circulación cerebral son los mediadores químicos:

- Dióxido de carbono: la presión parcial de dióxido de carbono ($PaCO_2$) va a ejercer una gran influencia en el FSC. Entre ambos existe una relación lineal a excepción de los casos extremos. De esta forma, una hipercapnia extrema causará una vasodilatación cerebral considerable, mientras que la hipocapnia dará lugar a una vasoconstricción cerebral[8] (fig. 2). Existen fármacos anestésicos que pueden alterar esta reactividad cerebrovascular al $CO_2$. Los agentes inhalatorios (isoflurano y sevoflurano) provocan una vasodilatación dependiente de la dosis, manteniendo la reactividad al dióxido de carbono. Tanto el isoflurano como el sevoflurano permiten contrarrestar la vasodilatación manteniendo la normocapnia. Del mismo modo, el propofol mantiene esta reactividad, además de la autorregulación del FSC y causa vasoconstricción, disminuyendo la PIC.

> **Es importante destacar que las concentraciones en las que la normocapnia se mantiene mediante la regulación de la vasodilatación son: sevoflurano ≤1 Concentración alveolar mínima (CAM), isoflurano <1 CAM y propofol de 4-6 mg/kg/h.**[9]

- Oxígeno: la presión parcial de oxígeno ($PaO_2$) tiene poco efecto sobre el tono vascular cerebral dentro de unos márgenes. Cuando la $PaO_2$ cae por debajo de 50 mmHg, se produce vasodilatación, que incrementa significativamente el FSC (fig. 2). Por el lado contrario, la hiperoxia tampoco es beneficiosa para pacientes con aumento de la PIC y se debe evitar emplear fracciones inspiradas de oxígeno muy elevadas, para disminuir las reacciones de estrés oxidativo.[10]

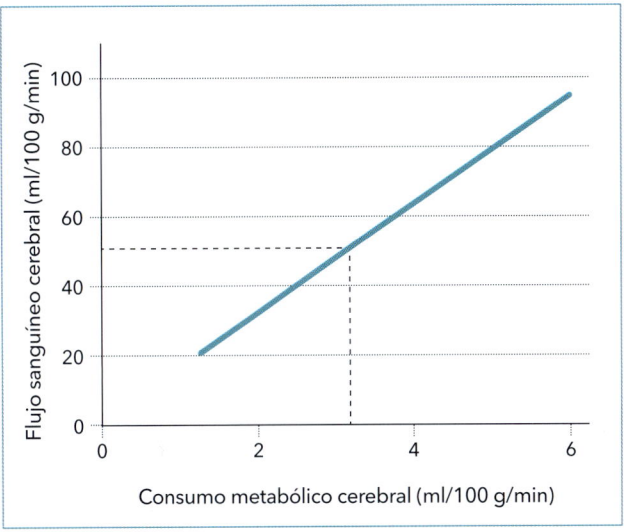

**FIGURA 3.** Gráfico del acomplamiento del flujo sanguíneo cerebral y el consumo metabólico cerebral. Adaptación del libro *Physics, Pharmacology and Physiology for Anesthestis; Key Concepts for the FRCA*, 2.ª ed., 2014, de Cross ME y Plunkett EVE.

## Presión intracraneal

Como ya se explicó anteriormente en este capítulo, el cráneo no tiene posibilidad de distensión y, una vez agotados los mecanismos de compensación, la PIC aumenta rápidamente. El rango de PIC normal en pequeños animales varía entre 0-12 mmHg. Con una PIC gravemente aumentada, se produce una descarga simpática cuyo objetivo es garantizar la perfusión cerebral mediante un aumento de la frecuencia cardiaca, la contractilidad y la vasoconstricción periférica. Cuando la vasoconstricción es muy potente, los barorreceptores aórticos promueven una respuesta vagal, conocida como tríada de Cushing. Esta cursa con bradicardia, hipertensión y alteraciones en el patrón de la respiración. En estos casos es importante disminuir la PIC para mantener la PPC y para ello podemos emplear diferentes técnicas (cuadro 2).[11]

## Manejo anestésico

### Consideraciones preanestésicas

Antes de realizar un procedimiento anestésico, es importante conseguir la estabilización del paciente. La realización de pruebas laboratoriales (hemograma, bioquímica completa, tiempos de coagulación o gasometría) son imprescindibles. Estos pacientes suelen presentar desequilibrios electrolíticos (sodio y potasio) y en el caso de politraumatismos, es importante corregir la anemia, si la hubiese. En medicina humana se ha asociado una baja concentración de hemoglobina con un aumento de la mortalidad.[12]

**CUADRO 2. Técnicas para disminuir la PIC y mantener la PPC**

- Elevar la cabeza aproximadamente 30° por encima del atrio derecho (una elevación superior puede comprometer el FSC).
- Evitar aumentos de la presión venosa central, evitando la compresión de las venas yugulares, reduciendo la presión intraabdominal, evitando el reflejo tusígeno o la emesis, o minimizando la presión intratorácica durante la ventilación mecánica.
- Administrar manitol en 20 minutos (dosis: 0,5-1 g/kg) o suero salino hipertónico 7,2 % (dosis: 1-4 ml/kg).
- Administrar furosemida a 1-2 mg/kg puede potenciar el efecto del manitol.
- En caso de pacientes que se encuentren ventilados mecánicamente, se puede mantener la $PaCO_2$ en el rango fisiológico inferior.

En pacientes con signos de aumento de la PIC deberán aplicarse las técnicas anteriormente comentadas, que contribuyan a su reducción.

Es importante mantener una adecuada analgesia (especialmente en pacientes politraumatizados) y sedación que permita la manipulación del paciente de forma segura.[13] Por tanto, es imprescindible conocer los efectos de los fármacos que se van a administrar sobre la autorregulación:

- **Acepromacina:** históricamente su uso estaba asociado a un aumento en las convulsiones; sin embargo, existen estudios en los que el uso de este fármaco no aumenta la incidencia de convulsiones.[14] No obstante, hay que tener en cuenta la vasodilatación que produce, motivo por el que su administración está contraindicada en pacientes hipovolémicos.
- **Dexmedetomidina:** es un agonista α-2 adrenérgico, cuyo uso en cirugía intracraneal se ha extendido en los últimos años. Una dosis baja proporciona sedación y analgesia con una depresión respiratoria mínima.[15]
- **Fentanilo:** es un opioide agonista-μ puro con una buena capacidad analgésica. En dosis bajas no produce efectos significativos en la PIC. Se debe evitar su administración en dosis altas porque produce depresión respiratoria. Tiene una duración corta.
- **Metadona:** se trata de otro opioide agonista-μ puro, con una mayor duración que el fentanilo. A diferencia de la morfina, no induce la emesis.

- **Benzodiacepinas:** proporcionan una buena estabilidad cardiovascular. Su uso como fármaco único se desaconseja en pacientes que no se encuentran deprimidos debido al riesgo de excitación.

En la experiencia de la autora, con pacientes deprimidos la combinación de una benzodiacepina con un opioide puede ser una opción segura. En aquellos que se encuentren nerviosos se puede añadir una dosis baja de dexmedetomidina.

> Una opción segura como tratamiento preanestésico sería la administración de fármacos de corta duración o con posibilidad de antagonizarse.

La administración de un antiemético, como maropitant, reduce la incidencia del vómito, pero también las náuseas producidas por los fármacos anestésicos. Además, el maropitant reduce los requerimientos de isoflurano.[16]

Otro aspecto que se debe tener en cuenta en este tipo de procedimientos anestésicos es el acceso al paciente. La cirugía intracraneal suele suponer un reto. Es aconsejable disponer de dos accesos venosos, uno de los cuales puede ser en una extremidad posterior para facilitar el acceso sin interferir con el equipo de cirugía y también puede resultar útil en el caso de requerir una transfusión sanguínea intraoperatoria, y el otro sería cualquiera de las vías habituales.

## Consideraciones anestésicas
### Preoxigenación

Antes de proceder a la inducción del paciente, es importante realizar una buena preoxigenación del mismo. De esta forma se minimiza la hipoxemia hasta tener asegurada la vía aérea.[17] Existen dos formas principales de preoxigenación, con mascarilla facial o mediante la técnica de *flow-by* (fig. 4). Independientemente de la técnica que se emplee, es importante minimizar el estrés del paciente e inmovilizarlo.

### Manejo de la vía área

Otro aspecto importante en el procedimiento anestésico es el manejo de la vía aérea. Se debe minimizar el reflejo tusígeno para evitar aumentos adicionales de la PIC. Para ello se pueden emplear diferentes medidas:

- Administración sistémica de lidocaína (1,5 mg/kg, IV)[18] o la administración tópica de lidocaína sobre la laringe.

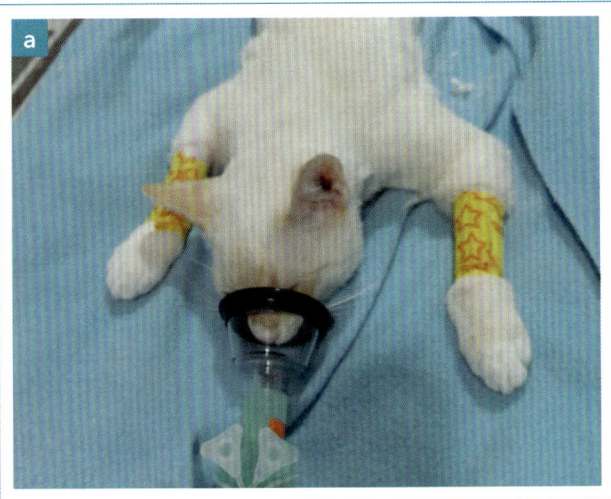
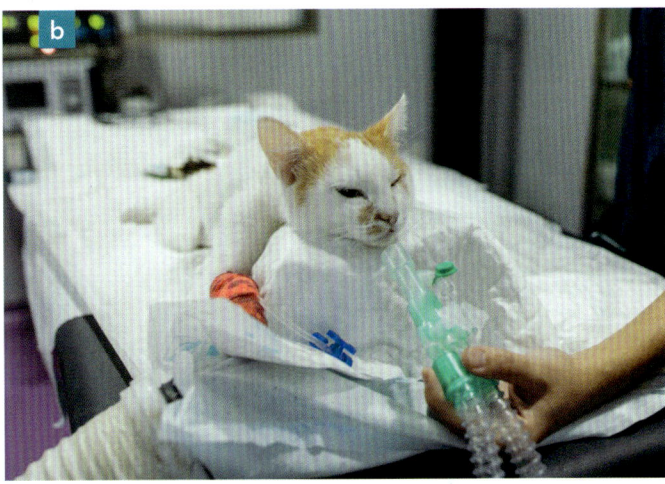

**FIGURA 4.** Preoxigenación de un paciente felino con mascarilla facial (a) y mediante la técnica de *flow-by* (b).

- Administración de fentanilo (7 µg/kg, IV). [19]
- Administración de bloqueantes neuromusculares. Si se opta por esta opción, se debería estar preparado para proporcionar ventilación mecánica y monitorizar el bloqueo de la placa neuromuscular antes de la extubación del paciente.

## Inducción

Para la inducción se prefieren fármacos de acción ultrarrápida que permitan asegurar la vía aérea en un corto periodo de tiempo:

- El propofol es el fármaco más empleado en pacientes con patología intracraneal. Produce inducciones y recuperaciones suaves a la vez que preserva la autorregulación cerebral [20], disminuye el consumo metabólico cerebral y estimula la vasoconstricción. Además, posee propiedades antioxidantes. Las dosis de inducción (1-7 mg/kg) variarán en función de la premedicación y el estado del paciente.
- La alfaxalona es otro agente inductor con una buena estabilidad hemodinámica que, al igual que el propofol, favorece la autorregulación del FSC y la reactividad cerebrovascular al dióxido de carbono. [21] La dosis de inducción varía entre 0,5-2 mg/kg.
- El tiopental, aunque en la actualidad ha perdido popularidad, es un fármaco que presenta una buena capacidad de neuroprotección. Las dosis de inducción varían entre 5-10 mg/kg y su uso no es apto para infusión continua.

## Mantenimiento anestésico

En la actualidad hay diversos estudios publicados que avalan tanto el empleo de anestesia total intravenosa como anestesia inhalatoria. Respecto a los fármacos intravenosos, propofol (0,1-0,4 mg/kg/min) y alfaxalona (0,05-0,2 mg/kg/min), empleados habitualmente en el mantenimiento anestésico, ya han sido comentados anteriormente. En cuanto a los anestésicos inhalatorios (isoflurano y sevoflurano) ofrecen la ventaja de producir recuperaciones rápidas, presentan una mayor facilidad a la hora de ajustar el plano anestésico y reducir el CMC, pero poseen un efecto vasodilatador que puede producir un aumento de la PIC. Sin embargo, este efecto tiene menor repercusión cuando se emplea una concentración alveolar mínima inferior a 1. El sevoflurano en pacientes con patología intracraneal presenta la ventaja de proporcionar una mejor estabilidad cardiovascular. [6]

Para el mantenimiento anestésico (sea intravenoso o inhalatorio) es necesaria la administración simultánea de otros fármacos que permitan reducir la concentración de los fármacos anestésicos y a la vez disminuyan la respuesta simpática del estímulo quirúrgico. Una opción segura es la administración de opioides de corta duración (remifentanilo o fentanilo). Ambos presentan una potencia analgésica adecuada sin alargar el tiempo de recuperación del paciente. El fentanilo se puede administrar en dosis de 5-15 µg/kg/h y el remifentanilo de 6 a 18 µg/kg/h. Otra opción es la administración de dexmedetomidina en dosis bajas. Este fármaco, además de proporcionar una buena analgesia, mantiene una buena estabilidad hemodinámica. [22]

---

Para el mantenimiento anestésico una combinación segura de fármacos serían el anestésico acompañado de un opioide de corta duración (p. ej.: remifentanilo y fentanilo).

---

## Monitorización

La monitorización de estos pacientes debe ser completa, incluyendo la habitual en cualquier procedimiento (electrocardiograma, pulsioximetría, temperatura) pero prestando especial atención al control de la presión arterial y el dióxido de carbono espirado (FeCO$_2$). Al igual que en otro tipo de cirugías, es aconsejable seguir el principio de las "N": normotermia, normocapnia, normoxemia, normotensión y normoglucemia. Sin embargo, hay situaciones en las que una pequeña variación puede ser beneficiosa en la anestesia de pacientes con patología intracraneal.

La presión arterial debe monitorizarse de manera invasiva, ya que esta forma permite un control fiable en tiempo real, aunque en pacientes de pequeño tamaño, especialmente los de raza felina, puede resultar complicado. Tal y como se mencionó anteriormente en este capítulo, la presión arterial media debe mantenerse por encima de 80 mmHg para mantener una adecuada perfusión cerebral. El uso de vasopresores puede ser útil en caso de pacientes con presiones arteriales por debajo del rango. Sin embargo, un aumento repentino de la presión arterial unido a una estado de bradicardia sería indicativo de un aumento de la PIC y debería ser tratada (las medidas ya han sido comentadas anteriormente en este capítulo).

La capnografía es importante en este tipo de procedimientos. Tal y como se explicó anteriormente en este capítulo, la reactividad cerebrovascular al CO$_2$ juega un papel importante en pacientes con patología intracraneal. Se deben evitar situaciones de hipercapnia por la vasodilatación que produce. Durante el procedimiento anestésico de pacientes con aumento de la PIC, es beneficioso mantener una leve hipocapnia controlada o normocapnia en el rango inferior (FeCO$_2$, 33-36 mmHg). Esta hipocapnia no debería prolongarse en el tiempo debido al riesgo de alteraciones en el equilibrio ácido-base. Además, la hipocapnia inducirá vasoconstricción con el riesgo de producir o empeorar la isquemia cerebral.

En cuanto a la temperatura corporal, históricamente se ha empleado la hipotermia como estrategia no farmacológica de neuroprotección. El objetivo es disminuir el metabolismo cerebral, así como la demanda cerebral de oxígeno. La hipotermia, por otro lado, también reduce los requerimientos de fármacos anestésicos. Sin embargo, son bien conocidos los efectos perjudiciales de la hipotermia en el paciente anestesiado: alteración de la coagulación (por disfunción plaquetaria)[23] o reducción de la función inmunitaria, entre otros.

La medición de la presión venosa central puede ser de gran utilidad en el manejo de hemorragias durante cirugías intracraneales o en el manejo de la fluidoterapia en pacientes con aumento de la PIC. No obstante, se debe tener en cuenta el riesgo que supone colocar un catéter yugular en pacientes con aumento de la PIC. Una solución a este problema puede ser colocar catéteres centrales introducidos periféricamente (se insertan por la vena safena interna y se avanzan hasta la vena cava caudal).

La espirometría resulta de gran utilidad en la ventilación de pacientes con patología intracraneal. Tal y como se mencionó, se debe evitar el empleo de presiones elevadas en la vía aérea (para evitar producir aumentos adicionales de la PIC). Las curvas y bucles de la espirometría guiarán al anestesista durante la ventilación del paciente.

Se debe prestar atención a la colocación del paciente, ya que algunos abordajes requieren una flexión cervical pronunciada que puede llegar a acodar el tubo endotraqueal (fig. 5). En estos casos se produce un aumento súbito de la presión pico intrapulmonar. Para evitar este problema se puede optar por el empleo de tubos endotraqueales armados (fig. 6).

Otro aspecto al que se debe prestar especial atención son las desconexiones del circuito de respiración. La colocación del paciente, los paños de campo y el equipo de cirujanos, facilitan las desconexiones del paciente, a la vez que dificulta la reconexión al circuito.

Por último, es aconsejable monitorizar la glucemia del paciente durante el procedimiento quirúrgico. La hiperglucemia es una respuesta común al estrés y está asociada con un peor pronóstico.[24] Tanto la hiperglucemia (>200 mg/dl) como la hipoglucemia deberían tratarse intraquirúrgicamente.

## Recuperación anestésica

La recuperación anestésica de una cirugía intracraneal es una fase extremadamente delicada. Debe facilitarse una transición suave hacia un estado de consciencia, evitando la disforia y el dolor, y con ellos, los aumentos de presión arterial. Por ello, tal y como se comentó anteriormente en este capítulo, la administración de fármacos de corta duración o con posibilidad de antagonización ofrece una recuperación rápida y suave. Además, permite realizar un examen neurológico y valorar el estado mental del paciente.

La recuperación del paciente debe ser en un lugar tranquilo y cálido. La hipotermia durante el periodo posoperatorio favorece que el paciente tiemble, aumentando así el consumo de oxígeno hasta un 300 %.[25] Deben monitorizarse constantes como la frecuencia cardiaca y la respiratoria, patrón de la respiración, la pulsioximetría y las presiones arteriales. En caso de temblor o desaturación, se debe proporcionar oxigenoterapia,

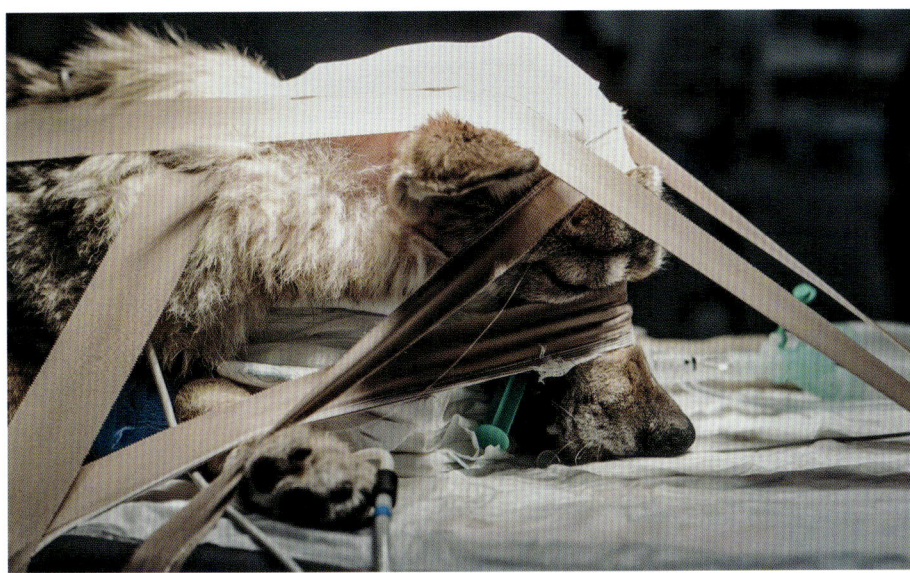

**FIGURA 5.** Paciente colocado para cirugía intracraneal con abordaje suboccipital. Es posible observar la flexión cervical y la fijación del paciente, dificultando el acceso al mismo durante el procedimiento.

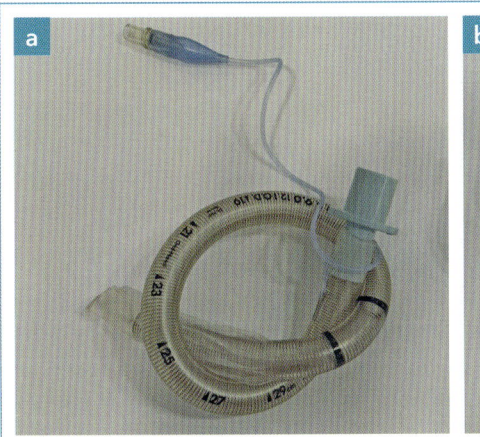
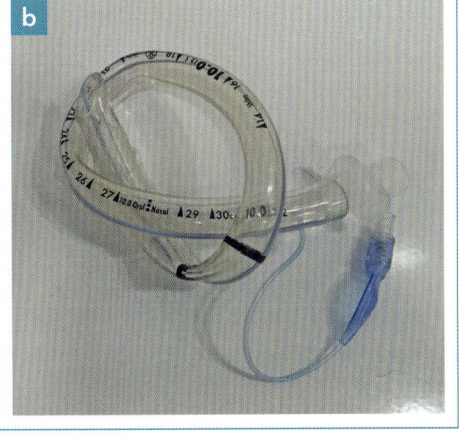

**FIGURA 6.** Comparación de un tubo endotraqueal reforzado (a) y uno de PVC (b). En la figura a puede apreciarse que el tubo reforzado no se acoda.

para evitar el uso de gafas nasales. Al igual que durante el procedimiento anestésico, se debería continuar con la monitorización de la glucemia.

## Posoperatorio

La administración de infusiones de dexmedetomidina (a dosis bajas para evitar una sedación profunda) y paracetamol (solo en la especie canina) suponen una buena combinación para el manejo del dolor posoperatorio. La administración de antiinflamatorios no esteroideos, cuando no haya un tratamiento previo con corticoesteroides, ayuda al manejo analgésico. En caso de requerir fármacos con una mayor potencia analgésica, se podría optar por la administración de buprenorfina (10-20 µg/kg, IV).

> Siempre que sea posible, en el posoperatorio se deben evitar los fármacos que produzcan una sedación excesiva o aquellos que causen emesis o náuseas.

Ante signos de aumento de la PIC, se deben adoptar las medidas correctoras ya comentadas. De la misma forma, se debe estar atento ante la aparición de crisis convulsivas, que suelen ser frecuentes en este tipo de pacientes. Es conveniente tener preparados y cargados los fármacos anticonvulsivantes, si no se han administrado perioperatoriamente.

## Bibliografía

1. Kalisvaart ACJ, Wilkinson CM, Gu S, *et al.* An update to the Monro-Kellie doctrine to reflect tissue compliance after severe ischemic and hemorrhagic stroke. *Sci Rep* 2020;10:22013.

2. Lassen NA. Cerebral blood Flow and oxygen consumption in man. *Physiol Rev* 1959;39:183-238.

3. Lassen NA, Christensen MS. Physiology of cerebral blood flow. *Br J Anaesth* 1976;58:527-532.

4. Tobias KM y Johnston S. *Cirugía Veterinaria de Pequeños Animales* (volumen I) 2.ª ed. Edra, 2023.

5. Ekström-Jodal M. On the relation between pressure and blood flow in the canine brain with particular regard to the mechanism responsible for cerebral blood flow autoregulation. *Acta Scand Anest* 1970.

6. Raisis AL. Evaluation of an anaesthetic technique used in dogs undergoing craniectomy for tumor resection. *Vet J Anaesth* 2007;34:171-180.

7. Cross ME y Plunkett E. *Physics, Pharmacology and Physiology for Anesthestis; Key Concepts for the FRCA* 2.ª ed., 2014.

8. Shapiro HM. Anesthesia effects upon cerebral blood flow, cerebral metabolism, electroencephalogram, and evoked potentials. En: Miller RD (eds). *Anesthesia. Vol 2.* Nueva York: Churchill Livingstone;1986; p.1249-1288.

9. Mariappan R, Mehta J, Chui J, *et al.* Cerebrovascular reactivity to carbon dioxide under anesthesia: A quantitative systematic review. *J Neurosurg Anesthesiol* 2015;27:123-135.

10. Rincon, Kang J, Vibbert M, *et al.* Significance of arterial hyperoxia and relationship with case fatality in traumatic brain injury: a multicenter cohort study. *J Neurol Neurosurg Psychiatry* 2014;85:700-805.

11. Robertson CS. Management of cerebral perfusion pressure after traumatic brain injury. *Anesthesiology.* 2001;95:1513-1517.

12. Sheth KN, Gilson AJ, Chang Y, *et al.* Packed red blood cell transfusion and decreased mortality in intracerebral hemorrhage. *Neurosurgery* 2011;68:1286-1292.

13. Messick JM, Newberg LA, Nugent M, *et al.* Principles of neuroanesthesia for the non-neurosurgical patient with CNS pathophysiology. *Anesth Analg* 1985;64(2):143-174.

14. Tobias KM, Marioni-Henry K, Wagner R, *et al.* A retrospective study on the use of acepromazine maleate in dogs with seizures. *J Am Anim Hosp Assoc* 2006;42:283-289.

15. Lin GY, Robben JH, Murrell JC, *et al.* Dexmedetomidine constant rate infusion for 24 hours during and after propofol or isoflurane anesthesia in dogs. *Vet Anaesth Analg* 2008;35:141-153.

16. Swallow A, Rioja E, Elmer T, *et al.* The effect of maropitant on intraoperative isoflurane requirements and postoperative nausea and vomiting in dogs: a randomized clinical trial. *Vet Anaesth Analg* 2017;44(4):785-793.

17. McNally EM, Robertson SA, Pablo LS, *et al.* Comparison of time to desaturation between preoxygenated and non-preoxygenated dogs following sedation with acepromazine maleate and morphine and induction of anesthesia with propofol. *Am J Vet Res* 2009;70(11):1333-1338.

18. Panti A, Cafrita IC, Clark L, *et al.* Effect of intravenous lidocaine on cough response to endotracheal intubation in propofol-anesthetized dogs. *Vet Anaesth Analg* 2016;43(4):405-411.

19. Re Bravo V, Palomba N, Corletto F, *et al.* Comparison between intravenous lidocaine and fentanyl on cough reflex and sympathetic response during endotracheal intubation in dogs. *Vet Anesth Analg* 2020;47(4):481-489.

20. Petersen KD, Landsfeldt U, Cold GE, *et al.* Intracranial pressure and cerebral hemodynamic in patients with cerebral tumors: A randomized prospective study of patients subjected to craniotomy in propofol-fentanyl, isoflurane-fentanyl or sevoflurane-fentanyl anesthesia. *Anesthesiology* 2003;98:329-336.

21. Bini G, Bailey KM, Voyvodic J, *et al.* Effects of alfaxalone, propofol and isoflurane on cerebral blood flow and cerebrovascular reactivity to carbon dioxide in dogs: a pilot study. *Vet J* 2023;291:105939.

22. Marquez-Grados F, Vettorato E, Corletto F, *et al.* Sevoflurane with opioid or dexmedetomidine infusions in dogs undergoing intracranial surgery: a retrospective observational study. *J Vet Sci* 2020; 21(1): e8.

23. Ao H, Moon JK, Tashiro M, *et al.* Delayed platelet dysfunction in prolonged induced canine hypothermia. *Resusc* 2001;51(1):83-90.

24. Syring RS, Otto CM, Drobatz KJ, *et al.* Hyperglycemia in dogs and cats with head trauma: 122 cases (1997-1999). *J Am Vet Med Assoc* 2001;218(7):1124-1129.

25. Auld CD, Light IM, Norman JN, *et al.* Cooling responses in shivering and non-shivering dogs during induced hypothermia. *Clin Sci* 1980;58(6):501-506.

# Principales abordajes en cirugía de la columna vertebral y la médula espinal

## CAPÍTULO 6

Autor: Sergio Ródenas

## Introducción, términos y principios generales

A la hora realizar una cirugía de la médula espinal y acometer el abordaje de la columna vertebral es muy importante poseer un conocimiento amplio de la anatomía muscular (planos musculares), de la anatomía ósea (número de vértebras, costillas rudimentarias, vértebras supernumerarias, fusión vertebral, etc., fig. 1), de la anatomía de la médula espinal, sus raíces y nervios espinales, así como de la vascularización, (ver para más detalle el cap. 1). Es también importante conocer perfectamente las técnicas quirúrgicas principales, además de tener una amplia experiencia en interpretar exámenes radiológicos y de imagen avanzada (TC, RM y mielografía o mielografía-TC) y un conocimiento correcto de los mecanismos fisiopatológicos asociados a las patologías de la médula espinal o de la columna vertebral. Esto nos va a permitir elegir el abordaje y el procedimiento más adecuado para cada paciente en particular.

Es también de vital importancia haber recopilado una historia clínica completa, realizar un examen general físico y neurológico exhaustivo (localización y gravedad de la lesión), así como las pruebas preoperatorias (hemograma y bioquímica completa, perfil de coagulación, radiografías torácicas y ecografías de abdomen), y los exámenes de neuroimagen necesarios. Todo ello nos va a permitir minimizar o evitar las posibles complicaciones antes, durante o después de realizar la cirugía.

> Es muy importante que el cirujano conozca con precisión las estructuras, de la anatomía muscular y vertebral, así como de la médula espinal y los nervios espinales y sus raíces para acometer las intervenciones sin riesgos para el paciente.

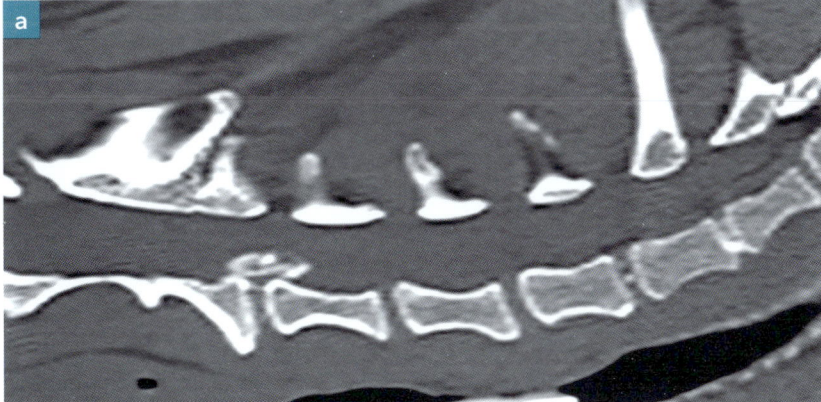
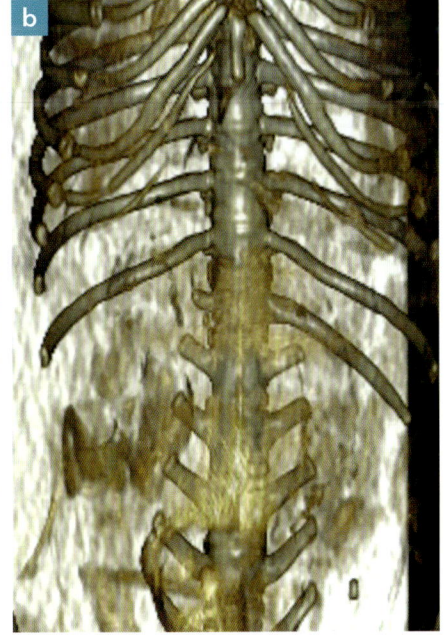

**FIGURA 1.** Imagen de tomografía computarizada en reconstrucción sagital de un perro con hernia discal que muestra una fusión de C2-C3; contar solo 6 vértebras cervicales puede llevar a un error de localización intraoperatoria (a). Imagen en reconstrucción 3D de un paciente con una costilla rudimentaria en T13 que parece una apófisis transversa (b).

## Abordajes quirúrgicos. Región cervical

### Abordaje ventral

Las principales indicaciones para realizar un abordaje ventral a la región cervical[1-6] se detallan en el cuadro 1.

### Técnica quirúrgica

El posicionamiento del paciente para realizar un abordaje ventral a la médula en su porción cervical[1-6] desempeña un papel fundamental en el correcto desarrollo de la intervención quirúrgica. Se debe colocar totalmente recto, en posición dorsoventral y bien fijado a la mesa.

La cabeza y el tórax se sujetan con una cinta adhesiva y, además, se puede poner una cinta o cuerda en los caninos para tirar de estos e incrementar un poco más la tracción y asegurar la inmovilidad del paciente. Las extremidades anteriores se extienden caudalmente y se fijan con una cinta o cuerdas. Es muy importante que el animal esté alineado correctamente y el cuello permanezca recto.

Hay que tener en cuenta que la extensión de la porción caudal del cuello tenderá a cerrar el espacio intervertebral dorsal de los espacios C5-C6 y C6-C7, de modo que en estos casos la descompresión en estos espacios es más fácil de realizar si el cuello se coloca en una posición más neutra. El autor siempre se coloca a la derecha del animal para realizar el abordaje a la tráquea por el lado derecho, evitando así lesionar el esófago.

Se procede a realizar una incisión en la línea media que afecta a piel y tejido subcutáneo; habitualmente, desde la laringe hasta el manubrio del esternón, aunque la longitud generalmente depende del espacio discal en el que se realice la intervención quirúrgica.

Una vez realizada la incisión, nos encontramos con los músculos esternocefálico, esternohioideo y esternotiroideo. La musculatura esternocefálica debe dividirse (se puede realizar un abordaje medial o paramedial). El abordaje paramedial consiste en separar el músculo esternocefálico derecho del esternohioideo derecho para reducir la posibilidad de hemorragia de las ramas de la arteria tiroidea caudal y proteger adicionalmente la tráquea. Generalmente, a la altura del manubrio, en la línea media, se diseccionan los músculos esternohioideos (en los casos en los que el rafe o la línea media sean difíciles de ver, se puede presionar levemente con los dedos sobre la tráquea para mejorar su visibilidad).

Una vez divididos los músculos esternohioideos encontramos la tráquea y la vena tiroidea caudal la cual se debe preservar (sus ramas se pueden cauterizar para prevenir el sangrado).

---

**CUADRO 1. Principales indicaciones para realizar el abordaje ventral a la columna vertebral cervical.**

- Hernia discal cervical (*slot* o ranura ventral).
- Fenestración preventiva.
- Estabilización vertebral (fracturas o luxaciones).
- Espondilomielopatía cervical y luxación atlantoaxial.
- Biopsias vertebrales.
- Otras.

---

En primer lugar, se deben identificar la vaina carótida (contiene la arteria carótida y el tronco vago simpático), el nervio laríngeo recurrente (al lado de la tráquea) y el esófago. A continuación, es necesario retirar a un lado la vaina carótida y la tráquea con el nervio laríngeo recurrente mediante retractores (se debe evitar los que tengan punta afilada) o con los dedos (el autor siempre retira estas estructuras mediante de este modo) para evitar lesionarlos. Se retraen hacia el lado izquierdo la tráquea, el esófago, el nervio laríngeo recurrente y el tronco carotídeo izquierdo, mientras que el tronco carotídeo derecho se deja en el lado derecho.

Seguidamente, para localizar las vértebras C5-C6, se procede a identificar las apófisis transversas de C6 (habitualmente, más grandes que el resto) y a partir de ahí se cuenta hasta el espacio donde se tenga que realizar la cirugía. En cirugías de espacios más craneales se puede utilizar como referencia el tubérculo ventral de C1 (prominente y afilado).

El primer disco intervertebral se encuentra entre C2 y C3 (el espacio C1-C2 no presenta disco intervertebral).

Una vez localizado el espacio al que se pretende acceder, se procede a la disección (tijeras de disección o mejor con un mosquito para evitar lesionar los tejidos) para exponer los músculos largos del cuello, que se unen en la línea media y se insertan en la apófisis o tubérculo ventral de cada vértebra. Los discos intervertebrales se encuentran inmediatamente caudales a cada tubérculo ventral.

Una vez localizado el espacio donde se va a realizar la cirugía, se procede a incidir con las tijeras la musculatura a nivel del tubérculo ventral (para la fenestración no es estrictamente necesaria, sin embargo, el autor realiza la misma incisión un poco más pequeña). En ese momento, se colocan los separadores de Gelpi en la musculatura para retraerla y visualizar claramente el resto de las estructuras.

A continuación, con un elevador de periostio se procede a liberar la musculatura de los tubérculos ventrales, craneal y caudal de las vértebras contiguas, hasta localizar la línea media (en algunos casos, si hay sangrado, se puede controlar mediante cauterización bipolar o con gasas, manteniéndolas dos o tres minutos sobre la zona).

Una vez hemos delimitado el espacio, se procede a realizar la fenestración (generalmente no se usa como tratamiento de enfermedad discal cervical, sino más bien como tratamiento profiláctico) o el *slot* (también denominado ranura ventral).

## Fenestración

Se realiza una incisión en forma de ventana rectangular en el anillo fibroso con una hoja de bisturí (el autor usa el n.º 11) o con el motor neumático para acceder al núcleo pulposo. No es necesario llegar o empujar hasta el ligamento longitudinal dorsal, y es importante medir la longitud de la vértebra con una radiografía o TC (en caso de haberse realizado). El material se puede retirar con una cureta o, con cuidado, mediante el motor neumático con la fresa y terminar con la cureta.

---

**La incisión debe ser lo más ancha posible para permitir retirar la mayor cantidad de núcleo pulposo.**

---

## *Slot* ventral

También se denomina ranura ventral, pero utilizaremos el término *slot* por tratarse del más utilizado en la bibliografía. En la figura 2, se representan los pasos más importantes de la técnica, en la figura 3 se muestran imágenes intraoperatorias de la técnica, en la figura 4 se puede apreciar el resultado en imágenes radiológicas y de TC, y en la figura 5 se representan las diferentes alternativas para efectuar la ranura en la vértebra.

Antes de proceder al *slot*, se retiran el ligamento y el tubérculo ventral con una gubia.

El *slot* generalmente comienza y es algo más largo en la vértebra craneal que en la caudal; esto es debido al ángulo que forma el espacio discal con el canal vertebral. Esta longitud también depende de dónde esté localizado el material extruido o protruido; en los casos en los que el disco se localice o haya migrado hacia la vértebra caudal, se realizará más largo en esta última.

Es importante calcular correctamente la anchura y la longitud del *slot* para poder retirar el material y tener visibilidad sin provocar inestabilidad: la longitud no puede ser más grande de un tercio de la longitud de la vértebra (33 %) y la anchura, idealmente, no debe superar un tercio de la anchura de la vértebra (33 %, aunque potencialmente se puede retirar hasta un 50 %)[7].

Se comienza a fresar con un motor neumático en la vértebra craneal, siempre siguiendo la línea media para evitar en la medida de lo posible los senos venosos (el tamaño de la fresa dependerá del tamaño del animal y preferencia del cirujano). Para realizar este procedimiento correctamente, es importante conocer la anatomía ósea así como las capas de hueso. Comenzaremos a fresar la cortical externa (blanca y dura) para encontrarnos hueso cortical (más blando y rojizo), y al final, la cortical interna (blanca y más dura). El sangrado del hueso cortical puede controlarse con cera de hueso.

Una vez se llega a la cortical interna, esta se puede eliminar con la fresa o con gubias (p. ej.: pinzas de Kerrison). Esto nos permite retirar el ligamento longitudinal (habitualmente se secciona con un bisturí con hoja del n.º 11) y extender la incisión hacia los límites, craneal y caudal, donde la cortical interna ha sido retirada. Tras la incisión, se extrae el ligamento con una gubia fina, instrumental dental o curetas óseas. Esta nos dará acceso al canal vertebral.

Es importante conocer la posición de los plexos venosos, ya que en la región cervical los plexos venosos convergen en la mitad del cuerpo vertebral y divergen a nivel del disco intervertebral.

Una vez se localiza el disco extruido, inicialmente se extrae preferentemente desde la línea media para evitar el sangrado de los plexos venosos. El disco debe retirarse con paciencia hasta visualizar, si es posible, la médula espinal. En los casos muy crónicos o con discos adheridos, si se retira la mayor parte de disco y estamos en el suelo del canal, no siempre es necesario ver completamente la médula espinal; se puede prescindir de su visualización para evitar el daño iatrogénico.

En el caso de sangrado de los plexos durante la manipulación, se coloca un parche hemostático y se presiona con un bastoncillo de algodón húmedo sobre el que se coloca el aspirador en espera de que deje de sangrar. El bastoncillo evita que el parche sea arrastrado con la sangre aspirada.

Finalmente, se cierran los planos musculares, la capa de tejido subcutáneo y la piel de forma rutinaria.

---

**Es aconsejable realizar una radiografía posoperatoria para ver el tamaño y límites del *slot*.**

---

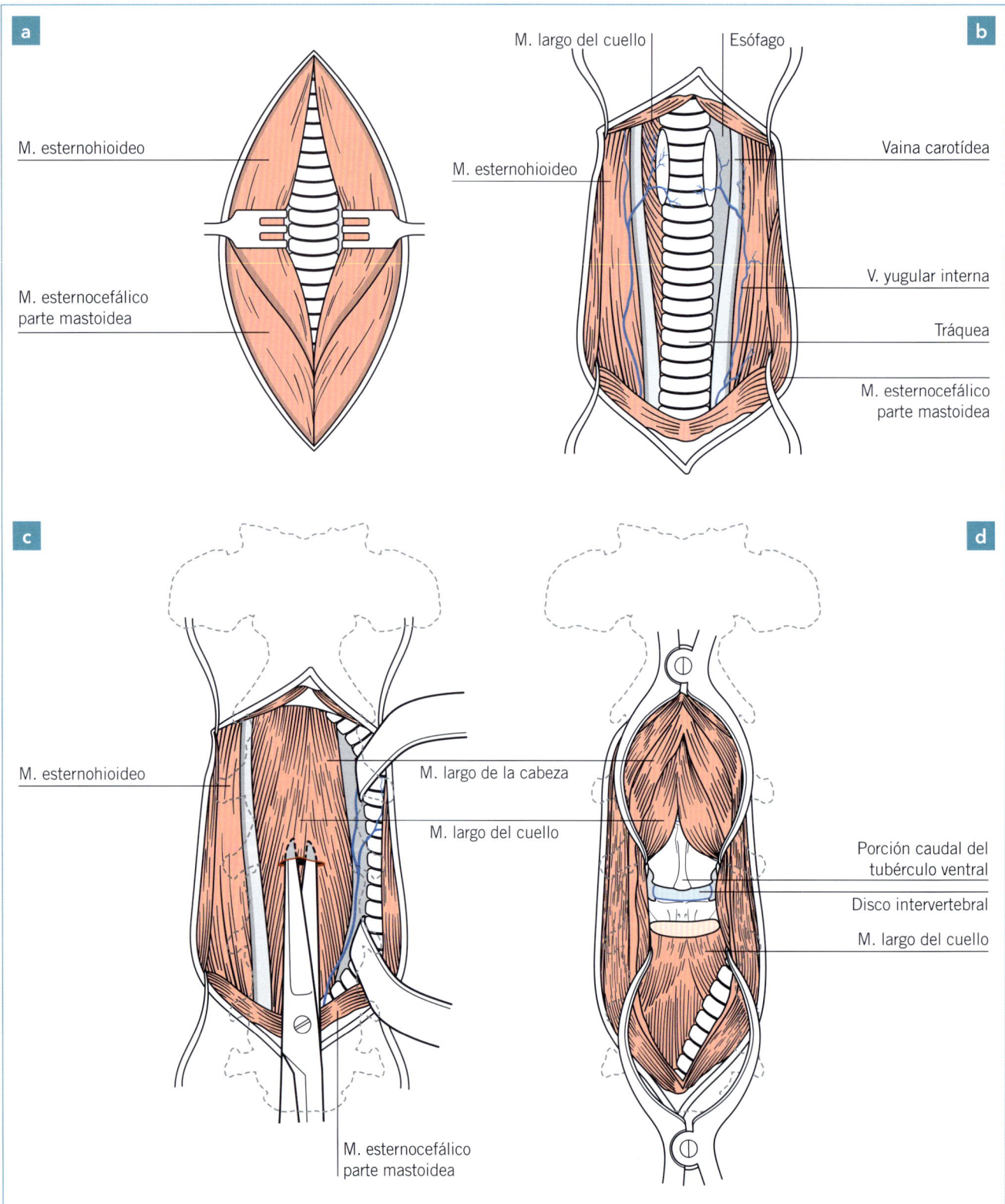

**FIGURA 2.** Principales planos de abordaje para realizar el *slot* ventral. Visualización de los músculos esternohioideo y esternotiroideo tras realizar la incisión de la piel y el tejido subcutáneo (a). Estructuras visualizadas tras incidir y retirar la musculatura (vaina carotídea, nervio laríngeo recurrente, tráquea, venas tirodeas, vena yugular interna y esófago (b). Incisión de los músculos largos del cuello y de la cabeza (c) y exposición de las vértebras, el tubérculo ventral, así como del disco intervertebral (d). Adaptación del libro *Piermattei's atlas of Surgical Approaches to the Bones and Joints of the Dog and the Cat,* 5.ª ed. (2014) *de* Johnston KA.

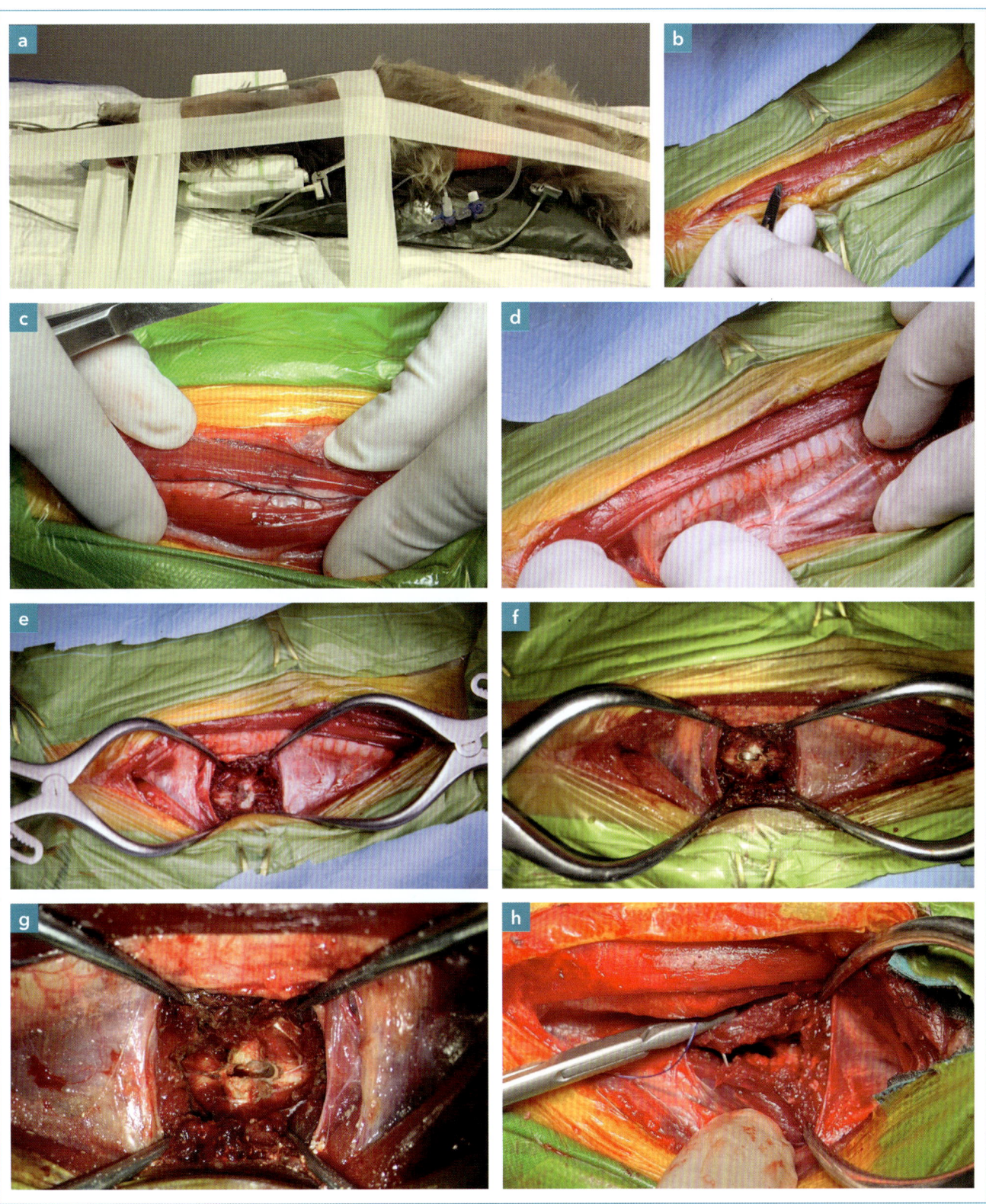

**FIGURA 3.** Abordaje ventral cervical y realización de slot ventral. Posicionamiento del animal (a). Imagen que muestran los músculos esternotiroideo y esternohioideo (b). Exposición de la tráquea y la vena tiroidea caudal con sus ramas tras retirar la capa muscular (c). Visualización de la vaina carotídea y del nervio laríngeo recurrente pegados a la tráquea, estructuras que se debe evitar dañar (d). Incisión de los músculos largos del cuello y la cabeza, y exposición de la vértebra y el tubérculo ventral tras poner los separadores de Gelpi (e). Realización del *slot* ventral, ya descrito en el capítulo 11 (f, g). Cierre de la herida quirúrgica por capas (h).

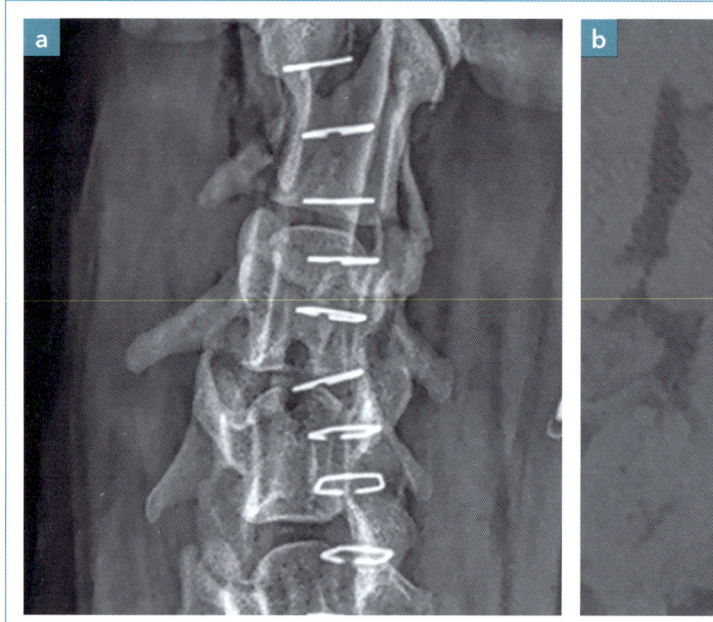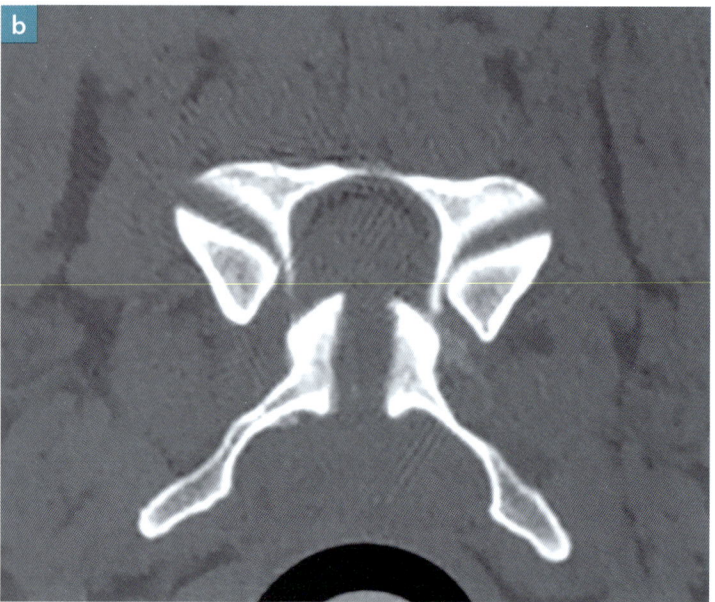

**FIGURA 4.** Imágenes de radiológia (a) y de tomografía computarizada (b) tras realizar un *slot*.

En algunos casos se puede aplicar también una variación de la técnica estándar que es la técnica de cono invertido (fig. 5b), indicada especialmente para realizar la espondilomielopatía cervical. No obstante, se puede aplicar también para tratar hernias discales con la finalidad de minimizar el riesgo de inestabilidad o colapso vertebral. Con esta técnica, que simula un cono invertido, el ancho del *slot* no supera normalmente el 20 % de la vértebra.[8]

Otra variación sería la técnica del *slot* inclinado (*slot* parcial) que se muestra en la figura 5c. Esta técnica consiste en realizar un *slot* o ranura (20 % de ancho y 20-25 % de largo) en la vértebra, craneal al espacio del disco afectado y aplicando la inclinación estrictamente necesaria para acceder al disco herniado, de manera que se preserva la máxima cantidad de ligamento longitudinal dorsal para minimizar el riesgo de inestabilidad. [9,10]

Otras variaciones de la técnica estándar consisten en la magnificación del campo operatorio con un videotelescopio (exoscopio) para visualizar mejor la médula espinal o la realización del *slot* guiado por endoscopia con técnicas de mínima invasión. [11-13]

La esternotomía de la parte craneal del manubrio, para realizar el *slot* en los espacios C7-T1 y T1-T2, también se ha descrito para mejorar la visualización, así como para facilitar la creación del *slot*.[14-15]

Las complicaciones principales tras realizar un abordaje ventral a la región cervical mediante slot se describen al final del capítulo, junto con las principales complicaciones de la laminectomía dorsal cervical y de los abordajes toracolumbares. [16-18]

## Abordaje dorsal/dorsolateral

Las principales indicaciones para realizar el abordaje dorsal mediante laminectomía dorsal o hemilaminectomía se detallan en el cuadro 2.

---

**CUADRO 2. Principales indicaciones para realizar el abordaje dorsal a la columna vertebral cervical.**

- Hernia discal lateralizada (hemilaminectomía).
- Neoplasias vertebrales y medulares.
- Espondilomielopatía cervical.
- Divertículos aracnoideos.
- Empiemas.
- Biopsias vertebrales o de la raíz espinal, etc.
- Fracturas (aunque no es frecuente este abordaje).
- Otras.

---

En el caso del abordaje dorsal a la región cervical[3-6,19-21], dada la diferente anatomía de C1 y C2 con el resto de las vértebras cervicales, la vamos a dividir en abordaje de la región craneal (C1-C2/3) y media/caudal cervical con torácica craneal (C3-T1/T3).

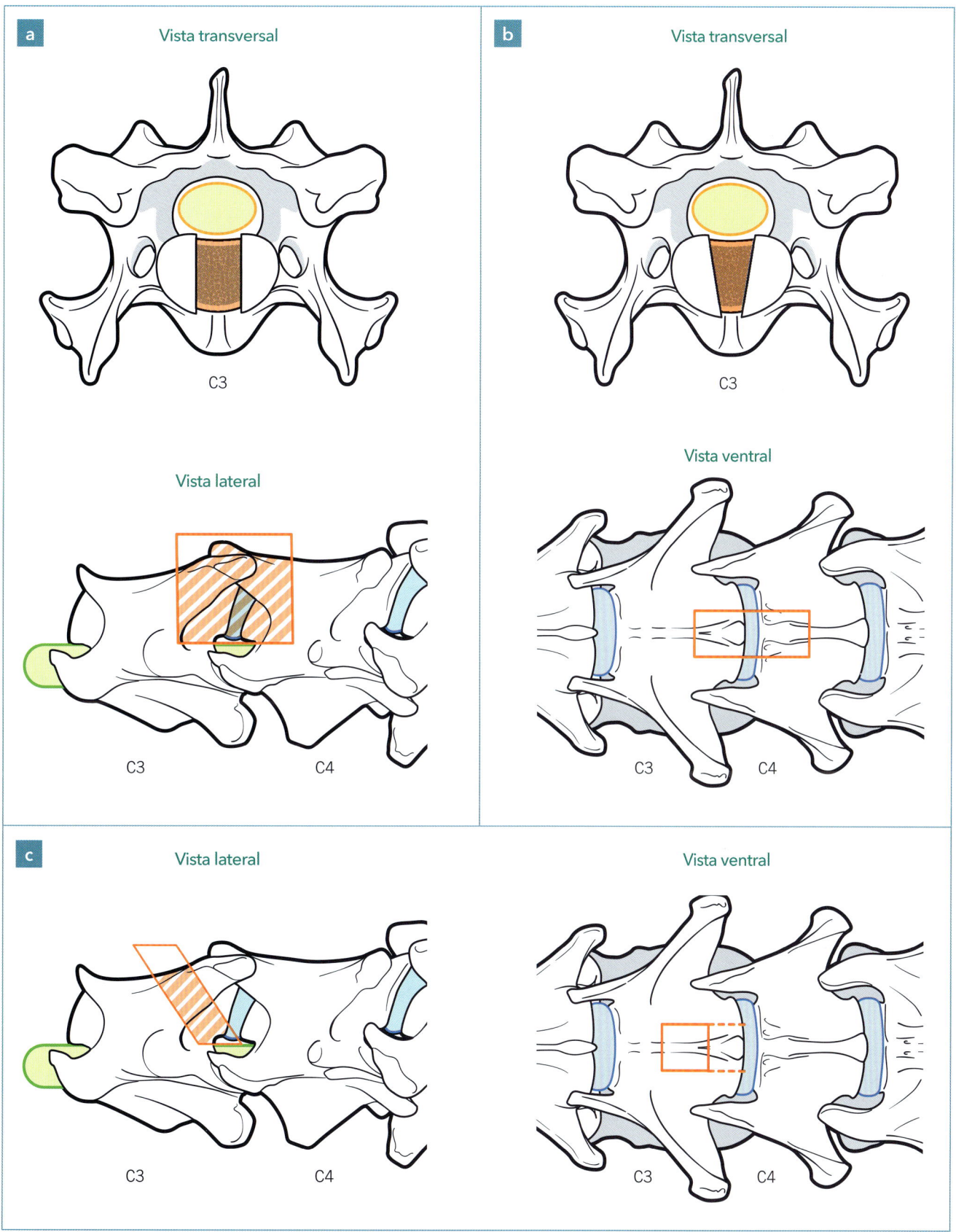

**FIGURA 5.** Variaciones de la técnica de *slot*. Técnica convencional (a); técnica de cono invertido (b); técnica de *slot* inclinado (c).

## Abordaje a la región cervical craneal (C1-C2/3)

Para realizar el abordaje dorsal a la región cervical craneal[4,6,19,20], el animal se posiciona en decúbito esternal (cabeza ligeramente flexionada) teniendo cuidado de no comprimir la vena yugular externa.

El animal tiene que estar recto. Para ello, se pone un saco de arena o compresas debajo de la mandíbula con el fin de elevar la cabeza. La protuberancia occipital tiene que estar alineada con las apófisis espinosas de C2 y T1. El paciente se sujeta con sacos de arena y cinta adhesiva o como alternativa con una colchoneta de aire y cinta adhesiva. Las extremidades torácicas se extienden caudalmente.

### Técnica quirúrgica

Se realiza una incisión en la línea media que se extiende desde la protuberancia occipital hasta la mitad de la región cervical (figs. 6, 7 y 8). Tras incidir la piel y la fascia subcutánea, se visualizan los músculos superficiales. También veremos las ramas dorsales de los nervios cervicales acompañadas de la arteria y la vena, que en muchos casos es necesario cauterizar para prevenir el sangrado.

Tras incidir la musculatura superficial se exponen los músculos occipital, cervicoescutular y cervicoauricular superficial y braquicefálico. En posición caudolateral a estos músculos se encuentran las fibras del platisma.

La mayoría de estos músculos forman una aponeurosis tendinosa cuyo rafe se incide con tijeras de disección o con bisturí eléctrico (el autor utiliza el bisturí eléctrico para disminuir el sangrado, que en esta cirugía suele ser abundante). Estos músculos se retraen para exponer el músculo recto dorsal mayor de la cabeza, cuya inserción a la vértebra C2 se libera mediante un elevador de periostio. Continuamos retirando las inserciones musculares de C2 del mismo modo hasta exponer la arteria vertebral.

---

**La arteria vertebral en C2 se localiza ventrolateralmente al proceso articular y en posición más dorsal que en otras vértebras, motivo por el que se debe tener extremo cuidado para no dañarla.**

---

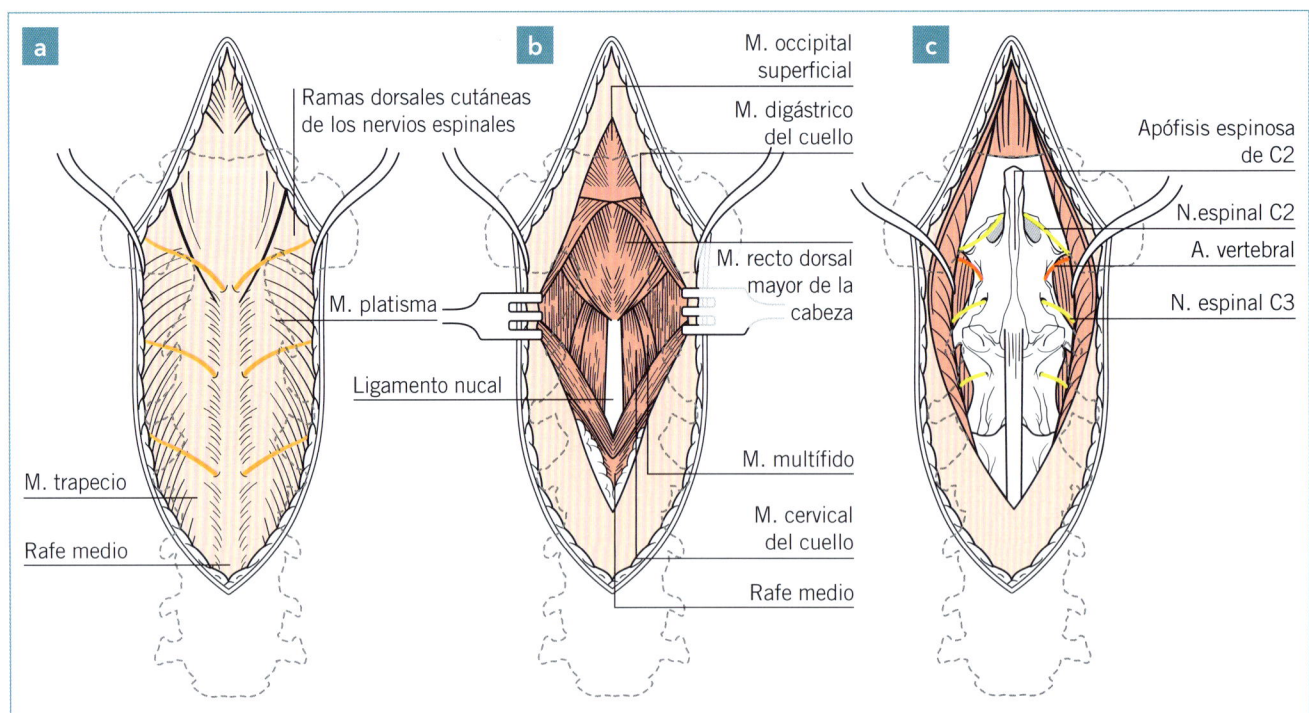

**FIGURA 6.** Pasos principales del abordaje dorsal a C1-C3. Incisión dorsal que permite visualizar los músculos superficiales (cleidocefálico, trapecio y platisma) y las ramas dorsales cutáneas de los nervios espinales (a). Tras liberar la inserción del rafe fibroso, se exponen los músculos digástrico del cuello, recto mayor de la cabeza, multífido del cuello y ligamento nucal (b). Exposición de las vértebras (c). Adaptación del libro *Textbook of veterinary surgery*, 3.ª ed. (2003), de Slatter DH.

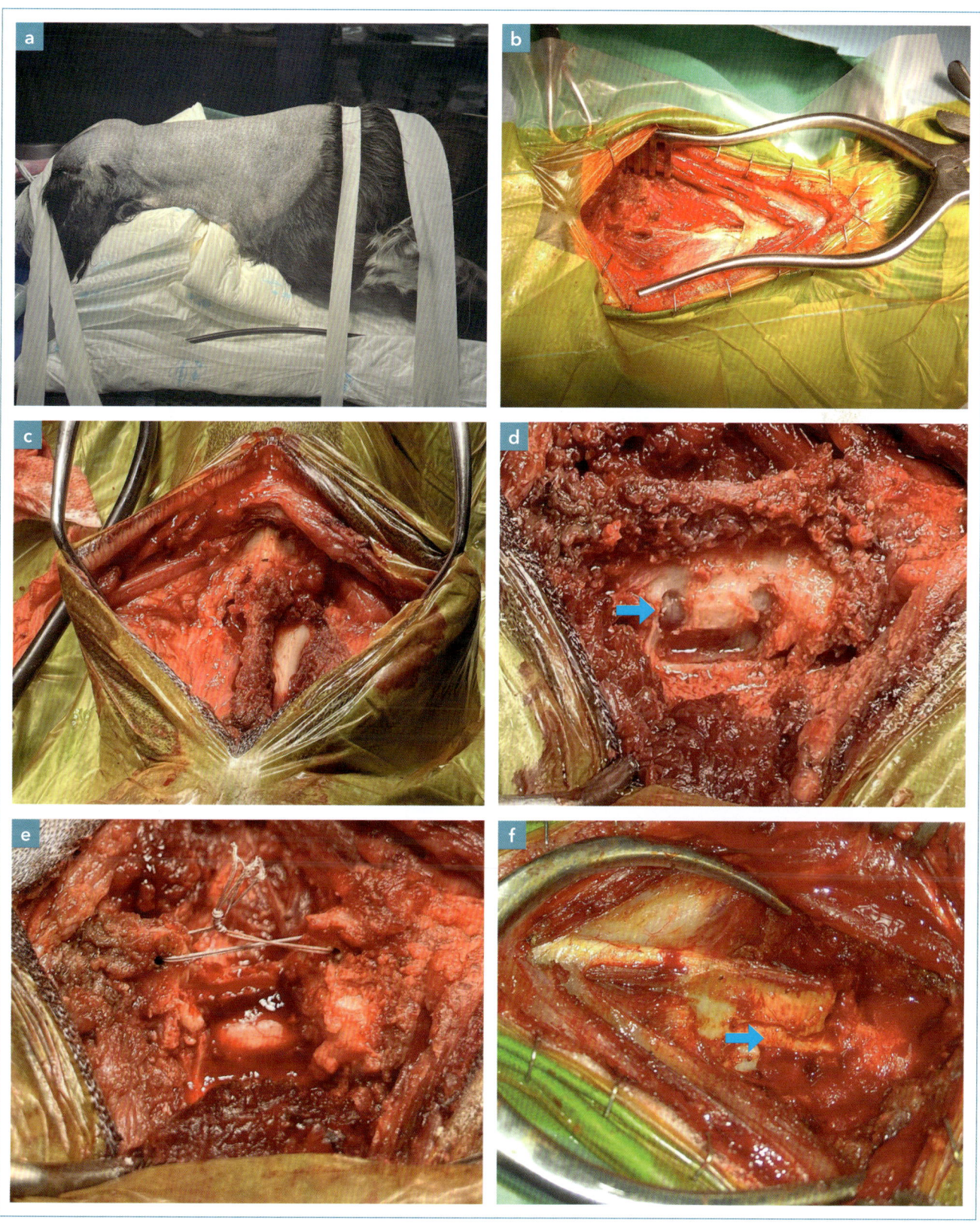

**FIGURA 7.** Principales pasos de un abordaje a la articulación C1-C2. Posicionamiento del paciente (a). Incisión del rafe que muestra musculatura superficial y profunda C1-C3 (b). Exposición bilateral del axis para realizar la laminectomía dorsal (c). Comienzo de la laminectomía dorsal en C2, la flecha indica la médula espinal (d). Laminectomía dorsal realizada con ostectomía parcial de la apófisis espinosa de C2 y suturas de monofilamento (e). Imagen en otro paciente de una hemilaminectomía a nivel de C2, la flecha indica la hemilaminectomía (f).

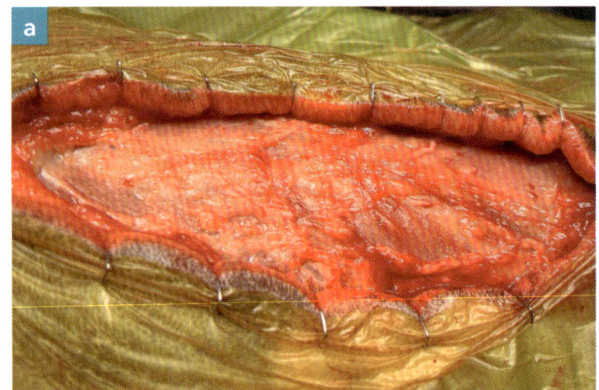

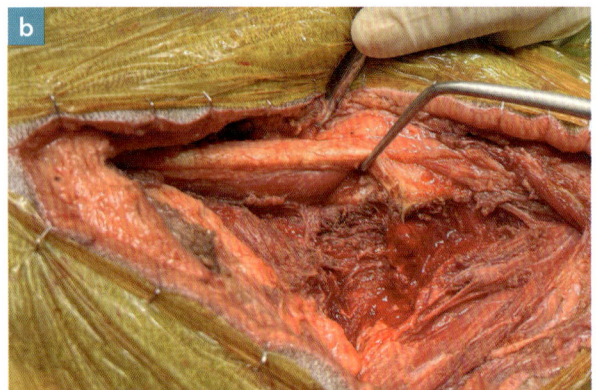

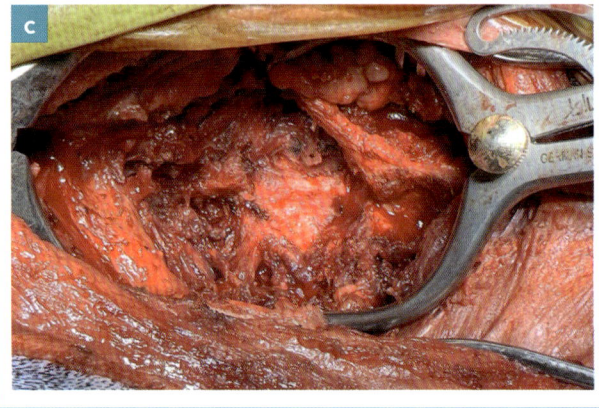

**FIGURA 8.** Principales pasos para un abordaje a la articulación C1-C3. Musculatura superficial (a). Imagen tras incidir la musculatura superficial y profunda que muestra cómo se separa el ligamento nucal para proceder a la laminectomía dorsal (b). Imagen que muestra la laminectomía dorsal tras separar y conservar el ligamento nucal (c).

Los músculos se retraen lateralmente (habitualmente con separadores de Gelpi) y se realiza el abordaje de forma unilateral (hemilaminectomía) o bilateral, si se trata de una laminectomía dorsal.

Seguidamente, se realiza una incisión en el ligamento amarillo a la altura del foramen de C1-C2 para exponer el nervio espinal.

Una vez expuesto el hueso, se procede a realizar la hemilaminectomía o la laminectomía dorsal con motor neumático y fresas o con gubias (según la preferencia del cirujano). En los casos de hemilaminectomía (generalmente en la mayoría de ellos para evitar desestabilizar la columna), se respeta la apófisis espinosa de C2. En pacientes con lesiones muy extensas también se puede realizar una laminotomía u osteotomía de una parte de la apófisis espinosa de C2. Si se sospecha de inestabilidad, se puede realizar una estabilización mediante cerclajes, malla de polipropileno o implantes. La herida quirúrgica se cierra de forma rutinaria por planos.

> Cuando se realiza la laminectomía o hemilaminectomía a nivel de C2-C3 es importante respetar el ligamento nucal retrayéndolo en su inserción.

## Abordaje a la región cervical caudal (C3-C7-T1)

Para realizar el abordaje a la región cervical caudal, [3,4,5,6,19,21,22] el paciente se coloca de manera similar al anterior abordaje.

### Técnica quirúrgica

Se hace una incisión en la línea media que se extiende desde la protuberancia occipital hasta T1. Tras incidir la piel y la fascia subcutánea se exponen los músculos superficiales y la aponeurosis formada por los músculos trapecio, platisma, romboides y cleidocefálico, así como con las ramas superficiales de los nervios espinales cervicales.

> Las principales referencias para localizar las diferentes vértebras de C3 a C7 serán la protuberancia occipital y las apófisis espinosas de C2 y de T1.

A continuación, se incide la línea media de la aponeurosis con tijeras de disección o bisturí eléctrico (para minimizar el sangrado el autor utiliza generalmente un bisturí eléctrico monopolar). Seguidamente, se retrae lateralmente esta aponeurosis para exponer el ligamento nucal y la musculatura más profunda. Se retrae el ligamento nucal (el autor utiliza separadores de Gelpi) u otro tipo de retractores (si es estrictamente necesario, se puede dividir o seccionar, pero si es posible se debe preservar siempre)

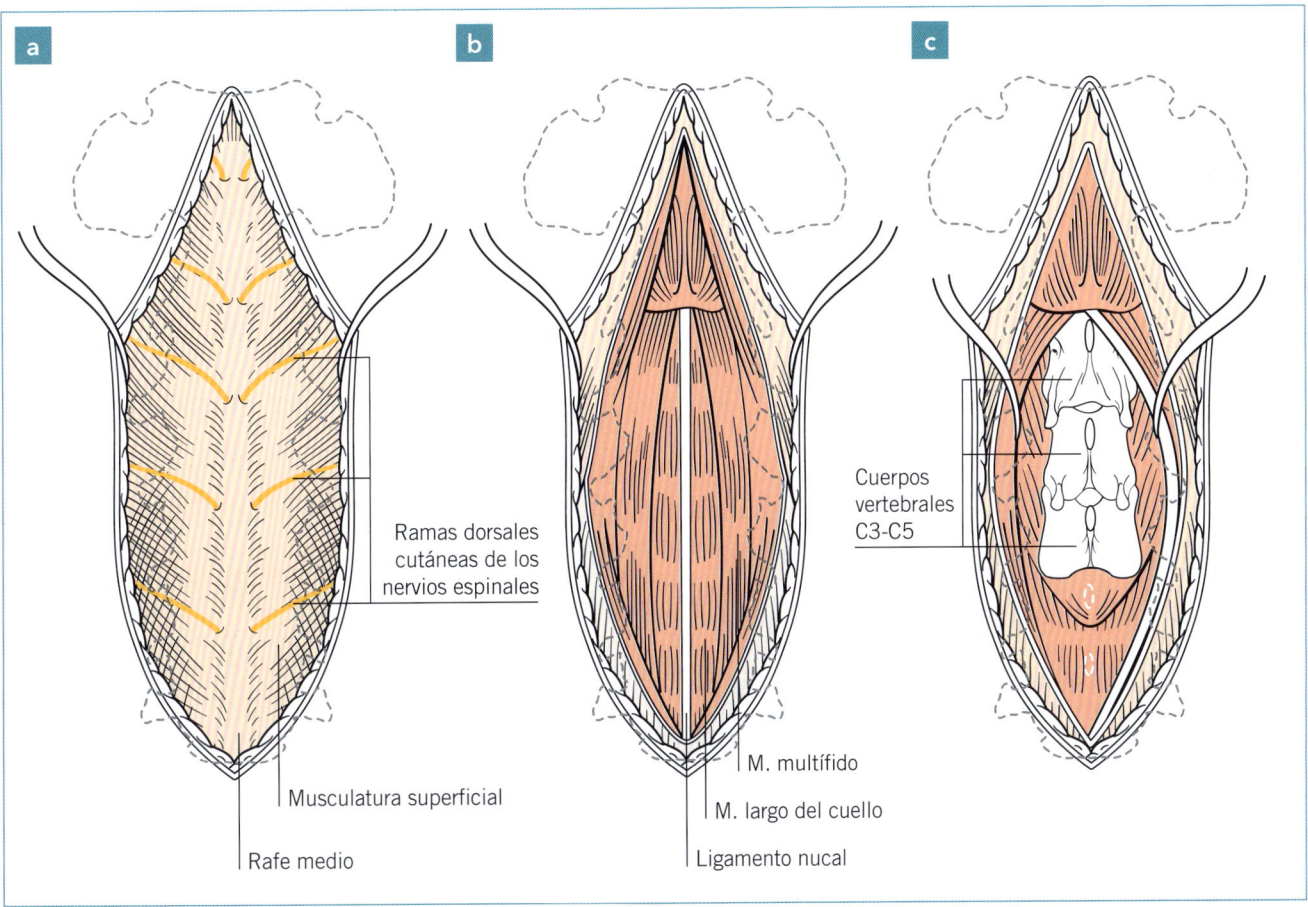

**FIGURA 9.** Principales planos musculares para realizar el abordaje dorsolateral (hemilaminectomía) cervical C3-T1. Musculatura superficial que se incide (a). Musculatura profunda y ligamento nucal (b) y cuerpos vertebrales, lamina dorsal y lateral (c). Ilustraciones basadas en las originales de Tamara Heredia y completadas con la información tomada del libro *Small animal surgery* 5.ª ed. (2019), de Fossum TW.

y los músculos más profundos (longísimo del tórax y multífido del cuello), para exponer los músculos espinales del cuello que se insertan en los procesos espinosos de las vértebras cervicales. Con un elevador de periostio se separan los músculos espinales y multífidos de las apófisis espinosas y articulares (fig. 9).

Se debe poner especial atención a las ramas de la arteria vertebral que pasan ventralmente muy próximas a los procesos articulares. Si se produce una hemorragia, se debe controlar mediante cauterización, ligadura o *clamp* vascular.

En los casos de hemilaminectomía se realizará esta disección en un lado y en las intervenciones en las que se proceda con una laminectomía dorsal ser realizará de forma bilateral, retirando los músculos de ambos lados.

## Hemilaminectomía

Una vez expuesta la lámina dorsolateral, se retira la apófisis articular con una gubia y se procede a realizar la hemilaminectomía

(con motor neumático y fresas o con gubia a preferencia del cirujano) (fig. 10).

En esta opción no se suele realizar una ventana ósea, pero si el hueso tiene gran grosor se podría también efectuar en forma de ventana y retirar el fragmento óseo necesario.

Una vez realizada la hemilaminectomía, cuando se alcanza la cortical interna del hueso, esta se puede retirar mediante una gubia fina. Al alcanzar el canal se visualiza el ligamento amarillo y en el centro se puede apreciar la cápsula articular que se puede abrir con cuidado con una hoja de bisturí. Si seccionamos la cápsula, veremos la médula espinal y la raíz con el ganglio espinal.

En esta zona se visualizan las ramas de la arteria vertebral, así como los plexos venosos. Si se produce el sangrado de alguno de estos vasos, se debe controlar mediante la aplicación de agentes hemostáticos, presionando levemente con una torunda de algodón húmeda y poniendo el aspirador sobre esta.

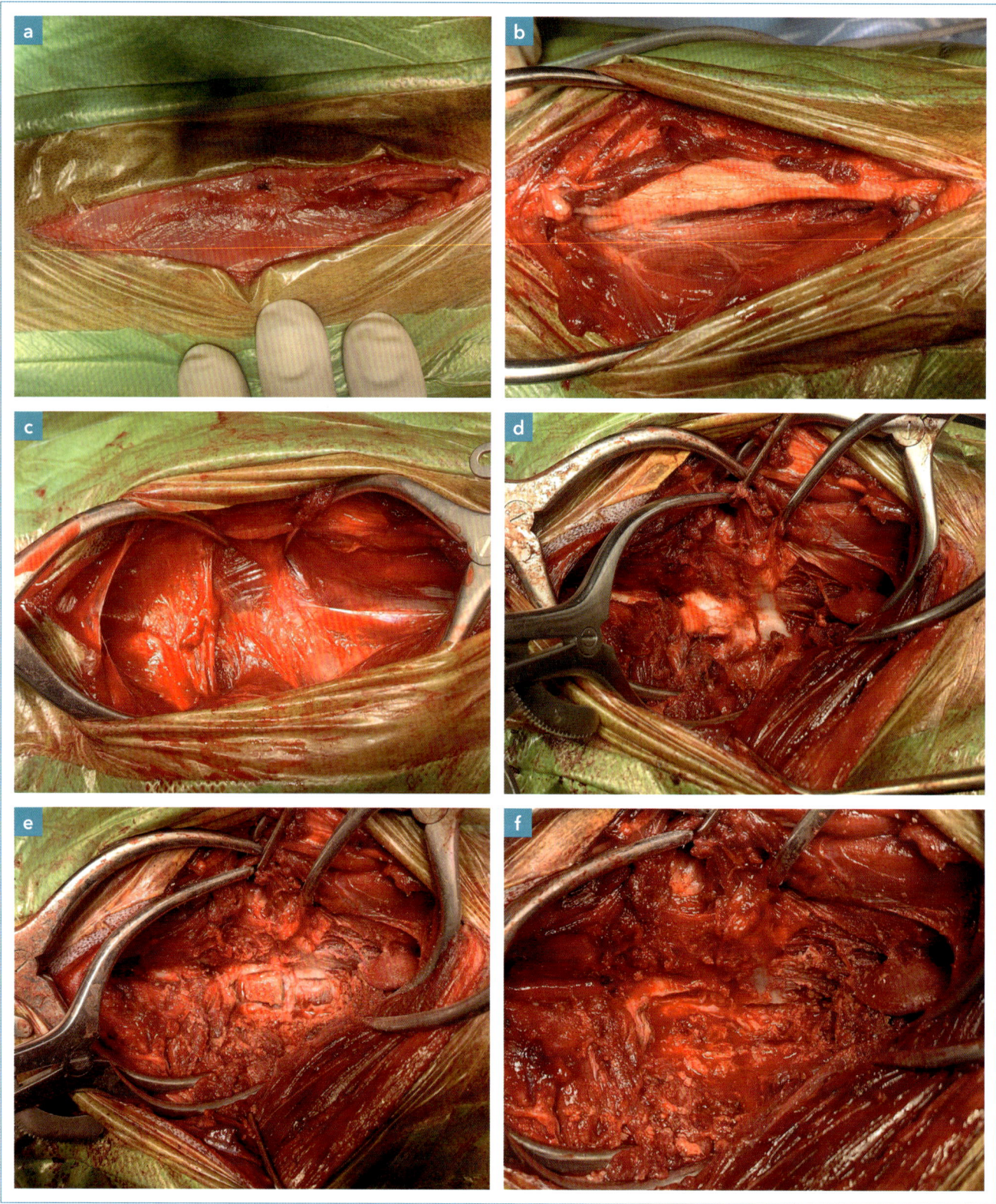

**FIGURA 10.** Abordaje dorsal cervical y realización de la hemilaminectomía. Musculatura superficial tras incidir la piel (a). Musculatura profunda y ligamento nucal (b). Retracción del ligamento nucal con retractores de Gelpi y disección de la musculatura más profunda de un lado (c). Se sueltan las inserciones musculares del periostio para exponer la cara lateral de las vértebras y las superficies articulares de sus apófisis transversas (d). Se realiza la hemilaminectomía con motor neumático (en la imagen se aprecian los límites de la hemilaminectomía) (e). Visualización de la médula espinal tras realizar la hemilaminectomía (f).

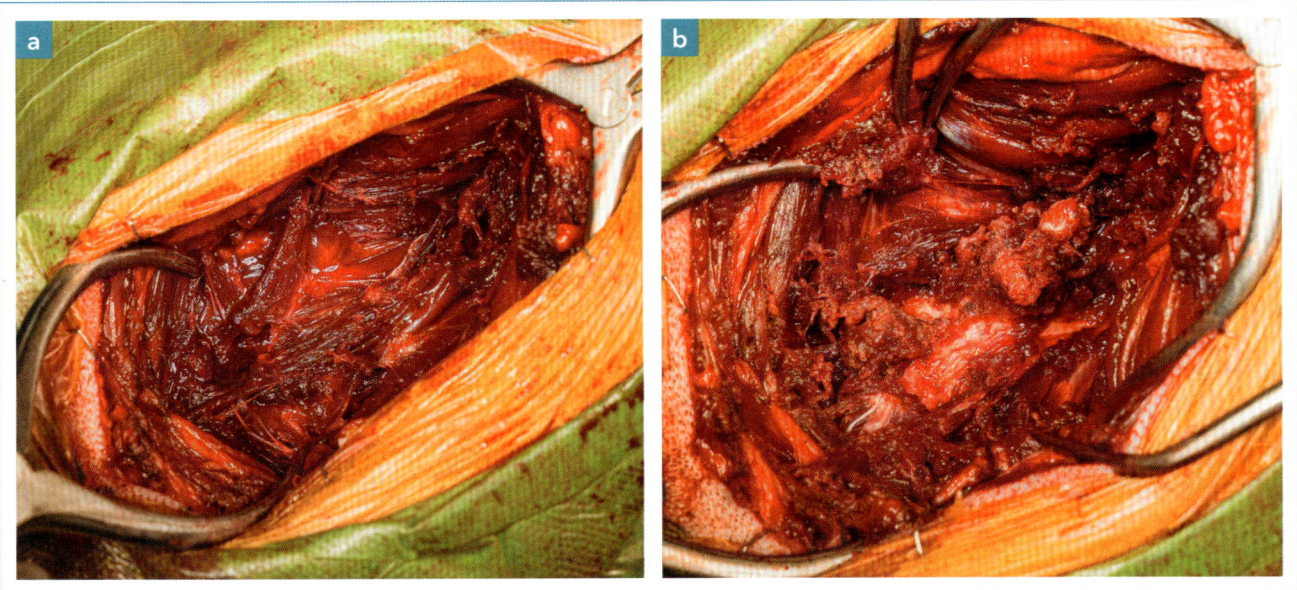

**FIGURA 11.** Abordaje para realizar una laminectomía dorsal cervical. Se puede observar la posición de los separadores de Gelpi para retraer la musculatura de forma bilateral (a). Laminectomía tras retirar la apófisis espinosa (b).

## Laminectomía dorsal

El abordaje es parecido a la hemilaminectomía, pero el acceso a la médula es bilateral (fig. 11). El autor realiza prácticamente el mismo abordaje que en la opción dorsolateral hasta visualizar las facetas articulares de ambos lados sin exponer completamente la lámina dorsolateral.

En este caso se procede a retirar la apófisis espinosa de una o dos vértebras, en función de la extensión de la lesión, y se realiza el fresado de la lámina dorsal hasta llegar a la cortical interna, la cual se retira con gubias finas. A continuación, se corta el ligamento amarillo para exponer la médula espinal.

## Abordaje modificado lateral (Rossmeisl)

El abordaje lateral a la columna vertebral cervical[23] ha sido descrito para lesiones muy laterales (hernias foraminales, tumores de raíz, otras). Con este abordaje se pretende alcanzar una exposición óptima de las caras dorsolaterales, lateral o ventrolateral del cana vertebral, raíces nerviosas o plexo venoso interno.

Para el abordaje de los espacios C3-C5 se palpan las superficies articulares de C3-C6 y se realiza una incisión curvilínea desde aproximadamente C2 hasta la escápula en su margen craneal para exponer el músculo platisma. A continuación, se incide este músculo para visualizar los músculos braquiocefálico y trapecio. En la región cervical craneal, el músculo braquiocefálico se divide mediante disección roma para exponer los músculos serrato dorsal y esplenio. Las fibras superficiales del serrato se liberan y retraen para exponer las fibras mediales que de forma roma se disecan del músculo largo del cuello en su porción torácica (fig. 12a).

Para las lesiones localizadas en los segmentos vertebrales C5-C7, los músculos esplenio, omotransverso y serrato ventral se visualizan al separar el músculo braquiocefálico de forma craneolateral y el músculo trapecio en dirección caudodorsolateral con ayuda de un retractor que divide ambos músculos por la fascia (fig. 12b). Se aíslan, separan y ligan la arteria y la vena cervicales superficiales, situadas entre los músculos braquiocefálico y trapecio.

Para visualizar el segmento vertebral C6-C7 se realiza la abducción simultánea y la retracción caudal de la escápula.

La articulación de los cuerpos vertebrales asociados a la lesión se identifica por palpación de la apófisis transversa prominente de C6 o mediante la palpación de la primera costilla. Se exponen las superficies articulares deseadas mediante la disección de los músculos largo de la cabeza y complejo. Se liga la rama dorsal expuesta del nervio espinal que salía por el agujero intervertebral. Con el bisturí eléctrico se pueden cortar las inserciones tendinosas de los músculos complejo y multífido de las superficies articulares, y con un elevador perióstico se retiran estos músculos. Se retrae el resto de la musculatura para exponer completamente dichas superficies articulares.

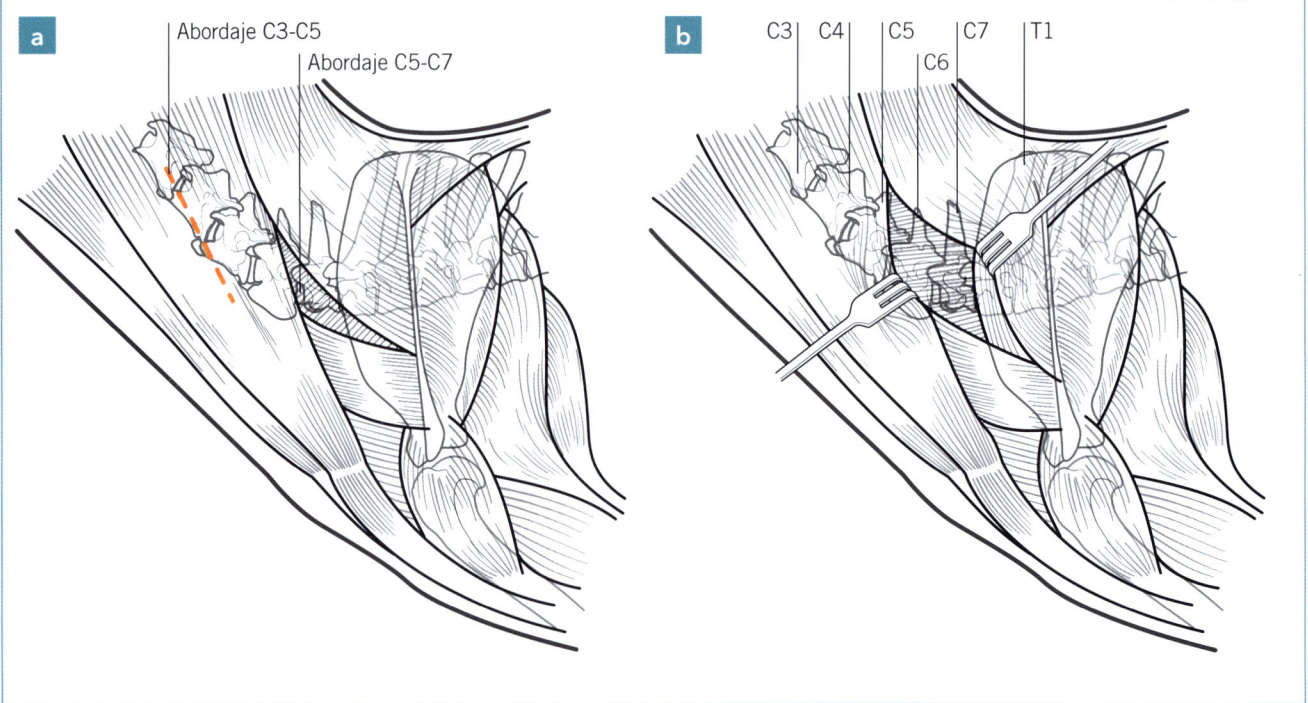

**FIGURA 12.** Abordaje lateral modificado a la zona craneal cervical C3-C5 (a). Abordaje lateral modificado a la región vertebral C5-C7 (b). Adaptación de Rossmeisl JH et al. *Veterinary Surgery*, 2005.

## Abordajes quirúrgicos. Regiones torácica y lumbar

### Abordaje dorsolateral de tejidos blandos

Se trata del mismo abordaje que para realizar la hemilaminectomía, la fenestración, la minihemilaminectomía, la pediculectomía y la corpectomía asociada a hemilaminectomía o minihemilaminectomía), pero aplicado a los tejidos blandos. [5,6,27-29]

Las representaciones gráficas de las diferentes técnicas quirúrgicas desarrolladas en el cuerpo vertebral se describen en el capítulo 11 (fig. 7).

El cuadro 3 muestra las principales indicaciones para realizar la hemilaminectomía y la laminectomía dorsales.

### Técnica quirúrgica

El paciente se coloca en decúbito esternal con las extremidades posteriores flexionadas o estiradas. El cirujano se debe asegurar de que la columna esta recta (hay cirujanos que rotan al animal hacia lateral levemente según la preferencia). El paciente se posiciona con la ayuda de sacos de arena o con una colchoneta hinchable y se inmoviliza mediante cinta adhesiva.

> **CUADRO 3. Principales indicaciones del abordaje dorsal/lateral a las regiones torácica y lumbar.**
>
> - Hernia discal (hemilaminectomía, minihemilaminectomía, pediculectomía, corpectomía lateral).
> - Neoplasias vertebrales/medulares (hemilaminectomía/laminectomía dorsal).
> - Divertículos aracnoideos (laminectomía dorsal/hemilaminectomía).
> - Fracturas o luxaciones vertebrales.
> - Anomalías congénitas (hemivértebras, otras).
> - Biopsias vertebrales.
> - Empiemas.
> - Otras.

Se palpa la última costilla y la incisión se realiza en función del espacio o espacios que se desean abordar ampliando la incisión siempre craneal y caudalmente (hasta tres espacios más del espacio al que se quiere acceder).

Para realizar la incisión en intervenciones que afectan al espacio T13-L1 se tomarán como referencias la apófisis transversa de T13 y la costilla y en hernias muy caudales, desde L5 hacia caudal, se localizará el punto de incisión mediante la cresta del sacro.

Se realiza la incisión de la piel junto con el músculo cutáneo del tronco y la grasa. Una vez se expone la fascia subcutánea, se incide con la hoja de bisturí (n.º 11) justo al lado de la apófisis espinosa caudal y se disecciona en sentido caudocraneal con tijera la fascia toracolumbar para exponer los músculos multífidos pegados a las apófisis espinosas. A continuación, se procede a liberar estos músculos de sus inserciones de caudal a craneal mediante un elevador perióstico. Las inserciones tendinosas en las apófisis espinosas se pueden liberar con tijeras de disección (en perros pequeños con el elevador de periostio), bisturí eléctrico o bisturí normal.

Seguidamente, se liberan de caudal a craneal los músculos de las apófisis articulares. Para aislar estas apófisis se puede usar un retractor de Senn o Langenbeck (el autor las retrae con un elevador de periostio y con otro se realiza la desinserción de la musculatura). La inserción tendinosa del proceso mamilar se corta con bisturí (en perros grandes para minimizar el sangrado se puede cauterizar). Hecho esto, se coloca un separador de Gelpi en la zona más craneal y otro en la zona más caudal, para retirar la musculatura interespinosa y los multífidos, y se procede a localizar el espacio T13-L1. Una vez localizado, se colocan los dos separadores de Gelpi en el espacio donde se va a realizar la cirugía, se identifican los vasos y el proceso accesorio del que se liberan las inserciones musculares (con el electrobisturí se evita el sangrado) del tendón del músculo longísimo del tronco y del resto de la musculatura toracolumbar.

Una vez expuesta la cara laterodorsal de la vértebra se procede a realizar la hemilaminectomía, la minihemilaminectomía o la pediculectomía. asociadas o no a corpectomía.

## Hemilaminectomía

Es la técnica más utilizada para tratar quirúrgicamente la hernia discal (figs. 13-15).

Se realiza con gubia o motor neumático (el autor usa siempre motor neumático). En primer lugar, se retira la apófisis articular con gubias. El autor realiza en la mayoría de los casos una ventana, cuyos límites para acceder al canal dependen del espacio intervertebral al que se quiere acceder, ya que la angulación del canal medular puede variar en función del espacio. No obstante, la norma general sería que el límite ventral lo marca la base de las apófisis transversas o la cabeza de la costilla, el límite dorsal se encuentra aproximadamente en la mitad de la apófisis articular retirada y los límites craneal y caudal, lo constituyen las apófisis articulares de los espacios craneal y caudal.

Para un desarrollo correcto de la técnica, es necesario conocer la anatomía ósea: la cortical externa es dura y blanca, le sigue el hueso esponjoso, rojo y más blando, y finalmente, se alcanza la cortical interna blanca (como la cáscara del huevo). En caso de sangrado del hueso esponjoso se puede usar cera de hueso.

Se procede al fresado de la ventana hasta llegar a la cortical interna. Cuando se alcanza esta capa, el cirujano debe fresar esta con cuidado. Generalmente, en la mayoría de los casos, no es necesario fresarla completamente, sino que cuando queda una lámina fina se retira la ventana entera mediante una gubia, permitiendo el acceso a la base del canal y evitando manipular la médula espinal al retirar el disco. Tras exponer el canal, se retira el disco con sumo cuidado con la ayuda de ganchos de raíz espinal, curetas o ganchos dentales. En caso de sangrado de los senos venosos, este se evita con agentes hemostáticos aplicados con un bastoncillo de algodón mojado y el aspirado sobre el bastoncillo.

Al finalizar la hemilaminectomía, en muchos casos se encuentran restos de periostio o endostio, así como grasa epidural que se deben retirar del lugar con sumo cuidado para visualizar el disco extruido o protruido (estos restos se pueden extraer mediante un gancho espinal o instrumento dental (gancho dental u otros).

Si no se realiza la ventana descrita (por preferencia del cirujano), se procede a fresar la cortical externa y el hueso esponjoso en todo el defecto y cuando se alcanza la cortical interna se fresa completamente con cuidado hasta que está blanda y se puede retirar con un gancho espinal u otro instrumento (algunos cirujanos prefieren eliminar la cortical interna con gubia).

El cierre de la herida quirúrgica se realiza por planos: en primer lugar, la fascia; seguidamente, el tejido subcutáneo e intradérmico, y finalmente, la piel.

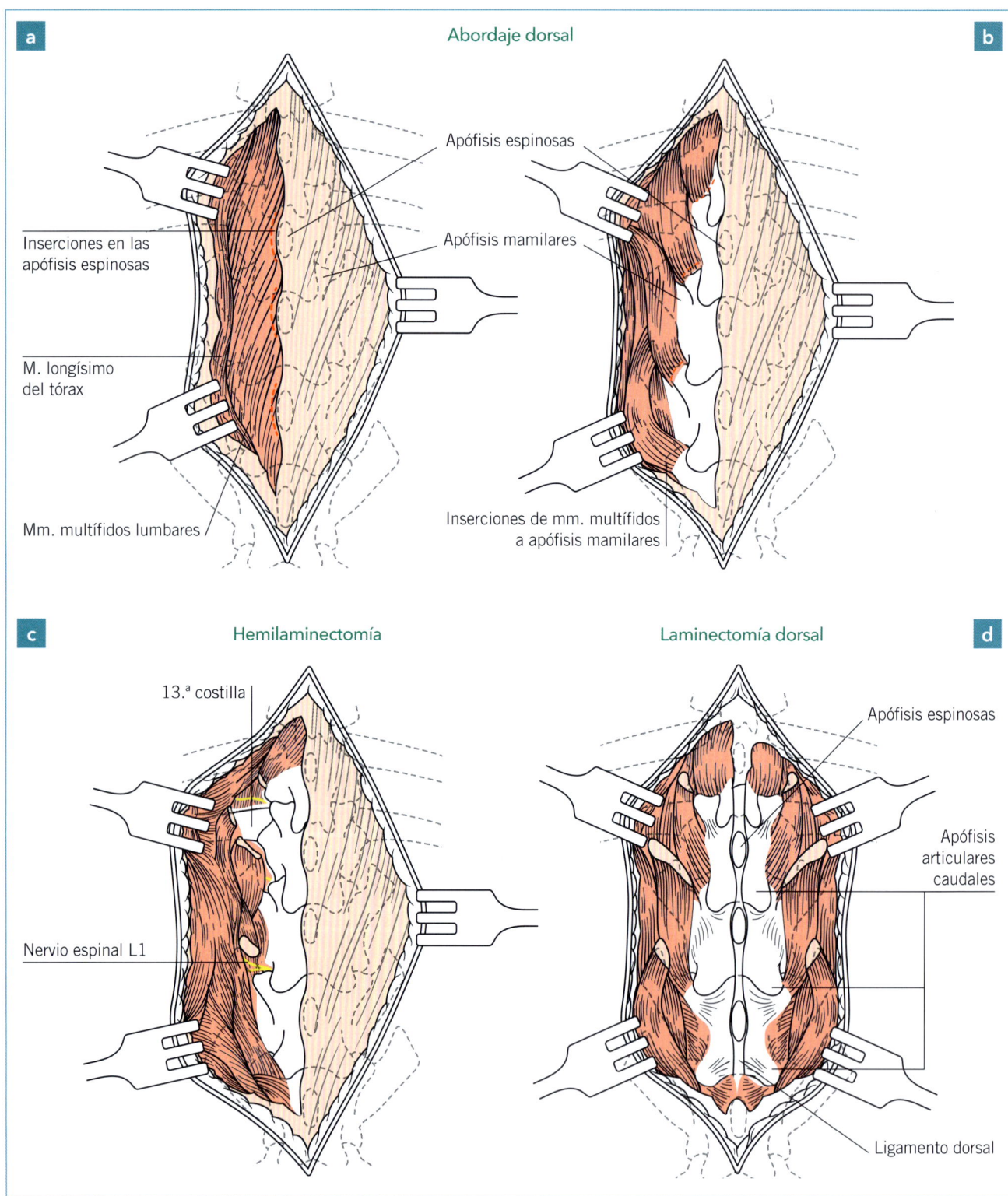

**FIGURA 13.** Ilustración que muestra los principales pasos para realizar el abordaje dorsal de la columna vertebral para acometer la hemilaminectomía y la laminectomía dorsal. Desinserción de los músculos multífidos de las apófisis espinosas (línea discontinua roja) tras cortar la fascia (en la laminectomía dorsal, en la que se accede de forma bilateral es suficiente con esta exposición, aunque el autor generalmente expone un poco más las apófisis articulares) (a). Para realizar la hemilaminectomía, se incide el músculo multífido y se libera del proceso mamilar para conseguir una mayor exposición (b). Retracción lateral para exponer las raíces nerviosas, el proceso mamilar, la costilla y las apófisis transversas para realizar la hemilaminectomía (c). Exposición para laminectomía dorsal (d). Adaptación del libro *Piermattei's atlas of Surgical Approaches to the Bones and Joints of the Dog and the Cat,* 5.ª ed. (2014), *de* Johnson KA.

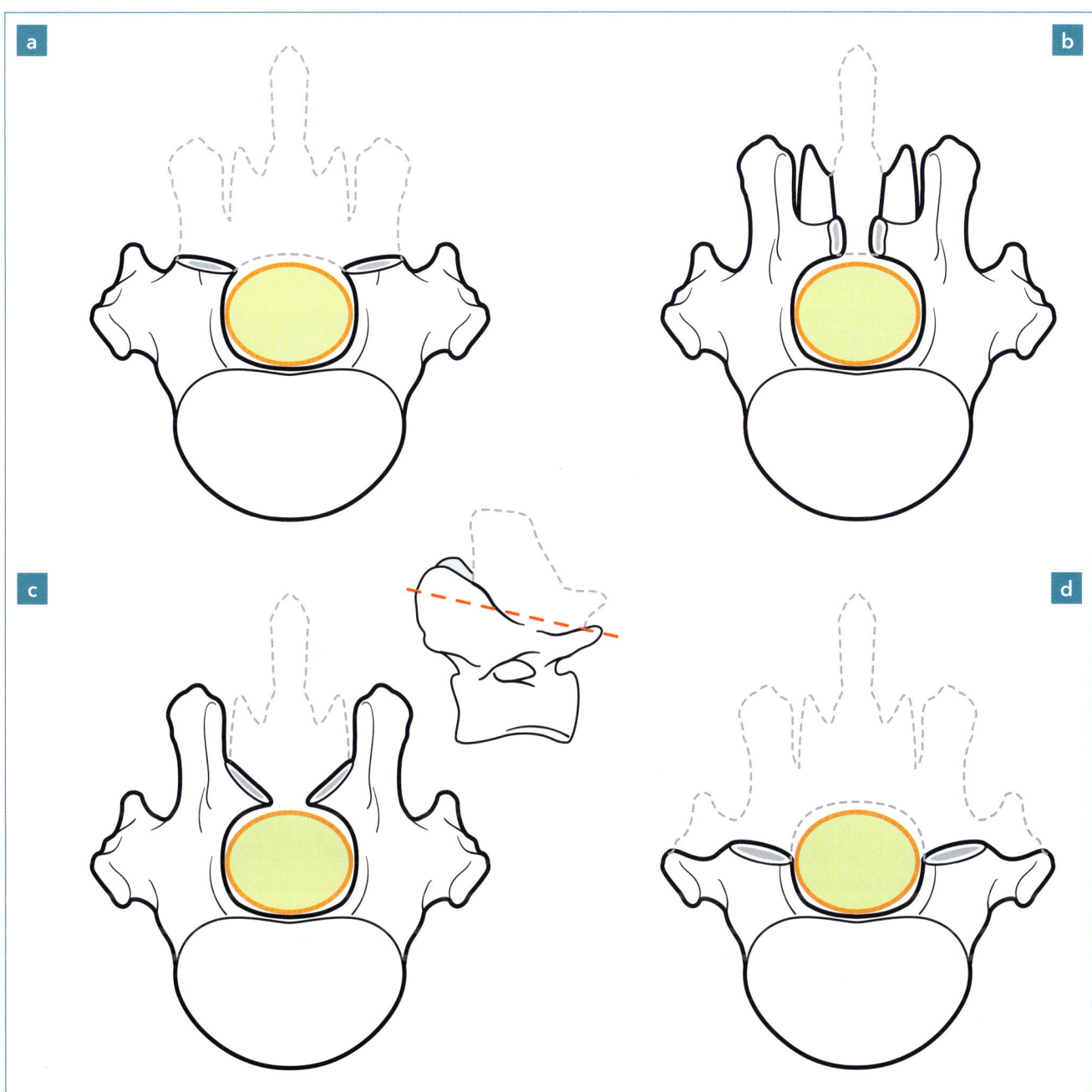

**FIGURA 14.** Representación de los tipos de laminectomía dorsal según Funkquist. En el tipo A se retira la apófisis espinosa, la lámina dorsal, las apófisis articulares caudal y craneal, así como el pedículo (a). En el tipo B se retira la apófisis espinosa y la lámina dorsal y se mantienen las apófisis articulares (b). El tipo C corresponde a la laminectomía modificada en la cual se conserva la apófisis articular craneal y se retira la caudal; se muestra también una vista lateral para mejor visualización de la técnica (c). Por último, el tipo D muestra la laminectomía dorsal profunda en la cual se retira la lámina dorsal, las carillas articulares y los pedículos de la cara ventral de la vértebra (no aconsejada normalmente debido a la inestabilidad que se provoca) (d). Adaptación del libro *Current Techniques in Canine and Feline Neurosurgery*. 1.ª ed. (2017) de Shores A y Brisson BA.

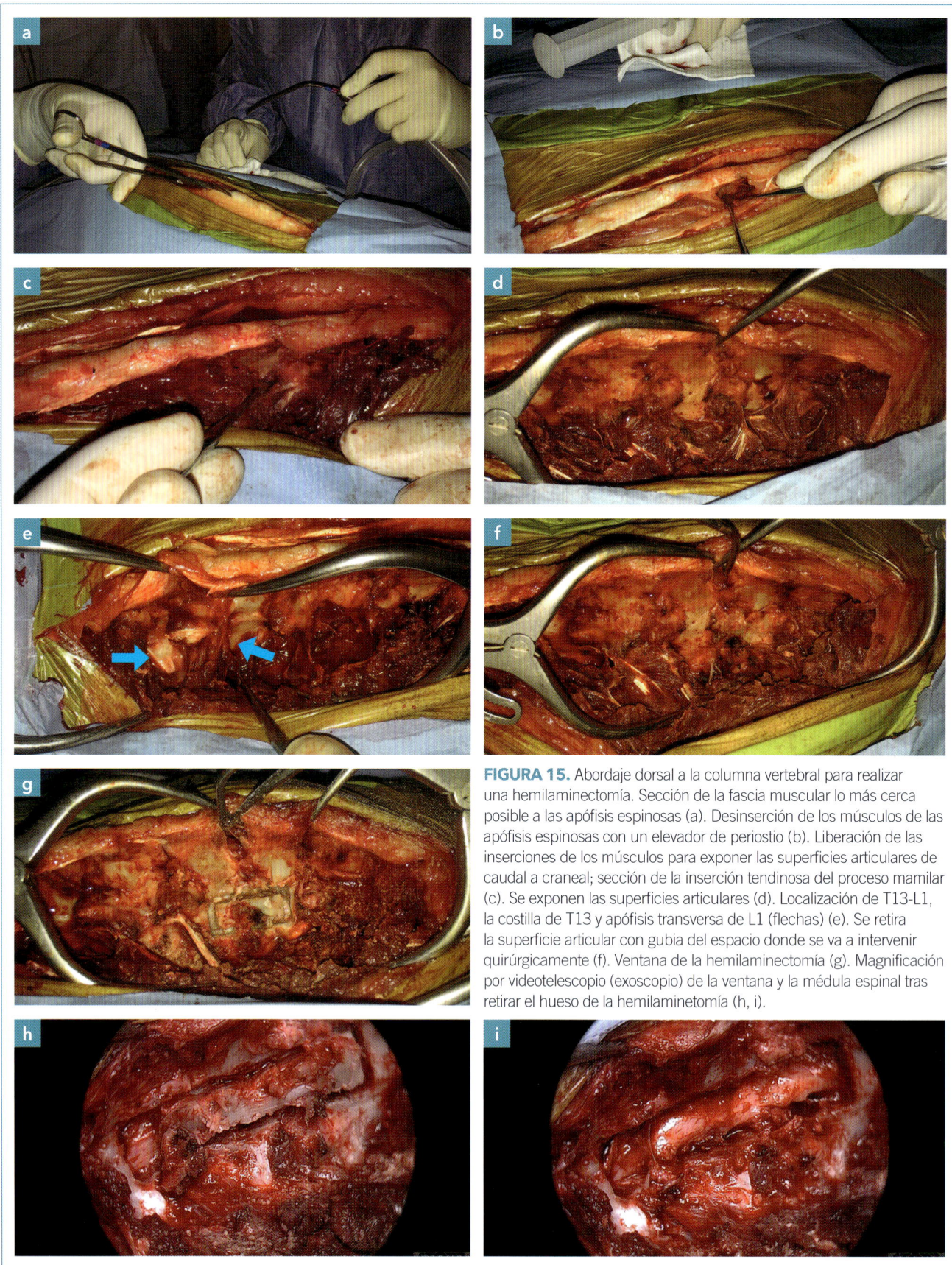

**FIGURA 15.** Abordaje dorsal a la columna vertebral para realizar una hemilaminectomía. Sección de la fascia muscular lo más cerca posible a las apófisis espinosas (a). Desinserción de los músculos de las apófisis espinosas con un elevador de periostio (b). Liberación de las inserciones de los músculos para exponer las superficies articulares de caudal a craneal; sección de la inserción tendinosa del proceso mamilar (c). Se exponen las superficies articulares (d). Localización de T13-L1, la costilla de T13 y apófisis transversa de L1 (flechas) (e). Se retira la superficie articular con gubia del espacio donde se va a intervenir quirúrgicamente (f). Ventana de la hemilaminectomía (g). Magnificación por videotelescopio (exoscopio) de la ventana y la médula espinal tras retirar el hueso de la hemilaminetomía (h, i).

## Hemilaminectomía con corpectomía parcial lateral modificada

El autor en la mayoría de los pacientes con discos crónicos y localizados centralmente utiliza la técnica de hemilaminectomía estándar (muy ventral en el suelo del canal) asociado a una corpectomía lateral modificada en función del disco que se debe retirar. El abordaje de tejidos blandos es similar al de la hemilaminectomía estándar.

Este procedimiento, se aplicó en un estudio realizado por el autor (no publicado) con 31 perros que presentaban discos crónicos centrales y los resultados pusieron de manifiesto que prácticamente no hubo agravamiento de los signos clínicos o este fue muy leve en la mayoría de los animales.

La técnica consiste en realizar una hemilaminectomía estándar (esta opción ofrece la ventaja de descomprimir la médula espinal, visualizar y retirar en muchos casos el disco extruido lateralmente asociado a la hernia crónica encapsulada central). A continuación, se palpa el suelo del canal vertebral sin manipular la médula espinal para delimitar la longitud y anchura del disco encapsulado o protruido no visible. Seguidamente, se procede a realizar una corpectomía cuyas dimensiones dependen de la longitud y anchura del disco (generalmente menor que en la técnica estándar descrita). La altura de la corpectomía es estrictamente hasta la base del canal vertebral para evitar entrar en el mismo (al haberse realizado la hemilaminectomía se ve bien el canal y es difícil entrar por accidente en él). Cuando el hueso restante y el ligamento son lo suficientemente finos se rompen con una gubia o con un instrumento dental y el disco se retira desde el canal a través del defecto creado (fig. 16).

En el caso de presentar la lesión en dos o más discos, el autor ha realizado hemilaminectomías con corpectomías parciales sin haber observado inestabilidad en ninguno de los casos. En algunos pacientes en los que los espacios conllevan un riesgo de inestabilidad (T12-L2), si se realizan varias hemilaminectomías se puede asociar una fijación vertebral.

## Abordaje dorsal para realizar una laminectomía dorsal torácica o lumbar

Para realizar una laminectomía dorsal torácica mediante un abordaje dorsal, [5,6,28,30] el posicionamiento del paciente es similar al empleado para realizar la hemilaminectomía. El autor habitualmente realiza el mismo abordaje de tejidos blandos que el descrito en la hemilaminectomía, pero aplicándolo a ambos lados y poniendo los retractores de Gelpi en ambos lados para visualizar la lámina dorsal.

### Técnica quirúrgica

Tras acometer completamente la disección muscular, se retira mediante una gubia la apófisis o las apófisis espinosas del o de los espacios donde se va a intervenir y se comienza la realización de la laminectomía dorsal mediante fresado. Por regla general se fresa hasta la cortical interna y esta se retira con gubias finas, para evitar lesionar la médula espinal por contacto. Generalmente, las superficies articulares se preservan para evitar la inestabilidad, si bien en algunos casos se pueden extirpar en función de la extensión de la lesión, añadiendo al procedimiento, si es necesario, una estabilización vertebral (los tipos de laminectomía dorsal se muestran en las figuras 17 y 18).

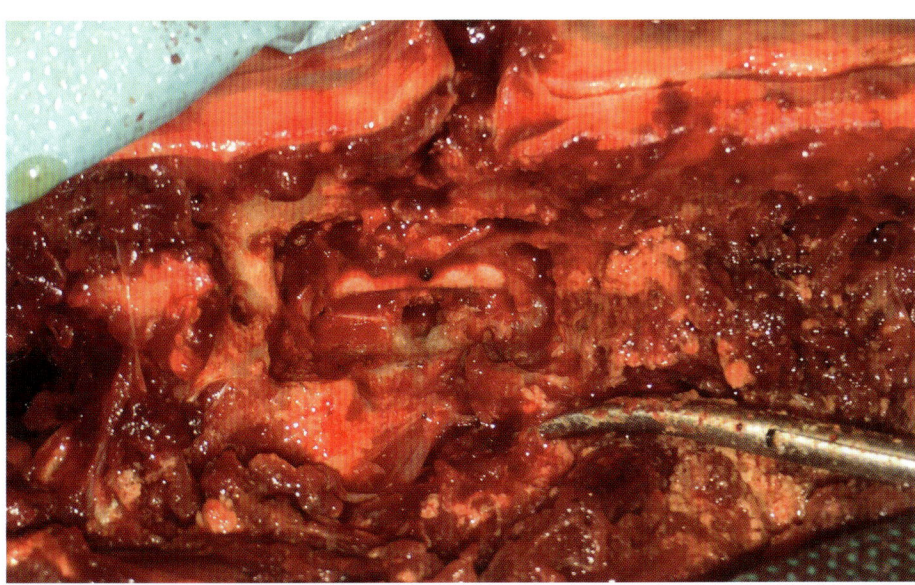

**FIGURA 16.** Hemilaminectomía con corpectomía parcial modificada.

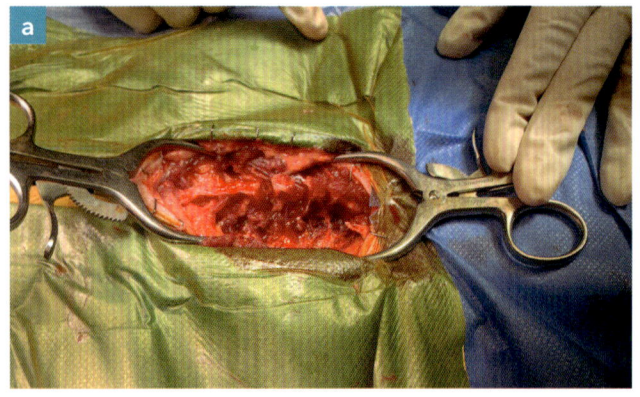

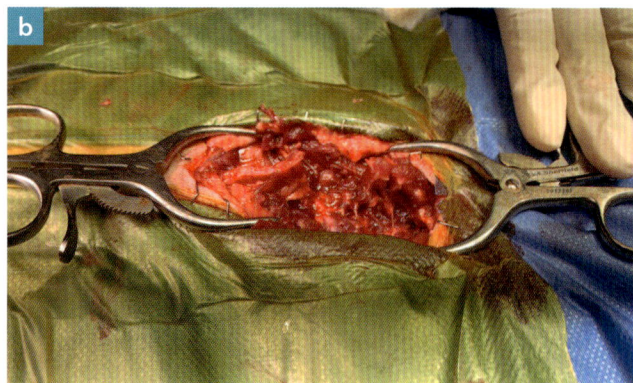

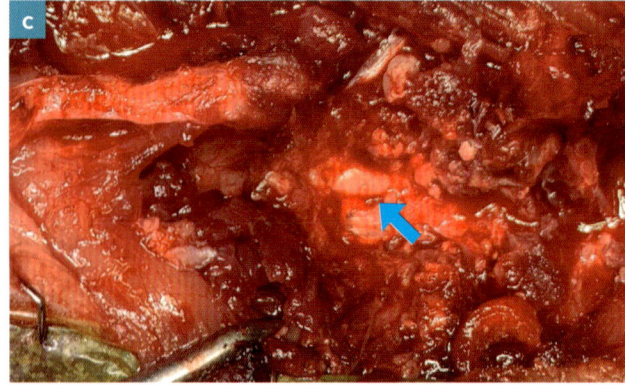

**FIGURA 17.** Imágenes de laminectomía dorsal a nivel de T3-T4 con una lesión de compresión por artrosis de la superficie articular en un paciente felino. Imagen obtenida tras el abordaje dorsal en la que se observan las apófisis espinosas antes (a) y después de retirarlas (b). Imagen tras realizar la laminectomía dorsal para liberar la médula espinal que se señala con la flecha azul (c).

## Corpectomía lateral parcial

Esta técnica relativamente nueva está descrita por Moissonnier para el tratamiento de enfermedades discales crónicas tipo Hansen II o Hansen I que presentan discos encapsulados, adheridos a la duramadre y localizados en posición muy central, con el fin de evitar la manipulación de la médula espinal.

Con lesiones discales de este tipo, dada su cronicidad y localización central, en ocasiones no es posible verlas mediante las técnicas habituales como la hemilaminectomía o la minihemilaminectomía y al intentar retirarlos hay que manipular la médula espinal con el riesgo de agravar los signos neurológicos.

### Técnica quirúrgica

Esta técnica consiste en retirar parte del cuerpo vertebral (torácico o lumbar) adyacente al disco intervertebral, al mismo tiempo que se realiza la fenestración del disco intervertebral.

Generalmente se retira un cuarto de la longitud de cada vértebra, aproximadamente la mitad de la altura del cuerpo vertebral y desde la mitad a dos tercios de la anchura del diámetro del canal vertebral.

El paciente se coloca en decúbito esternal o rotado lateralmente en función del abordaje, que puede ser dorsolateral o ventrolateral según la preferencia del cirujano.

El abordaje ventrolateral es el de elección, dado que se realiza ventral a los músculos paraespinales y dorsal a la costilla o apófisis transversa, permitiendo un acceso directo al disco intervertebral y al cuerpo vertebral adyacente (en caso necesario, se puede retirar parcialmente la costilla o la apófisis transversa).

Tras realizar el abordaje, se visualiza el nervio espinal que se retrae. En algunos pacientes puede ser necesario realizar una rizotomía, siempre que la lesión no se encuentre en la intumescencia lumbosacra.

A continuación, se realiza la corpectomía mediante motor neumático y fresa. Se fresan los cuerpos vertebrales, la cortical externa y el hueso esponjoso, aproximadamente hasta los 2/3 del diámetro del canal vertebral. Una vez que la cortical del suelo del canal vertebral es lo suficientemente delgada, se entra en el canal. En este momento, es posible visualizar el ligamento longitudinal dorsal, que en casos de extrusión crónica se debe cortar para retirar el material.

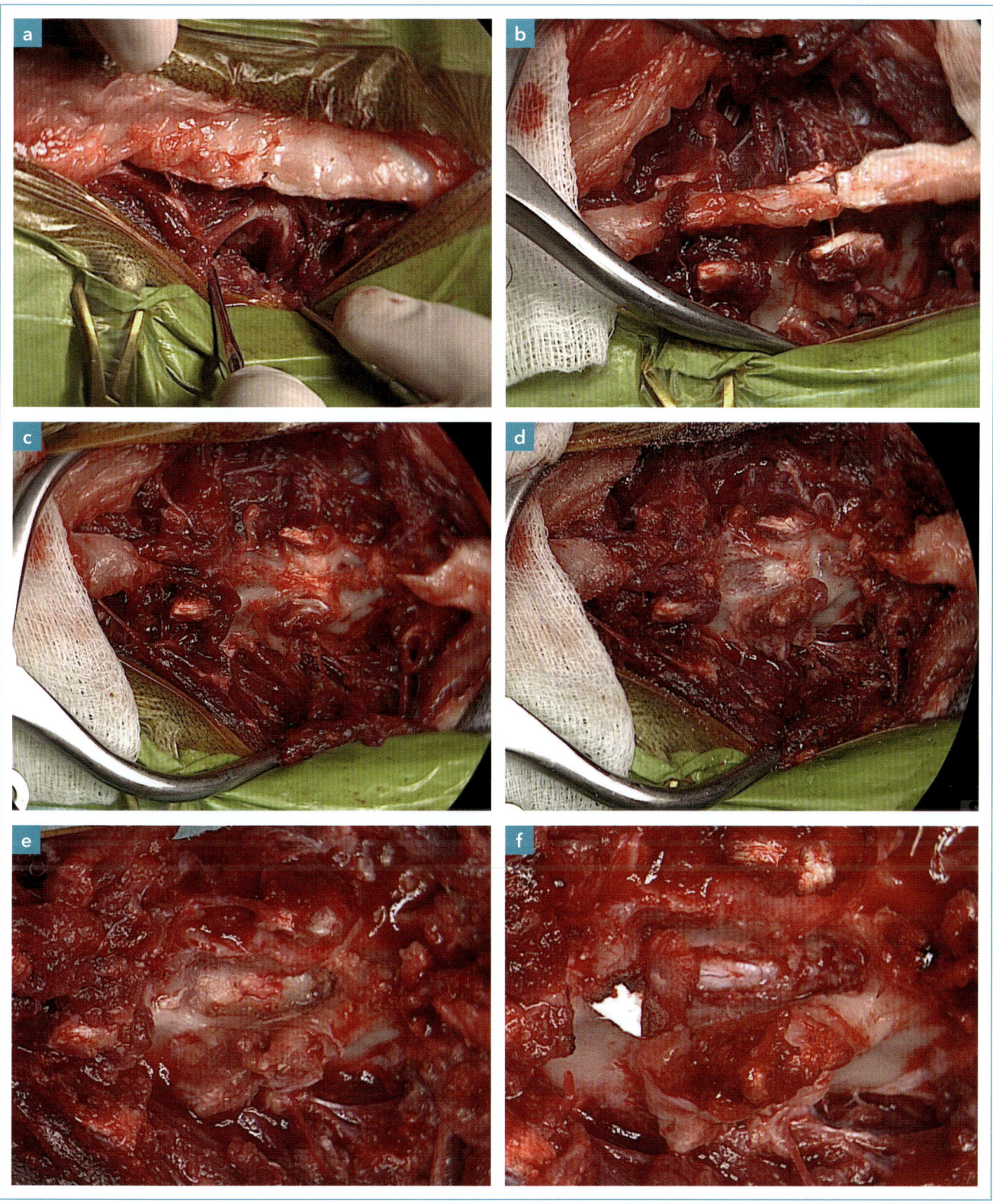

**FIGURA 18.** Secuencia de realización de una laminectomía dorsal con magnificación y vídeotelescopio (exoscopio). Incisión dorsal y desinserción de los músculos de las apófisis espinosas y articulares de forma bilateral (a). Exposición de las apófisis espinosas y articulares, de la lámina dorsal y retractores de Gelpi retirando la musculatura (b). Imagen tras extirpar la apófisis espinosa (c). Laminectomía dorsal realizada con motor neumático donde se pueden ver áreas de hueso esponjoso (rojo) y parte de la cortical interna (blanco) (d). Imagen en la que se puede observar la capa cortical interna (e). Visualización de la médula espinal tras retirar la cortical interna.

En los casos de protrusión crónica el anillo se retira con ayuda de la fresa hasta que es lo suficientemente fino y se retira el resto con gubias o instrumentos dentales. Una vez extirpado el anillo completamente se puede apreciar la duramadre de la médula espinal a través de la corpectomía.

En caso de sangrado de los senos venosos se controla con hemostáticos, que se mantienen con bastoncillos de algodón mientras el aspirador se coloca encima para retirar los fluidos.

## Complicaciones posibles de los abordajes quirúrgicos

Las complicaciones posibles asociadas a los diferentes procedimientos han sido descritas en libros de texto y diferentes artículos. [16-18,34,35]

En cirugías con abordajes a la región cervical ventral, aunque las complicaciones son raras se pueden observar hematomas posquirúrgicos, discoespondilitis o infección secundaria, hipotensión, problemas respiratorios o síndrome de Horner entre otros. (fig. 19). En cirugías que se realizan en la región toracolumbar, aunque también sean poco frecuentes, se pueden dar complicaciones tales como infección secundaria, hematoma o luxación vertebral entre otras. En ambos casos es importante saber reconocer estas complicaciones para actuar cuanto antes.

En el cuadro 4 se resumen las principales complicaciones posibles en intervenciones de la región cervical y toracolumbar (fig. 19).

---

**CUADRO 4. Principales complicaciones de las intervenciones en la columna vertebral.**

### Región cervical (*slot* ventral, laminectomía dorsal)

- Hemorragia intraoperatoria, hematoma posquirúrgico.
- Hipotensión (anestesia, manipulación vagal).
- Síndrome de Horner.
- Problemas respiratorios.
- Arritmias cardiacas.
- Daño iatrogénico medular o en la raíz espinal.
- Inestabilidad vertebral (luxación).
- Infección (discoespondilitis, empiema), seroma.
- Colapso vertebral (*slot*).
- Deterioro neurológico.
- Presencia de restos de disco residual.
- Membrana de laminectomía (infrecuente).

### Regiones torácica o lumbar

- Seroma o infección (empiema, discoespondilitis).
- Hemorragia intraoperatoria, hematoma posquirúrgico.
- Inestabilidad vertebral (luxación).
- Extrusión de más discos o presencia de restos de disco residual.
- Membrana de laminectomía (infrecuente).
- Daño iatrogénico de la médula espinal.
- Heridas en la piel (decúbito, orina, etc.).
- Deterioro neurológico.
- Mielomalacia.

---

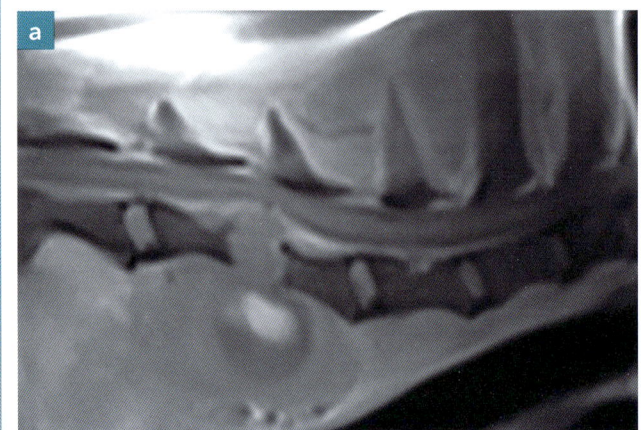
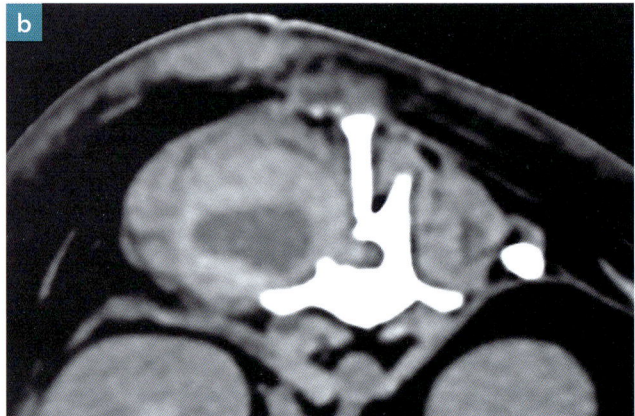

**FIGURA 19.** Complicación de la cirugía en un paciente al que se realizó una hemilaminectomía toracolumbar. Imagen de resonancia magnética en la que se observa el hematoma posquirúrgico tras realizarle la hemilaminectomía (a). Imagen intraoperatoria en la que se aprecia el hematoma (b).

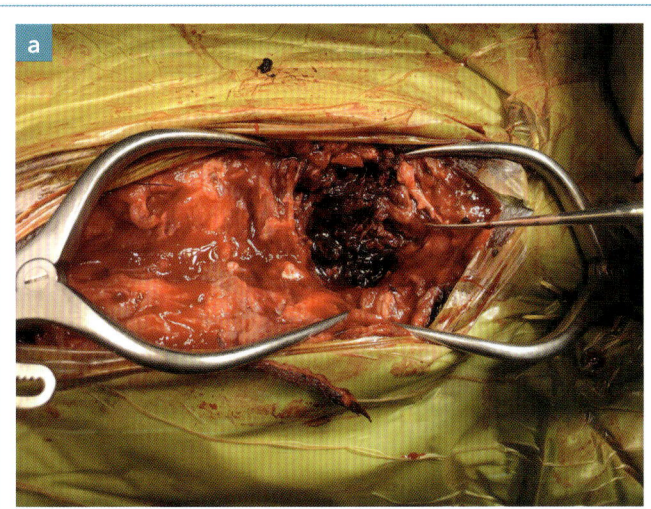 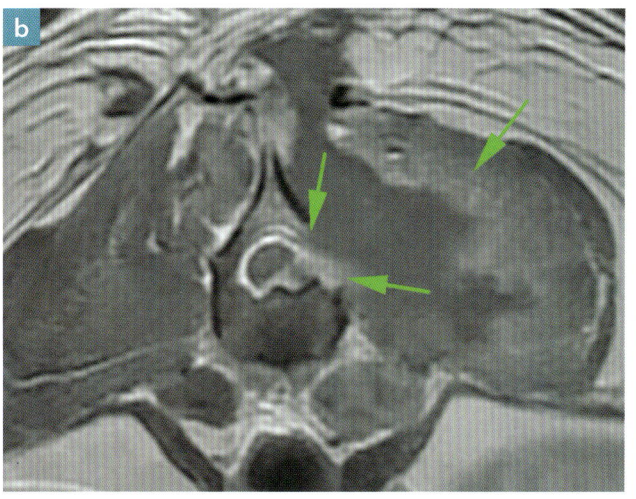

**FIGURA 20.** Imágenes de complicaciones posquirúrgicas. Resonancia magnética que muestra un hematoma tras la realización de un slot ventral. Se aprecia cómo el hematoma entra por ranura efectuada y comprime la médula espinal (a). Resonancia magnética que muestra un empiema o infección posquirúrgica tras realizar una hemilaminectomía.

## Bibliografía

1. Sharp NJ, Wheeler SJ. Chapter 7: Cervical disc disease. In: Sharp NJ, Wheeler SJ (eds.). *Small Animal Spinal Disorders, Diagnosis and Surgery.* 2nd ed. Elsevier Mosby. 2005; p. 93-120.

2. Da Costa RC. Chapter 17: Ventral Cervical Decompression. In: Shores A, Brisson BA (eds.). Current Techniques in Canine and Feline Neurosurgery. 1st ed. John Wiley and Sons. 2017; p. 157-62.

3. Platt SR, da Costa RC. Chapter 31: Cervical Vertebral Column and Spinal Cord. In: Johnston SA, Tobias KM (eds.). *Veterinary Surgery: Small Animal.* 2nd ed. Elsevier 2018; p. 438-485.

4. Dewey CW and Fossum TW. Surgery of the Cervical Spine. In: Fossum TW (eds.). *Small animal surgery*, 5th ed. Philadelphia, PA. Elsevier, 2019; p. 1365-1404.

5. Coates JR, Hofman AG, Dewey CW. Surgical Approaches to the Nervous Central System. Spine. In: Slatter DH (eds.). *Textbook of veterinary surgery*, 3rd ed. Philadelphia, PA: Saunders, 2003; p. 1148-1163.

6. Johnson KA. The Vertebral Column. In: Johnson KA (eds.). *Piermattei's atlas of Surgical Approaches to the Bones and Joints of the Dog and the Cat.* In Johnson KA 5th ed. Elsevier, Saunders, 2014; p. 48-115.

7. Fauber AE, Wade JA, Lipka AE, McCabe GP, Aper RL. Effect of width of disk fenestration and a ventral slot on biomechanics of the canine C5-C6 vertebral motion unit. *Am J Vet Res* 2006 Nov;67(11):1844-1848.

8. Goring RL, Beale BS, Faulkner RF. The inverted cone decompression technique: a surgical treatment for cervical vertebral instability "Wobbler syndrome" in Doberman Pinschers. *J Am Anim Hosp Assoc* 1991;27:403.

9. McCartney W. Comparison of recovery times and complication rates between a modified slanted slot and the standar ventral slot for the treatment of cervical disc disease in 20 dogs. *J Small Anim Pract.* 2007;48:498.

10. Slocum, B. & Devine-Slocum, T. Slanted slot for cervical decompression. In: M. Bojrab j, Ellison GW, Slocum B (eds.). *Current Techniques in Small Animal Surgery.* 4th ed. William & Wilkins, Philadelphia, PA, USA. 1998; p. 826-828.

11. Rossetti D, Ragetly GR, Poncet CM. High-Definition Video Telescope-Assisted Ventral Slot Decompression Surgery for Cervical Intervertebral Disc Herniation in 30 Dogs. *Vet Surg* 2016;45(7):893-900.

12. Leperlier D, Manassero M, Blot S, et al. Minimally invasive video assisted cervical ventral slot in dogs. A cadaveric study and report of 10 clinical cases *Vet Comp Orthop Traumatol* 2011;24:50-56.

13. Kang J, Lee S, Heo S, Kim N. Accuracy of a 3-dimensionally printed custom endoscopy port for minimally invasive ventral slot decompression in dogs: A cadaveric study. *Vet Surg*, 2023 Mar 20. doi: 10.1111/vsu.13945.

14. Bush MA, Owen MR. Modification of the ventral approach to the caudal cervical spine by resection of the manubrium in a dog. *Vet Comp Orthop Traumatol*. 2009;22(6):514-516.

15. Cappelle KK, Reaugh HF. Sternotomy and ventral slot decompression for treatment of T1-2 intervertebral disk disease in a Dachshund. *J Am Vet Med Assoc*. 2018 Jul 15;253(2):215-218.

16. Gordon-Evans W. Ventral Slot and Fenestration. In: Griffon D, Hamaide A (eds.). *Complications in Small Animal Surgery*. Ed. Willey/Blackwell, 2016; p. 590-596.

17. Gordon-Evans W. Dorsal laminectomy. In: Griffon D, Hamaide A (eds.). *Complications in Small Animal Surgery*. Ed. Willey/Blackwell, 2016; p. 596-602.

18. Gordon-Evans W. Hemilaminectomy. In: Griffon D, Hamaide A (eds.). *Complications in Small Animal Surgery*. ed. Willey/Blackwell, 2016; p. 602-606.

19. Fingeroth JM. Chapter 16: Dorsal Cervical Compression (Laminectomy/Hemilaminectomy and laminotomy). In: Shores A, Brisson BA (eds.). *Current Techniques in Canine and Feline Neurosurgery*. 1st ed. John Wiley and Sons. 2017; p. 157-162.

20. Fingeroth JM, Smeak DD. Laminotomy of the axis for surgical access to the cervical spinal cord. A case report. *Vet Surg*. 1989 Mar-Apr;18(2):123-129.

21. Sharp NJ, Wheeler SJ. Chapter 11: Cervical spondylomielopathy. In: Sharp NJ, Wheeler SJ (eds.). *Small Animal Spinal Disorders, Diagnosis and Surgery*. 2nd ed. Elsevier Mosby, 2005; 211.

22. Toombs JP, Waters DJ. Intervertebral disc disease. In: Slatter DH (eds.). *Textbook of veterinary surgery*, 3rd ed. Philadelphia, PA: Saunders, 2003; p. 1193-1209.

23. Rossmeisl JH Jr, Lanz OI, Inzana KD, et al. A modified lateral approach to the canine cervical spine: procedural description and clinical application in 16 dogs with lateralized compressive myelopathy or radiculopathy. *Vet Surg*. 2005 Sep-Oct;34(5):436-444.

24. Jeffery ND, Harcourt-Brown TR, Barker AK, Levine JM. Choices and Decisions in Decompressive Surgery for Thoracolumbar Intervertebral Disk Herniation, Veterinary Clinics of North America: Small Animal Practice, 2018;48(1):169-186.

25. Shores A. Chapter 20: Thoracolumbar Hemilaminectomy. In: Shores A, Brisson BA (eds.). Current Techniques in Canine and Feline Neurosurgery. 1st ed. John Wiley and Sons. 2017; p. 179-182.

26. Sharp NJ, Wheeler SJ. Chapter 8: Thoracolumbar disc disease. In: Sharp NJ, Wheeler SJ (eds.). *Small Animal Spinal Disorders, Diagnosis and Surgery*. 2nd ed. Elsevier Mosby, 2005; p. 121-160.

27. Forterre F, Vizcaíno N, De Risio L. Chapter 31: Thoracolumbar Disc Disease: Dorsal Approaches versus Lateral versus ventral Approaches. What to Do If I'M on the Wrong Side or Site (Level)? In: Fingeroth JM, Thomas WB (eds.). *Advances in Intervertebral Disc Disease in Dogs and Cats*. 1st ed. Wiley Blackwell, 2015; p. 232-236.

28. Kerwin SC, Levine JM, Markin JM. Chapter 32: Thoracolumbar Vertebral column. In: Johnston SA, Tobias KM (eds.). *Veterinary Surgery: Small Animal*. 2nd edition. Elsevier 2018; p. 485-513.

29. Crawford AH, De Decker S. Comparison between Hemilaminectomy with either Anulectomy or Partial Discectomy for Treatment of Thoracolumbar Intervertebral Disc Protrusion in Dogs. Vet Comp Orthop Traumatol. 2018 May;31(3):194-201.

30. Dewey CW and Fossum TW. Surgery of the Thoracolumbar Spine. In: Fossum TW (ed.). *Small animal surgery*, 5th ed. Philadelphia, PA. Elsevier, 2019; p. 1404-1427.

31. Moissonnier P, Meheust P, Carozzo C. Thoracolumbar lateral corpectomy for treatement of chronic disc herniation. Vet Surg 2004; 33:620-628.

32. Salger F, Ziegler L, Boettcher IC, *et al*. Neurologic outcome after thoracolumbar partial lateral corpectomy for intervertebral disc disease in 72 dogs. Vet Surg 2014; 43:581-588.

33. Moissonnier P. Chapter 23: Thoracolumbar Lateral Corpectomy. In: Shores A, Brisson BA eds.). Current Techniques in Canine and Feline Neurosurgery. 1st ed. John Wiley and Sons. 2017; p. 199-204.

34. Seim H.B. and Prata R.G. Ventral decompression for the treatment of cervical disk disease in the dog: a review of 54 cases. *Journal of the American Animal Hospital Association*, 1982;18:233.

35. Smith, B.A., Hosgood, G., Kerwin, S.C. Ventral slot decompression for cervical intervertebral disc disease in 112 dogs. *Australian Veterinary Practitioner* 1997;27(2): 58-64.

# Principales abordajes en cirugía intracraneal

Autor: Sergio Ródenas

## Introducción, términos y principios generales

A la hora de decidir y planificar una cirugía intracraneal es de vital importancia tener un conocimiento amplio de la neuroanatomía del encéfalo (anatomía ósea, cerebral y vascular) (ver para más detalle el cap. 5) y de las técnicas quirúrgicas, así como una amplia experiencia en la interpretación de exámenes de imagen avanzada del encéfalo (resonancia magnética —RM— y tomografía computarizada —TC—), así como conocer los mecanismos fisiopatológicos que están asociados a la patología intracraneal[1-4]. Esto nos va a permitir el poder elegir el abordaje y procedimiento más adecuados para cada paciente.

Es también de vital importancia haber realizado una anamnesis completa, un examen general (físico y neurológico) exhaustivo (localización y gravedad de la lesión), así como las pruebas preoperatorias (hemograma y análisis bioquímico completos, perfil de coagulación, radiografías torácicas y ecografías de abdomen) y exámenes de neuroimagen. Esto nos va a permitir minimizar o evitar las posibles complicaciones antes, durante y después de realizar la cirugía.[1]

Los términos craneotomía, craniectomía y craneoplastia hacen referencia a diferentes técnicas quirúrgicas explicadas a continuación.

### Definiciones

- **Craneotomía:** consiste en retirar una parte del hueso de la bóveda craneal con el fin de exponer tejido encefálico y estructuras nerviosas, reponiendo el fragmento o colgajo óseo del paciente al terminar la cirugía.
- **Craniectomía:** en esta técnica se retira una parte del hueso de la bóveda craneal con el fin de exponer tejido encefálico y estructuras nerviosas sin reponer el fragmento o colgajo óseo al terminar la cirugía.
- **Craneoplastia:** reparación quirúrgica (mallas, biomateriales) de un defecto o deformidad en el cráneo.

La elección entre realizar craneotomía o craniectomía en veterinaria depende de varios factores: el sitio de la cirugía, la extensión de la cirugía y la preferencia del cirujano. Algunos neurocirujanos veterinarios prefieren realizar craniectomías, debido a que, generalmente, la gran cantidad de músculo (principalmente en el abordaje rostrotentorial tanto en pacientes caninos como felinos) permite recubrir el defecto óseo con protección de los tejidos nerviosos, además de producir un efecto cosmético adecuado.

## Elección del abordaje quirúrgico

La elección del abordaje quirúrgico intracraneal en perros y gatos depende de múltiples factores (cuadro 1).

A diferencia de los seres humanos, la anatomía del cráneo en perros y gatos es mucho más variable, con diferencias entre el perro y gato y gran variabilidad entre los distintos tipos de razas de perros (braquicéfalos, dolicocéfalos y mesocéfalos), lo cual implica en algunos abordajes (p. ej.: craneotomía o craniectomía transfrontal) cambios en función de la especie y la raza.[1,5,6]

> **CUADRO 1. Factores más importantes que deben tenerse en cuenta para planear el abordaje quirúrgico en el encéfalo.[1,7]**
>
> - Tamaño y extensión de la lesión.
> - Tipo de lesión (congénita, neoplásica, inflamatoria, etc.).
> - Localización de la lesión.
> - Especie y raza.
> - Estructuras con riesgo vital cercanas a la lesión.
> - Tipo de cirugía (p. ej.: biopsia, extirpar masa, etc.).
> - Riesgos y posibles complicaciones (aumento de la presión intracraneal —PIC—, herniación cerebral, etc.).
> - Tipo de material quirúrgico disponible.
> - Experiencia del cirujano.
> - Consistencia de la lesión (gelatinosa, sólida o fibrosa).

La cavidad craneal se divide en fosa craneal rostral y medial (hemisferios cerebrales, área olfatoria, hipocampo y tálamo) y fosa craneal caudal o caudotentorial (cerebelo, puente, bulbo raquídeo y cuarto ventrículo). Estas dos fosas están separadas por el tentorio del cerebelo (parte ósea y membranosa).[1]

De manera general, los abordajes transfrontal y rostrotentorial nos darán acceso a la fosa craneal rostral y el abordaje suboccipital nos dará acceso a la fosa craneal caudal.

Los principales puntos de referencia en la bóveda craneal a la hora de realizar una cirugía intracraneal en veterinaria son las regiones frontal, olfatoria, parietal y occipital (ver cap. 5).

El tipo de cirugía que vaya a realizarse también puede ser determinante a la hora de escoger un abordaje. De esta manera, en cirugías menos invasivas (biopsias, hematomas o implantar un *shunt* ventriculoperitoneal) se utilizarán procedimientos menos invasivos o abordajes más limitados que en cirugías que requieran la extirpación de grandes masas o cuerpos extraños y en lesiones localizadas ventralmente, hemorragias masivas, fracturas o craniectomías para descomprimir.[1,7]

Por regla general, a la hora de realizar abordajes intracraneales es preferible que estos sean lo más amplios posible para obtener una buena exposición del tejido encefálico, con el objetivo de minimizar el daño iatrogénico por una manipulación excesiva del tejido y evitar, en lo posible, complicaciones tales como edema o hemorragia.[1,7]

## Posicionamiento del paciente en los abordajes intracraneales

El posicionamiento del paciente es de crucial importancia a la hora de realizar una cirugía intracraneal. En la mayoría de los procedimientos la posición será en decúbito esternal y en procedimientos tales como abordaje rostrotentorial o en los que se requiere acceso a la parte ventral del encéfalo mediante una osteotomía de la apófisis cigomática también se puede realizar, según preferencia del cirujano, con el animal en decúbito lateral.

Es importante a la hora de posicionar al paciente que el anestesista pueda acceder a los catéteres arteriales o intravenosos y al tubo endotraqueal en caso de ser necesario sin tener que movilizar al paciente o molestar al cirujano.[1,2,7,8]

La cabeza debe estar elevada por encima del nivel del corazón para favorecer el retorno venoso. Es importante usar dispositivos de sujeción o fijación mandibular acolchados para inmovilizar la cabeza y evitar el compromiso de estructuras vasculares. Un marco de sujeción de la cabeza o mantenerla fija con vendas adhesivas (evitando comprimir la vena yugular) también puede ser útil para las intervenciones intracraneales en perros y gatos.[1,7,8]

En la bibliografía veterinaria se han descrito múltiples abordajes intracraneales, en este libro se van a describir los abordajes estándar más utilizados, así como variaciones en algunos abordajes descritos previamente o modificados por el autor.

## Abordajes quirúrgicos

### Abordaje rostral (craneotomía y craniectomía transfrontales)

Este abordaje se utiliza para acceder al bulbo olfatorio, a la corteza frontal dorsal y al área etmoidal.[1,5,7]

La figura 1 muestra los principales abordajes quirúrgicos descritos para el acceso al bulbo olfatorio y a la corteza cerebral rostral en el perro.

Se han descrito múltiples técnicas y variaciones en el perro para acceder al bulbo olfatorio y a la corteza frontal, tanto unilaterales como bilaterales. El defecto óseo para acceder también puede variar en el tamaño y en la forma (diamante, mitad de diamante, triangular, trapezoidal o rectangular) dependiendo de la especie, tipo de craneotomía o craniectomía, raza y extensión o localización de la lesión.[1,5,7-9]

Las primeras técnicas de craneotomía transfrontal descritas en veterinaria combinaban abordajes transfrontales unilaterales con rostrotentoriales.[10,11] Estas técnicas permiten una visualización y exposición excelente de los lóbulos frontales, pero generalmente no permiten una adecuada exposición y visualización del bulbo olfatorio y de la lámina cribosa o placa cribiforme.[6]

En 1987, Kostolich describe un abordaje transfrontal con destrucción de la placa cribiforme para acceder mejor al bulbo olfatorio[12], esta técnica consiste en crear un defecto o colgajo óseo de forma trapezoidal en la parte rostral del hueso frontal y del seno que se extiende rostralmente al hueso nasal y maxilar, permitiendo una buena exposición del bulbo olfatorio y de la placa cribiforme, pero una limitada exposición de los lóbulos frontales.

Estas técnicas de forma aislada muestran una exposición de tejidos limitada en una u otra área, además de las potenciales complicaciones debido a la limitada exposición descritas (crisis epileptiformes e infecciones posoperatorias).[5,6]

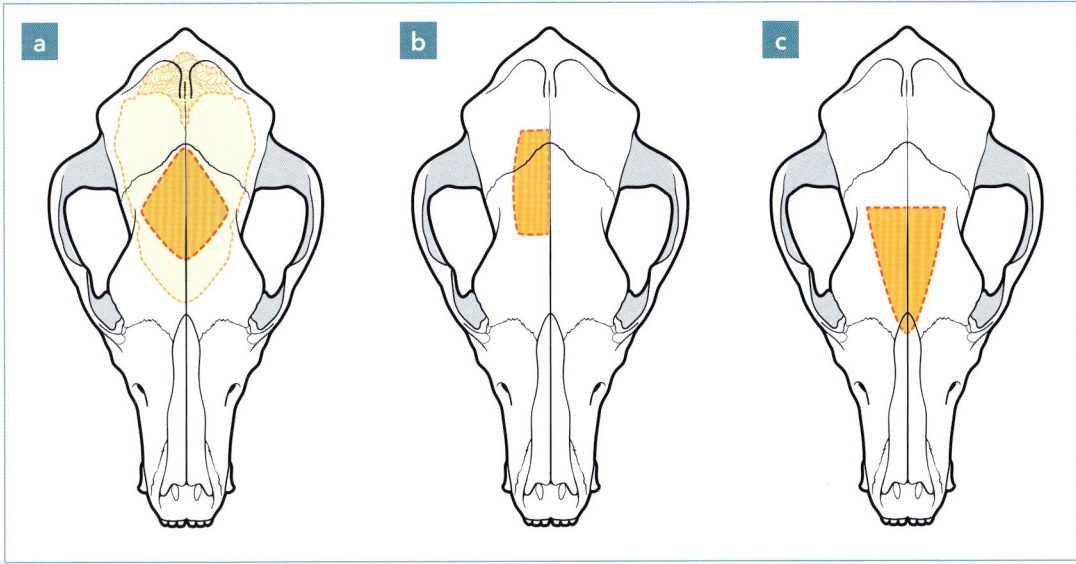

**FIGURA 1.** Principales abordajes quirúrgicos descritos para el acceso al bulbo olfatorio y a la corteza cerebral rostral en el perro. Abordaje transfrontal modificado[6] (a), unilateral con abordaje rostrotentorial[10,11] (b) y acceso a la placa cribiforme[12] (c). Ilustraciones basadas en las originales de Tamara Heredia.

Para obtener una mayor exposición de tejidos (bulbo olfatorio, placa cribiforme y área rostral frontal) y limitar así las complicaciones descritas anteriormente, se describió el abordaje del seno transfrontal (bilateral) modificado, en el que no se observaron complicaciones mayores.[6]

Por regla general, el abordaje unilateral se utiliza en pocos casos debido a la limitada exposición y acceso a estructuras cerebrales, y a que, en la mayoría de los casos, se necesita un abordaje y exposición amplios para limitar la manipulación del tejido encefálico y para visualizar bien todas las estructuras. Por ello, el abordaje transfrontal modificado es el procedimiento más utilizado en la mayoría de los casos.[1,5-9] Sin embargo, aunque normalmente el abordaje de elección es el transfrontal bilateral, en algunos casos específicos un abordaje amplio unilateral, con o sin combinación de craneotomía rostrotentorial, puede permitir una buena exposición de los tejidos sin complicaciones mayores.[9]

En el gato hay menos casos descritos que en el perro con la técnica detallada para el acceso al bulbo olfatorio y a la corteza frontal rostral. Hay varios estudios en gatos, aunque la técnica de elección en la mayoría de los casos sería la transfrontal modificada, al igual que en el perro.[13-15]

## Técnica transfrontal unilateral sin destrucción de la placa cribiforme con craneotomía rostrotentorial

La técnica transfrontal unilateral[10,11], como se dijo anteriormente, es menos utilizada que la transfrontal bilateral modificada, si bien en algunos casos muy lateralizados en el área rostral (caudales al surco cruzado) y/o temporal produce una exposición adecuada de tejidos (lóbulo frontal y temporal) sin riesgos mayores.[9]

Una de las principales ventajas de esta técnica es acceder a lesiones lateralizadas caudales al surco cruzado.[6]

La complicación potencial intraoperatoria que puede ocurrir con este tipo de abordaje es el riesgo de dañar el seno sagital dorsal, los vasos meníngeos y el tejido cerebral.[6]

## Técnica quirúrgica

El animal se posiciona en decúbito esternal y con la cabeza fija (el abordaje tisular y muscular es similar a la técnica transfrontal modificada).

El defecto óseo se crea en función de la localización y extensión de la lesión. El colgajo óseo puede ser en forma de medio diamante, triangular, rectangular o variar en función de donde esté la lesión. Generalmente, este defecto se extiende desde el hueso frontal hasta el hueso temporal (habitualmente combinación de frontal con algo de rostrotentorial) para permitir el acceso al lóbulo frontal.

El autor, por regla general, utiliza el motor neumático con fresas en este tipo de abordaje unilateral o, en algunos casos, la sierra oscilante.

En este tipo de abordaje se puede reponer el colgajo óseo, aunque en muchos casos no es estrictamente necesario, ya que el defecto óseo es menor que en el abordaje transfrontal modificado. En los casos en que el defecto sea muy grande, que no haya buena cosmética o por preferencia del cirujano, se puede optar por reponer el colgajo óseo o colocar una malla de titanio o metacrilato.

Las figuras 2 y 3 muestran un ejemplo en dibujo y fotografías de un abordaje quirúrgico con craneotomía transfrontal unilateral para el tratamiento de un glioma frontal.

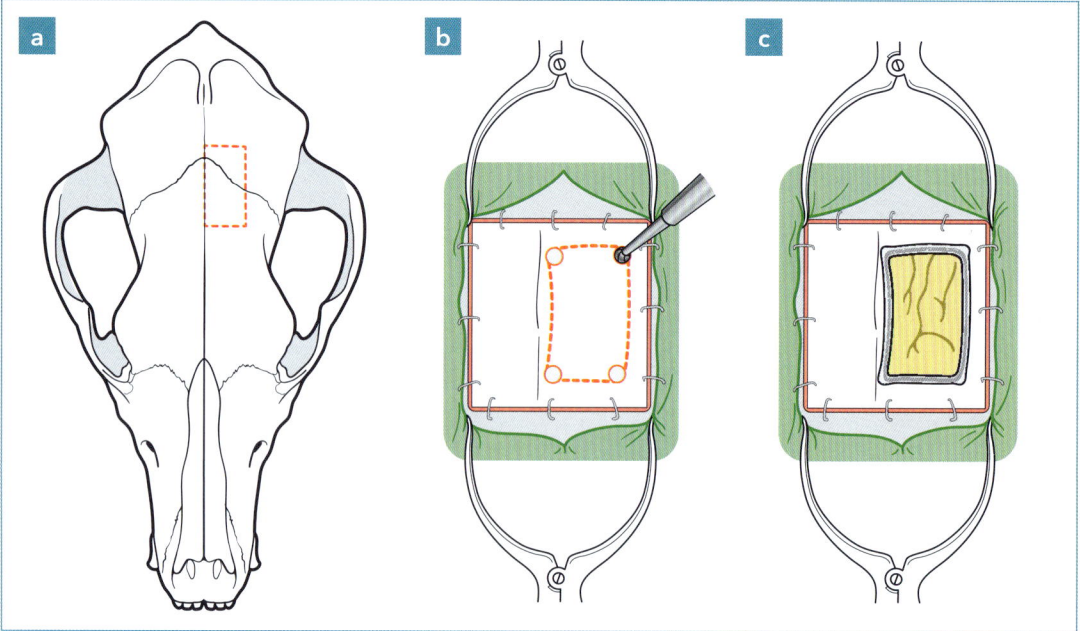

**FIGURA 2.** Ilustración del abordaje unilateral transfrontal que se muestra en las imágenes de la figura 3. Ubicación de la craniectomía (a). Fresado de la ventana ósea (b). Tejido encefálico tras retirar la ventana ósea (c). Ilustraciones basadas en las originales de Tamara Heredia.

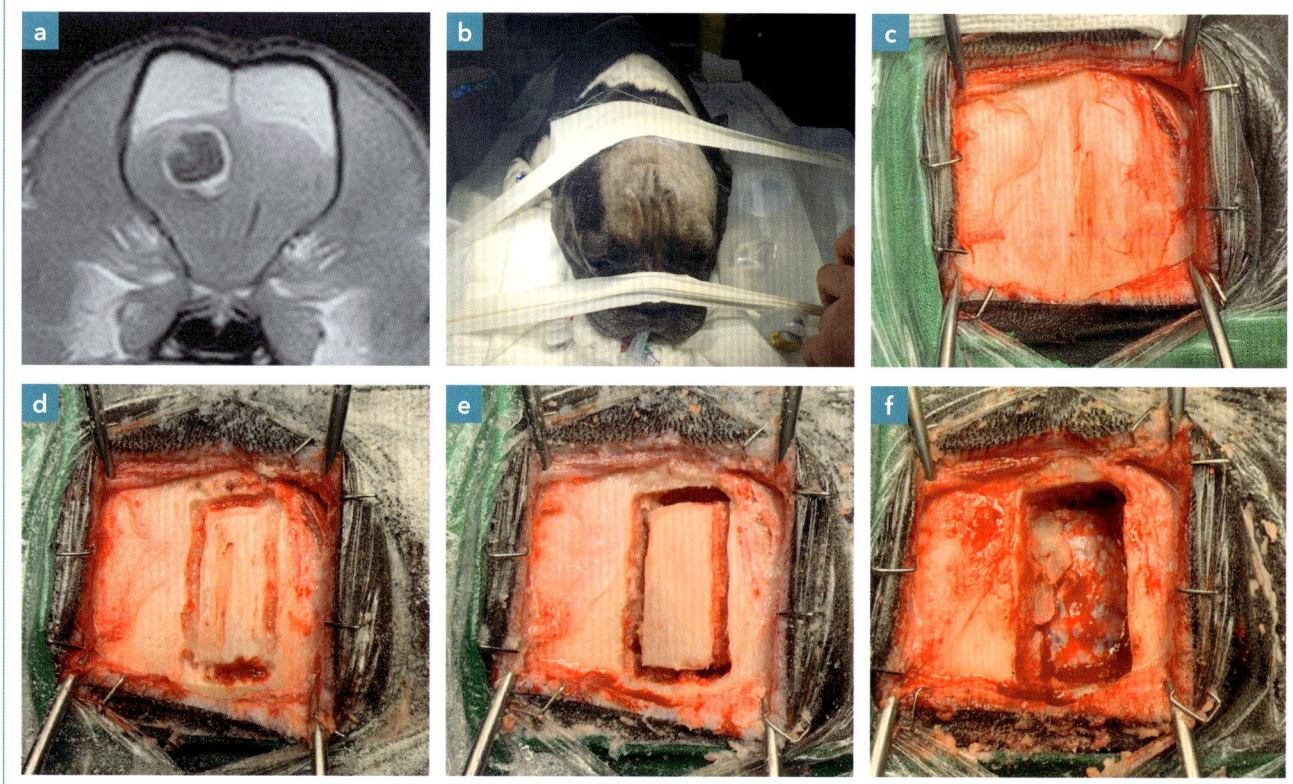

**FIGURA 3.** Imagen transversal de una resonancia magnética en secuencia T1 poscontraste de un glioma en el lóbulo frontal (a). Preparación del paciente (b). Imagen intraoperatoria que muestra el hueso frontal y parte temporoparietal de forma bilateral (c). Límites de la craniectomía (transfrontal unilateral con parte rostrotentorial) (d). Ventana ósea una vez terminada y antes de retirar el colgajo óseo (e). Exposición del tejido cerebral frontal con parte rostrotentorial tras terminar la craniectomía (f).

## Técnica transfrontal modificada

En este libro se va a describir el abordaje transfrontal modificado descrito previamente[1,5,6], que es el que el autor realiza en la mayoría de los pacientes con lesiones en el bulbo olfatorio o en la corteza cerebral rostral (fig. 4).

Esta técnica nos permite una excelente exposición, tanto del bulbo olfatorio y placa cribiforme como de la corteza cerebral rostral hasta aproximadamente el surco cruzado (*cruciate sulcus*)[6], limitando complicaciones y el daño iatrogénico cerebral por manipulación excesiva de los tejidos. Es importante tener en cuenta a la hora de realizar la craneotomía la especie y raza (figs. 5 y 6).

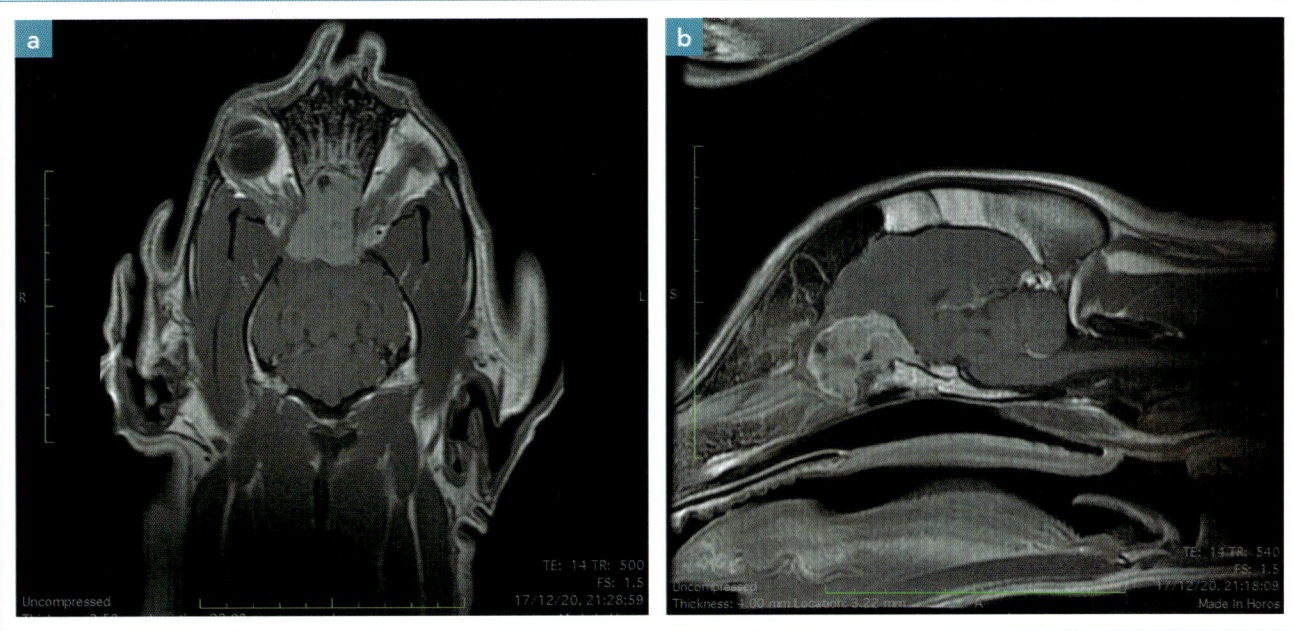

**FIGURA 4.** Imágenes de resonancia magnética dorsal (a) y sagital (b) en secuencias ponderadas T1 poscontraste que muestran una masa en el lóbulo olfatorio y frontal (meningioma).

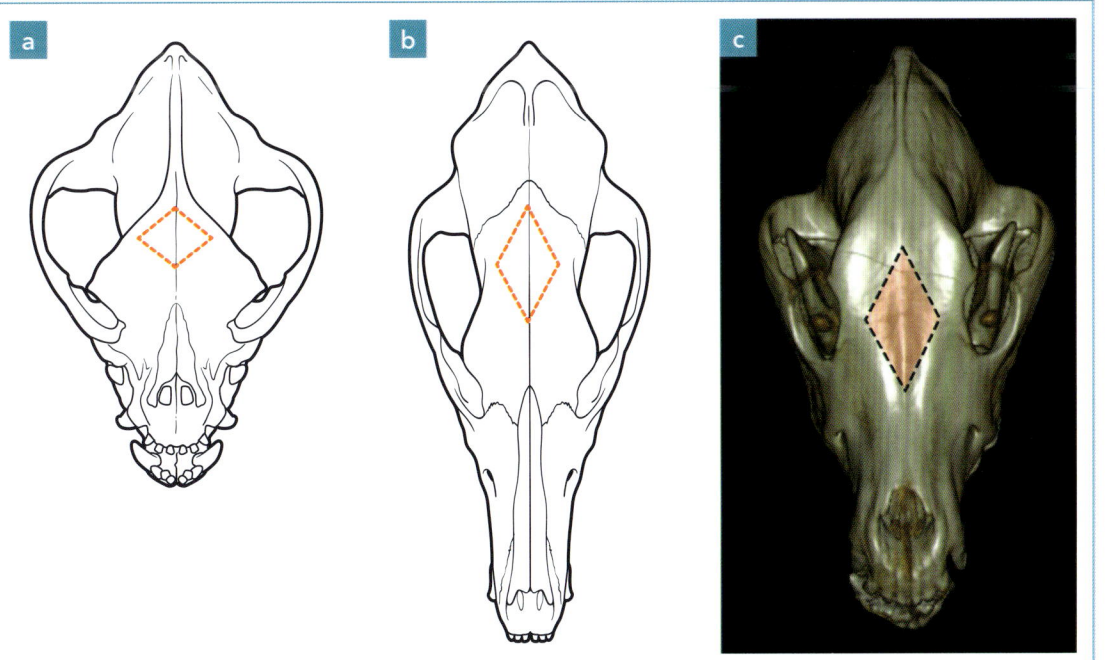

**FIGURA 5.**
Ilustraciones que muestran los límites de la craneotomía transfrontal modificada en un perro braquicéfalo (a) y dolicocéfalo (b). Tomografía computarizada en 3D de los límites de la craneotomía transfrontal modificada en un perro dolicocéfalo (c). Ilustraciones basadas en las originales de Tamara Heredia.

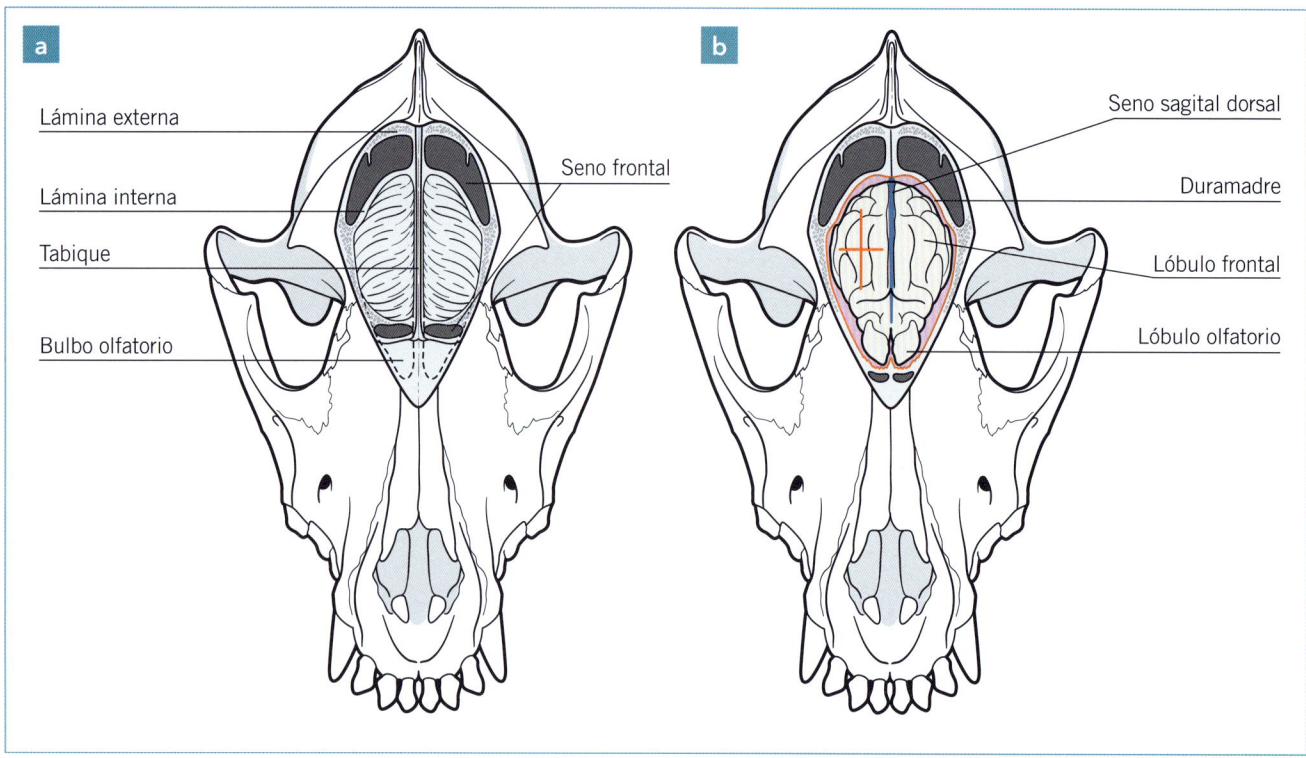

**FIGURA 6.** Craneotomía transfrontal modificada. Una vez retirado el colgajo óseo y antes de retirar la tabla (lámina) interna del hueso frontal, se observa el puente óseo (tabique) en la línea media y la localización del bulbo olfatorio (a). Una vez se retira la tabla (lámina) interna del hueso frontal mediante un motor neumático o gubia, se observan los lóbulos olfatorio y frontal (las líneas rojas muestran la dirección de la durotomía para intentar no dañar el seno sagital dorsal) (b). Adaptación del libro *Veterinary Surgery: Small Animal*, 2.ª ed. (2018), de Tobias KM y Johnston SA.

La forma y tamaño del seno puede variar entre razas, así, generalmente, los braquicéfalos tienen un seno pequeño o a veces ausente en comparación con los mesocéfalos. Los animales dolicocéfalos tienen un seno frontal más ancho y largo que las otras razas.[4,6]

Estos factores son importantes a la hora de determinar la extensión y forma del colgajo óseo.

## Técnica quirúrgica

El animal se posiciona en decúbito esternal con la cabeza y cuello flexionados en un ángulo aproximado de 90° y se fija con cojines de aire o con cinta adhesiva (esparadrapo) teniendo en cuenta que la cabeza esté elevada y no se compriman las venas yugulares. El resto del cuerpo se estabilizará también con cojines de aire o con sacos de arena y cinta adhesiva. Este posicionamiento nos permitirá una mejor visualización de la extensión rostral de los bulbos olfatorios y de la placa cribiforme.[1,5,6] El autor generalmente realiza la cirugía estando enfrente del animal, si bien se puede realizar en un lado con un posicionamiento que nos permita mover la mesa para visualizar mejor las estructuras.

Una vez rasurado y preparado el campo de forma aséptica se procede a la incisión de piel en la línea media, que generalmente se extiende desde el margen caudal del hueso nasal hasta la extensión caudal del seno frontal. Se debe identificar el bregma que delimita la extensión más caudal del seno frontal (unión en el plano medio de las suturas frontoparietales derecha e izquierda). El límite de la incisión caudal depende de la conformación de la cabeza (diferentes tipos en función de la raza) y del tamaño del hueso frontal.[1,5-7]

A continuación, se procede a la disección de tejido subcutáneo, músculo frontal y se aplican dos separadores de Gelpi. Con un elevador de periostio se retira el periostio, y en caso de sangrado se procede a la electrocauterización (bipolar).

Se procede a realizar la osteotomía para retirar el fragmento óseo, en general en forma de diamante, aunque puede variar en función de la raza. Los límites de la craneotomía se van a marcar con un motor neumático y fresas mediante cuatro agujeros que delimitan los márgenes. Estos límites pueden variar también en función de la raza, aunque de forma habitual se extiende rostrolateralmente hasta la apófisis cigomática del hueso frontal y rostromedialmente hasta la unión de los huesos nasales en la línea media, en ambos lados del cráneo. La osteotomía se realiza en forma de diamante de manera que se unan incisiones en el hueso.[1,5,6] La osteotomía del hueso se realiza con una sierra oscilante en la mayoría de los casos (aunque se puede utilizar un motor neumático u osteótomo). Se aconseja una inclinación en el corte de aproximadamente 30° para facilitar la reposición del colgajo óseo al final del procedimiento.[1,5,6]

El fragmento o colgajo óseo una vez terminada la osteotomía se retira con un osteótomo o un elevador de periostio haciendo palanca. Es preciso tener cuidado al hacer esta maniobra y retirar todos los fragmentos residuales para que el puente óseo que une las tablas interna y externa del hueso frontal quede uniendo el colgajo para evitar que se fracture y así poder retirarlo completo para su reposición posterior.

Antes o después de retirar el colgajo se procede a realizar los agujeros en el hueso frontal adyacente al colgajo para reposicionarlo al final de la cirugía con suturas o cerclajes (figs. 7 y 8). El fragmento de hueso se guarda envuelto en una gasa en solución salina.

En algunos casos, tras retirar el fragmento o colgajo óseo es preciso ampliar la osteotomía y modificar el abordaje para mejorar la visualización del área olfatoria y frontal, esto se puede realizar con gubias o con un motor neumático. En estos casos no se podrá reponer el colgajo óseo del propio animal y será necesario cerrar el defecto con una malla de titanio, polimetilmetacrilato u otro tipo de mallas (fig. 9).

Una vez retirado el fragmento de hueso se visualiza la tabla interna del hueso frontal, los etmoturbinados y el seno frontal. Si la visualización no es correcta se puede ampliar la osteotomía.

Se puede irrigar la zona con solución salina, poner cera de hueso o esponjas de gelatina para aislar el hueso frontal, así como retirar el mucoperiostio del seno frontal para evitar el riesgo de sinusitis.[1,5,6]

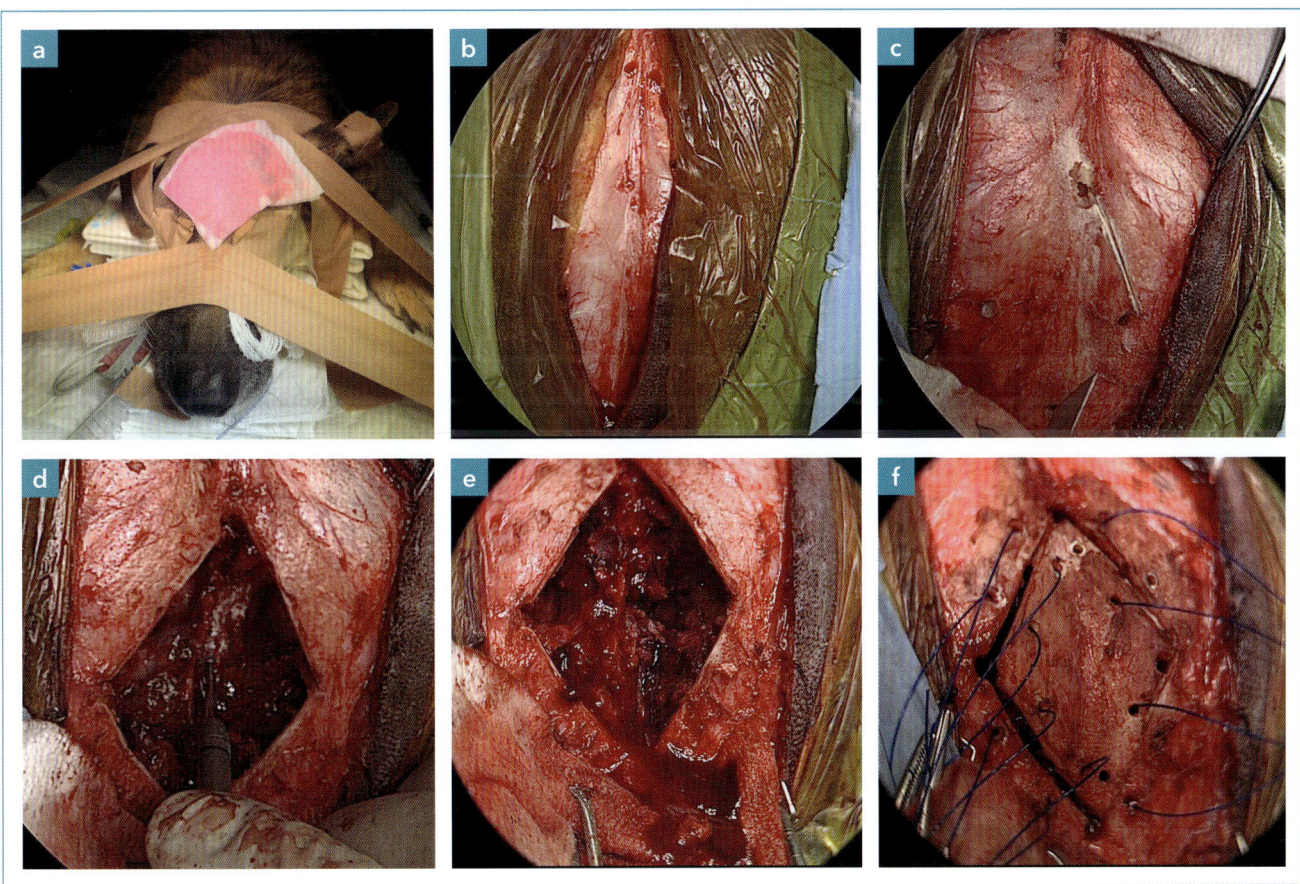

**FIGURA 7.** Craneotomía transfrontal (imágenes magnificadas con exoscopio). Preparación y sujeción del paciente (a). Disección del tejido subcutáneo y del músculo frontal con exposición del hueso frontal (b). Puntos de referencia de la osteotomía en diamante (4 orificios) y parte de la osteotomía con sierra oscilante para unir los 4 puntos (c). Tras la osteotomía, se observa parte del hueso frontal interno y la placa cribiforme, la punta de la fresa muestra la tabla interna del hueso frontal al acceder mediante fresado para visualizar los lóbulos olfatorio y frontal (d). Aspecto de la corteza cerebral tras realizar la craneotomía (e). Cierre de la craneotomía con suturas del colgajo óseo previamente retirado (f).

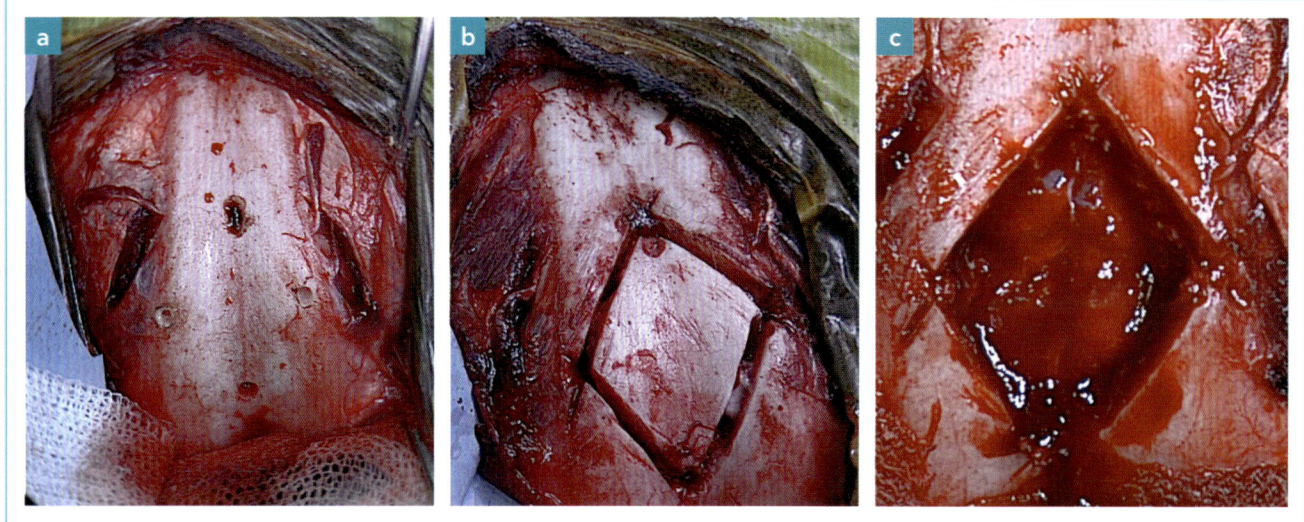

**FIGURA 8.** Craneotomía transfrontal modificada con acceso más directo al lóbulo frontal y parte del lóbulo olfatorio (imágenes magnificadas con exoscopio). Orificios creados para establecer los límites (a) y osteotomía creada con la sierra oscilante (b). Aspecto del tejido cerebral rostral del área frontal y olfatoria (c).

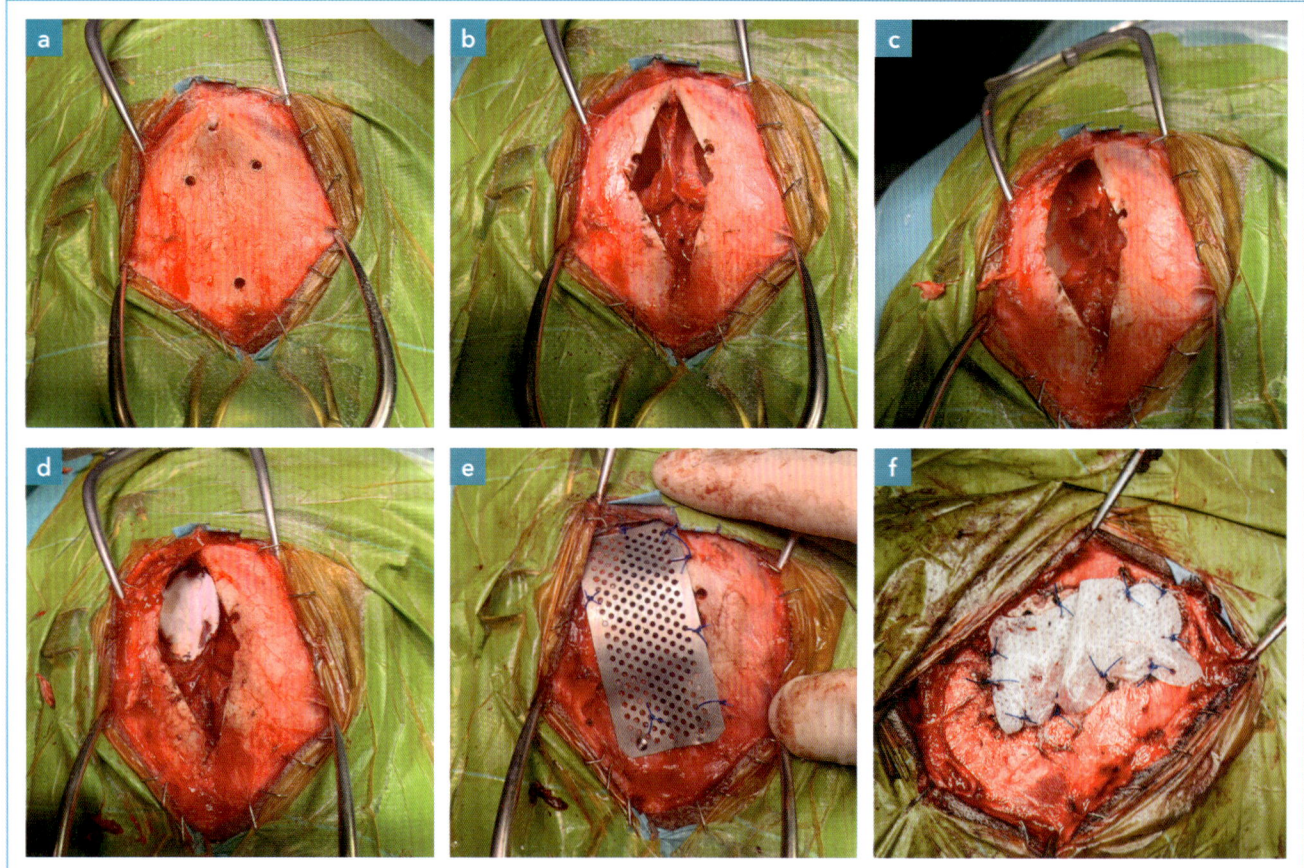

**FIGURA 9.** Craneotomía transfrontal. Agujeros que marcan los límites de la osteotomía del hueso frontal (a). Se aprecia la placa cribiforme y parte del hueso interno frontal (b). Ampliación de la osteotomía en la parte dorsal para acceder mejor al lugar de la lesión (c). Parche hemostático en el tejido encefálico antes de proceder a cerrar la craneotomía (d). Ejemplos de mallas para cerrar el defecto óseo: malla de titanio (e) y de polipropileno (f) con suturas.

Se procede a retirar parte de los ectoturbinados o placa cribiforme con gubias y la tabla interna del hueso frontal con motor neumático o gubias para acceder y visualizar los lóbulos olfatorios y la parte rostral de hemisferio cerebral frontal (hay que tener especial cuidado debido a que este hueso es muy fino y es posible dañar los vasos meníngeos o el parénquima cerebral). Esta maniobra puede realizarse de forma unilateral en caso de lesiones muy lateralizadas o bilateral en lesiones más extensas que ocupen ambos lóbulos (en la mayoría de casos es bilateral, dado que la mayoría de lesiones, aun lateralizadas, ocupan ambos lados y la exposición además es mayor).[1,5]

Una vez expuestos los tejidos cerebrales con la duramadre, es importante identificar el seno sagital dorsal y la hoz del cerebro (*falx cerebri*) antes de incidir la duramadre para evitar hemorragias. Se aconseja incidir la duramadre de forma paralela a la hoz del cerebro para evitar dañar el seno frontal. Se utiliza para ello una hoja de bisturí (el autor usa generalmente una hoja del n.º 11) y se retrae cuidadosamente la duramadre con ganchos de nervio o una aguja hipodérmica. Una vez retirada la duramadre, en la mayoría de casos se observará que sale algo de líquido cefalorraquídeo y quedará expuesta la lesión y el tejido cerebral.[1,6,7] Tras realizar la cirugía es recomendable el cierre de la duramadre para evitar complicaciones (neumoencéfalo, infecciones). En muchas de las ocasiones, debido a la complejidad o extensión de la lesión, es imposible reconstruir

o suturar la misma duramadre incidida. En este caso, se pueden poner injertos sintéticos, de fascia (p. ej.: temporal) u otro tipo de injertos. Sin embargo, también es posible no cerrar la duramadre y no poner injertos por la complejidad de la intervención, siempre que se tomen las precauciones oportunas para evitar complicaciones. Una opción es poner un paquete de hemostático que proteja y cierre el defecto y que evite posibles hemorragias.[1,5-7]

Por último, se cierra el defecto del hueso frontal externo con el colgajo óseo; el autor utiliza generalmente suturas monofilamento no absorbibles.

El defecto óseo se puede cerrar también con mallas de titanio, polimetilmetacrilato o polipropileno. El autor también ha usado en algunos casos mallas regenerativas de politetrafluoroetileno (PTT) con titanio incrustado con buenos resultados.

Una vez cerrado el defecto se procede al cierre de la fascia, del tejido subcutáneo y de la piel de manera rutinaria.

En gatos, la descripción de la técnica no está tan bien detallada en la bibliografía como en perros.[13-15] En general, la técnica y descripción es la misma que en perros (transfrontal modificada); las diferencias más importantes con respecto al perro son las referencias anatómicas: ausencia de la línea del bregma, un ángulo de apertura más ancho del seno frontal en su parte caudal, así como las pequeñas dimensiones del seno frontal (figs. 10 y 11).

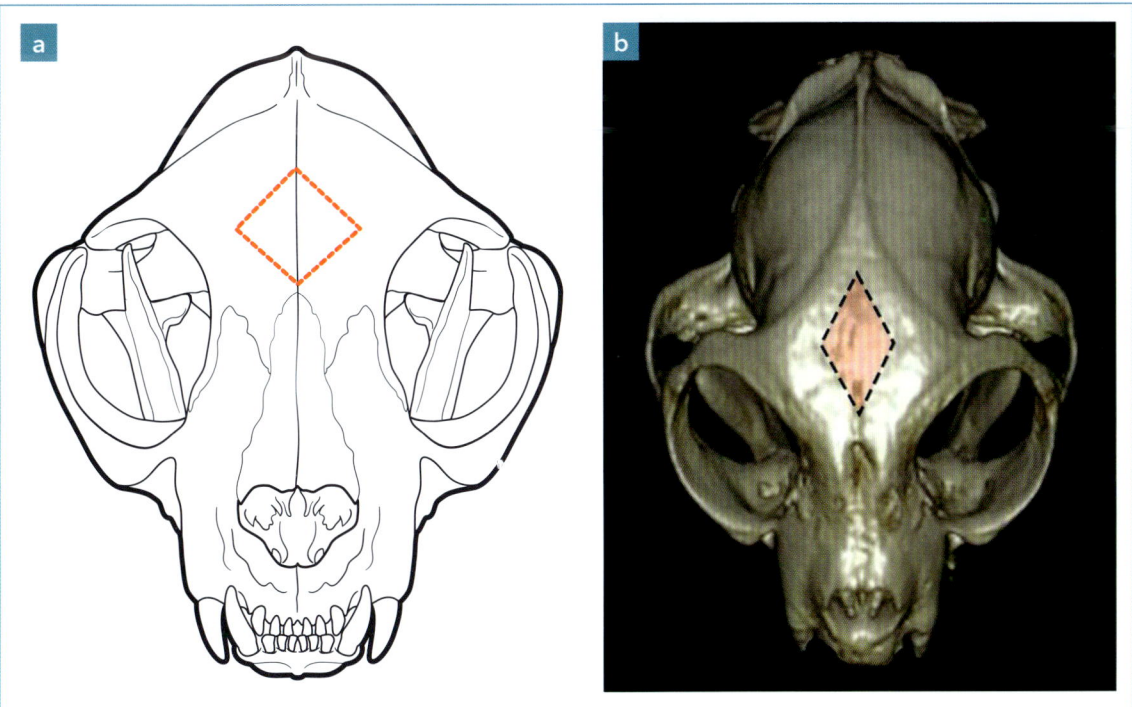

**FIGURA 10.** Ilustración (a) y reconstrucción de tomografía en 3D (b) de los límites de la osteotomía transfrontal en el gato.

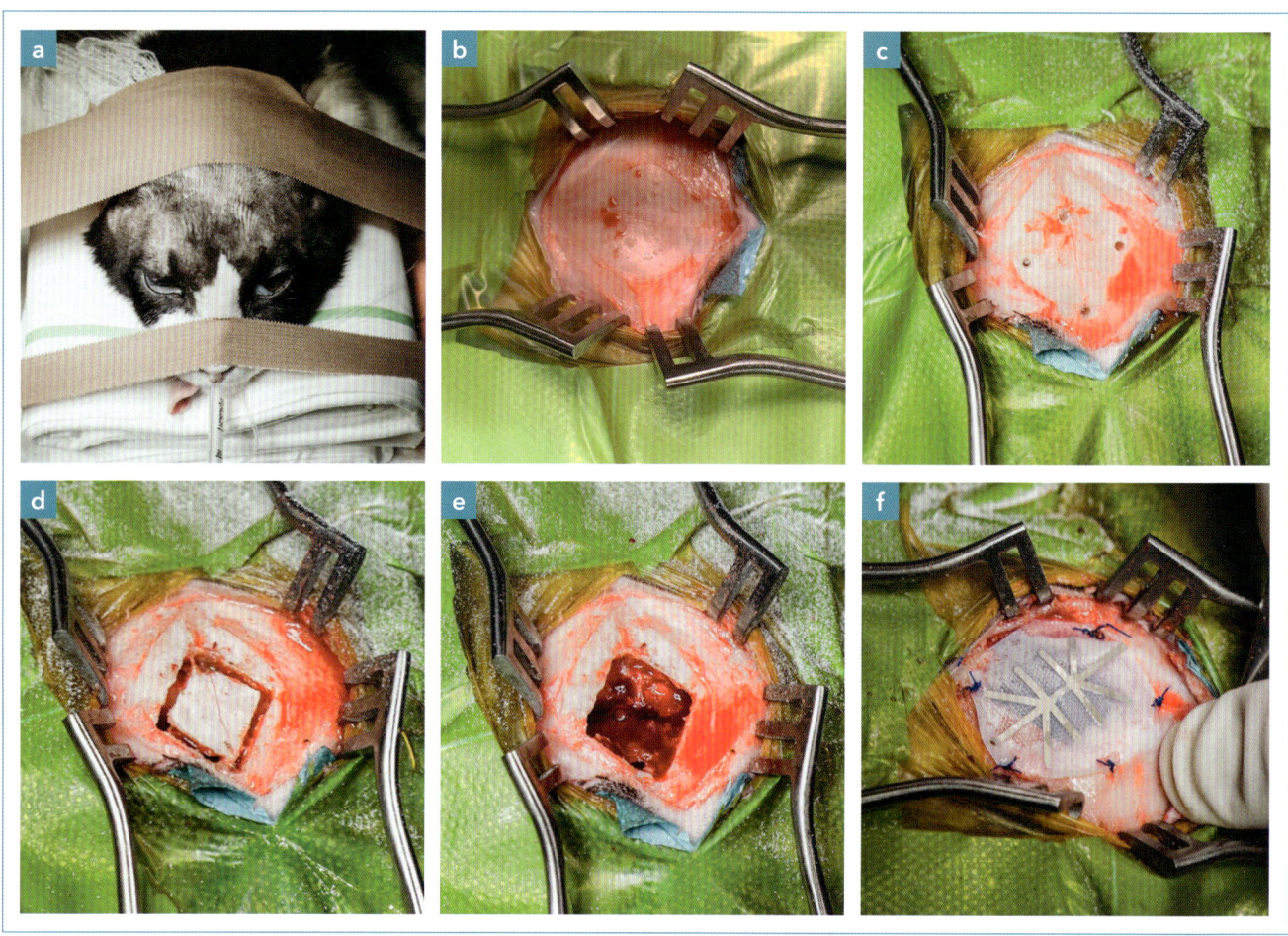

**FIGURA 11.** Craneotomía transfrontal en un gato. Posicionamiento del paciente (a). Exposición del hueso frontal tras la disección del tejido subcutáneo y del músculo frontal (b). Agujeros de referencia (c) y osteotomía en diamante (d). Se observa el tejido encefálico (frontal y olfatorio) tras retirar el fragmento óseo (e). Cierre de la osteotomía con malla de politetrafluoroetileno (PTT) y titanio incrustado (f).

## Técnica transfrontal transorbitaria

Recientemente se ha descrito en dos perros el abordaje transorbitario para el tratamiento de neoplasias en el área frontal y olfatoria.[16] Consiste en acceder al hueso frontal mediante la retracción ventromedial del globo ocular para visualizar este hueso y la cara medial de la órbita. Este procedimiento descrito en dos perros ofreció un acceso excelente para retirar neoplasias en el bulbo olfatorio y en el lóbulo frontal.

## Abordaje (craneotomía y craniectomía) rostrotentorial

El abordaje rostrotentorial[1,7,17-22] nos permite la exposición de los lóbulos parietal, temporal, occipital y frontal. A la hora de realizar esta técnica, los huesos implicados son el frontal, temporal, parietal y esfenoides.[7,17-20] La extensión de la craneotomía o craniectomía dependerá de la localización anatómica de la lesión, así como del tipo de lesión, y puede realizarse más dorsal o ventral, o más craneal o caudal (fig. 12).

Las principales indicaciones de este y otros abordajes se encuentran en la tabla 1, al final del capítulo.

Los procedimientos menos invasivos (derivación ventriculo-peritoneal, evacuación de pequeños coágulos o hematomas, pequeñas fracturas craneales o biopsias) en general requieren pequeñas craneotomías o simples perforaciones. La extirpación de masas intracraneales va a requerir aperturas más invasivas.[1,7,8]

En algunos casos el abordaje rostrotentorial puede combinarse con una ostectomía de la apófisis cigomática, esto permite un acceso más amplio para las lesiones localizadas en la zona ventrolateral del cráneo.[1]

También se ha descrito un abordaje para acceder a la parte ventrolateral del cerebro (lóbulo temporal) preservando el arco cigomático para extirpar un hemangioma cavernoso con excelentes resultados.[23]

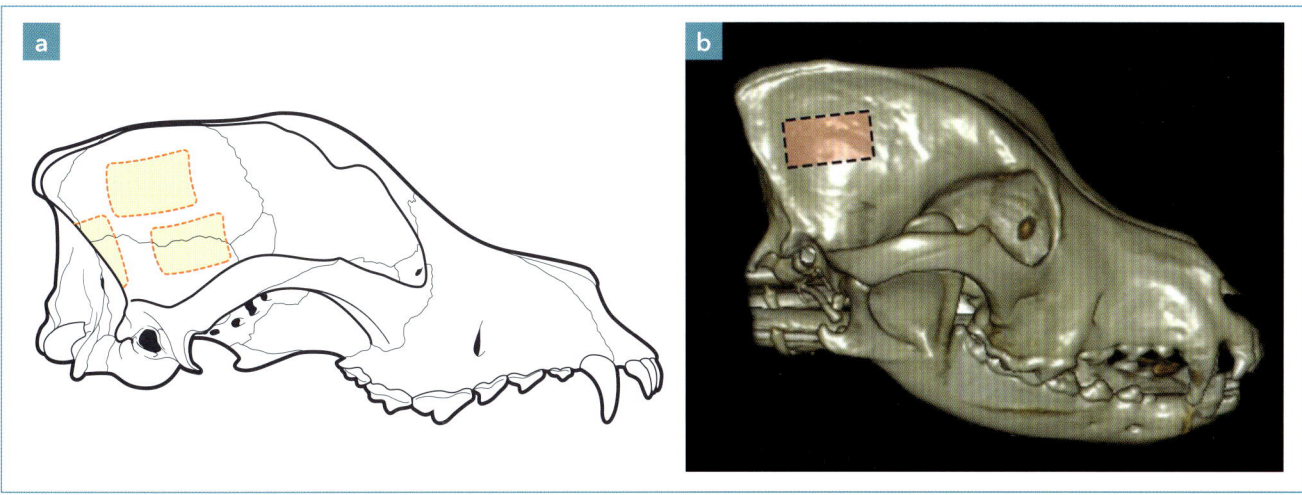

**FIGURA 12.** Ilustración que muestra los límites de la craniectomía/craneotomía rostrotemporal (a) (varía en función de la lesión y puede ser más craneal, caudal, dorsal o ventral). Reconstrucción de una tomografía en 3D que muestra los límites aproximados y la forma de la craneotomía (o de la craniectomía) rostrotentorial (b), que pueden variar en extensión según la localización de la lesión. Ilustraciones basadas en las originales de Tamara Heredia.

El abordaje supracigomático para acceder a la zona rostrotemporal basal realizando una craniectomía dorsalmente a la fijación caudal del arco cigomático se ha descrito con éxito en gatos.[15]

En algunos casos se puede extender en sentido caudal con la oclusión del seno transverso en combinación, o no, con una craniectomía o craneotomía suboccipital.[1,7]

La extensión dorsal, como vimos en el abordaje transfrontal, nos permite acceder al seno y al área frontal.[11]

## Técnica rostrotentorial lateral

El animal se posiciona en decúbito esternal (algunos autores lo posicionan en decúbito lateral o con la cabeza rotada). La cabeza se fija con cojines de aire o con cinta adhesiva (esparadrapo), evitando la compresión de las venas yugulares y, generalmente, con la mandíbula paralela a la mesa quirúrgica.

Una vez rasurado y preparado el campo de forma aséptica se procede a la incisión de la piel. El autor realiza una incisión de la piel longitudinal en la línea media, generalmente (dependiendo de la extensión de la lesión) desde el hueso frontal rostral al nivel de los ojos hasta, aproximadamente, una distancia caudal de 2-5 cm de la protuberancia occipital externa (algunos autores también proponen una incisión en forma de herradura o curvilínea caudal y medial al canto lateral del ojo).[7,22] El autor prefiere la incisión dorsal en la línea media para evitar el riesgo de lesionar nervios craneales (nervio facial). Se procede a la disección del tejido subcutáneo y se divide el músculo interescutular.

Se procede a la incisión de la fascia (es recomendable dejar algunos milímetros de fascia para luego realizar la reposición de tejidos) y del músculo temporal de forma curvilínea con un bisturí eléctrico o convencional. Se separa el músculo temporal ventralmente (el autor usa generalmente un elevador de periostio tipo Freer), con lo que se expondrán partes del hueso frontal, temporal, parietal, occipital y esfenoides. Es importante mantener húmedo el músculo retraído con solución salina.

Se procede a marcar los límites de la craneotomía o craniectomía (fig. 13). El autor generalmente utiliza un motor neumático para marcar 4 orificios que delimitarán los bordes de la incisión ósea. Estos orificios deben llegar hasta el hueso cortical interno evitando dañar la duramadre. Se procede a continuación a unir o conectar estos orificios mediante un motor neumático o un craneótomo.

Durante el proceso en muchas ocasiones hay sangrado del hueso esponjoso que puede controlarse con cera de hueso.

En los casos en los que se requiera ampliar el defecto de la craneotomía se pueden utilizar gubias.

Una vez se llega a la duramadre se retira el colgajo óseo (el autor normalmente utiliza un desperiostizador para hacer palanca y retirar el fragmento de hueso) y se accede a la corteza cerebral. Este procedimiento debe realizarse lentamente y con cuidado para evitar desgarrar la duramadre y evitar laceraciones de la arteria meníngea y ramas asociadas; el posible sangrado se controla con electrocauterio bipolar (figs. 14 y 15).

En algunos casos (el autor rara vez lo hace en estas cirugías) se puede reponer la duramadre. Hay que tener en cuenta, sobre todo en el tratamiento de neoplasias, que la duramadre

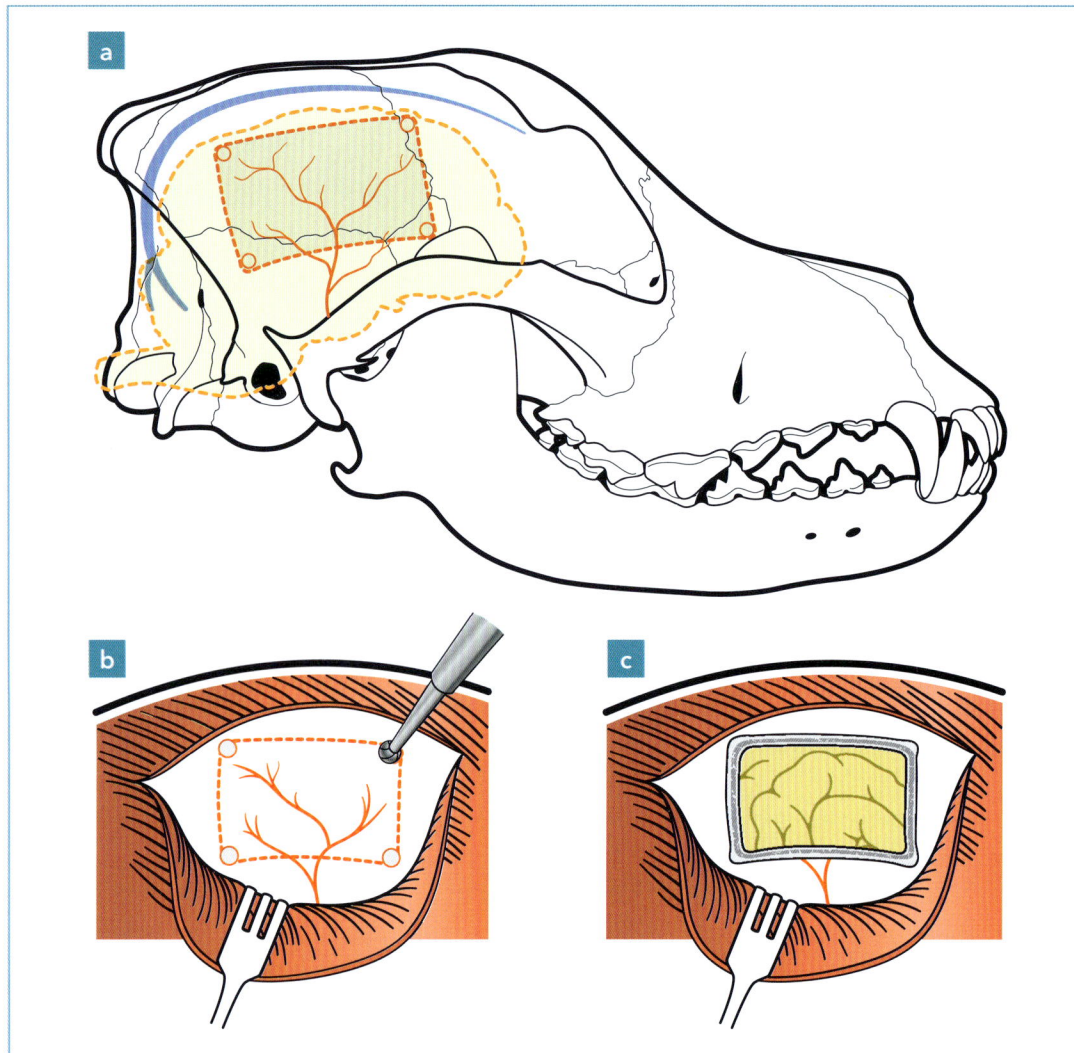

**FIGURA 13.**
Ilustración que muestra de forma simple la técnica de abordaje rostrotentorial. Límites de la craneotomía o craniectomía (a). Acceso al hueso tras separar del periostio y retraer el músculo temporal y ventana de la craniectomía (b). Tras retirar el fragmento óseo se observa el tejido encefálico (c). Ilustraciones basadas en las originales de Tamara Heredia.

puede estar infiltrada y no se recomienda suturar la duramadre del propio paciente. Generalmente se pueden utilizar injertos sintéticos de duramadre o fascia del músculo temporal.[22]

El hecho de cerrar el defecto óseo es algo controvertido y depende en muchas ocasiones de la preferencia del cirujano. Algunos autores prefieren dejarlo abierto en casos de aumento de la presión intracraneal.[1,7,22]

En caso de cerrar el defecto se puede reponer el fragmento óseo (con puntos de sutura igual que se describe en la craneotomía transfrontal), mallas de titanio, PTT con titanio incrustado, polimetilmetacrilato o mallas de polipropileno.[1,7,22,34]

La manipulación de la duramadre y del tejido encefálico se detallará en el capítulo de manejo quirúrgico de lesiones intracraneales.

## Técnica rostrotentorial bilateral

El abordaje rostrotentorial bilateral[1,7,17,18] está indicado principalmente para lesiones que ocupan de forma bilateral ambos hemisferios, lesiones en la línea media tales como masas parasagitales o en la hoz del cerebro, lesiones en el tercer ventrículo, para lesiones invasivas del cráneo extensas (p. ej.: neoplasias multilobulares o invasivas) y en algunos casos para descomprimir el aumento de la presión intracraneal. Con este abordaje obtendremos la exposición de los lóbulos frontal, parietal y occipital de forma bilateral.[1,7]

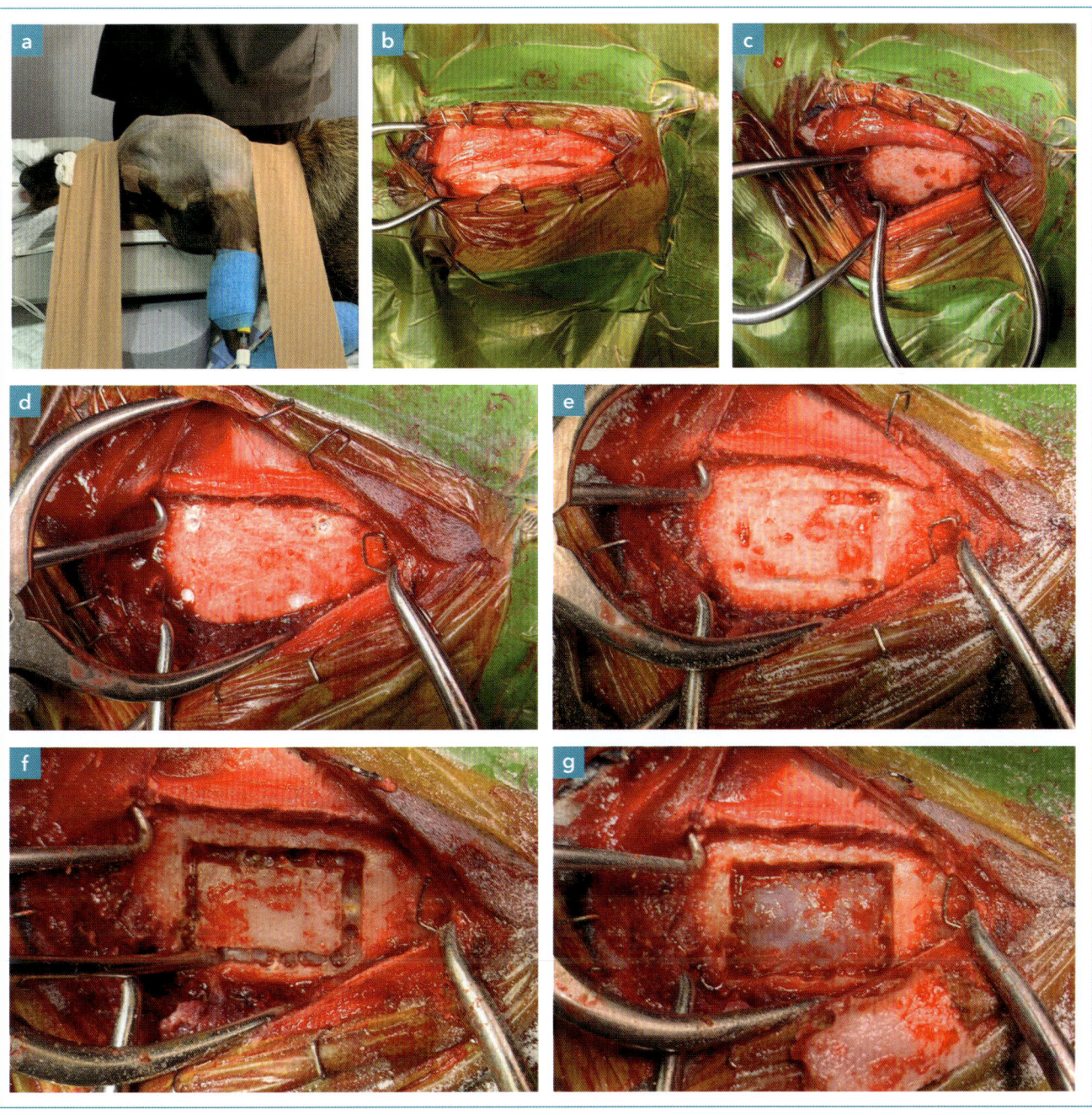

**FIGURA 14.** Craniectomía rostrotentorial en un perro. Posicionamiento del paciente (a). Incisión de la piel, tejido subcutáneo y músculo temporal (b). Exposición mediante separadores de Gelpi del hueso tras separar el músculo temporal del periostio y retraerlo (c). Se observan los 4 orificios realizados con el motor neumático que delimitan la craniectomía (d). Inicio de la craniectomía mediante la conexión de los 4 orificios con el motor neumático (e). Ventana realizada una vez fresadas las partes de cortical interna y palpación cuidadosa de la duramadre justo antes de retirar el colgajo óseo (f). Tras retirar el fragmento óseo se puede apreciar el tejido encefálico con la duramadre (g).

En este tipo de abordaje es preciso tener cuidado con el seno sagital dorsal, ya que puede producir un profundo sangrado. Para minimizar el riesgo se puede retirar un fragmento óseo en bloque o bien de forma preventiva realizar dos craneotomías rostrotentoriales bilaterales intentando preservar el seno sagital. En caso necesario, puede eliminarse la porción de hueso sobre el seno sagital y producir una oclusión de este seno cuidadosamente controlando el sangrado con cera de hueso o agentes hemostáticos.

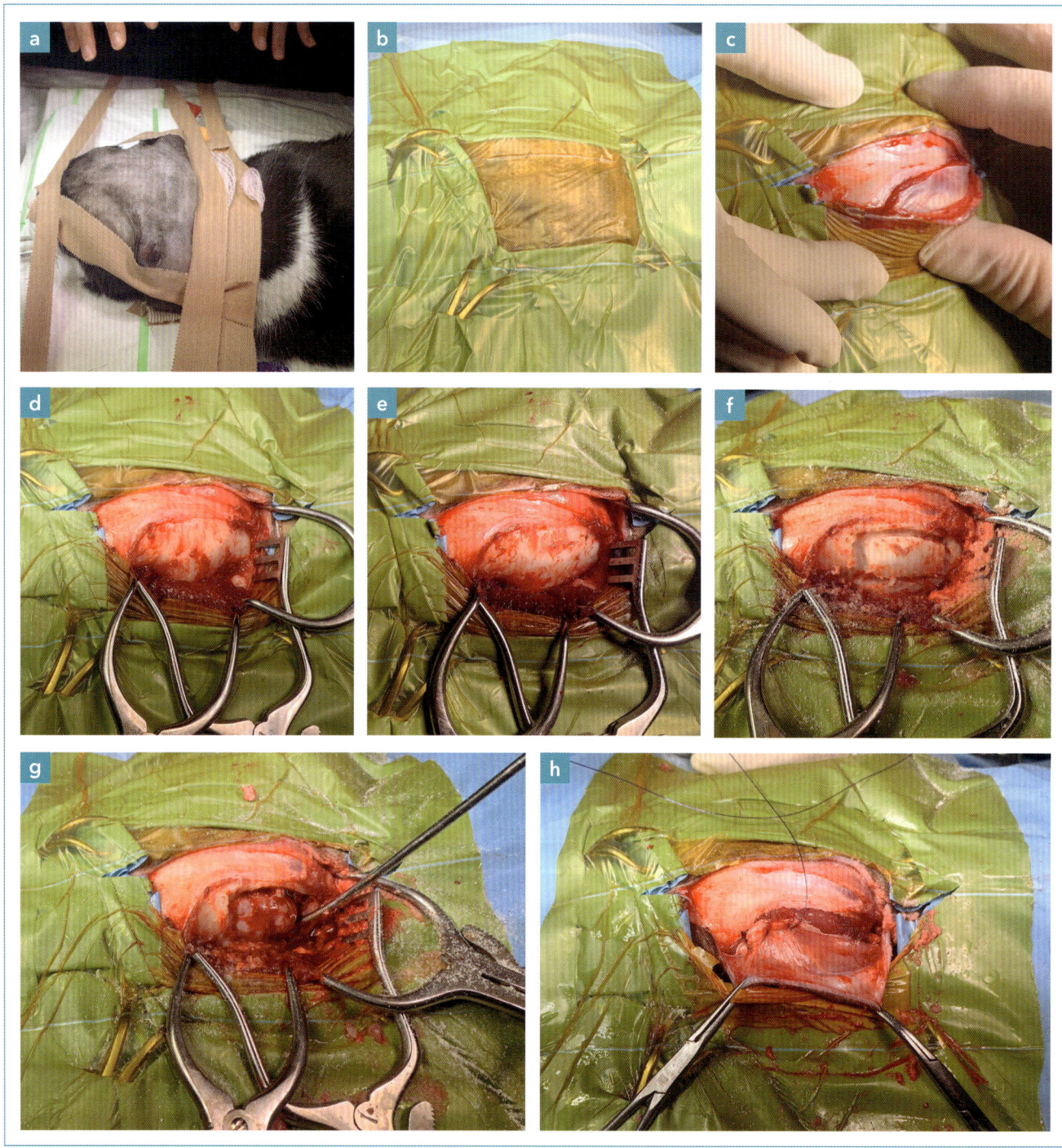

**FIGURA 15.** Craniectomía rostrotentorial en un gato. Posicionamiento del paciente (a). Preparación del campo quirúrgico con paños estériles y paño adhesivo yodado (b). Tras la disección de piel y tejido subcutáneo y la incisión del músculo temporal, se aprecia parte de hueso frontal y cresta sagital (c). Exposición mediante separadores de Gelpi del hueso tras separar el músculo temporal del periostio y retraerlo (d). Se observan los 4 orificios que delimitan los bordes de la craniectomía (e). Unión de los 4 orificios con un motor neumático para retirar el colgajo óseo (f). Tejido encefálico expuesto con la duramadre tras retirar el fragmento óseo (g). Tras finalizar la cirugía se sutura el músculo temporal y se cierra por planos (h).

Debido a la gran exposición de tejido encefálico en la mayoría de los casos, se recomienda efectuar una craneoplastia para proteger el defecto óseo. Para ello, se puede utilizar el mismo hueso con suturas, si previamente se ha eliminado el colgajo en bloque, polimetilmetacrilato, mallas de titanio, mallas de PTT con titanio incrustado o polipropileno (fig. 16).[1,7,22,25,26]

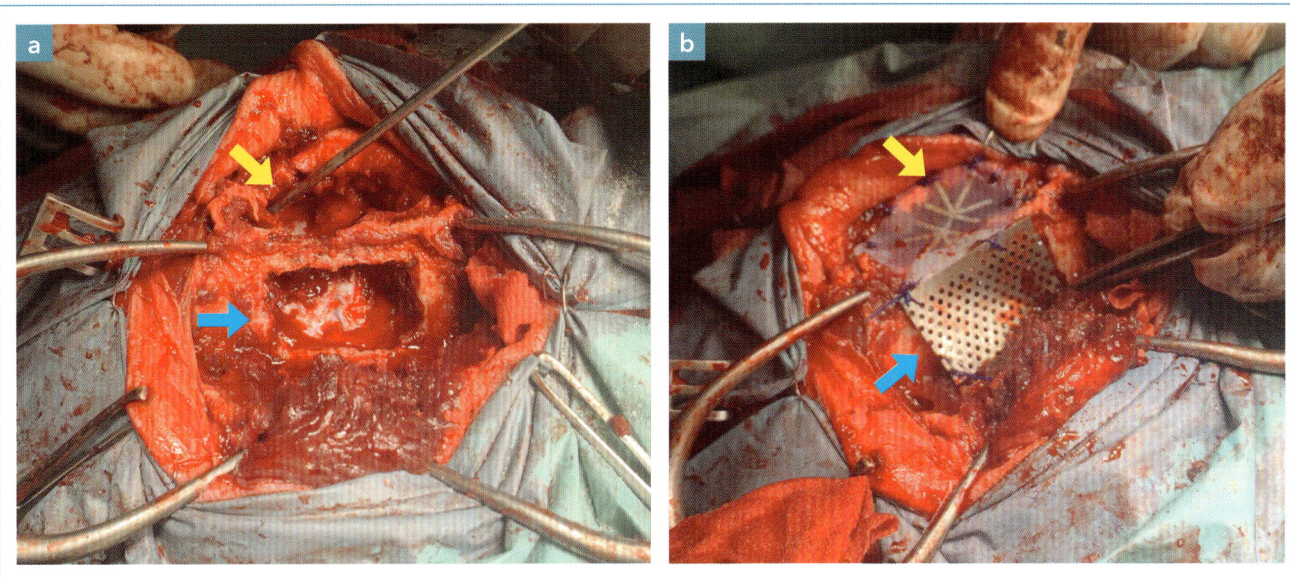

**FIGURA 16.** Craneotomía rostrotentorial bilateral en un paciente con osteosarcoma (a). Se aprecian las dos craneotomías rostrotentoriales bilaterales con parte de hueso frontal: craneotomía rostrotentorial lateral (flecha azul) y craneotomía rostrotentorial y parte frontal en el lado opuesto (flecha amarilla). Protección de los defectos óseos con mallas de titanio (flecha azul) de PTT con titanio incrustado (flecha amarilla) (b).

## Abordaje (craneotomía y craniectomía) suboccipital

Esta técnica nos permite la exposición de la cara caudal del cerebelo, bulbo raquídeo caudal, el cuarto ventrículo y la médula espinal cervical craneal.[1,7,8,17,18,27] Las principales indicaciones de este abordaje se encuentran en la tabla 1.

### Técnica quirúrgica

El paciente se posiciona en decúbito esternal. La cabeza se flexiona con un ángulo aproximado de 30° a 45° (similar a la posición para la extracción de LCR, pero en decúbito esternal) para favorecer la exposición el hueso supraoccipital y del agujero magno.[1,7,27] En caso de que la flexión no permita la exposición correcta de la parte ventral del hueso occipital aconsejan poner una sutura en la musculatura temporal caudal para flexionar más la cabeza.[8]

La cabeza se fija con cojines de aire o con cinta adhesiva (esparadrapo). Se colocan almohadillas o cojines en el cuello en la parte ventral para favorecer la ventroflexión, evitando la compresión de las venas yugulares.

Una vez rasurado y preparado el campo de forma aséptica, se realiza una incisión de la piel longitudinal en la línea media rostral, aproximadamente a 2 cm de la cresta occipital externa hasta aproximadamente la segunda vértebra cervical. Se procede a la disección del tejido subcutáneo hasta encontrar la musculatura cervical craneal, que se separa por la línea media (el autor

utiliza un bisturí eléctrico monopolar para minimizar el sangrado). La parte caudal del músculo temporal y el resto de musculatura insertada en la cresta occipital y cara caudal del cráneo se retraen rostralmente (el autor generalmente utiliza un electrocauterio bipolar para minimizar el sangrado). Se divide la musculatura cervical profunda (músculos digástrico del cuello y recto dorsal de la cabeza) de la misma manera para exponer parte del arco dorsal del atlas y se procede a liberar la musculatura del hueso occipital y de la lámina dorsal del atlas con desperiostizadores (generalmente elevadores de periostio tipo Freer). Durante la disección localizaremos el espacio atlantoaxial dorsal (espacio entre C1 y parte caudoventral del hueso occipital). El espacio atlantoaxial esta adherido a la musculatura y es un tejido fibroso que incluye la duramadre. Este tejido se incide (hoja de bisturí del n.º 11) para exponer la médula. Generalmente veremos fluir LCR y puede haber sangrados que se controlan con agentes hemostáticos. En esta zona encontramos gran número de arterias y venas que pueden producir hemorragias de moderadas a graves, que se controlarán con electrocauterización monopolar y bipolar, especialmente la vena emisaria occipital que sale cerca del agujero mastoideo o la vena emisaria condílea. Además de electrocauterización, pueden emplearse agentes hemostáticos, cera ósea o un trozo de músculo para detener la hemorragia.[1,7,8] Una vez expuesto el hueso supraoccipital y parte de la lámina dorsal del atlas, mediante separadores de Gelpi se retraen los músculos y se procede a la craneotomía o craniectomía.

Durante el abordaje hay que tener en cuenta la anatomía de las diferentes razas, así, los animales de pequeño tamaño o con displasia occipital tienen poco hueso en la región suboccipital, por lo que es posible dañar el cerebelo si no se palpa la zona cuidadosamente.[1,7,27]

A continuación, se procede a la craneotomía o craniectomía del hueso supraoccipital y zona craneal de C1. La laminectomía

del atlas depende de la patología: así, en la malformación de Chiari, por regla general, se realiza de forma conjunta con la del hueso suboccipital.[8,28]

Se retira el hueso occipital y de la parte craneal del atlas (en casos en los que se requiera) fresando con motor neumático de alta velocidad y después mediante gubias para evitar dañar el tejido nervioso. Es importante conocer bien la anatomía, el hueso en la parte caudal del cerebelo es más fino y en la parte lateral es más ancho que en la línea media. Generalmente se hace de forma bilateral (fig. 17) y es importante, a la hora de

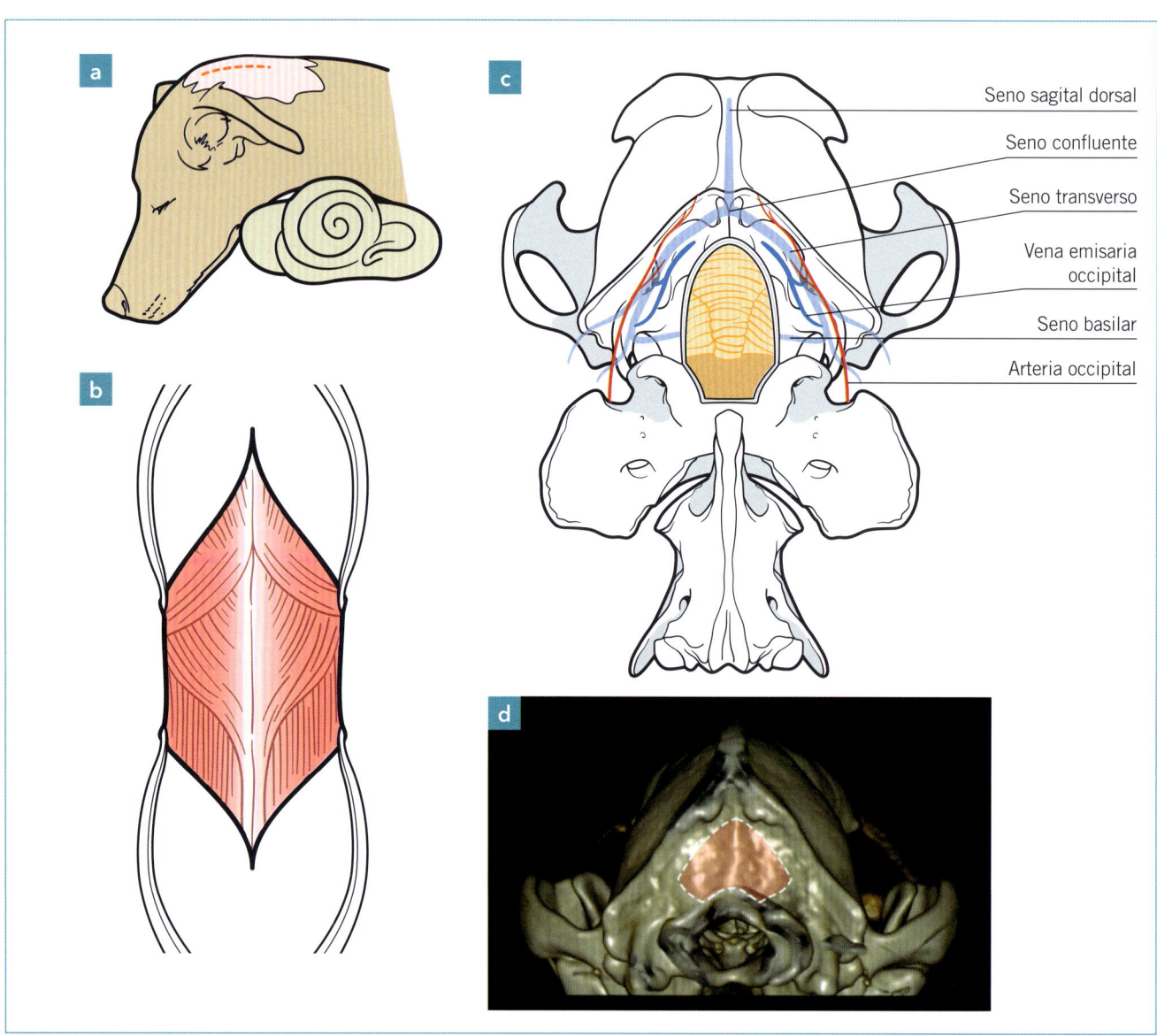

**FIGURA 17.** Ilustración del procedimiento de craniectomía suboccipital. Posicionamiento del animal en decúbito esternal con la cabeza flexionada en posición similar a la extracción de líquido cefalorraquídeo (a). Musculatura cervical craneal superficial (b). Disección de la craniectomía en el hueso occipital y tejido cerebelar expuesto; se observa en azul el seno transverso, el seno sagital dorsal, el seno confluente y la vena emisaria occipital (c). Límites de la craniectomía en una reconstrucción de tomografía en 3D en un perro (d). Ilustraciones basadas en las originales de Tamara Heredia.

delimitar los márgenes, respetar el seno sagital dorsal, el seno confluente y el seno transverso.[8,27] Durante el fresado, si hay hemorragias en la corteza ósea o si se daña un seno se aplica cera de hueso.

Una vez retirado el hueso se incide la duramadre con una hoja de bisturí y se procede a la exploración de la zona (figs. 18 y 19). El autor generalmente recubre el defecto con un agente hemostático. La craneoplastia está indicada en malformaciones de Chiari para evitar recidivas.[28]

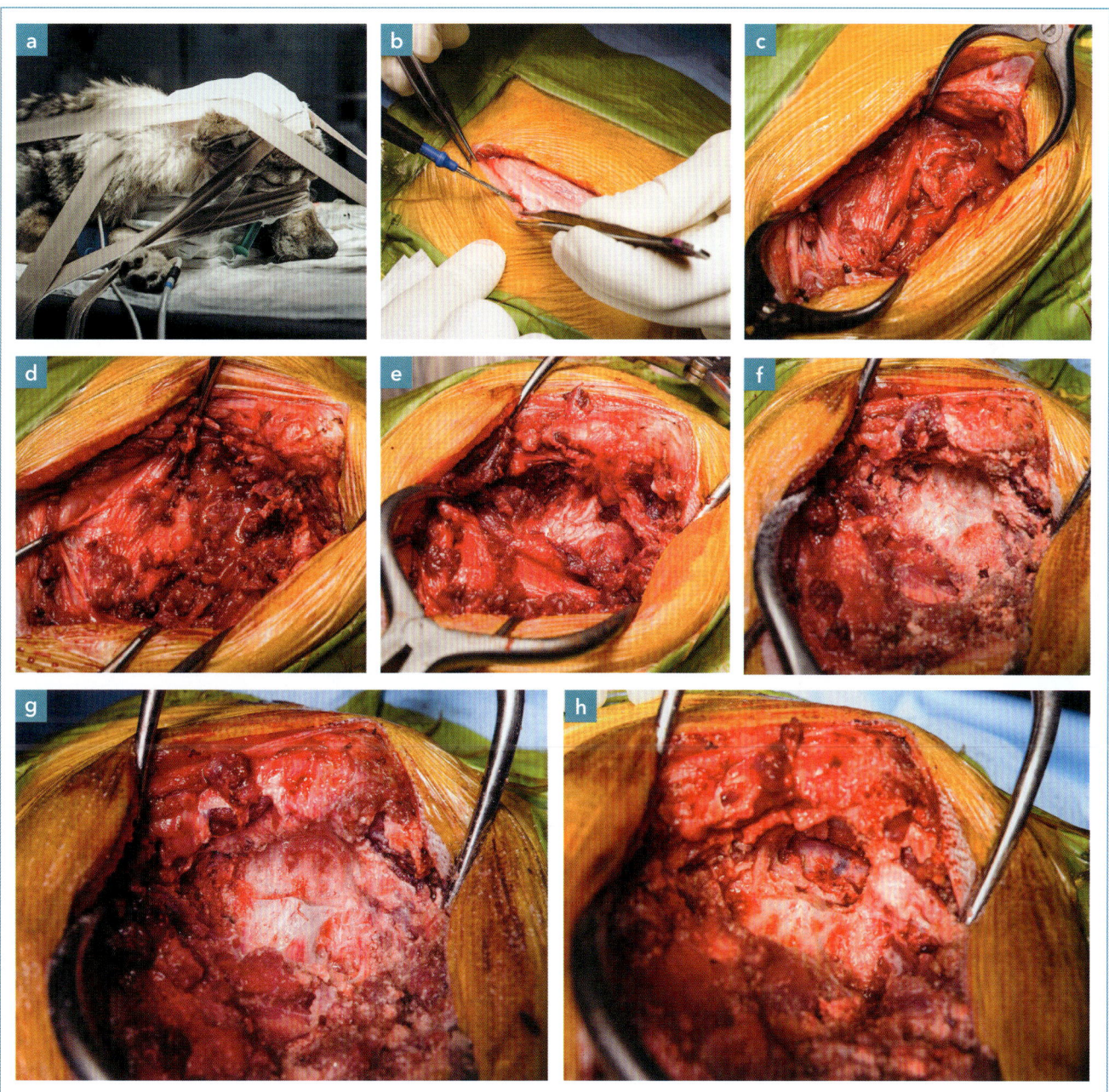

**FIGURA 18.** Craniectomía suboccipital. Posicionamiento y sujeción del animal con la cabeza flexionada (a). Incisión de la piel y disección del tejido subcutáneo y muscular (b). Disección y visualización de la musculatura cervical craneal superficial y retracción con separadores de Gelpi (c). Disección y visualización de la musculatura cervical craneal profunda y musculatura del hueso occipital (d). Disección de la musculatura cervical craneal profunda y visualización de parte del atlas y del hueso occipital caudal (e). Acceso al hueso occipital craneal tras separar del periostio el músculo occipital y eliminar la musculatura insertada en la cresta occipital y C1 (f). Comienzo del fresado del hueso occipital y límites de la craniectomía (g). Aspecto tras retirar el hueso occipital (craniectomía) y exponer el tejido cerebelar con la duramadre (h).

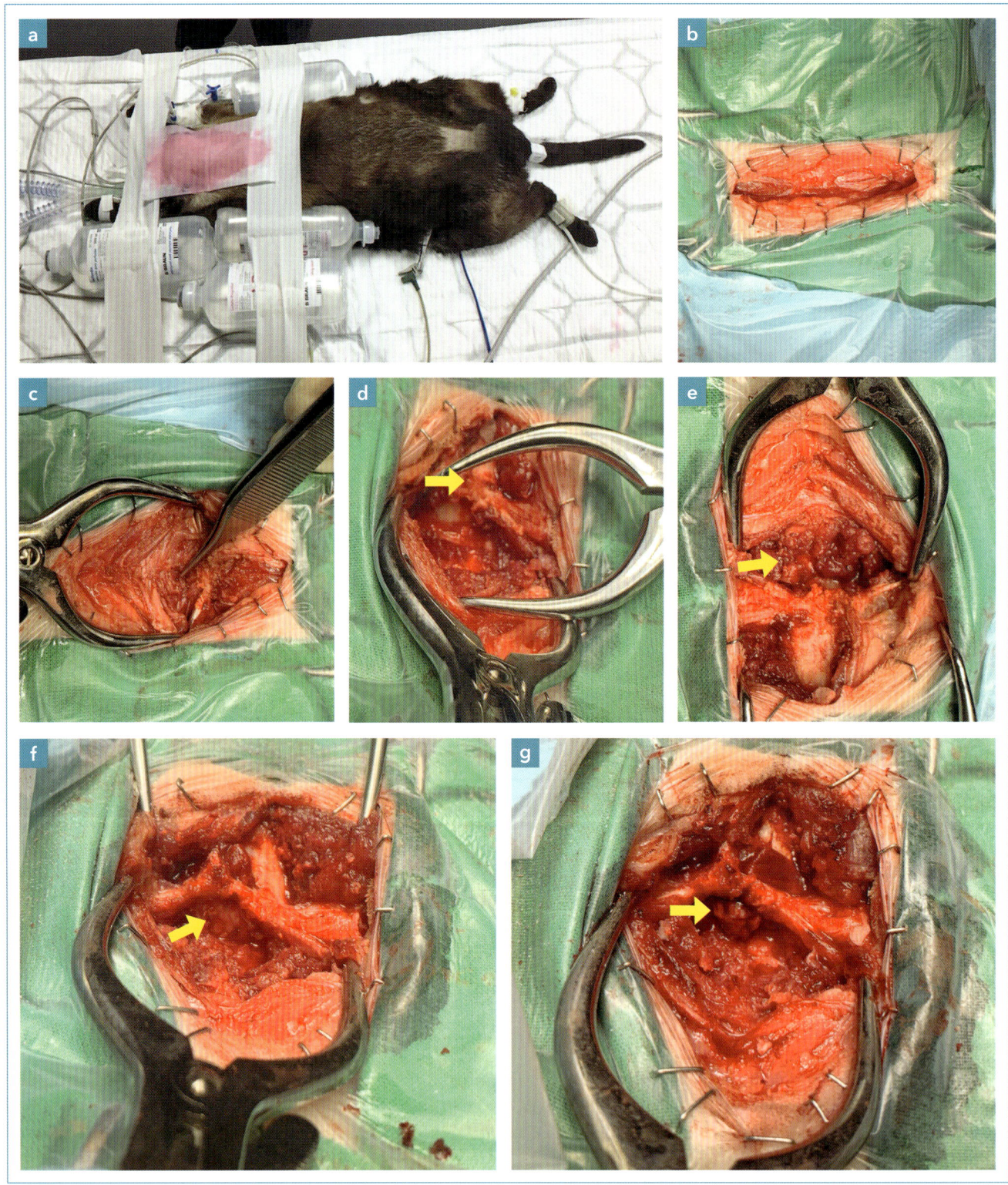

**FIGURA 19.** Craniectomía suboccipital en un gato. Posicionamiento y sujeción del animal con la cabeza flexionada (a). Incisión en la piel y en el tejido subcutáneo y visualización de la musculatura cervical craneal superficial (b). Disección de la musculatura cervical profunda y parte del hueso occipital (punta de fórceps y flecha) y retracción de la musculatura con separadores de Gelpi (c y d). Visualización del músculo adherido al hueso occipital antes de proceder a su separación del periostio (flecha) (e). Hueso suboccipital tras separar el músculo adherido antes de realizar la craniectomía (flecha) (f). Visualización del tejido cerebelar tras realizar la craniectomía (flecha) (g).

## Oclusión del seno transverso

Este abordaje permite el acceso a la parte caudolateral del encéfalo y, generalmente, se asocia a un abordaje suboccipital para obtener un buen acceso en casos de lesiones en el ángulo cerebelopontino o cerebelo rostral y tentorio del cerebelo (fig. 20).[1,7,29]

Para esta combinación se realizará la craniectomía suboccipital anteriormente descrita asociada a una craniectomía rostrotentorial caudolateral. Se realiza en primer lugar la craniectomía rostrotentorial y, a continuación, la suboccipital.[7]

Se procede a fresar el hueso sobre el seno transverso de forma lateral y dorsal hasta que queda una corteza ósea muy fina, habitualmente la hemorragia se controla con cera de hueso mientras se fresa. Una vez aislado el seno se puede realizar una electrocoagulación o producir la oclusión del canal de este seno dorsal y ventralmente con cera de hueso o agentes hemostáticos.[1,7,29] Una vez realizada la oclusión se retira la porción ósea y membranosa del tentorio.

En perros, para el abordaje de lesiones en la cara dorsolateral del cerebelo, por regla general se usa esta técnica combinada de craneotomía rostrotentorial y suboccipital. Esto se debe a la fijación del tentorio en la parte interna del cráneo.

En gatos, se ha descrito de forma aislada una técnica modificada con craniectomía rostrotentorial para abordar estas lesiones. Esto se debe a la hipotética fijación más rostral del tentorio en el cráneo, lo que permite un acceso a la fosa cerebelosa con craniectomía.[30]

En algunas lesiones adyacentes al tentorio que ocupan un área occipital muy caudal o en lesiones cerebelares dorsolaterales se puede llevar a cabo una craniectomía suboccipital asociada a la rostrotentorial con oclusión, o intentado preservar el seno transverso. Asimismo, en algunos casos el abordaje puede ser rostrotentorial caudal, bien con la eliminación parcial del tentorio del cerebelo, bien preservándolo (figs. 21 y 22).

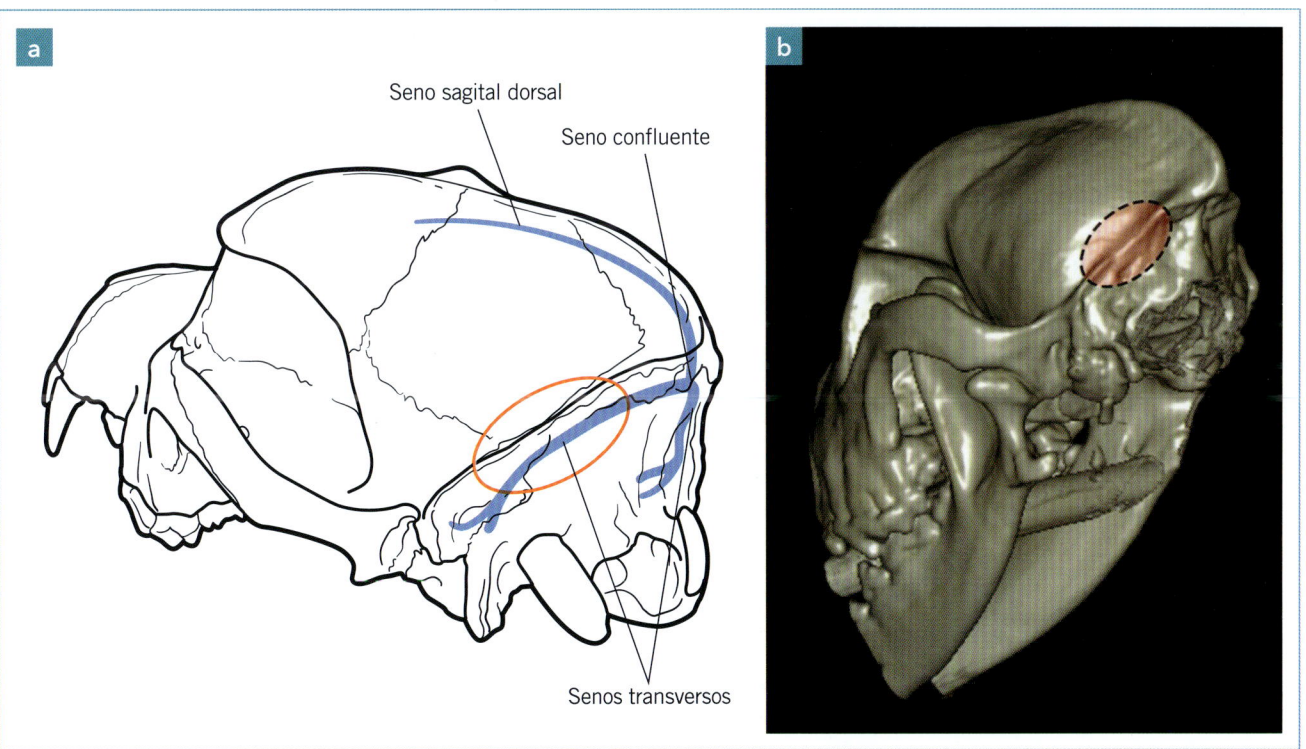

**FIGURA 20.** Ilustración (a) y reconstrucción de tomografía en 3D (b) de los límites de una craniectomía suboccipital y rostrotentorial caudal asociada a la oclusión del seno transverso. En azul se representan los senos principales: sagital dorsal, transverso y confluente. Adaptado de *Veterinary Surgery: Small Animal*, 2.ª ed. (2018), de Tobias KM y Johnston SA.

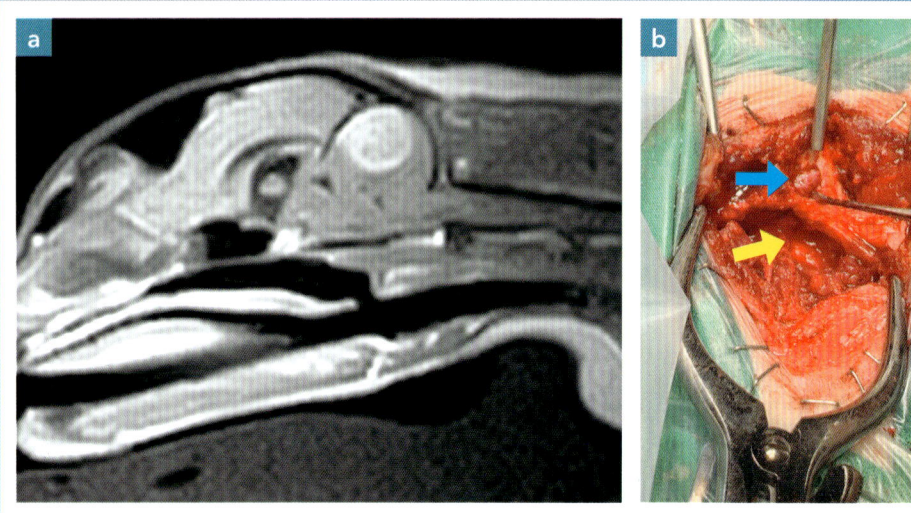

**FIGURA 21.** Imagen sagital de una resonancia magnética ponderada en T1 tras la administración de contraste en un gato de 13 años (a). Se observa una masa en el cerebelo rostral que capta contraste de forma intensa y homogénea y que resultó ser un meningioma (a). Imagen intraoperatoria del caso anterior que muestra el abordaje mediante craniectomía suboccipital (flecha amarilla) y rostrotentorial caudal pegada al tentorio (flecha azul) preservando el tentorio y el seno transverso (b).

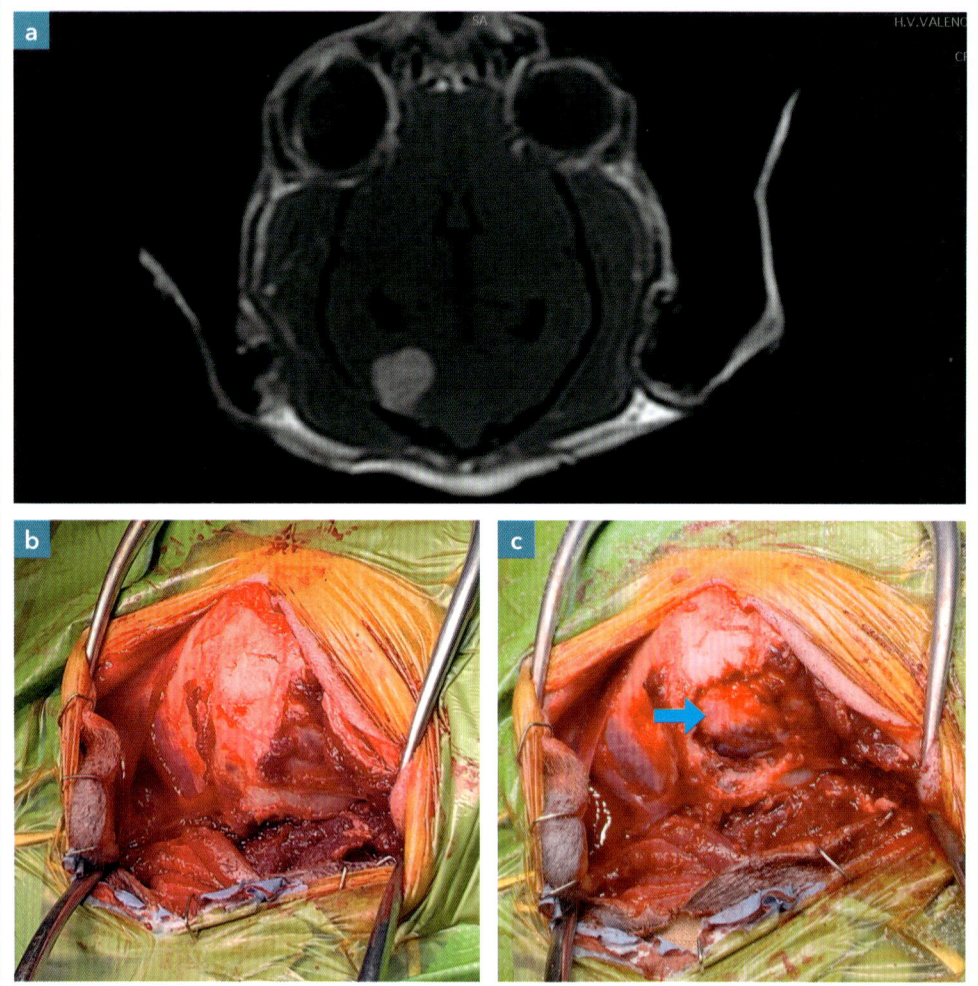

**FIGURA 22.** Imagen dorsal de una resonancia magnética ponderada en T1 tras la administración de contraste en un perro mestizo de 8 años (a). Se aprecia una masa extraaxial que capta contraste de forma intensa y homogénea pegada al tentorio del cerebelo. Imagen intraoperatoria del mismo caso que muestra el abordaje rostrotentorial caudal y el tentorio (b). Se observa toda la parte suboccipital y rostrotentorial caudal en vista dorsal. Aspecto del tejido cerebral occipital (flecha azul) tras realizar la craniectomía pegada al tentorio del cerebelo.

# Abordajes al tronco del encéfalo
## Abordaje al tronco del encéfalo caudal

Este abordaje ha sido descrito en estudio cadavérico y después en 4 perros en los que luego se realizaron las necropsias pertinentes y estudios *post mortem* para evaluar la morbilidad del procedimiento. Esta técnica está indicada principalmente para la exposición (toma de biopsias o exéresis quirúrgica en neoplasias u otras patologías) del tronco del encéfalo caudal (bulbo raquídeo) mediante un abordaje ventral y una craniectomía del hueso basioccipital.[31] En general hubo una morbilidad baja, aunque es un abordaje que presenta dificultades debido a las estructuras anatómicas implicadas, principalmente la arteria basilar.

## Abordaje al nervio trigémino

Este abordaje se ha descrito para acceder a la base del cráneo en la zona del nervio trigémino. Se puede utilizar el abordaje al tronco del encéfalo caudal descrito previamente o, más frecuentemente, una craniectomía rostrotentorial.[7,32] La principal indicación de este abordaje es la exéresis quirúrgica o toma de biopsias en masas del nervio trigémino.

## Consideraciones finales

En este capítulo se han mostrado los principales abordajes ya descritos con modificaciones por otros autores y el autor del capítulo. Es importante incidir en que en cada uno se pueden hacer modificaciones en función del tipo de lesión, paciente, etc.

El uso de los términos craneotomía y craniectomía (dado que depende mucho de cada cirujano) se usan de forma constante e indistintamente, en referencia, principalmente al abordaje.

Las principales complicaciones de este tipo de cirugías se describirán con detalle en el capítulo 14.

La tabla 1 muestra los principales abordajes intracraneales, así como sus variaciones, el área anatómica del encéfalo a la que se va a acceder y las principales indicaciones de cada procedimiento.

| TABLA 1. Principales abordajes intracraneales, área anatómica expuesta e indicaciones. | | |
|---|---|---|
| **Abordaje** | **Área anatómica expuesta** | **Indicaciones** |
| **Transfrontal unilateral con o sin abordaje rostrotentorial**[10,11] | ■ Lóbulos frontal y temporal.<br>■ Bulbo olfatorio (de forma inadecuada). | ■ Neoplasias.<br>■ Anomalía vascular (hematomas).<br>■ Granuloma infeccioso/no infeccioso.<br>■ Anomalía congénita.<br>■ Traumatismo. |
| **Transfrontal modificado**[6] | Área rostral frontal, bulbo olfatorio y placa cribiforme. | ■ Neoplasias.<br>■ Anomalía vascular (hematomas).<br>■ Granuloma infeccioso/no infeccioso.<br>■ Anomalía congénita.<br>■ Traumatismo. |
| **Transfrontal transorbitario**[18] | Lóbulo frontal y bulbo olfatorio. | ■ Descrito en neoplasias.<br>■ Potencialmente para otras lesiones. |
| **Rostrotentorial**[1,7,17-22] | Lóbulos parietal, temporal, occipital y frontal (limitado). | ■ Neoplasias.<br>■ Anomalía vascular (hematomas).<br>■ Granuloma infeccioso/no infeccioso.<br>■ Anomalía congénita.<br>■ Traumatismo.<br>■ Derivación ventriculoperitoneal. |

**TABLA 1. Principales abordajes intracraneales, área anatómica expuesta e indicaciones.**

| Abordaje | Área anatómica expuesta | Indicaciones |
|---|---|---|
| **Rostrotentorial bilateral** | ■ Hemisferios cerebrales de forma bilateral y parasagital.<br>■ Hoz del cerebro. | ■ Lesiones (neoplasias, otras) en ambos hemisferios.<br>■ Lesiones parasagitales.<br>■ Lesiones en la hoz del cerebro. |
| **Rostrotentorial con ostectomía cigomática y abordaje al lóbulo temporal sin ostectomía cigomática** [1,23] | Área ventrolateral en un hemisferio cerebral. | ■ Neoplasias.<br>■ Anomalía vascular.<br>■ Malformaciones.<br>■ Otras. |
| **Suboccipital** [1,7,8,17,18,27] | ■ Área caudal del cerebelo.<br>■ Bulbo raquídeo caudal.<br>■ Cuarto ventrículo.<br>■ Médula espinal cervical craneal. | ■ Neoplasias.<br>■ Anomalía vascular (hematomas).<br>■ Granuloma infeccioso o no infeccioso.<br>■ Anomalía congénita (malformación de Chiari).<br>■ Traumatismo. |
| **Rostrotentorial y suboccipital con oclusión del seno transverso** [1,7,29] | ■ Área caudolateral del encéfalo.<br>■ Ángulo cerebelopontino.<br>■ Cerebelo dorsal.<br>■ Tentorio del cerebelo. | Neoplasias en el ángulo cerebelopontino y en el cerebelo dorsal. |
| **Tronco del encéfalo caudal** [31] | Tronco del encéfalo caudal (bulbo raquídeo) | ■ Neoplasias.<br>■ Otras. |
| **Nervio trigémino** [7] | ■ Nervio trigémino.<br>■ Base del encéfalo. | ■ Neoplasias.<br>■ Otras. |

## Bibliografía

1. STURGES BK, DICKINSON PJ. Cranial surgery. In: TOBIAS KM, JOHNSTON SA (eds). *Veterinary Surgery: Small Animal*, 2nd ed. St Louis, MO: Elsevier, 2018, p. 549-569.

2. STURGES BK, DICKINSON PJ. Principles of neurosurgery. In: PLATT SR, OLBY NJ (eds). BSAVA *Manual of Canine and Feline Neurology*, 4th ed. British Small Animal Veterinary association, 2012, p. 432-452.

3. EVANS HE, DE LAHUNTA A. The skeleton. In: EVANS HE, DELAHUNTA A (eds). *Miller's Anatomy of the Dog*, 4th ed. St Louis, MO: Elsevier, 2013, p. 80-157.

4. EVANS HE (ed). The skeleton. In: *Miller's Anatomy of the Dog*, 3rd ed. Philadelphia, PA: WB Saunders, 1993; p. 122-218.

5. URIARTE A, CAPPELLO R. Transfrontal craniotomy. In: SHORES A, BRISSON BA (eds). *Current Techniques in Canine and Feline Neurosurgery*. Hoboken, NJ: Willey-Blackwell, 2017: p. 97-107.

6. GLASS EN, KAPATKIN A, VITE C, STEINBERG SA. A modified bilateral transfrontal sinus approach to the canine frontal lobe and olfactory bulb: surgical technique and five cases. *J Am Anim Hosp Assoc*, 2000; 36(1):43-50.

7. BAGLEY RS. Brain. In: SLATTER DH (ed). *Textbook of Veterinary Surgery*, 3rd ed. Philadelphia, PA: Saunders, 2003; p. 1163-1173.

8. DEWEY CW, FOSSUM TW. Surgery of the brain. In: FOSSUM TW (ed). *Small Animal Surgery*, 5th ed. Philadelphia, PA: Elsevier, 2019, p. 1338-1365.

9. Uriarte A, Moissonnier P, Thibaud JL, *et al*. Surgical treatment and radiation therapy of frontal lobe meningiomas in 7 dogs. *Can Vet J*, 2011; 52(7):748-752.

10. Parker AJ, Cunningham JG. Transfrontal craniotomy in the dog. *Vet Rec*, 1972; 90(22):622-624.

11. De Wet PD, Ali II, Peters DN. Surgical approach to the rostral cranial fossa by radical transfrontal craniotomy in the dog. *J S Afr Vet Assoc*, 1982; 53(1):40-41.

12. Kostolich M, Dulisch ML. A surgical approach to the canine olfactory bulb for meningioma removal. *Vet Surg*, 1987; 16(4): 273-277.

13. Günther C, Beckmann KM, Steffen F. Formation of a meningoencephalocele after removal of a frontal lobe meningioma by transfrontal craniotomy in a cat. *JFMS Open Rep*, 2020; 6(2): 2055116920957195.

14. Forterre F, Fritsch G, Kaiser S, *et al*. Surgical approach for tentorial meningiomas in cats: a review of six cases. *J Feline Med Surg*, 2006; 8(4) :227-233.

15. Forterre F, Jaggy A, Rohrbach H, *et al*. Modified temporal approach for a rostro-temporal basal meningioma in a cat. *J Feline Med Surg*, 2009; 11(6):510-513.

16. Duncan KL Kuntz CA, Simcock JO. Transorbital craniectomy for treatment of frontal lobe and olfactory bulb neoplasms in two dogs. *J Am Vet Med Assoc*, 2021; 258(11):1236-1242.

17. Oliver JE. Principles of canine brain surgery. *J Am Anim Hosp Assoc*, 1966; 2:73-88.

18. Oliver JE. Surgical approaches to the canine brain. *Am J Vet Res*, 1968; 29:353-378.

19. Sorjonen DC, Thomas WB, Myers LJ, Cox NR. Radical cerebral cortical resection in dogs. *Prog Vet Neurol*, 1991; 2(4):225-236.

20. Oliver JE Jr. Cranial surgery. In: Oliver JE, Hoerlein BF, Mayhew IG (eds). *Veterinary Neurology*. Philadelphia, PA: WB Saunders, 1987; p. 470-492.

21. Hoerlein BF, Few AB, Petty MF. Brain surgery in the dog--preliminary studies. *J Am Vet Med Assoc*, 1963;143:21-29.

22. Shores A. Lateral (rostrotentorial) craniotomy/craniectomy. In: Shores A, Brisson BA (eds). *Current Techniques in Canine and Feline Neurosurgery*. Hoboken, NJ: Willey-Blackwell, 2017; p. 359-373.

23. Shihab N, Summers BA, Benigni L, *et al*. Novel approach to temporal lobectomy for removal of a cavernous hemangioma in a dog. *Vet Surg*, 2014; 43(7):877-871.

24. Bordelon JT, Rochat MC. Use of a titanium mesh for cranioplasty following radical rostrotentorial craniectomy to remove an ossifying fibroma in a dog. *J Am Vet Med Assoc*, 2007; 231(11):1692-1695.

25. Bryant KJ, Steinberg H, McAnulty JF. Cranioplasty by means of molded polymethylmethacrylate prosthetic reconstruction after radical excision of neoplasms of the skull in two dogs. *J Am Vet Med Assoc*, 2003; 223(1):67-72.

26. Oblak M, Shores A. Treatment of skull tumors. In: Shores A, Brisson BA (eds). *Current Techniques in Canine and Feline Neurosurgery*. Hoboken, NJ: Willey-Blackwell, 2017; p. 392-413.

27. Akin EY, Shores A. Suboccipital craniectomy/foramen magnum decompression. In: Shores A, Brisson BA (eds). *Current Techniques in Canine and Feline Neurosurgery*. Hoboken, NJ: Willey-Blackwell, 2017; p. 373-392.

28. Dewey CW, Marino DJ, Bailey KS, *et al*. Foramen magnum decompression with cranioplasty for treatment of caudal occipital malformation syndrome in dogs. *Vet Surg*, 2007; 36(5):406-415.

29. Bagley RS, Harrington ML, Pluhar GE, *et al*. Acute, unilateral transverse sinus occlusion during craniectomy in seven dogs with space-occupying intracranial disease. *Vet Surg*, 1997; 26(3):195-201.

30. Kent M, Glass EN, Schachar J. A lateral approach to the feline cerebellar fossa: case report and identification of an external landmark for the tentorium ossium. *J Feline Med Surg*, 2020; 22(4):358-365.

31. Klopp LS, Simpson ST, Sorjonen DA, Lenz SD. Ventral surgical approach to the caudal brain stem in dogs. *Vet Surg*, 2000; 29(6):533-542.

32. Bagley RS, Wheeler SJ, Klopp L, *et al*. Clinical features of trigeminal nerve-sheath tumor in 10 dogs. *J Am Anim Hosp Assoc*, 1998; 34(1):19-25.

# 2

# CIRUGÍA DEL SISTEMA NERVIOSO CENTRAL

# Subluxación atlantoaxial

Autor: Sergio Ródenas y Juan Jesús Sánchez

## Introducción, términos y principios generales

La subluxación atlantoaxial (en adelante, SAA) o inestabilidad atlantoaxial, descrita por primera vez en 1967 en perros de raza *toy*, tiene dos formas de presentación: congénita y adquirida. Los signos clínicos que produce son el resultado de la compresión de la médula cervical craneal por el desplazamiento dorsal del axis, provocando signos que van desde dolor cervical hasta tetraparesia o tetraplejia en los casos más graves.[1,2]

La SAA congénita ocurre con mayor frecuencia en perros jóvenes de las razas Yorkshire Terrier, Pomerania, Caniche *toy* o miniatura, Chihuahua y Pequinés. Estos individuos presentan de nacimiento anomalías que afectan al diente o apófisis odontoides del axis y que provocan inestabilidad en la articulación atlantoaxial. Las causas de esta anomalía se detallan en el cuadro 1.

Además de las causas detalladas anteriormente, existen otras alteraciones congénitas en la unión craneocervical que pueden darse conjuntamente con la SAA en razas predispuestas, como son la malformación tipo Chiari y siringomielia, la compresión dorsal C1/C2 y la superposición atlantooccipital (en inglés se conoce como *atlantooccipital overlapping*).[6,7]

Las formas adquirida y traumática de SAA con o sin fractura vertebral pueden ocurrir en cualquier raza o edad, relacionadas con traumatismos provocados por el salto de un perro sobre otro, el ataque de otro perro, atropellos de coche o caídas desde alturas[8], no obstante, las razas predispuestas a presentar la forma congénita pueden desarrollar signos clínicos de inestabilidad articular después de un traumatismo leve.[9,10]

El lector puede consultar el apartado *Breve recordatorio* para conocer las estructuras que participan en esta articulación y su disposición.

> ### CUADRO 1. Causas de inestabilidad atlantoaxial.[1-5]
>
> - Hipoplasia o aplasia del diente.
> - Proceso degenerativo del diente.
> - Desprendimiento del diente.
> - Angulación dorsal del diente.
> - Ausencia o patologías de los ligamentos de la articulación atlantoaxial.
> - Otras: osificación incompleta del atlas y vértebras en bloque.

## Signos clínicos

La inestabilidad de la articulación atlantoaxial se traduce en el desplazamiento dorsal del axis y la consecuente compresión y traumatismo de la médula espinal cervical craneal.

El curso de la enfermedad puede ser agudo, crónico e incluso intermitente. Los signos clínicos son de una mielopatía cervical C1-C5 y dependen del grado de compresión y daño intramedular. El dolor cervical es un signo principal, que puede manifestarse como incomodidad al tocar o manipular la cabeza del paciente o dolor cervical grave. Los individuos afectados, pueden presentar además ataxia de las 4 extremidades con déficits motores que pueden ir desde una tetraparesia leve hasta una tetraplejia (en casos graves con parálisis respiratoria). Aunque no es frecuente, se pueden dar en algunos casos que presentan signos de disfunción vestibular por interrupción de los tractos espinovestibulares de los segmentos medulares cervicales craneales.[2]

## Breve recordatorio

La unión craneocervical la forman el hueso occipital, el agujero magno, las dos primeras vértebras cervicales (C1 o atlas y C2 o axis) y todos los ligamentos de las articulaciones atlantooccipitales y atlantoaxiales. Todo el conjunto está dentro de una cavidad articular donde se encuentran las dos articulaciones y una cápsula sinovial que engloba el diente del axis y el atlas. Además, las membranas atlantooccipital dorsal y ventral, y los ligamentos laterales atlantooccipitales y ligamentos que se extienden desde el cuerpo del atlas al agujero magno refuerzan el conjunto articular craneocervical. [6]

En cuanto a la articulación atlantoaxial, se trata de una articulación única dentro de la columna vertebral, que permite movimientos de rotación sobre el eje longitudinal de la misma. El atlas está formado por una porción o arco dorsal, dos estructuras laterales planas o alas y un cuerpo vertebral pequeño que forma el arco ventral. No presenta una apófisis dorsal o apófisis espinosa y las apófisis transversas corresponden a las alas. En la base de dichas alas existen dos agujeros por los que discurren la arteria y la vena vertebrales y el nervio C1, estructuras importantes que deben tenerse en cuenta en cirugía cervical craneal. El axis es la vértebra más grande por su gran apófisis dorsal o espinosa, y presenta una apófisis odontoides o diente que se proyecta cranealmente para articularse con la fóvea situada en la superficie dorsal del arco ventral del atlas. [9] La articulación atlantoaxial se establece a través del diente y de las superficies articulares craneales y caudales de las vértebras. Existe un soporte ligamentoso, que estabiliza el diente del axis, formado por el ligamento apical (desde la punta del diente al borde ventral del agujero magno), el ligamento transverso (cruza de un lado a otro del canal vertebral fijándose en el diente del axis) y los ligamentos alares (fijan el diente a los bordes ventrolaterales del agujero). Finalmente, el ligamento atlantoaxial dorsal une el arco dorsal del atlas con el borde craneal de la apófisis espinosa del axis proporcionando estabilidad dorsal en la articulación. [1,9]

Desde el punto de vista del desarrollo fetal y perinatal es importante destacar que el diente del axis se desarrolla a partir de dos centros de osificación separados que terminan fundiéndose aproximadamente entre los 106-120 días de vida del animal. No está claro si la ausencia o la anomalía congénita del diente puede ser debida a un error en la osificación o a un traumatismo que induce necrosis isquémica del mismo. [2,4,6,11]

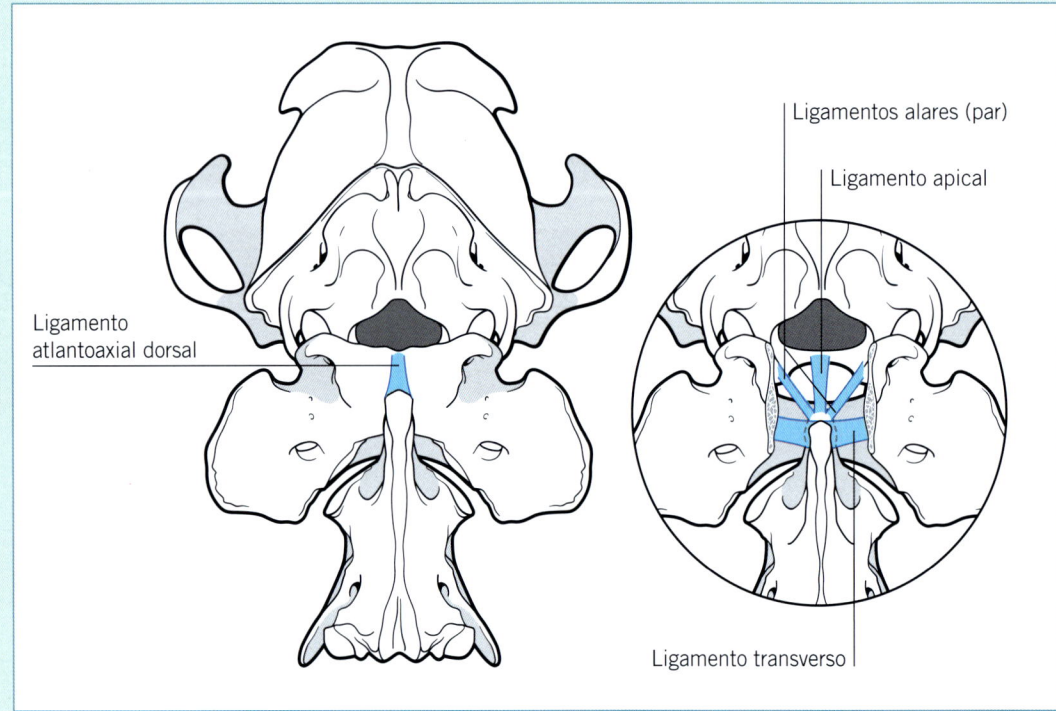

**FIGURA 1.**
Disposición de los ligamentos que forman parte de la articulación atlantoaxial.

## Diagnóstico por imagen

El diagnóstico de la SAA se puede realizar mediante radiografía de la columna vertebral cervical craneal, aunque las técnicas de diagnóstico avanzado por imagen, como la tomografía computarizada (TC) o la resonancia magnética (RM), son necesarias en los casos dudosos y, además, nos permiten obtener información adicional del grado de compresión y lesión intramedular, así como facilitan la planificación quirúrgica.

## Radiología convencional

Con frecuencia es la primera opción por su bajo coste y la disponibilidad en las clínicas veterinarias. Los hallazgos observados en las radiografías laterales de casos de SAA incluyen el desplazamiento dorsal del diente en el canal vertebral, un aumento en la distancia entre el arco dorsal del atlas y la apófisis espinosa del axis o del ángulo formado entre la lámina dorsal del atlas y la del axis, y la hipoplasia o aplasia del diente o su angulación dorsal (fig. 2). [9,12]

Estos hallazgos radiográficos son compatibles con una SAA, pero pueden ser subjetivos y aunque la radiografía en flexión de la cabeza puede confirmar la inestabilidad en casos de duda, esta posición puede exacerbar la compresión medular producida por el diente del axis, razón por la cual no se recomienda realizar radiografías con una flexión excesiva (fig. 2). [12,13] Se han establecido unas medidas absolutas y relativas tomadas de diferentes zonas de la articulación atlantoaxial, del atlas y del axis, tomando como referencia una proyección lateral neutra con el propósito de establecer un método objetivo para el diagnóstico de la SAA. La determinación de la superposición C1-C2 (distancia entre dos líneas perpendiculares al eje longitudinal de C1 y colocadas en los bordes caudal del arco dorsal de C1 y craneal de la apófisis espinosa de C2) presentó una alta sensibilidad y especificidad para el diagnóstico de la SAA: una medida ≤1,55 mm es muy sugerente de la enfermedad. Un valor ≤-3,77 mm es diagnóstico con un 100 % de sensibilidad y un 94,5 % de especificidad. [12]

Los inconvenientes del diagnóstico radiográfico de la SAA radican en el riesgo de daño iatrogénico por la excesiva manipulación del paciente, la escasa visualización que se obtiene de la forma y el tamaño de la apófisis odontoides, así como de fracturas radiográficamente menos evidentes, especialmente importante en la SAA traumática, y la nula identificación del daño medular. [11,14]

La mielografía prácticamente no se utiliza, sin embargo, en caso de no disponer de equipos de TC o RM proporciona información sobre el grado de compresión de la médula espinal (fig. 2).

---

**No es recomendable realizar radiografías con una flexión de la cabeza forzada, ya que podría agravar un caso de compresión medular entre C1-C2.**

---

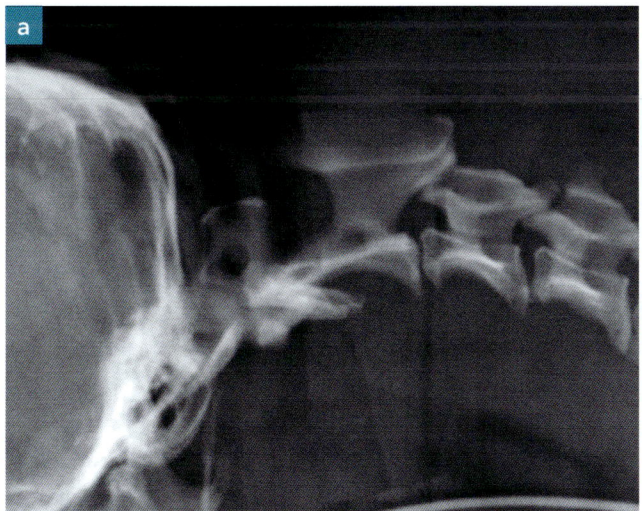
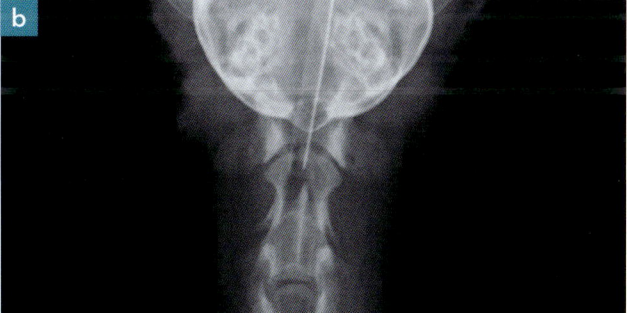
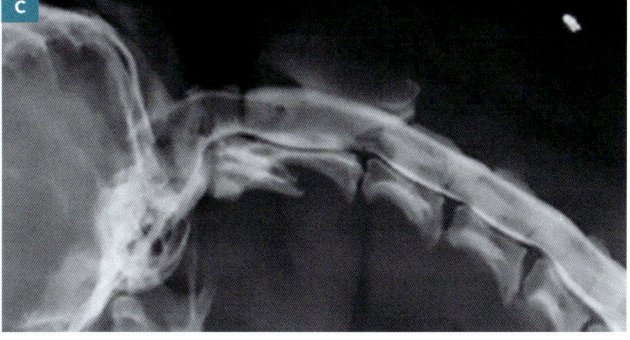

**FIGURA 2.** Radiografías laterolateral y ventrodorsal de un perro con inestabilidad atlantoaxial en las que se aprecia un aumento de la distancia entre el arco dorsal del atlas y el axis y ausencia o hipoplasia de la apófisis odontoides (a y b). Mielografía laterolateral de un perro con inestabilidad atlantoaxial en la que se observa la compresión de la médula espinal (c).

## Tomografía computarizada (TC)

Es la prueba diagnóstica de elección para estudiar los elementos óseos. Permite realizar una reconstrucción tridimensional, muy útil para planificar la intervención, y además de gran utilidad para comprobar cómo están dispuestos los implantes en relación con el canal vertebral después de la cirugía.[1] Por su calidad superior para la evaluación ósea, la TC resulta especialmente importante para la identificación de una aplasia o hipoplasia del diente del axis, de su fractura o de su no unión, así como también para la visualización de otras anomalías vertebrales, como la osificación incompleta del atlas (fig. 3).[3,4]

En los casos de traumatismo espinal con luxación traumática, realizar un "TC de cuerpo entero" es muy útil para identificar fracturas o luxaciones de otras vértebras con muy poca manipulación del paciente y se minimiza la posibilidad de daño iatrogénico.[8]

## Resonancia magnética (RM)

Es la modalidad de elección para diagnosticar lesiones del parénquima medular (fig. 4). Aunque aporta menor definición del tejido óseo, es de gran ayuda para detectar la SAA y compresión de la médula espinal. La mayor ventaja con respecto a la TC es que permite ver lesiones intraparenquimatosas (edema, gliosis, contusión, siringomielia o hemorragias),

además de poder visualizar los ligamentos en pacientes con aplasia de la apófisis odontoides.[11,13,15-17]

## Tratamiento médico

El tratamiento médico está indicado en los pacientes que padecen dolor cervical con déficits neurológicos mínimos y con poco desplazamiento articular sin alteraciones radiográficas del diente del axis; en los pacientes con un alto riesgo anestésico; por razones económicas; y en animales jóvenes con un esqueleto muy inmaduro para la colocación de implantes.[9,18]

El tratamiento consiste en realizar reposo, administración de analgésicos y antiinflamatorios y la aplicación de un vendaje cervical inmovilizador con el cuello en posición extendida para estabilizar la articulación atlantoaxial e inducir la formación de una fibrosis que sujete la articulación (fig. 5). Es conveniente realizar una radiografía después de la colocación del vendaje para evaluar el correcto alineamiento de las vértebras. Además, los propietarios deben ser instruidos sobre los cuidados que necesita su perro tras la colocación del vendaje, en relación a las posibles complicaciones y la posibilidad de empeoramiento a pesar de la inmovilización del cuello.[9] En un estudio retrospectivo realizado con 16 perros a los que se les aplicó el tratamiento conservador

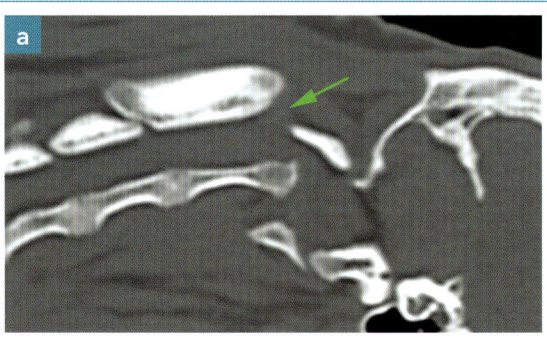

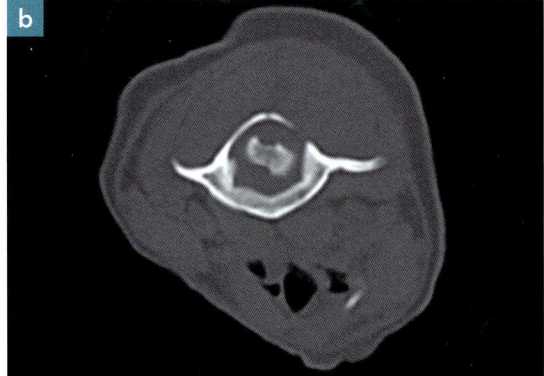

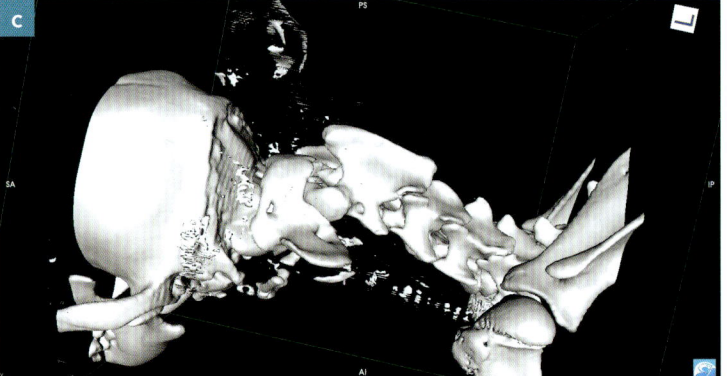

**FIGURA 3.** Reconstrucción sagital y transversa de tomografía computarizada en ventana ósea (a y b) y reconstrucción 3D (c) de un perro con subluxación atlantoaxial. Se aprecia ausencia del diente del axis, así como separación del arco dorsal del atlas con el axis y desplazamiento del axis con compresión grave de la médula espinal.

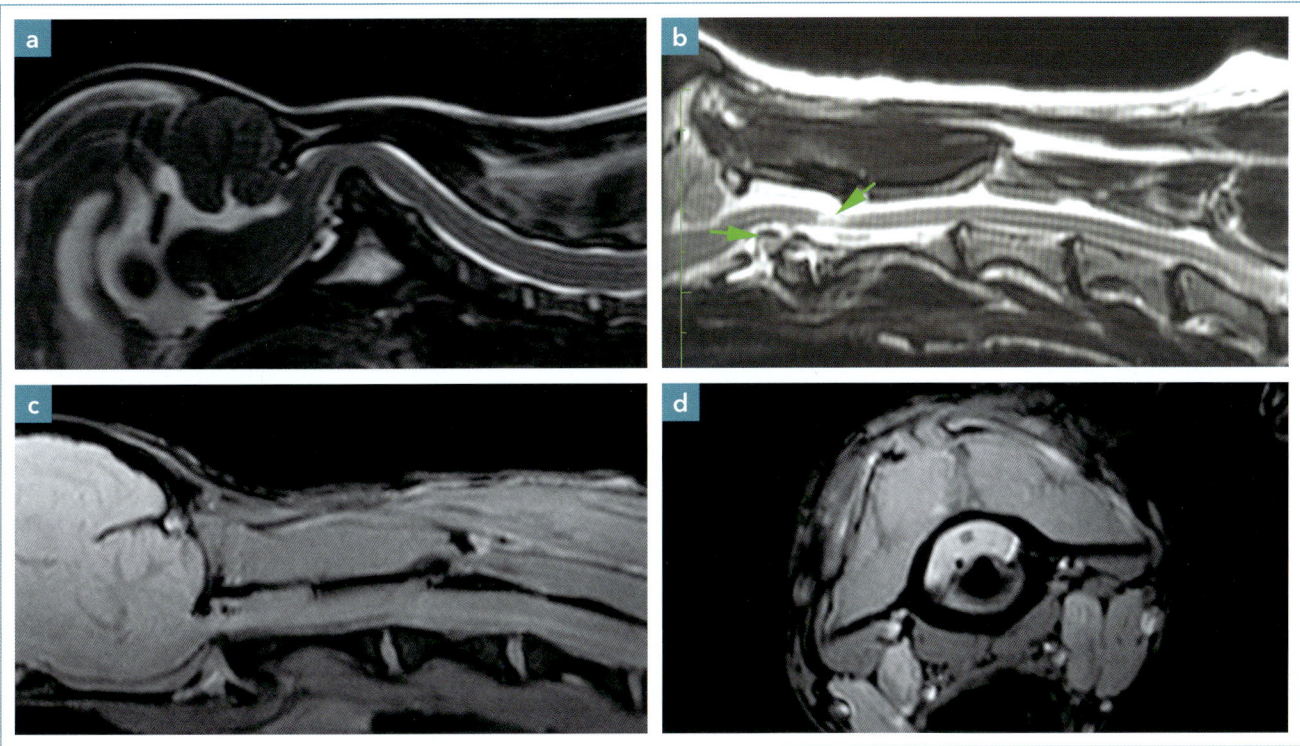

**FIGURA 4.** Imagen de resonancia magnética en T2 de un perro con subluxación atlantoaxial y compresión grave de la médula espinal (a). Resonancia magnética sagital en T2 de un perro con desplazamiento de la apófisis odontoides (flecha), debido a una no unión o fractura antigua que causa inestabilidad atlantoaxial y, como consecuencia, provoca una lesión intramedular (gliosis, edema) (b). Resonancia magnética en T2* en otro perro con subluxación atlantoaxial traumática que muestra una hemorragia intramedular (c y d).

durante un tiempo que variaba entre las 4 y las 15 semanas, 10 perros tuvieron una buena recuperación. En el mismo estudio, una duración de los signos clínicos inferior a 30 días se relacionó con un mejor pronóstico del tratamiento conservador.[18]

La inmovilización mediante vendaje tiene algunas complicaciones comunes como es el desarrollo de úlceras corneales, la otitis, la dermatitis y las úlceras por decúbito; por otra parte, hay un riesgo alto de recaída puesto que la fijación articular se establece mediante la fibrosis que se consigue con este tratamiento conservador.[9]

## Tratamiento quirúrgico

El tratamiento quirúrgico en la mayoría de los casos es el tratamiento de elección. Hay diversos estudios y técnicas descritas en el tratamiento quirúrgico de la inestabilidad atlantoaxial.[19-23]

El principal objetivo es reducir en lo posible la subluxación y estabilizar la articulación.

Las técnicas para el tratamiento quirúrgico de la SAA incluyen la estabilización dorsal (menos utilizada) o la estabilización

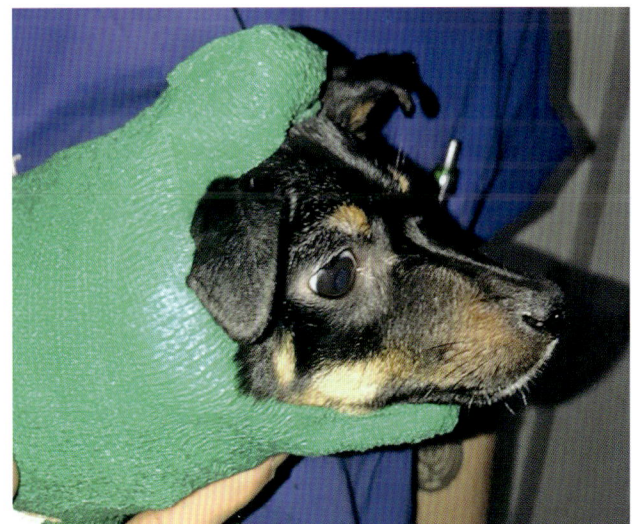

**FIGURA 5.** Imagen que muestra la colocación de un vendaje (férula) en un cachorro con subluxación atlantoaxial.

ventral que puede ir combinada con odontectomía en función del caso. La técnica dependerá en general de cada caso específico, así como de la preferencia del cirujano.

## Técnicas de estabilización dorsal

La estabilización dorsal de la SAA ha sido descrita en diferentes artículos. Generalmente, no es la técnica de elección para la mayoría de los autores por diferentes motivos: abordaje dorsal más agresivo; está asociada a mayor morbilidad por mayor riesgo de seromas o dolor posoperatorio, no ofrece visualización de la alineación de la articulación ventralmente; no se consigue una fusión ósea; mayor riesgo de fallo en los implantes. [19-22]

Sin embargo, es una técnica que puede estar especialmente indicada en perros de razas *toy* jóvenes (< 6-8 meses) en los que la inmadurez del esqueleto desaconseja colocar implantes o en animales de menos de 2 kg debido al reducido tamaño del hueso para poner implantes ventrales. [9, 10]

---

El abordaje dorsal aunque más agresivo puede estar indicado en individuos en los que por tamaño o edad no es posible colocar implantes.

---

Se han descrito varias técnicas para conseguir la fijación del arco dorsal del atlas y la apófisis espinosa del axis, por ejemplo, la utilización de cerclajes (figs. 6a y 7); de sutura sintética no reabsorbible; usando el ligamento nucal; mediante agujas de Kirschner sujetas mediante polimetilmetacrilato (PMMA) (fig. 6b); aplicando retractores metálicos atlantoaxiales; o con ayuda de una banda de tensión atlantoaxial Kishigami (fig. 6c y 8). [9, 10, 24-28]

Recientemente, se han aplicado técnicas de fijación dorsal con tornillos y PMMA como alternativas a la estabilización ventral. Dichas técnicas han mostrado muy buenos resultados utilizando diferentes corredores para la inserción de implantes en el axis y el atlas (fig 6 d). [29,30]

Las mayores complicaciones se producen por fallos en los implantes, fracturas del atlas y por el daño medular iatrogénico al pasar el implante a través del canal espinal del atlas (p. ej.: una sutura no reabsorbible o el cerclaje). Para evitar este inconveniente se utiliza la banda de tensión de Kishigami que no atraviesa el atlas (fig. 6c y 8) o técnicas de fijación dorsal con agujas de Kirschner sin pasar el atlas. [27,28]

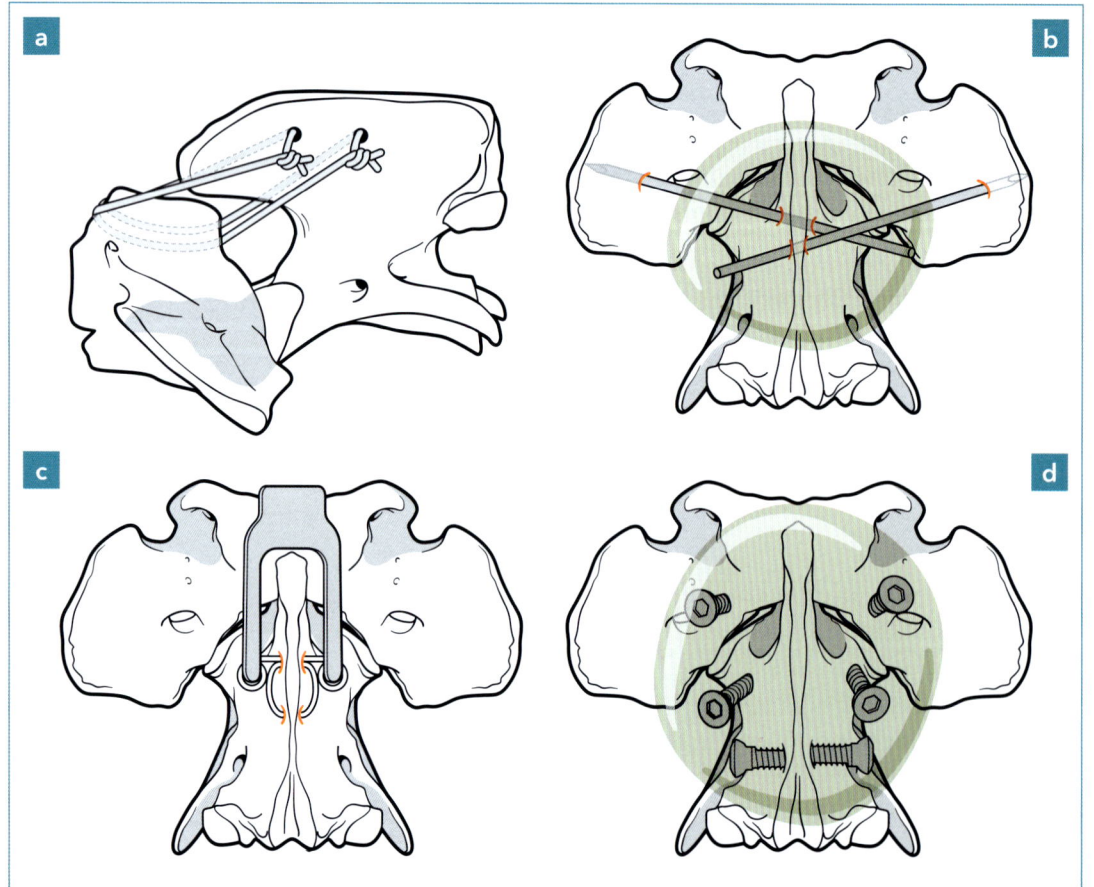

**FIGURA 6.**
Diferentes técnicas de estabilización dorsal. Mediante cerclajes (a); con agujas de Kirschner y PMMA (b); mediante una banda de tensión de Kishigami (c) o con tornillos y PMMA (d). El PMMA se representa con el área sombreada.

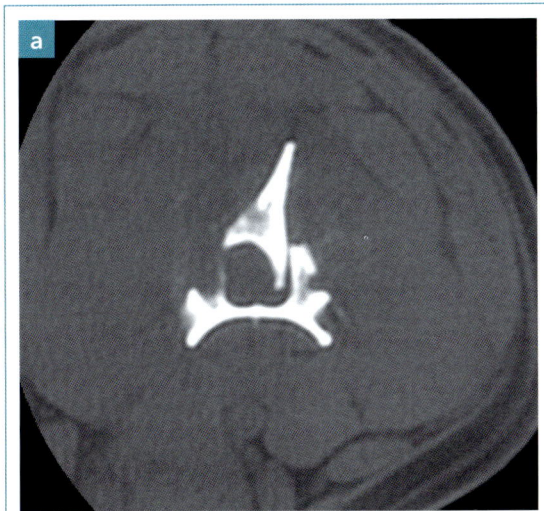
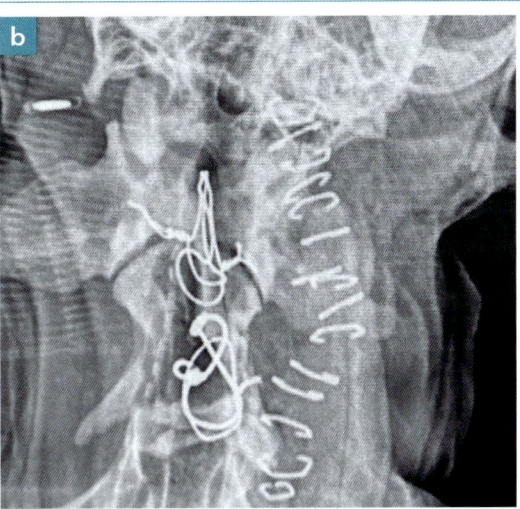

**FIGURA 7.** Imagen transversa de tomografía computarizada en ventana de tejido óseo en un perro con fractura de C2 lateralizada y leve subluxación atlantoaxial (a). Radiográfica de la resolución dorsal con cerclajes (b).

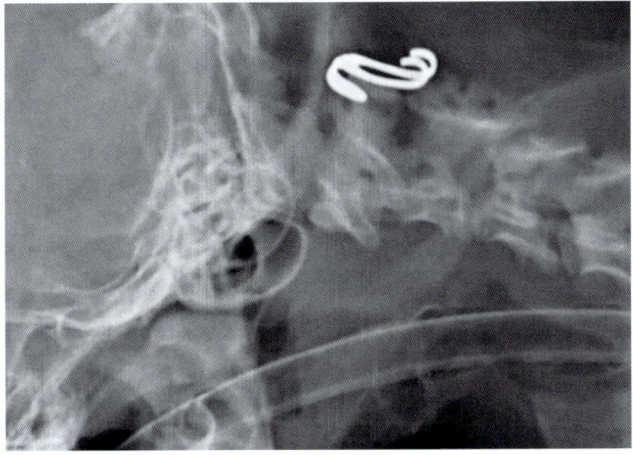

**FIGURA 8.** Radiografía posoperatoria de un perro operado al que se colocó una banda de tensión de Kishigami. *Imagen cortesía de Alex Martínez.*

## Técnicas de estabilización ventral

La estabilización ventral o artrodesis de la articulación es la técnica más utilizada en el tratamiento de la inestabilidad o subluxación atlantoaxial, principalmente debido a mejores resultados en los estudios, a un abordaje más fácil y a que se favorece la anquilosis y fusión con la artrodesis de la articulación.

La estabilización ventral de la SAA se ha descrito mediante el uso de tornillos o clavos transarticulares; aplicando tornillos, agujas o clavos con o sin PMMA; y mediante el uso de placas, generalmente bloqueadas, con tornillos. En algunos casos, estas técnicas se pueden asociar a una odontectomía (fracturas o no unión del diente) o a una descompresión por hemilaminectomía. [19-22, 31-40]

## Abordaje y reducción

Sea cual sea el tipo de implante o fijación ventral aplicado, en primer lugar, se procede al abordaje a la articulación y a la reducción de la luxación.

El animal se coloca en decúbito dorsal con la cabeza y el cuello extendidos. Se realiza una incisión ventral en la línea media desde aproximadamente C1 a C4. El músculo esternohioideo se divide a lo largo de su rafe medio fibroso mediante disección roma que continúa a lo largo de la línea media hasta la tráquea. El músculo esternotiroideo se incide a 2 cm de su unión al cartílago tiroides y se repara, si es posible, tras la cirugía. Se identifican la vaina carotídea, el nervio laríngeo recurrente y el esófago. La tráquea, el esófago, la vaina carotídea, el tronco vagosimpático y el nervio laríngeo recurrente se retraen hacia el lado izquierdo del perro para exponer los músculos largos del cuello. Se inciden estos músculos y se colocan retractores Gelpi para visualizar las vértebras C1 a C3. Se procede a la desperiostización muscular para exponer las caras ventrales de C1 hasta C3. Una vez expuestas, se procede a retirar el cartílago articular de las superficies articulares de C1 y C2 (habitualmente se realiza con una cureta de House, bisturí, motor neumático o con gubias para favorecer la artrodesis). [19-21]

A continuación, se procede a la reducción de la luxación mediante diferentes métodos: [19-21, 32, 38]

- Con un retractor de Hohmann aplicado a nivel de C2;
- con una cureta de House utilizándola como palanca contra la cara craneal de la superficie articular caudal del atlas;
- mediante un retractor Gelpi colocado en la fisura intercondilar del hueso occipital y en C2-C3;

- colocando un tornillo en el cuerpo de C2, como anclaje que luego formará parte de la reconstrucción con tornillos y PMMA;
- o se puede reducir con pinzas de reducción (el autor utiliza generalmente este método).

Se ha descrito también un abordaje modificado con el objetivo de evitar la manipulación de estructuras como la tráquea, el esófago, el tronco vagosimpático y los vasos tiroideos. Se realiza a través de los músculos esternocefálico derecho y esternotiroideo. Este abordaje ofrece una buena exposición quirúrgica; requiere una disección menor; proporciona protección a las estructuras vitales durante la colocación de los dispositivos de fijación, y puede preservar mejor la arteria tiroidea. [41]

## Técnicas con colocación de tornillos o clavos transarticulares

La colocación de tornillos o clavos fue una de las primeras técnicas en utilizarse y es de las más simples. Consiste en realizar una artrodesis con dos tornillos o clavos transarticulares dirigidos aproximadamente en un ángulo de 30° desde la línea media (fig. 9). Esta técnica no es la más adecuada si solo se aplican los clavos, ya que se ha descrito la migración de implantes o la falta de fusión de la articulación, por lo que es preferible una construcción con más implantes. [19-31]

El riesgo de migración de implantes se puede reducir mediante tornillos o clavos de rosca positiva con implantes en forma de *lag* o con PMMA.

## Técnicas con construcción de implantes para los cuerpos de C1 y C2 y aplicación de tornillos o clavos transarticulares y PMMA

Se han descrito diversos estudios y diferentes técnicas de posicionamiento de implantes (tornillos y clavos) con PMMA que analizan los resultados del uso de diferentes corredores para la colocación de los implantes. Concretamente, hay un trabajo de 2017 realizado en perros, en el que se analizaron mediante TC los diferentes corredores para el posicionamiento de implantes más seguros. Las diferentes trayectos se muestran en la figura 9. [42]

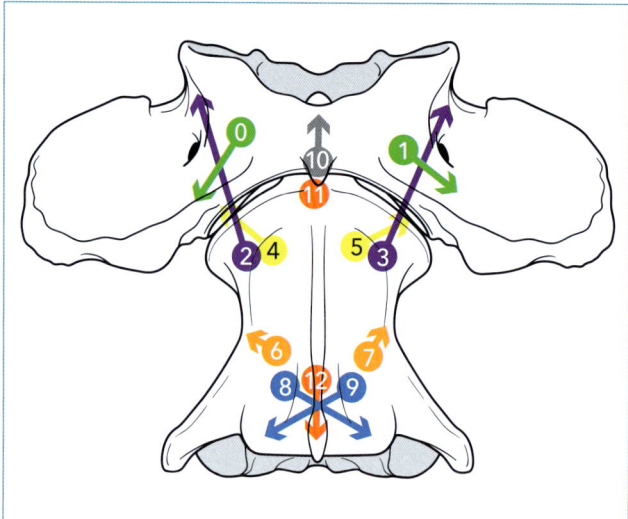

**FIGURA 9.** Representación de posicionamiento de implantes atlantoaxiales (AA) óptimos y los márgenes de seguridad asociados. Numeración de los implantes óptimos basada en la localización anatómica. 0-1 ¼ pedículo C1; 2-3 ¼ transarticular C1-C2; 4-5 ¼ superficie articular craneal C2; 6-7 ¼ pedículo C2; 8-9 ¼ cuerpo vertebral caudal C2 (parasagital); 10 ¼ arco ventral C1; 11 ¼ cuerpo vertebral craneal C2; 12 ¼ cuerpo vertebral caudal C2 (sagital); 0, 2, 4, 6, 8 ¼ lado derecho; 1, 3, 5, 7, 9 ¼ lado izquierdo (adaptación de Leblond *et al.* 2017).

El tamaño de los clavos o tornillos es variable y depende del tamaño del animal, generalmente el autor determina las medidas con ayuda de la TC (fig. 10a).

El autor generalmente utiliza una variación de la técnica descrita por Sanders *et al.* (2004) [32] en la que se ponen tornillos transarticulares entre el atlas y el axis que se refuerzan mediante clavos de Steinmann, un cerclaje y PMMA (fig. 10b).

## Técnica quirúrgica

La técnica consiste en el posicionamiento de implantes (tornillos o clavos con rosca positiva) del siguiente modo: dos en el atlas, dos transarticulares y dos en el cuerpo del axis (esta disposición puede variar en función del animal, de la malformación de la superficie articular craneal del axis o del tamaño del axis).

Una vez reducida la luxación, se procede a poner en primer lugar los implantes transarticulares (clavos roscados o tornillos) desde la línea media vertebral con un ángulo aproximado de 35-40°. En el caso de aplicar tornillos, habitualmente se taladra antes con una broca y la reducción transarticular se puede hacer con agujas de Kirschner. A continuación, se colocan otros dos implantes (clavos o tornillos) en la parte medial de las alas del atlas, caudales al agujero transverso, en dirección caudolateral con un ángulo aproximado de 30-40° para evitar que el

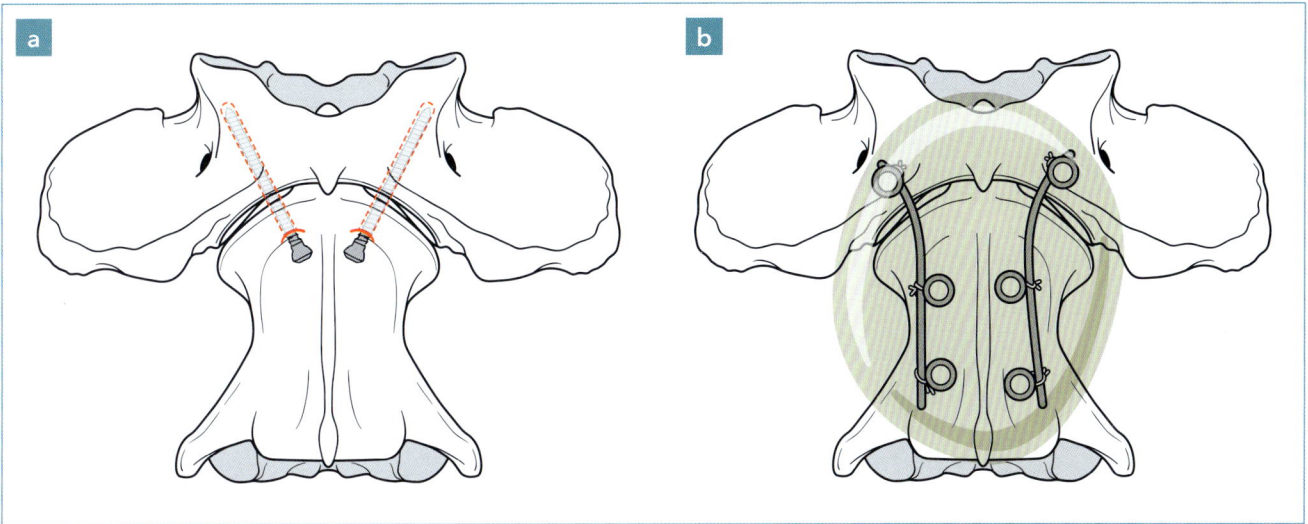

**FIGURA 10.** Diferentes tipos de posicionamiento de implantes y corredores. Técnica de tornillos transarticulares (a) y representación de la colocación de tornillos transarticulares entre el atlas y el axis reforzada con clavos de Steinman en el cuerpo y PMMA (área sombreada) (b).

implante alcance el canal vertebral. El último par de implantes (tornillos o clavos) se coloca en la base de las apófisis transversas de C2 (en algunos casos, según la anatomía de esta vértebra se pueden poner en la base de las apófisis transversas de C3 o en ambas). Estos implantes van dirigidos lateralmente a 30-40° de la línea media, para evitar el canal vertebral y no lesionar la médula espinal.

Una vez colocados los implantes, el autor pone el PMMA. Se puede reforzar esta estructura con clavos de Steinmann alrededor de los implantes con cerclajes y del PMMA (figs. 11, 12 y 13).

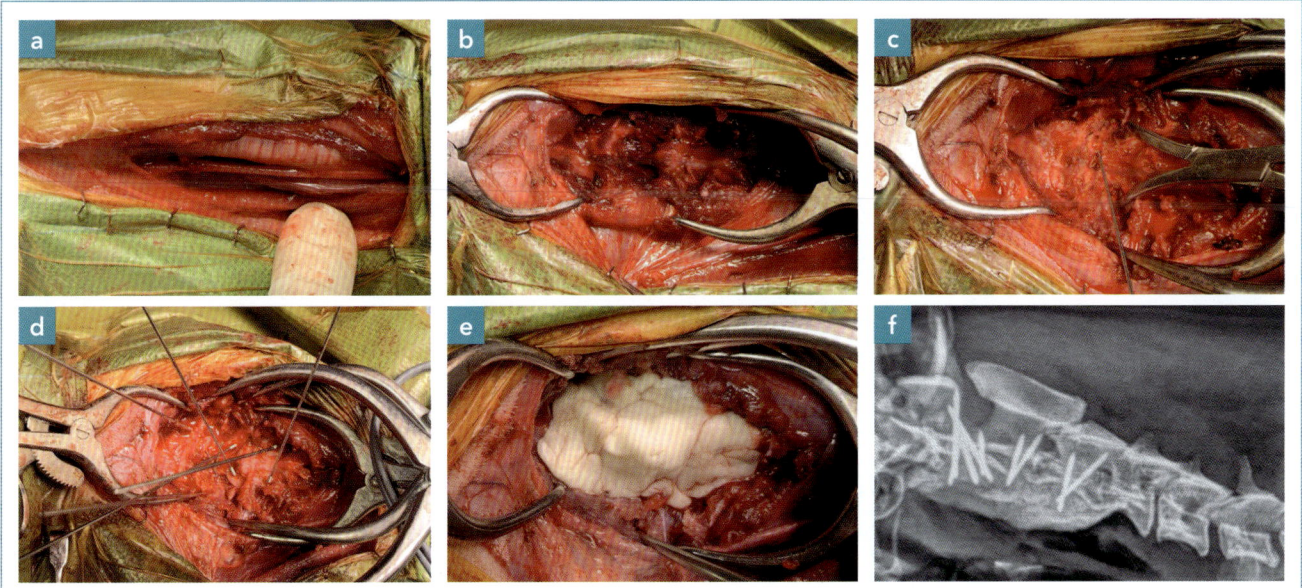

**FIGURA 11.** Secuencia de imágenes correspondientes al abordaje, reducción y posicionamiento de implantes con clavos roscados, PMMA, y refuerzo con implantes también en C3 en un paciente con luxación atlantoaxial. Abordaje ventral en el que se observa la tráquea, el tronco vagosimpático, la vaina carotídea y el músculo esternohioideo seccionado (a). Imagen de los músculos largos del cuello desde C1 a C3 tras retraer los tejidos con retractores Gelpi (b). Disección roma de los músculos largos y reducción de la luxación con pinzas de reducción de fragmentos que queda fijada mediante la inserción de un clavo roscado transarticular (c). Posicionamiento de implantes transarticulares en el atlas, en C2 y en C3, en las apófisis transversas, dirigidos hacia fuera o lateralmente para evitar el canal vertebral (d). Aplicación del PMMA sobre los implantes (e). Radiografía lateral posoperatoria (f).

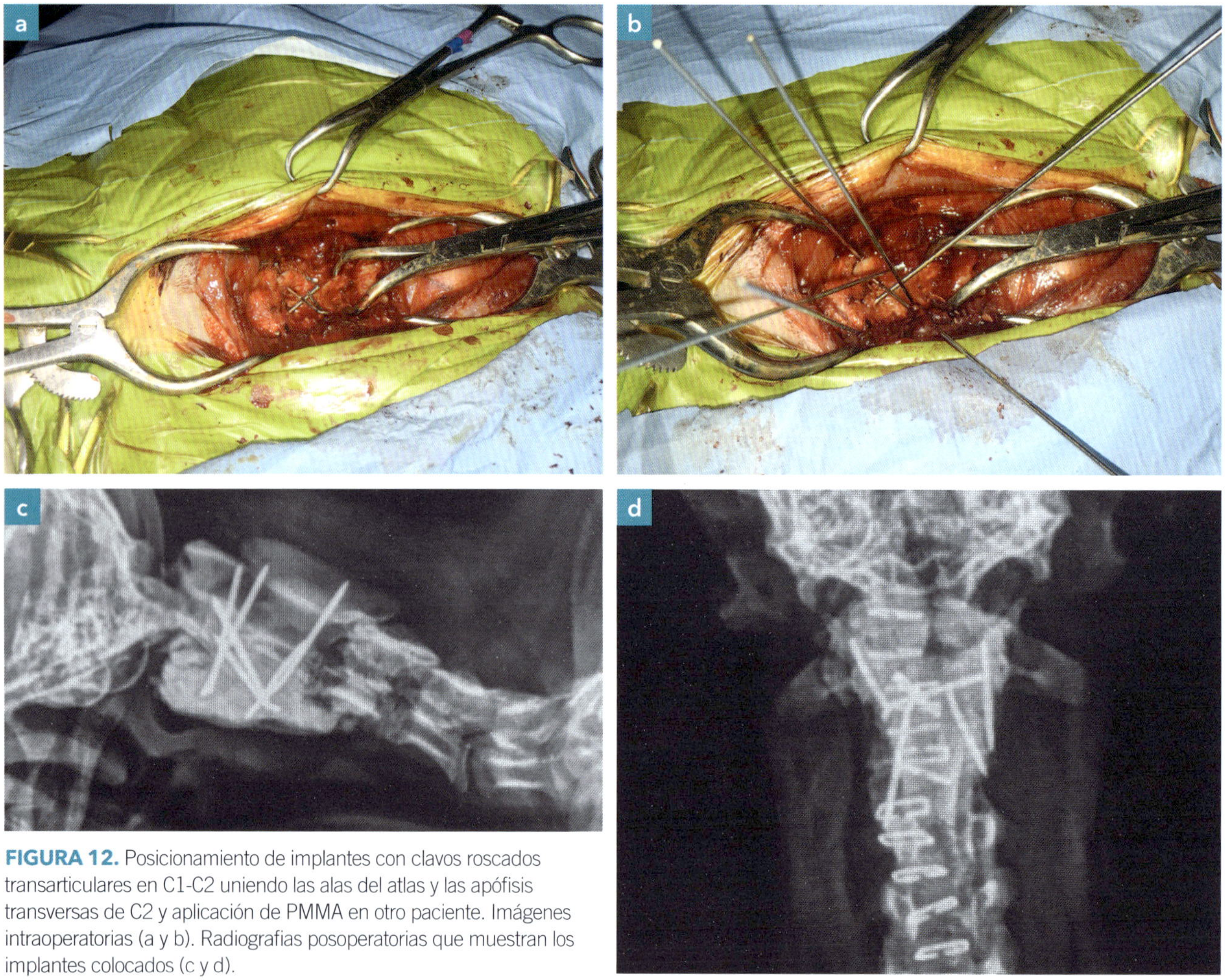

**FIGURA 12.** Posicionamiento de implantes con clavos roscados transarticulares en C1-C2 uniendo las alas del atlas y las apófisis transversas de C2 y aplicación de PMMA en otro paciente. Imágenes intraoperatorias (a y b). Radiografías posoperatorias que muestran los implantes colocados (c y d).

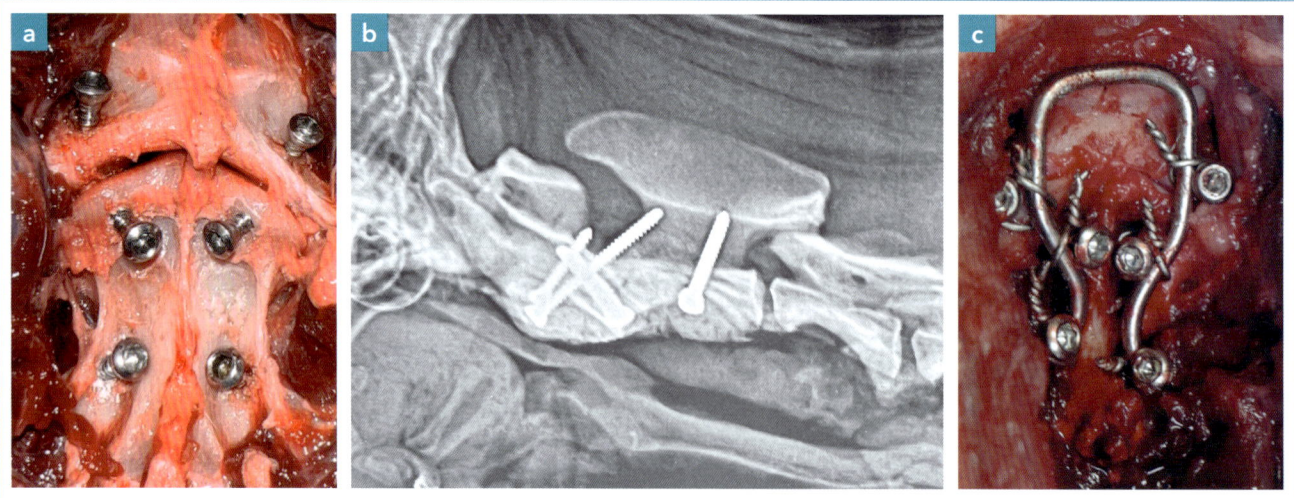

**FIGURA 13.** Aplicación de tornillos. Se aprecia el posicionamiento de implantes en el atlas dirigidos craneolateralmente y los tornillos transarticulares y los tornillos colocados en la base de las apófisis transversas del axis dirigidos de igual modo hacia fuera del canal vertebral (a). Radiografía lateral para mostrar los implantes con PMMA (b). Tornillos reforzados con una banda de tensión, clavos y cerclajes (otra variación) (c).

## Placas bloqueadas

La colocación de placas ventrales es menos frecuente y hay menos estudios descritos que en el caso del uso de tornillos o clavos y PMMA, probablemente debido a la falta de disponibilidad de tamaños de placas para este tipo de patología;[37,39,43] no obstante, ya se están haciendo placas a medida a partir de los resultados observados en la TC y de las características anatómicas del animal, lo cual soluciona el problema. El uso de placas bloqueadas en mariposa con 4 o 5 orificios, que tratamos en el apartado siguiente, se ha descrito en varios casos con buenos resultados (concretamente, el autor realizó dos estudios, con 3 y 10 perros, en los que obtuvo resultados positivos).[37,39]

## Técnica con placas bloqueadas en mariposa

El abordaje ventral es el mismo que el descrito anteriormente y se procede de igual modo para reducir la luxación y retirar el cartílago articular.

La fijación se realiza con una placa bloqueada en mariposa (generalmente de 1,5-2 mm) de 4 o 5 orificios para realizar la artrodesis de la articulación. La placa puede requerir o no un precontorneado. El procedimiento es el siguiente: se colocan en la parte craneal de la placa en mariposa dos tornillos corticales de bloqueo autorroscantes que se fijan a la base de las alas del atlas y otros dos tornillos en el cuerpo del axis en un ángulo de aproximadamente 10° con respecto a la perpendicular del cuerpo. Estas placas son poliaxiales, de manera que permiten replicar el ángulo de unos 10°. De esta manera, en función de la posición de la placa se pueden angular los tornillos para evitar siempre el canal vertebral (fig. 14).

La reducción se puede reforzar en ocasiones con agujas de Kirschner transarticulares además de la placa.

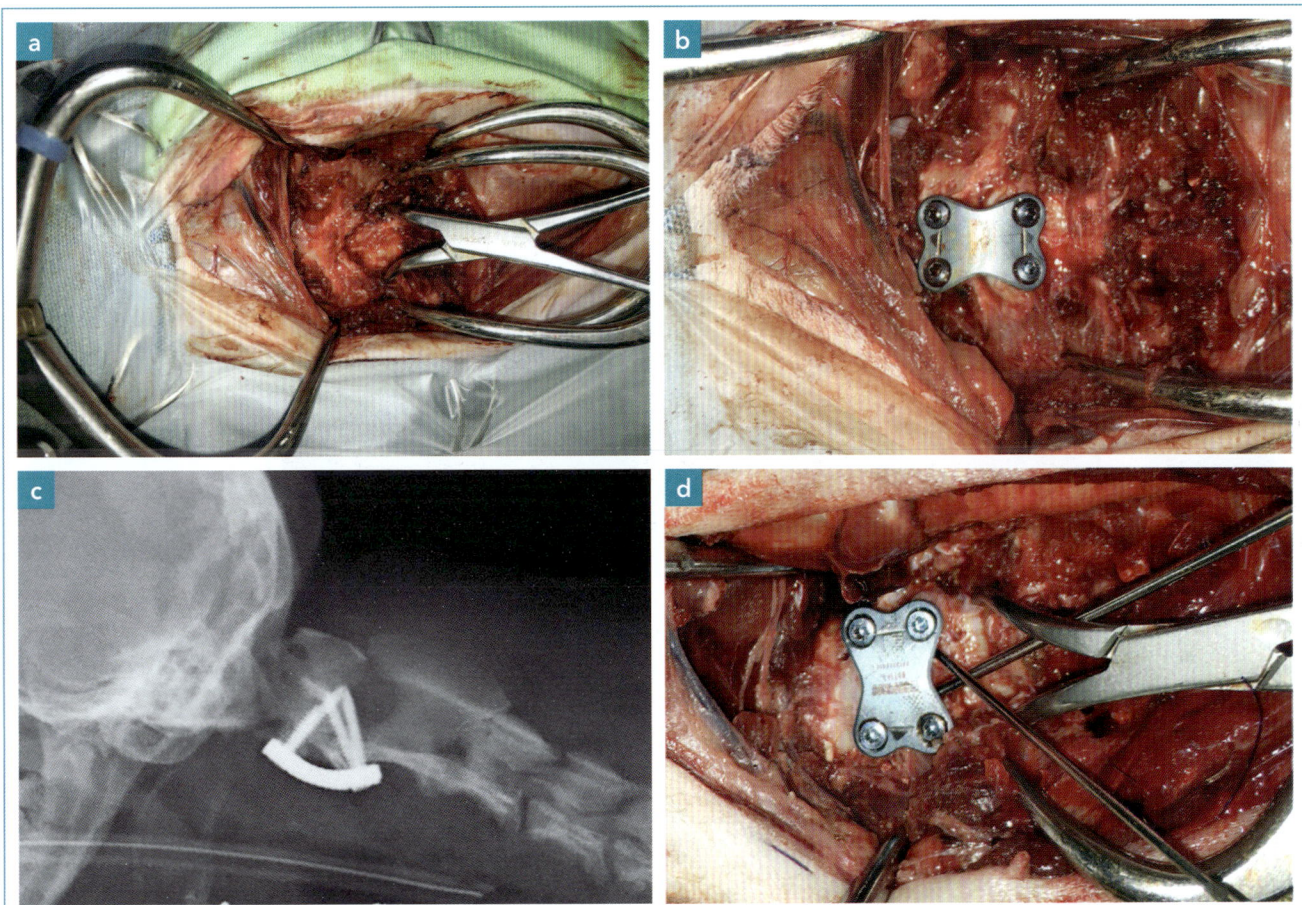

**FIGURA 14.** Técnica de reducción de la luxación mediante placa bloqueada en mariposa. Reducción de la luxación únicamente (a). Reducción con placa bloqueada en mariposa (b). Radiografía posoperatoria que muestra la placa (c) y placa en mariposa con agujas transarticulares (d).

## Técnica con placa bloqueada de titanio moldeable con modelos 3D

El uso de modelos impresos en plástico 3D es de gran ayuda para colocar implantes (clavos o tornillos con PMMA o placas) y realizar las guías antes de la cirugía. [44,45]

Los modelos de placas bloqueadas a medida impresas en 3D permiten planificar la cirugía a partir de un modelo, en el que se puede analizar antes de la cirugía la medida de los tornillos, así como realizar las diferentes guías necesarias. El estudio se planifica en el análisis TC y se prueba en el modelo de plástico. Las placas de titanio son placas que se pueden contornear o no y tienen diferentes orificios (de 4 a 6). Habitualmente, se utilizan entre 2 y 4 tornillos bloqueados en el atlas y de 2 a 4 en el axis, de forma divergente para evitar el canal vertebral (figs. 15 y 16).

## Consideraciones sobre el tratamiento quirúrgico

La tabla 1 muestra los principales abordajes o técnicas descritas en diferentes estudios para el tratamiento de inestabilidad o subluxación atlantoaxial. [8-10]

## Complicaciones

Las principales complicaciones que se pueden presentar en estos casos son similares a las descritas en las complicaciones del *slot* ventral (posible deterioro neurológico, fallo o migración de los implantes, dolor recurrente, fractura iatrogénica, infección, hemorragias u otras).

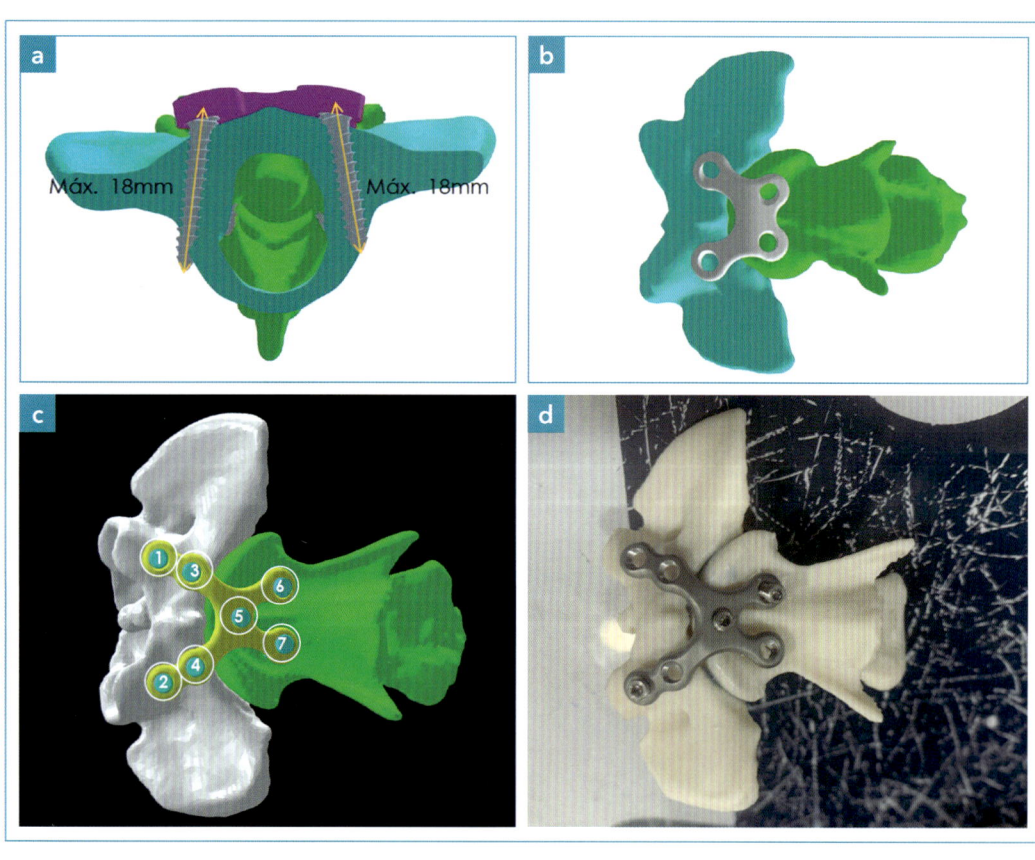

**FIGURA 15.** Estudio de tomografía computarizada para colocar una placa bloqueada atlantoaxial en titanio y prueba en el modelo 3D. Recreación de una placa de 2 mm y 4 orificios con tornillos colocados de forma divergente (a). Placa de 4 orificios para el paciente en particular (b). Placa de 2,7 mm de 7 orificios diseñada para un paciente (c). Placa probada en el molde 3D del paciente (d).

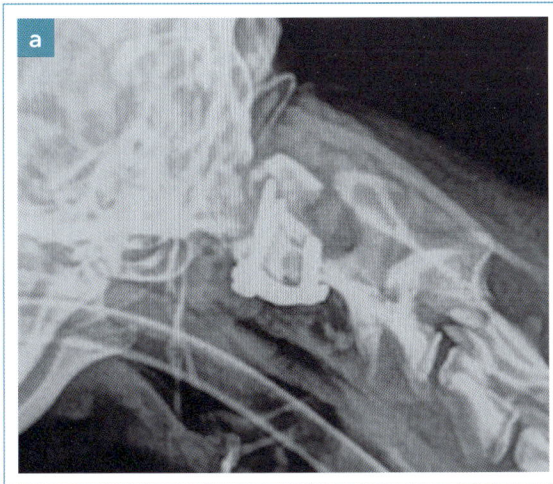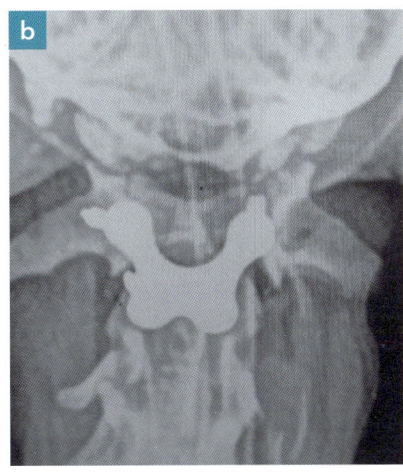

**FIGURA 16.** Radiografías posoperatorias correspondientes a una reducción de luxación mediante una placa bloqueada de 6 orificios. *Imagen cortesía de Joseba Del Valle.*

| **TABLA 1. Estudio comparativo de las diversas técnicas quirúrgicas aplicadas para estabilizar la SAA en diferentes estudios o casos.** | | | |
|---|---|---|---|
| **Autor y año** | **Técnica aplicada** | **Abordaje** | **Resultados** |
| **Pujol** *et al.*, **2010** | Fijación dorsal con banda de tensión Kishigami (8 casos). | Dorsal. | 6/8 casos ambulatorios con buena evolución clínica. 2/8 casos muertos o eutanasiados por signos clínicos. |
| **Jeffery, 1996** | Fijación dorsal con clavos cruzados (1 caso). | Dorsal. | Buena evolución, ambulatorio tras la cirugía. |
| **Dongwook** *et al.*, **2023** | Fijación dorsal modificada con agujas de Kirschner sin cruzar el atlas (10 casos). | Dorsal. | 9/10 casos: mejoría neurológica. En 4 casos: reintervención (3 por fractura del arco dorsal del atlas y 1 por dolor recurrente). 1/10 casos: muerte por agravamiento de los signos. |
| **Sánchez-Masian** *et al.*, **2014** | Sutura de nailon en músculos dorsales (15 casos). | Dorsal. | 12/15 casos: ambulatorios tras cirugía. 4/15 casos: reintervenidos. 1/15 casos: eutanasia por signos clínicos |
| **Thomas** *et al.*, **1991** | Total 23 casos (25 técnicas quirúrgicas). ■ Estabilización dorsal con cerclajes (7 casos). ■ Estabilización ventral (18 casos): (20 técnicas quirúrgicas diferentes) | Dorsal y ventral. | ■ Fijación dorsal: 5/7 casos: fallo en implantes 2/7 casos: con éxito. ■ Fijación ventral: 6/18 casos: resueltos con éxito. 4/18 casos: fallo en implantes. 7/18 casos: eutanasia 1/18 casos: muerto en 2.ª reintervención. |
| **Beaver** *et al.*, **2000** | ■ Estabilización dorsal (10 casos): con cerclajes y sutura no reabsorbible. ■ Estabilización ventral (36 casos): aplicación de agujas de Kirschner en cuerpo de axis y en articulación atlantoaxial, en algunos casos PMMA. | Dorsal y ventral. | ■ Estabilización dorsal: 2/10 casos: reintervenidos. 8/10: buena evolución. ■ Estabilización ventral: 5/33 casos: buena evolución sin complicaciones 3/33 casos: reintervenidos. 25/33 casos: muertos o eutanasiados por signos clínicos. 3/36 casos: no tuvieron seguimiento. |

| TABLA 1. Estudio comparativo de las diversas técnicas quirúrgicas aplicadas para estabilizar la SAA en diferentes estudios o casos. | | | |
|---|---|---|---|
| **Autor y año** | **Técnica aplicada** | **Abordaje** | **Resultados** |
| **Tabanez *et al.*, 2021** | Técnica dorsal con tornillos bicorticales en C1 y C2 y PMMA, reconstrucciones y moldes de plástico 3D (12 casos*). *Un caso sin seguimiento. | Dorsal. | 1/11 casos: fallo de implantes (escaso recubrimiento con PMMA), aunque se resolvió posteriormente. 11/11 casos: mejoría neurológica y resultados de bueno a excelente excepto un caso con dolor episódico. |
| **Dolera *et al.*, 2017** | Técnica dorsal, tornillos en C1 y C2 con PMMA (6 casos). | Dorsal. | 6/6 casos: mejoría neurológica, TC posoperatorio mostró reducción completa o parcial de la compresión medular. |
| **Denny *et al.*, 1988** | ■ Técnica dorsal (13 casos): con cerclajes.<br><br>■ Técnica ventral (10 casos): con tornillos lag de las facetas articulares ventrales. | Dorsal y ventral. | ■ Técnica dorsal:<br>  8/13 casos: mejoría.<br>  5/13 casos: eutanasia o muerte por signos clínicos.<br>■ Técnica ventral:<br>  9/10 casos: mejoría.<br>  1/10 casos: eutanasia o muerte por signos clínicos. |
| **Shores *et al.*, 2007** | Técnica ventral con abordaje parasagital modificado y agujas de Kirschner (5 casos). | Ventral. | 5/5 casos: mejoría neurológica. |
| **Sanders *et al.*, 2004** | Técnica ventral con tornillos y PMMA, reforzado con clavos de Steinmann y cerclajes. Técnica modificada con implantes en apófisis transversas del axis y transarticulares y en alas del atlas (12 casos). | Ventral. | 9/12 casos: resultado excelente. 2/12 casos: resultados buenos. 1/12 casos: eutanasia por dolor cervical recurrente. |
| **Aikawa *et al.*, 2013** | Técnica ventral con clavos roscados en atlas, axis y transarticulares y PMMA (49 casos). | Dorsal. | 46/49 casos: mejoría neurológica. 1/49 casos: no ambulatorio. 2/49 casos: muerte perioperatoria. |
| **Platt *et al.*, 2004** | Técnica ventral modificada con tornillos en cuerpo de axis y en arco ventral de atlas, agujas Kirschner transarticulares y PMMA (19 casos). | Ventral. | 16/19 casos: mejoría neurológica con buenos resultados. 2/19 casos: muertos posoperatorios. 1/19 casos: eutanasia por dolor cervical recurrente |
| **Stout Steele *et al.*, 2016** | Técnica ventral: en la mayoría de los casos 2 tornillos en alas del atlas y dos transarticulares y PMMA (35 casos). | Ventral. | 2/35 casos: muerte (1 neumonía por aspiración, 1 causa desconocida). 9/35 casos: efectos adversos. 4 casos reintervenidos. 15/28 casos: mejoría neurológica en 2.º examen clínico. 23/35 casos con seguimiento telefónico con 23/23 pacientes ambulatorios. |
| **Toni *et al.*, 2020** | Técnica ventral con guías de modelos 3D en plástico, tornillos en axis y atlas en pedículos y cuerpos vertebrales (12 casos). | Ventral. | 5/12 casos: efectos adversos reversibles. 8/12 casos: mejoría neurológica. 2/12 casos: sin cambios en estado neurológico. 2/12 casos: eutanasia en el alta hospitalaria. |
| **Dickomeit *et al.*, 2011** | Técnica ventral con placas bloqueadas mariposa (3 casos). | Ventral. | 3/3 casos: mejoría neurológica. |
| **Hidalgo *et al.*, 2017** | Técnica ventral con placas bloqueadas mariposa (10 casos). | Ventral. | 9/10 casos: mejoría neurológica. 1/10 casos: muerte posoperatoria (edema pulmonar). |

## Bibliografía

1. SLANINA MC. Atlantoaxial Instability. *Vet Clin North Am Small Anim Pract.*, 2016 Mar;46(2):265-275.

2. DE LAHUNTA A. Small animal spinal cord disease. In: DE LAHUNTA A, GLASS E, KENT M. (eds). *Veterinary Neuroanatomy and Clinical Neurology.* 4nd ed. Saunders Elsevier, 2015; p. 262-284.

3. PARRY AT, UPJOHN MM, SCHLEGL K, *et al. Computed tomography variations in morphology of the canine atlas in dogs with and without atlantoaxial subluxation. Vet Radiol Ultrasound.*, 2010 Nov-Dec;51(6):596-600.

4. KIM D, CHANG D, KIM G. Radiographic Evaluation of Atlas and Axis Anomalies in Toy Breed Dogs With and Without Atlantoaxial Subluxation. *In Vivo,* 2022 Nov-Dec;36(6):2751-2755.

5. LIN JL, COOLMAN BR. Atlantoaxial subluxation in two dogs with cervical block vertebrae. *J Am Anim Hosp Assoc.,* 2009 Nov-Dec;45(6):305-310.

6. CERDA-GONZALEZ S, DEWEY CW, SCRIVANI PV, KLINE KL. Imaging features of atlanto-occipital overlapping in dogs. *Vet Radiol Ultrasound.,* 2009, May-Jun;50(3):264-268.

7. ITOH H, ITAMOTO K, ETO S, *et al.* Craniocervical junction abnormalities with atlantoaxial subluxation caused by ventral subluxation of C2 in a dog. *Open Vet J.,* 2017;7(1):65-69.

8. HANSEN SC, BACEK LM, KUO KW, TAYLOR AR. Traumatic atlantoaxial subluxation in dogs: 8 cases (2009-2016). *J Vet Emerg Crit Care* (San Antonio), 2019 May;29(3):301-308.

9. STALIN C, GUTIERREZ-QUINTANA R, FALLER K, *et al.* A review of canine atlantoaxial joint subluxation. *Vet Comp Orthop Traumatol.,* 2015;28(1):1-8.

10. SÁNCHEZ-MASIAN D, LUJÁN-FELIU-PASCUAL A, FONT C, MASCORT J. Dorsal stabilization of atlantoaxial subluxation using non-absorbable sutures in toy breed dogs. *Vet Comp Orthop Traumatol.,* 2014;27(1):62-67.

11. WESTWORTH DR, STURGES BK. Congenital spinal malformations in small animals. *Vet Clin North Am Small Anim Pract.,* 2010 Sep;40(5):951-981.

12. CUMMINGS KR, VILAPLANA GROSSO F, *et al.* Radiographic indices for the diagnosis of atlantoaxial instability in toy breed dogs [corrected]. *Vet Radiol Ultrasound.,* 2018 Nov;59(6):667-676.

13. DA COSTA RC, SAMII VF. Advanced imaging of the spine in small animals. *Vet Clin North Am Small Anim Pract.,* 2010 Sep;40(5):765-790.

14. JEFFERY ND. Vertebral fracture and luxation in small animals. *Vet Clin North Am Small Anim Pract.,* 2010 Sep;40(5):809-828.

15. KENT M, EAGLESON JS, NERAVANDA D, *et al.* Intraaxial spinal cord hemorrhage secondary to atlantoaxial subluxation in a dog. *J Am Anim Hosp Assoc.,* 2010 Mar-Apr;46(2):132-137.

16. RÓDENAS S. Hemorragia intramedular secundaria a una subluxación atltanto-axial traumática en un perro. *Consulta de Difusión Veterinaria,* 2012 oct;20(194):41-45.

17. MIDDLETON G, HILLMAN DJ, TRICHEL J, *et al.* Magnetic resonance imaging of the ligamentous structures of the occipitoatlantoaxial region in the dog. *Vet Radiol Ultrasound.,* 2012;53:545-551.

18. HAVIG ME, CORNELL KK, HAWTHORNE JC, *et al.* Evaluation of nonsurgical treatment of atlantoaxial subluxation in dogs: 19 cases (1992-2001). *J Am Vet Med Assoc.,* 2005 Jul 15;227(2):257-262.

19. SHARP NJ, WHEELER SJ. Atlantoaxial subluxation. In: SHARP NJ, WHEELER SJ. (eds). Small Animal Spinal Disorders, Diagnosis and Surgery. 2nd ed. Elsevier Mosby, 2005; p. 161-180.

20. WININGER F. Atlantoaxial subluxation. In: SHORES A, BRISSON BA. (eds). Current Techniques in Canine and Feline Neurosurgery, 1st ed. John Wiley and Sons, 2017; p. 442-461.

21. PLATT SR, DA COSTA RC. Cervical Vertebral Column and Spinal Cord. In: Johnston SA, Tobias KM. Veterinary Surgery: Small Animal. 2nd ed. Elsevier, 2018; p. 438-485.

22. DEWEY CW AND FOSSUM TW. Surgery of the Cervical Spine. In: FOSSUM TW (ed). *Small Animal Surgery,* 5th ed. Philadelphia, PA. Elsevier, 2019; p. 1365-1404.

23. SHIRES PJ. Atlantoaxial conditions and Wobbler syndrome. In: SLATTER DH (ed). *Textbook of Veterinary Surgery,* 3rd ed. Philadelphia, PA: Saunders, 2003; p. 1173-1193.

24. DENNY HR, GIBBS C, WATERMAN A. Atlanto-axial subluxation in the dog—a review of 30 cases and an evaluation of treatment by lag screw fixation. *J. Small Anim. Pract.,* 1988;29:37-47.

25. JEFFERY, N.D. Dorsal cross pinning of the atlantoaxial joint: New surgical technique for atlantoaxial subluxation. *J. Small Anim. Pract.,* 1996;37:26-29.

26. LECOUTEUR RA, MCKEOWN D, JOHNSON J, EGER CE. Stabilization of atlantoaxial subluxation in the dog, using the nuchal ligament. *J. Am. Vet. Med. Assoc.,* 1980;177: 1011-1017.

27. PUJOL E, BOUVY B, OMAÑA M, *et al.* Use of the Kishigami Atlantoaxial Tension Band in eight toy breed dogs with atlantoaxial subluxation. *Vet Surg.,* 2010 Jan;39(1):35-42.

28. DONGWOOK K, SEOUNGJIN L, GONHYUNG K. Application of a Modified Dorsal Wiring Method in Toy Breed Dogs With Atlantoaxial Subluxation. *In Vivo,* 2023 Jan-Feb;37(1):247-251.

29. Tabanez J, Gutierrez-Quintana R, *et al.* Evaluation of a Novel Dorsal-Cemented Technique for Atlantoaxial Stabilisation in 12 Dogs. *Life (Basel)*, 2021 Oct 2;11(10):1039.

30. Dolera M, Malfassi L, Pavesi S, *et al.* Computed tomography, magnetic resonance imaging and a novel surgical approach of atlanto-axial instability with incongruence in dogs. *J. Vet. Med. Sci.*, 2017. DOI: 10.1292/jvms.16-0077.

31. Beaver DP, Ellison GW, Lewis DD, *et al.* Risk factors affecting the outcome of surgery for atlantoaxial subluxation in dogs: 46 cases (1978-1998). *J Am Vet Med Assoc.*, 2000 Apr 1;216(7):1104-1109.

32. Sanders SG, Bagley RS, Silver GM, *et al.* Outcomes and complications associated with ventral screws, pins, and polymethyl methacrylate for atlantoaxial instability in 12 dogs. *J Am Anim Hosp Assoc.*, 2004 May-Jun;40(3):204-210.

33. Stout Steele MW, Hodshon AW, Hopkins AL, *et al.* Multi-Center Retrospective Evaluation of Screw and Polymethylmethacrylate Constructs for Atlantoaxial Fixation in *Dogs. Vet Surg.,* 2016 Oct;45(7):909-915.

34. Thomas WB, Sorjonen DC, Simpson ST. Surgical management of atlantoaxial subluxation in 23 dogs. *Vet Surg.*, 1991; 20: 409-412.

35. Pike FS, Kumar MS, Boudrieau RJ. Reduction and fixation of cranial cervical fracture/luxations using screws and polymethylmethacrylate (PMMA) cement: a distraction technique applied to the base of the skull in thirteen dogs. *Vet Surg.*, 2012 Feb;41(2):235-247.

36. Forterre F, Vizcaino Revés N, Stahl C, *et al.* An indirect reduction technique for ventral stabilization of atlantoaxial instability in miniature breed dogs. *Vet Comp Orthop Traumatol.*, 2012;25(4):332-336.

37. Hidalgo E, Frias C, Merino JL, Rodenas S. A retrospective review of 10 cases with follow up of atlantoaxial luxation using 2.0 mm pax locking butterfly titanium plate for ventral fixation of atlantoaxial instability in dogs. *Annual Symposium of the ESVN-ECVN*, Helsinki (Finland), September 2017.

38. Platt SR, Chambers JN, Cross A. A modified ventral fixation for surgical management of atlantoaxial subluxation in 19 dogs. *Vet Surg.*, 2004 Jul-Aug;33(4):349-354.

39. Dickomeit M, Alves L, Pekarkova M, *et al.* Use of a 1.5 mm butterfly locking plate for stabilization of atlantoaxial pathology in three toy breed dogs. *Vet Comp Orthop Traumatol.*, 2011;24(3):246-251.

40. Aikawa T, Shibata M, Fujita H. Modified ventral stabilization using positively threaded profile pins and polymethylmethacrylate for atlantoaxial instability in 49 dogs. *Vet Surg.*, 2013 Aug;42(6):683-692.

41. Shores A, Tepper LC. A modified ventral approach to the atlantoaxial junction in the dog. *Vet Surg.*, 2007;36:765-770.

42. Leblond G, Gaitero L, Moens NMM, *et al.* Computed Tomographic Analysis of Ventral Atlantoaxial Optimal Safe Implantation Corridors in 27 Dogs. *Vet Comp Orthop Traumatol.*, 2017 Nov;30(6):413-423.

43. Stead AC, Anderson AA, Coughlan A. Bone plating to stabilize atlantoaxial subluxation in four dogs. *J Small Anim Pract.*, 1993;34:462-465.

44. Toni C, Oxley B, Behr S. Atlanto-axial ventral stabilisation using 3D-printed patient-specific drill guides for placement of bicortical screws in dogs. *J Small Anim Pract.*, 2020 Oct;61(10):609-616.

45. Kamishina H, Sugawara T, Nakata K, *et al.* Clinical application of 3D printing technology to the surgical treatment of atlantoaxial subluxation in small breed dogs. *PLoS One*, 2019 May 3;14(5):e0216445. doi: 10.1371.

# Espondilomielopatía cervical

Autor: Sergio Ródenas y Juan Jesús Sánchez

## Introducción, términos y principios generales

La espondilomielopatía cervical (EMC), conocida como síndrome de Wobbler, es un trastorno que afecta la columna vertebral cervical en perros principalmente de raza grande y gigante (particularmente, Doberman y Gran Danés, aunque fue descrita inicialmente en perros de la raza Basset Hound) y que se distingue por producir una compresión de la médula espinal y/o de las raíces nerviosas.[1,2]

La EMC es una enfermedad compleja que se caracteriza por causar una mielopatía compresiva y/o de las raíces nerviosas cervicales de naturaleza dinámica y estática, que se traduce en déficits neurológicos y dolor cervical.[2,3] No obstante, muchos aspectos de su patogénesis no están claros, porque se pueden encontrar perros de las razas Doberman o Gran Danés con compresión medular secundaria a la protrusión del disco intervertebral o a la proliferación ósea sin mostrar signos de EMC.[4-7]

Existen dos formas clínicas: la EMC producida por una compresión ósea (CO-EMC) y la producida por compresión discal (CD-EMC).[2,8] La primera está causada por la proliferación ósea del arco vertebral, de los pedículos o de las apófisis articulares vertebrales y es característica de animales jóvenes de razas gigantes, como la raza Gran Danés, que es la que presenta una mayor incidencia de esta forma de EMC.[2,9] Por su parte, la CD-EMC se produce fundamentalmente por la degeneración discal Hansen tipo II y se caracteriza porque se presenta en animales de mediana edad, de razas grandes, en las que la raza Doberman es la raza que se afecta con mayor frecuencia.[2,8] En la figura 1 se representan las dos formas clínicas de este proceso.

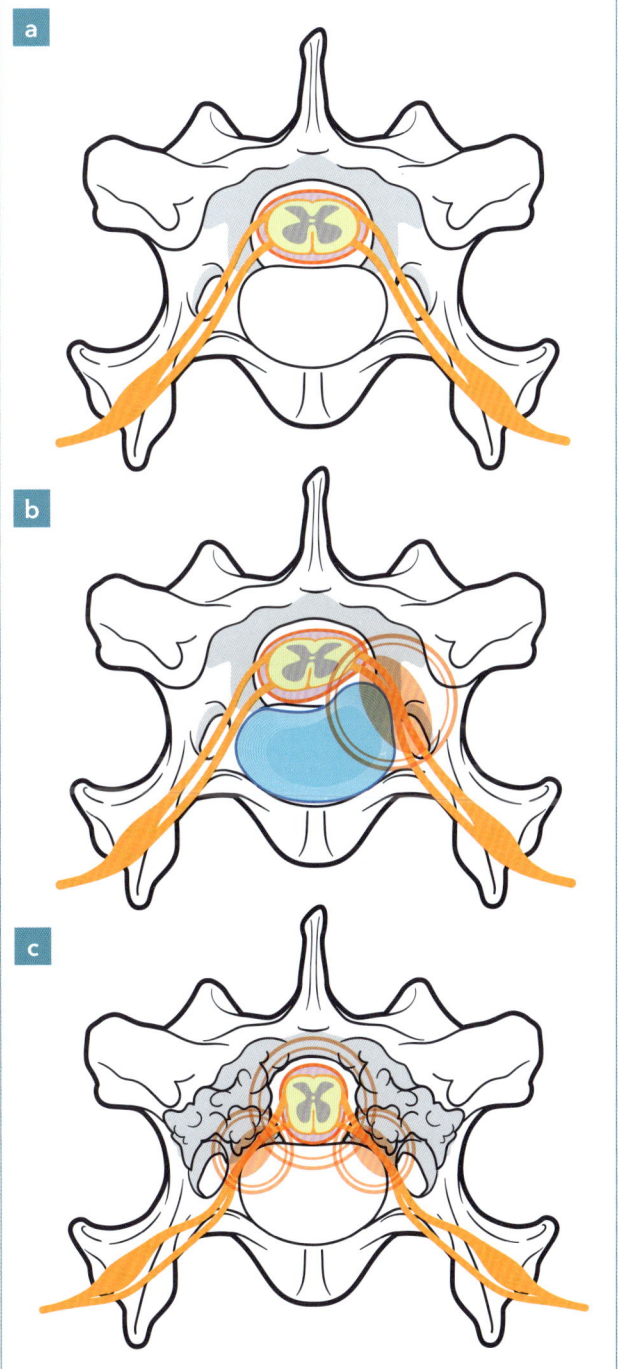

**FIGURA 1.** Formas lesionales de la espondilomielopatía. Individuo sano (a); espondilomielopatía por compresión discal (b); Espondilomielopatía por compresión ósea (c).

---

### Breve recordatorio

En cada espacio intervertebral de la columna vertebral cervical existe un disco, exceptuando el espacio entre las vértebras C1-C2. Los espacios intervertebrales más anchos corresponden a C4-C5 y C5-C6, y el más estrecho se encuentra entre C2-C3. El disco intervertebral está ocupado por un anillo fibroso, cuyas fibras se disponen de forma oblicua y se unen al cuerpo vertebral anterior y posterior, y es de 1 a 3 veces más ancho en la zona ventral que en la dorsal. En la parte central del disco se dispone el núcleo pulposo, formado por un material más cartilaginoso y menos fibroso.[6]

Otras estructuras que se encuentran también formando parte del espacio intervertebral son los ligamentos longitudinales dorsal y ventral, que pasan dorsal y ventralmente a los cuerpos vertebrales en la totalidad de la columna cervical, fusionándose con cada disco correspondiente. El ligamento longitudinal dorsal es más ancho en la columna vertebral cervical y une el cuerpo vertebral de las dos vértebras adyacentes, localizado en el suelo del canal espinal y unido a la cara dorsal del anillo fibroso, hecho que le confiere una mayor resistencia frente a la hernia dorsal del disco intervertebral. El ligamento amarillo se sitúa entre los arcos vertebrales de dos vértebras adyacentes y se une lateramente a los procesos articulares de las vértebras.

Es muy importante conocer esta anatomía para comprender los mecanismos que tienen lugar en esta enfermedad y proponer el tratamiento quirúrgico adecuado.

---

## Etiopatogenia

La etiología de la EMC no está del todo clara, aunque hay diferentes factores que se asocian como posibles causas de la enfermedad. No se ha podido demostrar un origen genético claro, aunque la elevada incidencia de la EMC en razas, como son Doberman, Gran Danés, Boyero de Berna, Rottweiler y Weimaraner sugiere que podría haber una predisposición racial asociada.[2,8,9,10]

En un estudio retrospectivo realizado en 2013 con 45 perros de la raza Doberman afectados de CD-EMC en Estados Unidos, se pudo establecer un modelo de herencia autosómico dominante.[11] También en esta misma raza se estableció un origen congénito de la estenosis del canal vertebral y asimetría de los cuerpos vertebrales, especialmente de las vértebras C5, C6 y C7.[2,12] Adicionalmente, se han postulado otras causas como son la dieta o la conformación corporal, pero no se ha podido demostrar el papel que juegan estos factores en el origen de la enfermedad.[2,10]

En cuanto a la patogenia, factores estáticos y dinámicos están presentes en la compresión de la médula espinal y/o de las raíces nerviosas. En relación a los factores estáticos de la CD-EMC, la estenosis congénita del canal vertebral documentada para la raza Doberman es un factor predisponente, que en muchas ocasiones por sí sola no produce sintomatología.[2,13]

Los signos clínicos se producen normalmente debido a una compresión ventral causada por el disco intervertebral (hernia discal Hansen tipo II), que puede ser simétrica o asimétrica, en la mayoría de los casos de los discos C5-C6 o C6-C7.[2] Los individuos de la raza Doberman afectados de CD-EMC tienen una proporción mayor de concavidad de la superficie caudal de las apófisis articulares vertebrales, que se ha asociado con una mayor capacidad de rotación axial del cuello. Estas fuerzas de rotación o torsión pueden facilitar la degeneración y la protrusión de los discos en la región cervical caudal.[2,13] Por otra parte, los doberman parecen tener una forma cónica del canal espinal en la región caudal de la columna cervical (más ancho en craneal y más estrecho en caudal), especialmente en la vértebra C7 que predispone especialmente a la compresión medular.[8] Una forma más cuadrada del cuerpo vertebral así como una longitud menor del mismo parecen jugar también un papel en la patogénesis de la enfermedad.[8] aunque es frecuente encontrar formas del cuerpo vertebral casi triangular.[2] Además, los doberman afectados de CD-EMC parecen tener discos intervertebrales más grandes en comparación con doberman sin signos clínicos, con lo que mayor cantidad de disco puede protruir dentro del canal espinal.[2,4] Por tanto, la protrusión de uno o más discos produce una compresión que en ocasiones se suma a anomalías vertebrales y a una compresión dorsal resultado de la hipertrofia del ligamento amarillo.[8] En cuanto a los agujeros intervertebrales, su estenosis puede contribuir a aumentar los signos clínicos de los perros con CD-EMC o incluso ser la causa primaria de la clínica, principalmente cojera.[8]

En la CO-EMC, los animales afectados sufren una estenosis grave del canal vertebral, secundaria a la proliferación ósea del arco dorsal de las vértebras, de las superficies articulares o también de los pedículos vertebrales, produciendo una compresión dorsal, dorsolateral y lateral respectivamente.[2,7,14,15]

La causa de esta compresión es la combinación de anomalías vertebrales y de cambios osteoartríticos, a veces acompañada de protrusión discal en perros geriátricos e, incluso, de la formación de quistes sinoviales consecuencia de la degeneración de las superficies articulares. [2,14] Los cambios en las apófisis articulares causan una hipertrofia lateral del tejido y compresión lateral de la médula con estenosis del agujero intervertebral. [9]

En un estudio realizado con 10 perros de la raza Pastor Alemán afectados de EMC se evidenció que estaban afectados de la forma CO-EMC y que la hipertrofia del ligamento amarillo era una característica más frecuente en esta raza, que lo documentado para otras razas, y que los animales de mayor edad presentaban protrusión del disco intervertebral. [17]

Los perros con CD-EMC pueden tener cambios osteoartríticos de las apófisis articulares, así como aquellos con CO-EMC pueden tener degeneración de los discos intervertebrales y protrusión ventral, lo que significa que puede darse cierto grado de coexistencia de las dos formas de EMC. [2,16,17,19] En otro estudio realizado en 60 perros (58 % de las razas grandes y un 37 % de las razas gigantes) con EMC, se encontró que el 67 % de los individuos presentaban compresión tanto ósea como asociada al disco en la misma localización, siendo esta zona la de mayor compresión en la mayoría de los perros; además, estos individuos tenían más probabilidad de desarrollar signos clínicos más graves. [20]

Una lesión dinámica es aquella que mejora o empeora la compresión medular dependiendo de la posición de la columna cervical. [2,8] Los movimientos de extensión y flexión de la columna cervical se cree que pueden producir compresión intermitente, y aumento de la tensión y estrés de la médula espinal, lo cual puede explicar por qué la extensión o la dorsiflexión cervical produce empeoramiento de los signos clínicos. [2,8] En un estudio realizado con 25 perros de la raza Doberman afectados de CO-EMC, la presencia de degeneración del disco intervertebral C7-T1 sugería una lesión dinámica del disco intervertebral C6-C7 que respondía a la tracción. [21]

Con respecto a la localización de la lesión en la columna cervical, en la mayoría de los casos la compresión está relacionada con los discos C5-C6 y C6-C7 para ambos tipos de EMC, y el espacio intervertebral C4-C5 se afecta también con frecuencia en la CO-EMC [2]. En los perros de raza gigante es frecuente encontrarse múltiples puntos de compresión, incluso afectando las vértebras C7-T1 y T1-T2. [15] Por último, aunque menos común, está descrita la afectación de las superficies articulares de las vértebras C2-C3 y C3-C4. [2,22]

## Signos clínicos

Normalmente los perros con EMC tienen una historia crónica y progresiva, aunque el cuadro clínico puede presentarse de manera aguda asociado a dolor cervical. En ocasiones, un individuo con signos clínicos crónicos puede acudir a la consulta con una agudización del cuadro clínico. [2] La CD-EMC suele afectar a perros de raza grande de mediana edad (con una media de 7 años) y la forma CO-EMC suele presentarse en perros jóvenes de razas gigantes (edad media de 2,5 años). [2,19]

La marcha atáxica de las cuatro extremidades es la característica más frecuente de los perros con EMC. La ataxia puede ser simétrica o asimétrica y, sobre todo al principio de la enfermedad, puede manifestarse de manera más visible en las extremidades traseras que en las delanteras. Durante la marcha, los miembros torácicos pueden mostrar pasos rígidos y largos y los miembros pélvicos, pasos largos y balanceo. [2,6] La base de estación ancha es más evidente en el tercio posterior.

Una marcha frecuente en los perros con EMC es la denominada "marcha en dos motores" (deambulación característica de lesiones que afectan a la región caudal de la médula cervical) que consiste en una marcha con pasos cortos y rígidos en las extremidades delanteras, mientras que en las traseras los pasos son largos. [2,8] Es frecuente apreciar el "raspado" de las uñas o dedos durante la marcha tanto en las delanteras como en las traseras, evidenciando el déficit propioceptivo. En ocasiones, pueden presentar cojera de una de las extremidades delanteras como consecuencia de la afectación de alguna raíz nerviosa. Los perros con lesiones más graves pueden presentar debilidad e incluso colapso de las extremidades traseras, delanteras o de las cuatro, e incluso tetraplejia. La tetraparesia no ambulatoria es más frecuente en la CD-EMC. [6]

En la evaluación de las reacciones posturales, los déficits propioceptivos son frecuentes en las extremidades traseras o en las cuatro extremidades, aunque a veces, especialmente en los casos crónicos, pueden no presentar déficits propioceptivos a pesar de tener una ataxia propioceptiva. [2]

En cuanto a los reflejos espinales, estos pueden estar normales o aumentados en las cuatro extremidades en lesiones que afecten al segmento medular C1-C5 o presentar déficits en los reflejos de los miembros torácicos, por afectación del segmento medular C6-T2, que se caracterizan fundamentalmente por un reflejo flexor disminuido y un aumento del tono extensor; [2,6] los reflejos de los miembros pélvicos están normales o aumentados. [2,6]

El dolor cervical también es una característica de la EMC, más frecuente en los casos agudos y en la CD-EMC que en la CO-EMC, y puede ser un dolor intermitente. [2,6,22] No es necesario forzar el movimiento del cuello para evidenciar el dolor, porque esta maniobra muchas veces empeora el cuadro clínico al exacerbar la compresión medular. La palpación de las apófisis transversas puede ser suficiente para comprobar la existencia de dolor; además, mediante la palpación podemos notar la atrofia muscular del supraespinoso que se produce con frecuencia por afectación del nervio supraescapular o debido a la alteración que se produce en la sustancia gris del segmento medular C6. [2]

## Diagnóstico

La sospecha de EMC obtenida de la anamnesis, historia clínica, examen físico y neurológico debe confirmarse mediante pruebas de imagen de la región cervical: radiografía o mielografía, tomografía computarizada (TC) o mielografía-TC y/o resonancia magnética (RM).

### Diagnóstico por imagen
### Radiografía simple

La realización de radiografías simples nos permite descartar otras posibilidades diagnósticas visibles por este método, como la discoespondilitis, la neoplasia ósea, la osteomielitis o el traumatismo y detectar hallazgos radiográficos compatibles con la ECM, como pueden ser cambios en la forma de las vértebras, disminución del espacio intervertebral, cambios osteoartríticos de las apófisis articulares o estenosis del canal vertebral. [2] Estos hallazgos podemos observarlos en perros de razas grandes o gigantes sin signos clínicos de enfermedad, pero no nos permite valorar la compresión medular. [2]

Se ha intentado sin éxito establecer medidas o ratios inter- e intravertebrales en las radiografías de doberman con y sin CD-EMC que permitan diferenciar radiográficamente perros con y sin signos clínicos de EMC, [23,24] a pesar de la evidencia radiográfica de estenosis del canal y de la forma cónica del mismo especialmente en C7. [23] En un estudio realizado en perros de la raza Gran Danés, se estableció que la obtención de valores de ratio bajos en la proyección radiográfica ventrodorsal se relacionaba con la presencia de compresión medular confirmada posteriormente mediante RM. [6,25] El canal vertebral cervical de los individuos de la raza Doberman se hace progresivamente más estrecho con los años, lo que puede explicar por qué la mayoría de los doberman con DC-EMC desarrollan signos clínicos a partir de los 6 años de edad. [24]

## Mielografía

La mielografía es una técnica que permite visualizar los sitios de compresión (fig. 2) y la dirección de la médula espinal mediante la realización de proyecciones laterolaterales, ventrodorsales y oblicuas. [2,6] Además, con la realización de un estudio mielográfico con tracción lineal se puede establecer si la compresión tiene o no un componente dinámico, aunque en la actualidad y con la utilización de la RM, se ha determinado que no siempre hay concordancia en la determinación del componente dinámico comparando las dos técnicas. [2] Los posibles efectos asociados a la mielografía con o sin tracción se asocian al riesgo de provocar convulsiones, principalmente cuando se realiza la punción alta (el autor nunca realiza la mielografía cisternal); al posible deterioro neurológico temporal del perro posterior a la mielografía, y al riesgo radiológico para el personal que manipula al animal. [2,26,27]

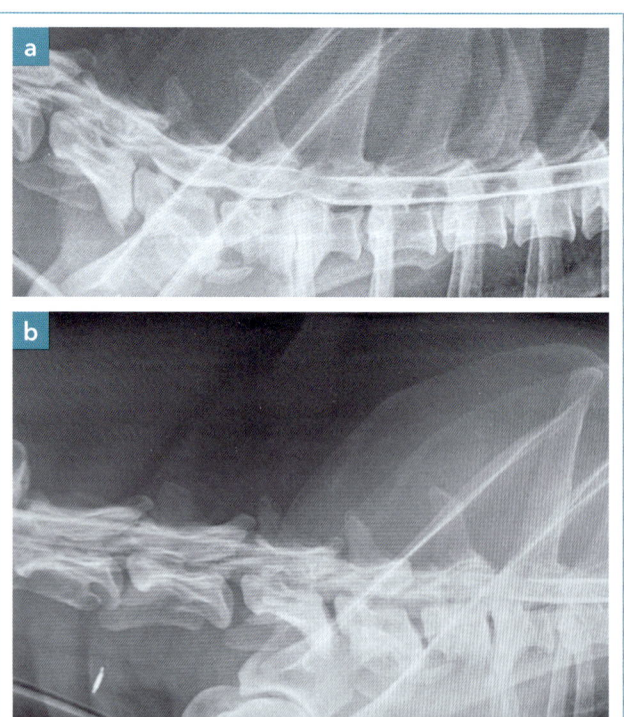

**FIGURA 2.** Mielografía de un doberman con CD-EMC. Posición neutra que muestra una compresión de la médula espinal a nivel de C6-C7 y C7-T1 (a). Imagen tomada después de la tracción en la que desaparece la compresión de la médula, lo que pone de manifiesto el componente dinámico de la lesión.

## Tomografía computarizada (TC)

La TC permite ver mejor los cambios óseos de las vértebras (en comparación con la radiografía), la visualización de un plano trasverso y la reconstrucción tridimensional del área estudiada (fig. 3) Con el uso de contraste (mielografía-TC) se obtienen imágenes más precisas de las compresiones, permitiendo identificar las zonas más gravemente afectadas. [2]

Además, la mielografía-TC precisa de un 25-50 % menos de volumen de contraste comparada con la mielografía convencional, hecho que reduce las complicaciones, asociadas a la inyección de contraste en el espacio subaracnoideo, mencionadas anteriormente. [27]

En un estudio realizado con mielografía-TC en perros con EMC se encontró que en la mayoría de los casos la compresión se producía en los espacios C5-C6 y C6-C7, aunque con múltiples puntos de compresión lateral, sobre todo en las razas gigantes. La compresión ventral asociada al disco intervertebral predominaba en los perros grandes, y la compresión dorsal y la dorsolateral eran, mayoritarias en los perros gigantes, asociadas a los cambios óseos degenerativos. En los perros de raza gigante se encontró compresión, que afectaba a las vértebras C7-T1, T1-T2 y T2 en aproximadamente el 37 % de los casos. La sospecha de atrofia espinal, definida como un ensanchamiento del espacio subaracnoideo, comparando las vistas transversas craneal y caudal a la zona afectada, incluyó al 17,4 % y al 20 % de las razas grandes y gigantes, respectivamente. [15]

## Resonancia magnética (RM)

La RM es la prueba de imagen de elección en los pacientes con EMC porque permite detectar señales en el parénquima medular importantes desde un punto de vista pronóstico. [2,6] La presencia de cambios en la señal del parénquima medular, se asocia a signos clínicos más graves y con frecuencia de curso crónico, siendo esta lesión posiblemente el resultado de edema, inflamación, isquemia o gliosis de la médula espinal (fig. 4). La combinación de una señal hiperintensa en T2 y una señal hipointensa en T1 del parénquima medular se relaciona con necrosis del tejido y por tanto con un pronóstico más reservado. [2,6,8] En un estudio realizado con 30 perros de la raza Gran Danés (15 individuos con signos clínicos y 15 sin signos clínicos de EMC), reveló que en la RM se evidenciaban cambios proliferativos óseos que afectaban a las apófisis articulares, a las láminas y a los pedículos vertebrales tanto en los animales enfermos como en aquellos que no lo estaban, aunque los perros con signos clínicos mostraban una evidencia clara de compresión de la médula, y la presencia de estenosis foraminal era más frecuente, en más

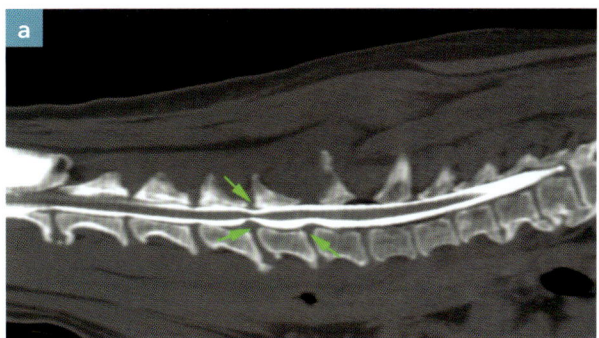

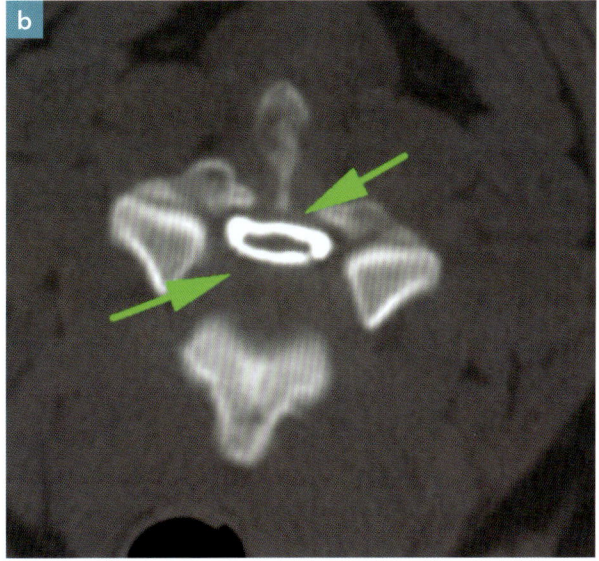

**FIGURA 3.** Imágenes de mielografía-TC con inyección de contraste intratecal en un perro con CD-EMC en C5-C6 y C6-C7. Proyecciones sagital (a) y transversa (b).

puntos y de manera más grave que en los perros clínicamente normales. Por otra parte, la presencia de anomalías en la señal de la médula espinal de los perros afectados de EMC se daba en el 60 % de los casos y únicamente en los perros con signos clínicos. [7]

> La resonancia magnética es la prueba de elección porque permite detectar cambios del parénquima medular que son claves para el pronóstico.

En otro estudio que utilizaba la RM como prueba de imagen, en 26 perros afectados de CO-EMC, el cambio degenerativo más frecuente fue la esclerosis articular y la pérdida de señal del líquido sinovial de las apófisis articulares [28], pudiendo ser un indicador inicial del proceso degenerativo en la CO-EMC.

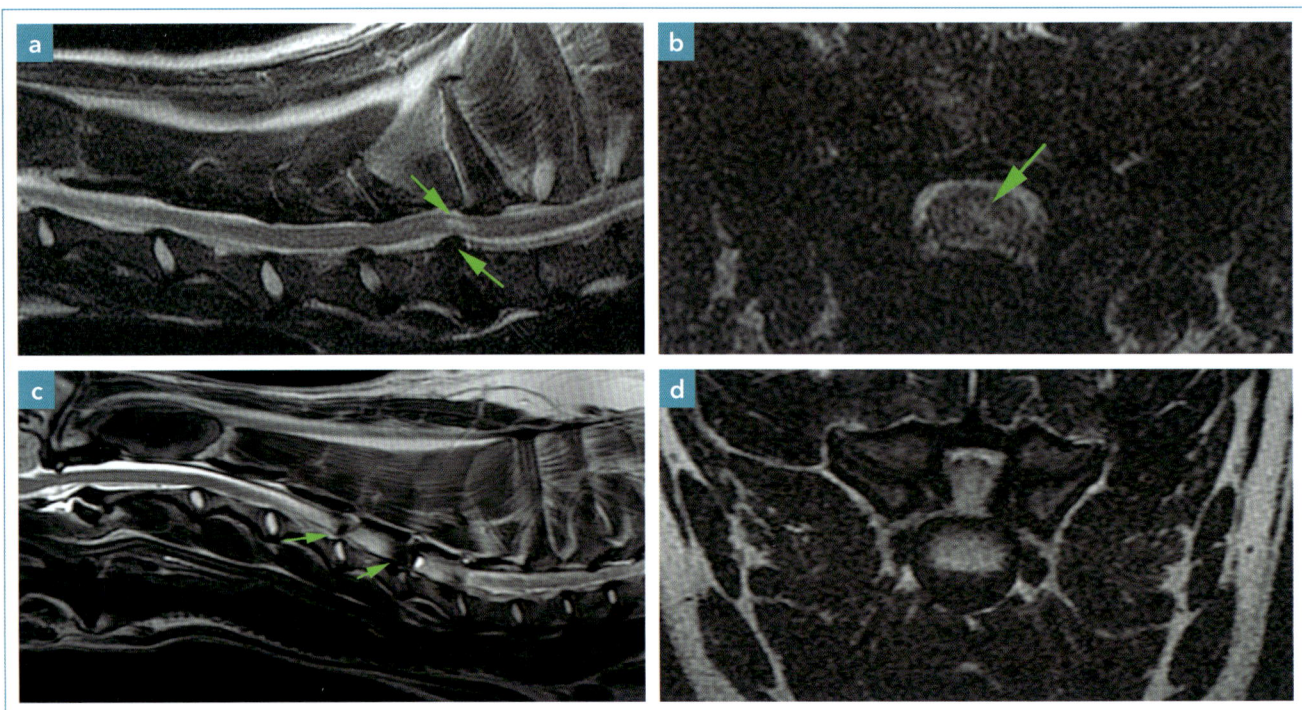

**FIGURA 4.** Paciente de la raza Weimaraner con CD-EMC. Imágenes de resonancia magnética sagital y transversa en secuencias ponderadas T2, en las que se aprecia una compresión leve de la médula espinal (probable componente dinámico) en C6-C7 y la lesión intramedular (probable gliosis) (a, b). Paciente de la raza Doberman con marcada CO-EMC. Imágenes de resonancia magnética sagital y transversa en T2 (c,d).

La evaluación del componente dinámico del EMC es de gran importancia para el planteamiento quirúrgico. [2,6,8,21,29,30] En un estudio realizado en perros afectados de CO-EMC que evaluaba el efecto de la flexión y la extensión del cuello, se demostró que la posición extendida del cuello evidenciaba más zonas de compresión comparada con la posición neutra y que esta posición permitía ver una compresión mayor en C4-C5. [29]

En relación con el líquido cefalorraquídeo de los animales con EMC, cabe decir que se pueden encontrar anomalías no específicas que afectan al número de células y al nivel de proteínas. [2]

La citocina interleucina-6, producto resultante de la inflamación crónica, se encuentra presente en el líquido cefalorraquídeo de perros de la raza Gran Danés afectados de CO-EMC, con concentraciones más altas comparadas con las de animales que no padecen la enfermedad, hecho que se relaciona con una inflamación más grave; por el contrario, la citocina MPC-1/CCL2 está significativamente más baja en los animales con EMC y se relaciona inversamente con la gravedad de la compresión. [31] La cuantificación de microRNA en el líquido cefalorraquídeo ha determinado que existen diferencias entre perros con CO-EMC y perros sin la enfermedad. [32]

## Tratamiento médico

El tratamiento médico de la EMC se basa en la restricción temporal de la actividad y en el uso de corticoesteroides. El uso de prednisona a dosis de 0,5-1 mg/kg/12-24 h con disminución progresiva durante 2 a 3 semanas produce una mejoría clínica de los perros afectados. [2,6,33,34]

En un estudio en el que se comparaban las estrategias de tratamiento conservador y quirúrgico evidenció que el tratamiento no quirúrgico se asociaba a un resultado beneficioso en el 54 % de los perros y el tratamiento quirúrgico en el 81 %. Sin embargo, la diferencia no era estadísticamente significativa, probablemente debido a que el número de pacientes era pequeño. [34]

Por otro lado, un estudio posterior que incluía 51 perros con CD-EMC, puso de manifiesto que el tratamiento conservador se relacionaba con un pronóstico reservado. [35] En este sentido, se ha evaluado la progresión de los signos clínicos y los cambios en la imagen de las resonancias en perros con CO-EMC con tratamiento médico o quirúrgico durante un tiempo mínimo de 2 años, encontrándose que en la mayoría de los casos no hubo progresión ni en los signos clínicos ni en las lesiones evidenciadas en la resonancia. [36]

Por último, en lo que se refiere a otros tipos de terapia, cabe decir que el uso de la electroacupuntura en conjunto con el tratamiento médico o quirúrgico puede resultar en una mejoría más rápida y un mejor control del dolor. [37]

## Tratamiento quirúrgico

El tratamiento quirúrgico se recomienda en función de diversos factores. En el caso de esta enfermedad, la mayoría de los casos en los que los animales presentan signos neurológicos graves o dolor que no responde al tratamiento médico, se debe recomendar la cirugía, ya que en los estudios parece que tiene mejor pronóstico que los perros no tratados quirúrgicamente. No obstante, hay factores como pueden ser el económico; la existencia de otros problemas médicos, como una cardiomiopatía dilatada; las expectativas del propietario u otras, que pueden ser el motivo de que se recomiende un tratamiento médico a pesar de no ser la mejor alternativa. En los perros de la raza Doberman, antes de realizar la cirugía se deben realizar analíticas de Von Willebrand, tiroides y cardiomiopatía dilatada, además de los exámenes preanestésicos rutinarios.

### El objetivo principal del tratamiento quirúrgico es descomprimir directa o indirectamente la médula espinal y las raíces nerviosas. [2,6,38]

Dado que el origen y la dirección de la compresión de la médula espinal pueden ser muy variables (a veces en el mismo paciente), la selección de la técnica quirúrgica a menudo debe enfocarse específicamente a cada paciente, ya que tanto el origen como el tipo de compresión pueden ser diferentes entre pacientes o incluso en el mismo individuo. [2,6]

El deterioro neurológico posoperatorio inmediato es una desventaja significativa de las técnicas de descompresión dorsal. [39] Sin embargo, muchos autores o diversos estudios afirman que las tasas de éxito oscilan entre el 70 y el 90 %. [40]

Los factores más importantes para decidir el tipo de procedimiento quirúrgico que se va a aplicar son el tipo de compresión medular (ventral, dorsal o lateral), el origen (CD-EMC o CO-EMC), y el componente estático o dinámico (se puede comprobar en estudios de imagen avanzada si hay componente dinámico, aunque este parece estar en todas las formas de EMC). [2,6,38,40]

### Técnicas quirúrgicas aplicables [3,37,40,41-61]

- Técnicas descompresoras (laminectomía dorsal o hemilaminectomía, laminoplastia dorsal o *slot* ventral (tradicional o cono invertido; ver cap. 6). Estas técnicas se pueden asociar o no a técnicas de estabilización.
- Técnicas de estabilización o fusión con distracción (descompresión indirecta sin conservación del movimiento).
- Técnicas de descompresión indirecta con conservación del movimiento (artroplastia de disco).

Se han propuesto diversas técnicas quirúrgicas para la EMC. [3,37,40,41-61] En general, las técnicas las vamos a dividir en tres tipos, descompresoras, de estabilización o fusión con distracción (descompresoras indirectas en las que no se conserva el movimiento), y descompresoras indirectas con conservación del movimiento.

En este capítulo se describirán principalmente las técnicas utilizadas con mayor frecuencia y las que aplica el autor. En función del tipo de compresión y del componente dinámico o estático se han sugerido diferentes técnicas.

**CD-EMC:** en pacientes con lesiones estáticas de CD-EMC, se proponen principalmente técnicas descompresoras (*slot* ventral tradicional o cono invertido). Por su parte, el autor, en estos casos, nunca utiliza descompresión con *slot* únicamente, sino que asocia siempre la técnica a una estabilización con distracción.

En pacientes con compresiones dinámicas, generalmente se utilizan técnicas de estabilización y distracción (eliminan el componente dinámico de la compresión de la médula espinal, que está presente en todas las formas de EMC). En los pacientes en los que hay compresiones múltiples se pueden estabilizar varias vértebras con distracción o también se ha descrito la posibilidad de realizar múltiples laminectomías.

**CO-EMC:** en pacientes con CO-EMC las técnicas más utilizadas serían las de descompresión directa mediante laminectomía dorsal o hemilaminectomía para eliminar la compresión directamente, estas técnicas se pueden asociar a estabilización dorsal (superficies articulares) o también a estabilización ventral con distracción. [2,3,6]

Para tratar este tipo de compresión también se ha descrito la estabilización con distracción ventral. Este tipo de cirugía se aplica porque los principales objetivos son disminuir o abolir los movimientos en la articulación vertebral, así se ha demostrado que la fusión en perros provoca la regresión del ligamento amarillo interarcual y disminuye la formación ósea alrededor de la apófisis articular. Además, se cree que la fusión por distracción puede ampliar la zona por la que la médula espinal atraviesa la articulación vertebral al estirar el ligamento amarillo interarcual.[41,62]

Las lesiones ligamentosas puras sin componente óseo (poco frecuentes) generalmente se asocian a CO-EMC y el tratamiento es similar al de esta.

## Técnicas descompresoras directas
### *Slot* ventral tradicional y en cono invertido

Estas técnicas se describen en los capítulos 6 y 11 que describen los abordajes a la columna vertebral y las técnicas de tratamiento quirúrgico de las hernias discales, respectivamente. Generalmente, se aplican en lesiones estáticas. Sin embargo, a pesar de que la lesión parezca estática, debido al componente dinámico presente en la mayoría de los casos, el autor normalmente realiza una estabilización con distracción para evitar dicho componente dinámico. En la figura 5 se muestran imágenes radiográficas de la lesión de EMC y su resolución intraoperatoria con el resultado final.

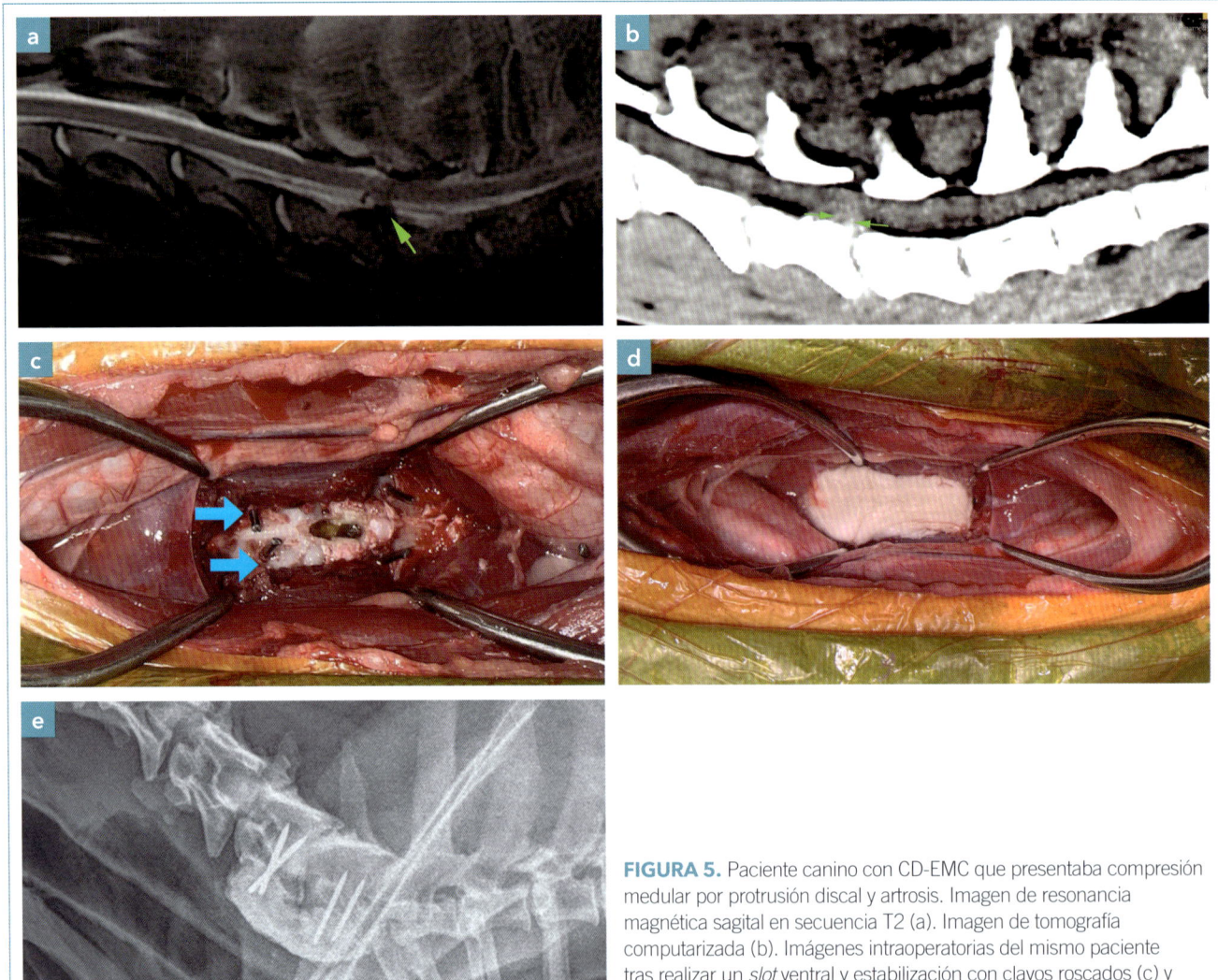

**FIGURA 5.** Paciente canino con CD-EMC que presentaba compresión medular por protrusión discal y artrosis. Imagen de resonancia magnética sagital en secuencia T2 (a). Imagen de tomografía computarizada (b). Imágenes intraoperatorias del mismo paciente tras realizar un *slot* ventral y estabilización con clavos roscados (c) y después de la aplicación de PMMA en las apófisis transversas (d). Radiografía posoperatoria (e).

## Laminectomía dorsal y hemilaminectomía

El abordaje y realización de la laminectomía dorsal o hemilaminectomía cervical (en caso de compresiones muy lateralizadas) se describen en los capítulos 6 y 11, que describe los abordajes a la columna vertebral y el tratamiento de las hernias discales, respectivamente. Esta técnica se puede asociar a estabilización dorsal (tornillos o clavos roscados en las superficies articulares) (figs. 6-8), o en algunos casos a estabilización ventral. En casos de múltiples compresiones se pueden hacer varias laminectomías o hemilaminectomías.

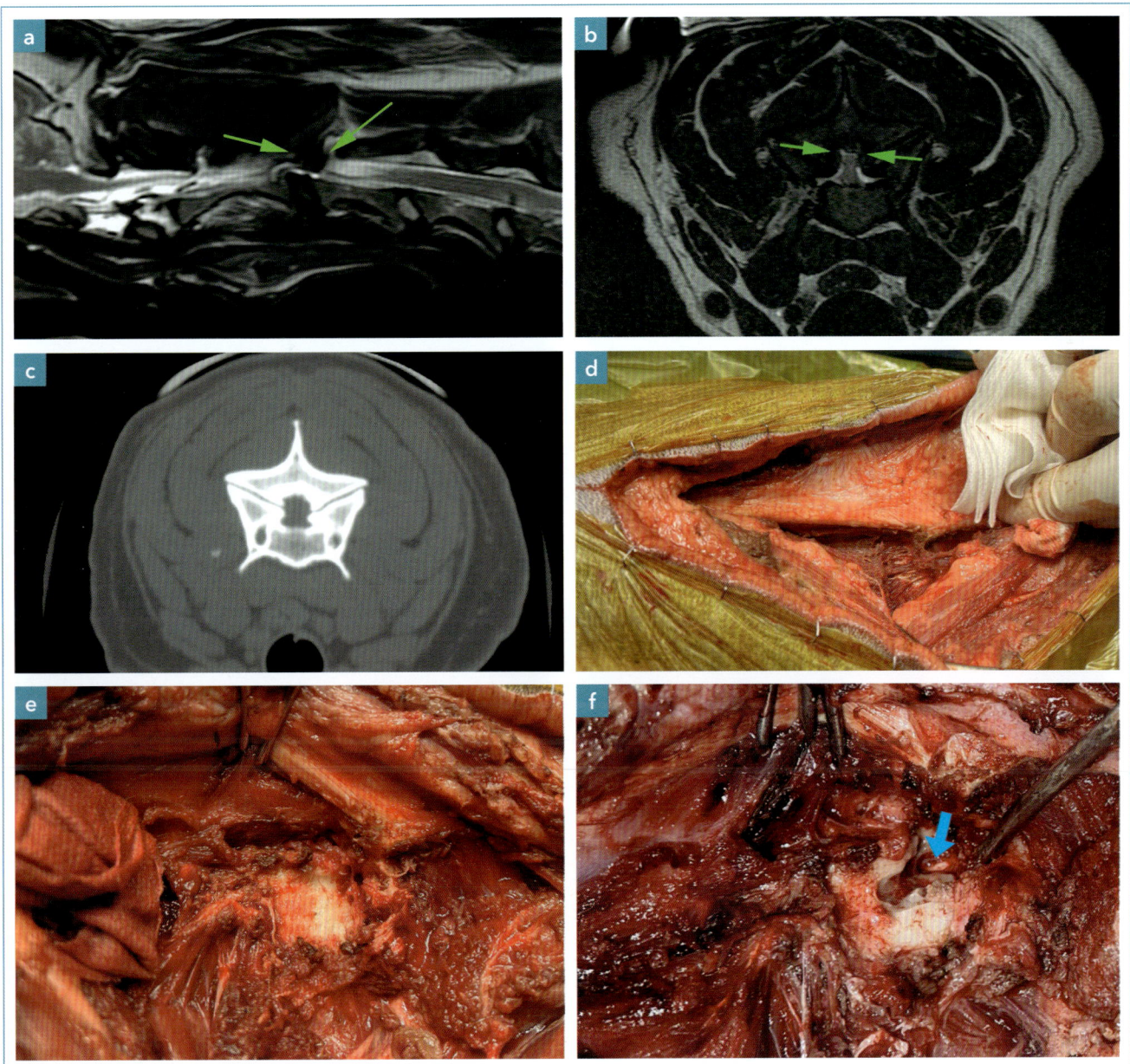

**FIGURA 6.** Paciente de la raza Bull Mastiff con CO-EMC a nivel de C2-C3. Imágenes de resonancia magnética sagital y trasversa en T2 (a, b). Imagen de tomografía computarizada en ventana de tejido óseo (c). Imagen intraoperatoria de la hemilaminectomía que muestra la musculatura dorsal profunda tras separar el ligamento nucal (d). Comienzo de fresado de la hemilaminectomía (e). Tras realizar la hemilaminectomía podemos visualizar la médula espinal (flecha) (f).

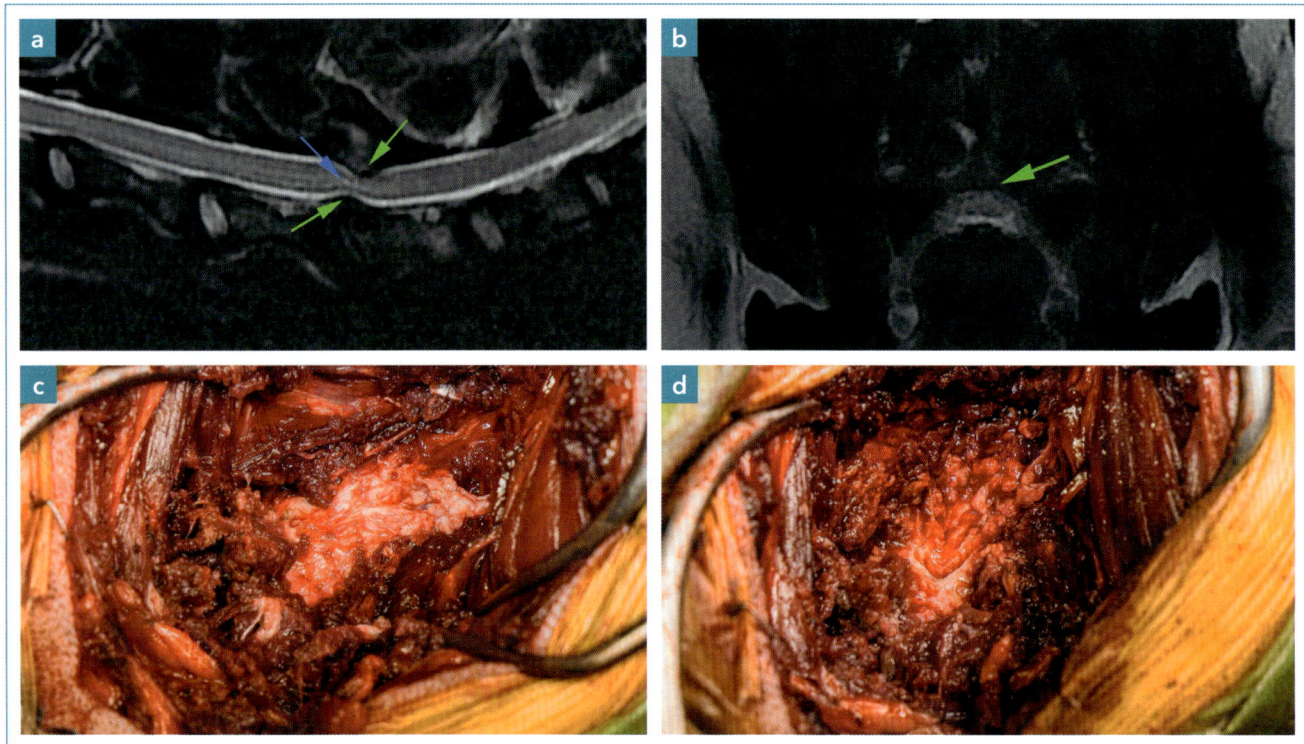

**FIGURA 7.** Paciente canino con ECM mixta que presentaba compresión ventral por protrusión discal y compresión dorsal marcada por hipertrofia ligamentaria y lesión intramedular asociada. Imágenes de resonancia magnética sagital y transversa en T2 (a,b), Imágenes intraoperatorias del mismo animal al inicio de la laminectomía dorsal tras retirar la lámina dorsal (c) y después de retirar el ligamento engrosado para liberar la médula espinal (d).

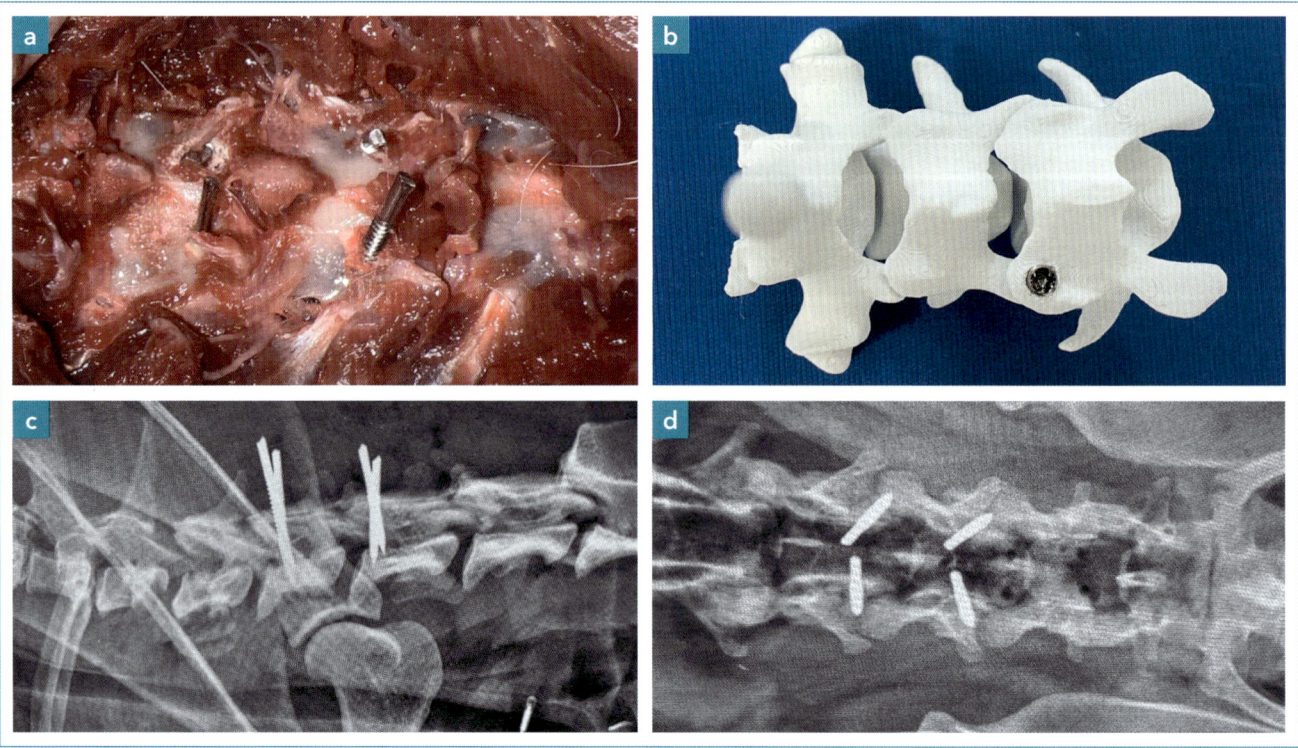

**FIGURA 8.** Imagen intraoperatoria tras la aplicación de clavos roscados en las superficies articulares (a). Modelo impreso en 3D de la región cervical que muestra cómo se colocan los tornillos en las superficies articulares (d). Imágenes radiográficas del sistema de fijación aplicado (c, d).

## Técnicas descompresoras indirectas sin conservación del movimiento

Se han descrito múltiples técnicas descompresoras indirectas. Generalmente, se usan para tratar la CD-EMC y en algunos casos también la CO-EMC. En la mayoría de estas técnicas se realiza una estabilización con distracción con o sin espaciadores; o mediante la aplicación de espaciadores asociados o no a una estabilización con implantes. [42-60]

La distracción del espacio intervertebral, para facilitar la discectomía, se puede realizar mediante tracción manual o con distractores vertebrales. Con la tracción manual se puede realizar una distracción suficiente como para realizar la discectomía y colocar el espaciador o estabilizar en distracción en caso de no utilizar el espaciador. Es una buena opción, puesto que evita colocar clavos que pueden interferir en la cirugía, pero al tener que mantenerla es más difícil de controlar. Como alternativa, se pueden usar distractores vertebrales (distractor de Caspar o Gelpi modificado); las técnicas de distracción se describen en el capítulo 12. En cualquier caso, es importante tener en cuenta, que no se debe comprometer la vascularización de los miembros distales o la respiración del paciente.

---

**La ventaja de la tracción manual es que evita colocar clavos que pueden interferir en la cirugía, la desventaja es que hay que realizarla durante unos minutos y no se puede controlar adecuadamente.**

---

Se han descrito múltiples técnicas de estabilización y distracción (injertos óseos de varios tipos, clavos o tornillos con PMMA, tornillos en cuerpos vertebrales, espaciadores metálicos, placas metálicas o de plástico, espaciadores de alambre de Kirschner, varillas de Harrington, técnica de tapón de PMMA, dispositivos de fusión en cuerpos vertebrales y dispositivo específico de conformación de la placa terminal que presenta una estructura microporosa para facilitar el crecimiento óseo). Estas técnicas en la mayoría de los casos se asocian a la discectomía o al *slot* ventral. [6,38,40,45,48-50,52-55,57-60] El objetivo de la intervención quirúrgica es mejorar el estado neurológico o en casos más graves detener o minimizar la progresión del cuadro clínico, aliviando la compresión de la médula espinal y estabilizando las vértebras.

En algunos casos (sangrado profuso, excesiva artrosis u otras complicaciones), el espaciador puede no estar colocado en el espacio discal, pero mientras mantenga la distracción el tiempo necesario para la fusión, los resultados son buenos en la mayoría de los casos según la experiencia del autor.

En este capítulo se describirán solo las principales técnicas o más utilizadas y las de preferencia del autor.

## Estabilización y distracción con clavos de rosca positiva o tornillos con PMMA

Esta técnica consiste en estabilizar las vértebras con implantes (clavos o tornillos) y PMMA (figs. 9-12). En general, el autor utiliza la técnica que consiste en posicionar los implantes bicorticales en la base de las apófisis transversas para evitar el canal vertebral y dañar la médula espinal y el agujero intervertebral (ver técnica en el capítulo 12). Como alternativa, se pueden usar también tornillos monocorticales con PMMA.

En el caso de poner tornillos lo ideal es que sean de titanio, de esta manera en caso de repetir la resonancia magnética evitaremos el artefacto metálico (fig. 9).

Se realiza una distracción manual o con distractores vertebrales y en función de la patología, se puede realizar un *slot* ventral (el autor la realiza en muy pocas ocasiones) o una discectomía, y en los casos que sea posible, se coloca un espaciador de titanio en el espacio discal intervertebral para conseguir la distracción y fusión (como opción se pueden usar injertos óseos u otro tipo de implantes, p. ej.: tapones de PMMA).

El autor utiliza espaciadores generalmente de titanio (cajas intersomáticas de titanio con dos tornillos, específicas para la fusión cervical). También se pueden usar en algunos casos celdillas porosas de titanio, que ofrecen la ventaja de poder moldearlas o cortarlas durante la intervención (además son baratas), o cajas espaciadoras con tornillos que se utilizan en la técnica "avance de la tuberosidad tibial", conocida como TTA, para resolver patologías del ligamento cruzado.

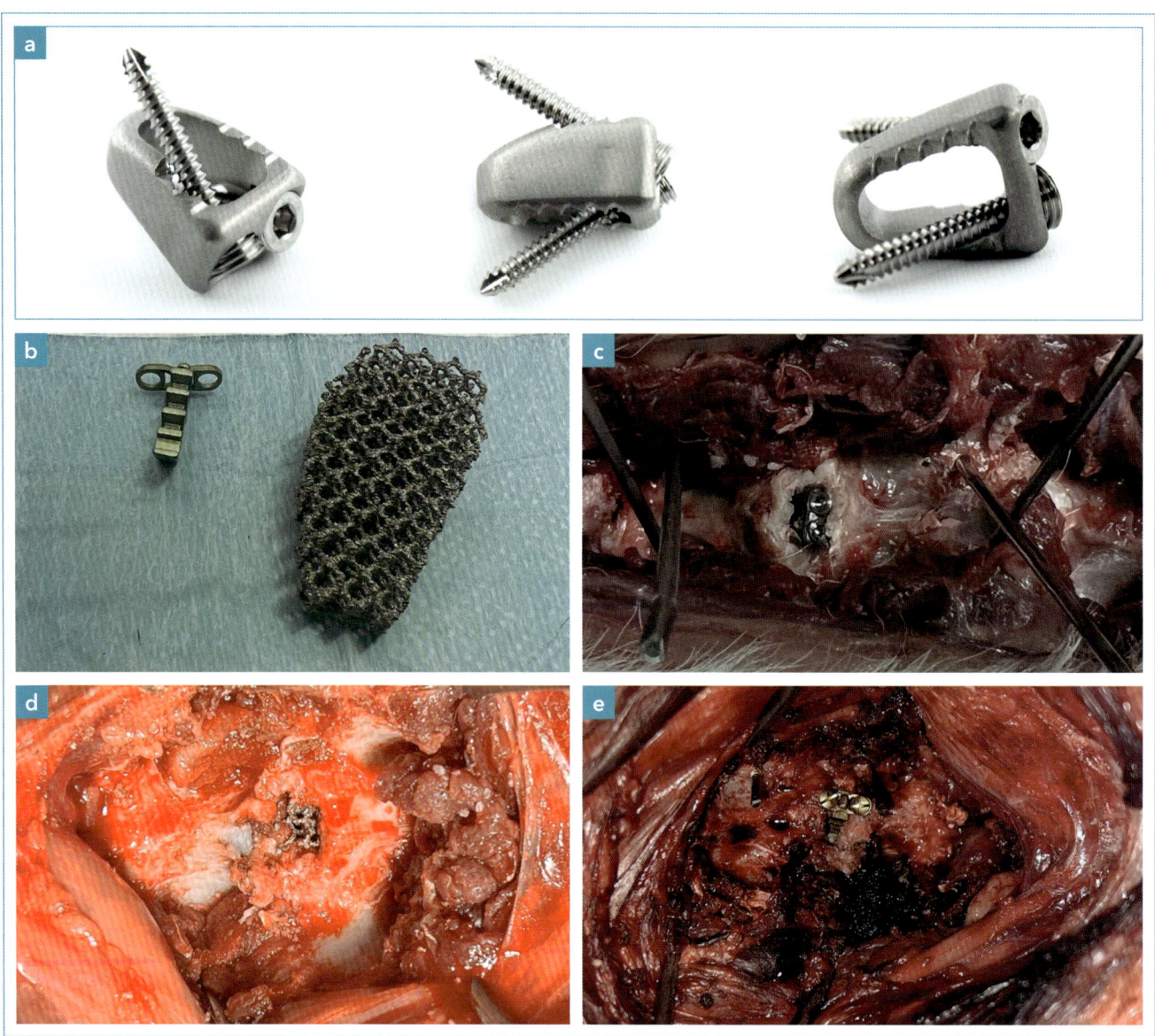

**FIGURA 9.** Imagen de una caja intersomática de titanio (a). Celdilla porosa de titanio y caja espaciadora con tornillos de TTA (b). Imagen intraoperatoria en la que se muestra ya colocada una caja intersomática de titanio específica para conseguir la fusión vertebral (c). Imagen intraoperatoria de la celdilla porosa de titanio (d). Caja espaciadora con tornillos de TTA fijada en la vértebra (e).

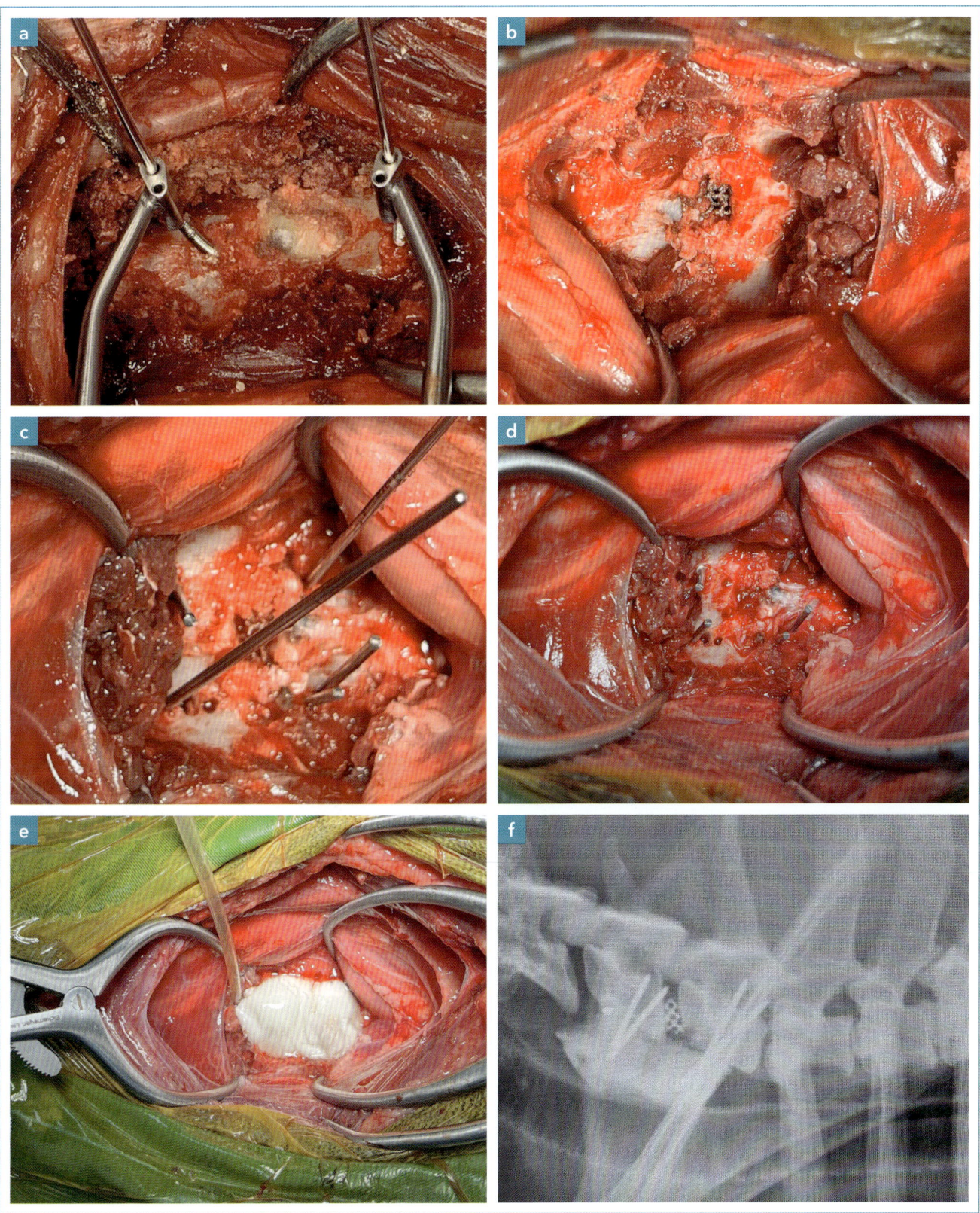

**FIGURA 10.** Procedimiento de estabilización y distracción con clavos roscados y PMMA. Imagen intraoperatoria de la distracción vertebral mediante distractor vertebral (a). Celdilla colocada tras la discectomía para mantener la distracción (b). Imágenes de los implantes aplicados (clavos de rosca positiva) antes (c) y después de cortarlos (d). PMMA depositado sobre los implantes (e). Radiografía laterolateral posoperatoria (f).

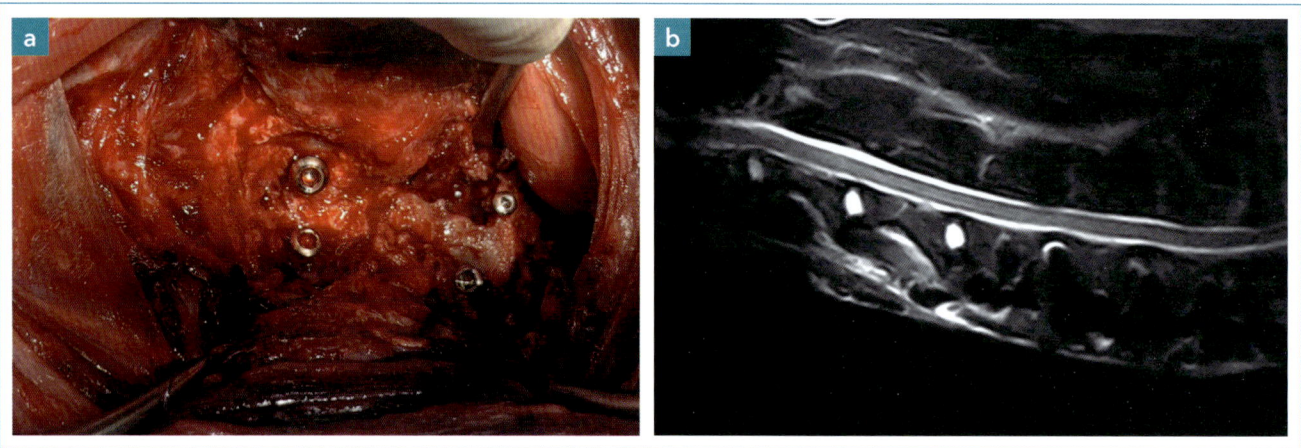

**FIGURA 11.** Imagen intraoperatoria de los implantes con tornillos colocados en las apófisis transversas y reforzados con PMMA (a). Imagen de resonancia magnética de control de un perro con CD-ECM al que se colocaron tornillos de titanio y caja intersomática de titanio (C5-C6 y C6-C7) (b).

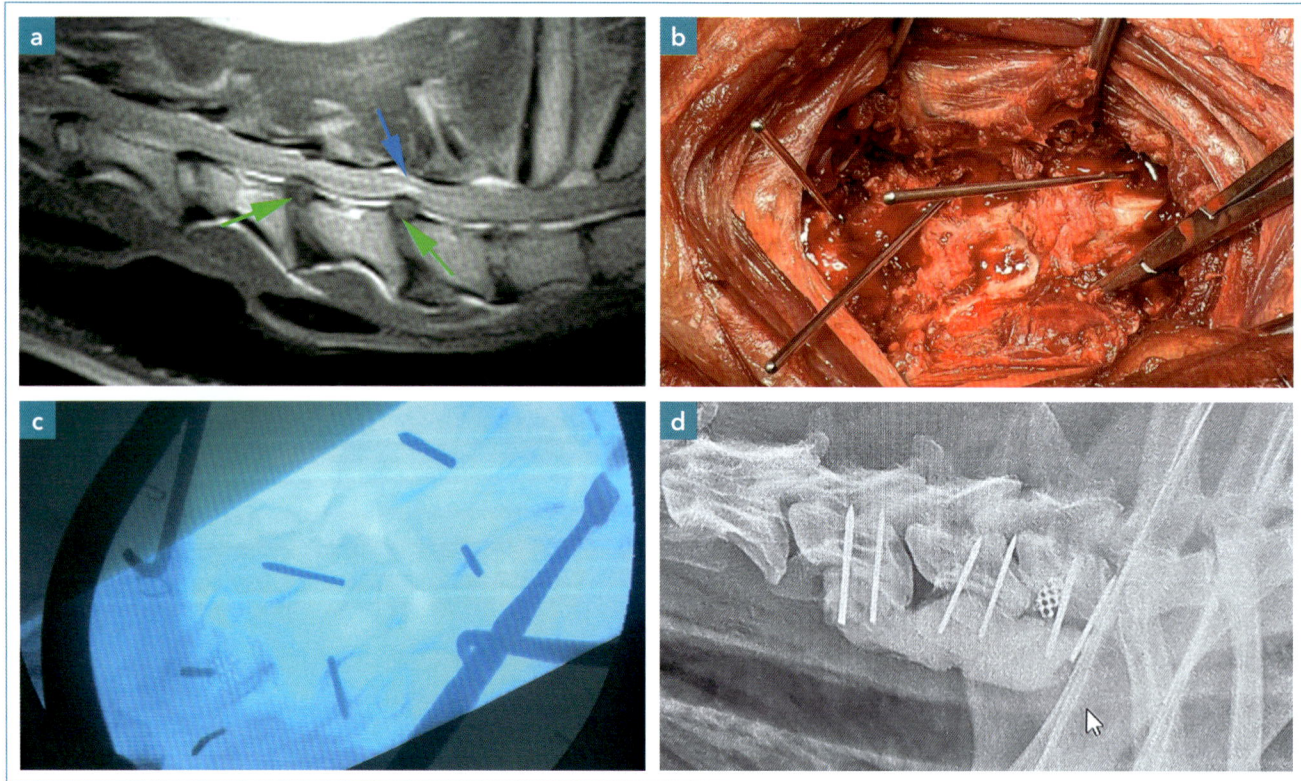

**FIGURA 12.** Doberman diagnosticado de CD-ECM a nivel de C5-C6 y C6-C7 con lesión intramedular. Imagen de resonancia magnética sagital en T2 (a). Imagen intraoperatoria de los implantes colocados en las apófisis transversas C5-C6 y C6-C7 (b). Fluoroscopia en la que se aprecian los implantes (c). Radiografía posoperatoria que muestra los implantes y la celdilla mal posicionada, ya que no se encuentra en el espacio discal. El paciente con Von Willebrand y sangrado intraquirúrgico mejoró clínicamente sin recidivas durante el seguimiento de 6 meses a pesar del mal posicionamiento del implante, lo que sugiere que la estabilización con la distracción fue suficiente (d).

## Estabilización y distracción con placas bloqueadas

Esta técnica consiste en estabilizar las vértebras mediante placas bloqueadas y tornillos monocorticales (figs. 13 y 14).

Para realizar esta técnica hay diferentes tipos de placas, si bien el autor utiliza generalmente placas de titanio (por regla general se colocan 8 tornillos, 4 en cada vértebra, aunque este número puede variar en función del animal). El procedimiento requiere por sistema un estudio de TC particular para cada paciente, y, si es posible, se diseña la placa específica con la medida de tornillos adecuada a sus necesidades.

Se realiza, en primer lugar, el abordaje. Se procede a la distracción y la discectomía para posicionar el espaciador (si se coloca espaciador). Como alternativa, en caso de compresión estática se realiza el *slot* ventral, si es preferencia del cirujano, o en algunos casos solo se coloca la placa con distracción e injerto óseo sin espaciador. El autor, en la mayoría de casos, utiliza este tipo de placas bloqueadas con distracción combinadas con espaciadores veertebrales o cajas intersomáticas de titanio u otro tipo de espaciadores para promover la fusión.

Algunos autores utilizan una técnica quirúrgica de estabilización ventral con placa y espaciadores intervertebrales asociando una estabilización dorsal con tornillos transarticulares para disminuir la incidencia de hundimiento. [40,55]

## Técnicas descompresoras indirectas con conservación del movimiento (artroplastia de disco)

La artroplastia cervical con prótesis de disco consiste en colocar en el espacio intervertebral un dispositivo o prótesis de disco tras la descompresión directa de la médula espinal mediante anulectomía o discectomía. [59,63,64] Cabe destacar que no siempre se practica la descompresión directa.

El objetivo de la artroplastia cervical es preservar la movilidad intervertebral al tiempo que se proporciona distracción, estabilidad y descompresión a la médula espinal. La artroplastia de disco cervical implica la discectomía, que se debe realizar mediante el fresado de las placas terminales vertebrales, para colocar el dispositivo o prótesis que va a mantener la distracción conservando la movilidad intervertebral en el espacio tratado. [64-67]

El mantenimiento del movimiento en un espacio intervertebral descomprimido puede mejorar la transferencia de carga y reducir la tensión en los discos intervertebrales, lo que podría ayudar a evitar complicaciones como el efecto dominó, si bien esto aún no se ha demostrado de forma concluyente.

La prótesis es de titanio y en general la superficie craneal de la placa del extremo craneal y la superficie caudal de la placa del extremo caudal son convexas, para evitar la migración de la prótesis, y presentan ranuras concéntricas a un ángulo de 90°. [59]

La técnica quirúrgica consiste en realizar una discectomía, tras la cual se realiza una distracción (con ayuda de un distractor de Caspar) que permite la retirada del disco y el fresado de las placas terminales, siguiendo la dirección del espacio intervertebral (la fresa se debe mantener en la línea media del espacio discal y se limita a eliminar los restos del anillo fibroso en la placa terminal de la vértebra craneal y al fresado de la superficie central de la vértebra caudal). En función de cada caso se puede realizar una anulectomía con incisión del ligamento longitudinal dorsal. Para colocar la prótesis, es necesario mantener la máxima distracción mientras se aplica presión. Una vez colocada, se retiran los distractores y se comprueba que el implante se encuentra en la posición correcta. [59,64]

Esta técnica puede usarse en uno o varios espacios intervertebrales.

En estudios realizados en perros los resultados son positivos en la mayoría de los casos.

En un trabajo reciente que compara la técnica de distracción y fusión (estabilización ventral y dorsal) con la artroplastia de disco, se observó que los perros tratados con la segunda técnica se dio un mayor número de fracasos, especialmente poco después de la intervención, si bien la cirugía condujo a una mejora neurológica en la mayoría de los casos. [40]

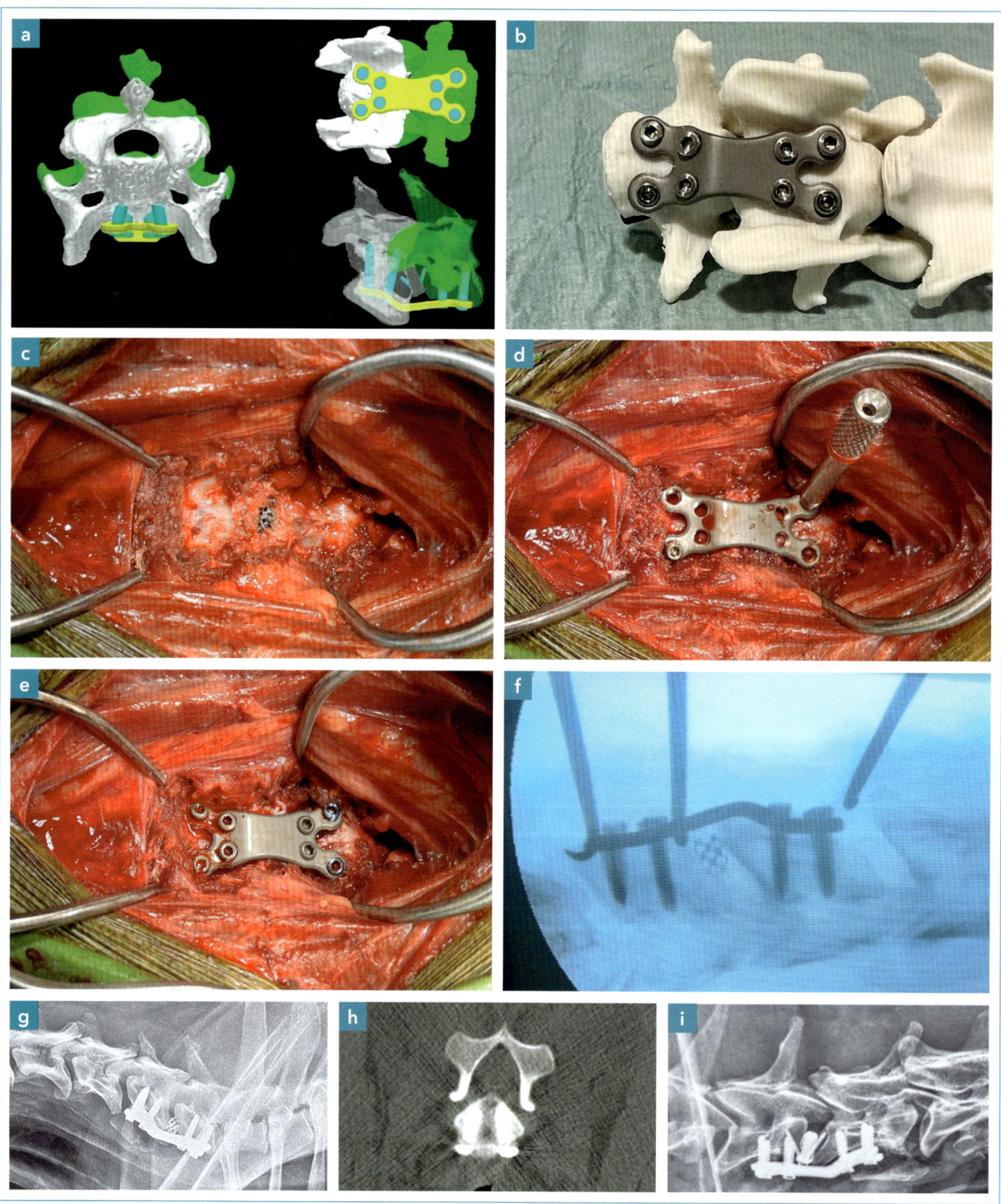

**FIGURA 13.** Figura que muestra el procedimiento para poner una placa bloqueada con tornillos y espaciadores. Estudio de tomografía computarizada para establecer corredores y el posicionamiento de implantes específicos en un doberman con CD-ECM en C6-C7 (a). Modelo 3D en el que se prueba el implante con tornillos bloqueados (b). Imagen intraoperatoria del espaciador poroso de titanio tras realizar la distracción (c). Imágenes intraoperatorias de la placa con la guía para hacer el orificio y de la placa una vez colocada con 8 tornillos (d, e). Imagen de fluoroscopia intraoperatoria y radiografía posoperatoria (f, g). Imagen de tomografía computarizada transversa que muestra los tornillos bloqueados monocorticales (h). Radiografía posoperatoria de otro paciente al que se colocó una placa bloqueada de titanio y caja intersomática de titanio con dos tornillos (i).

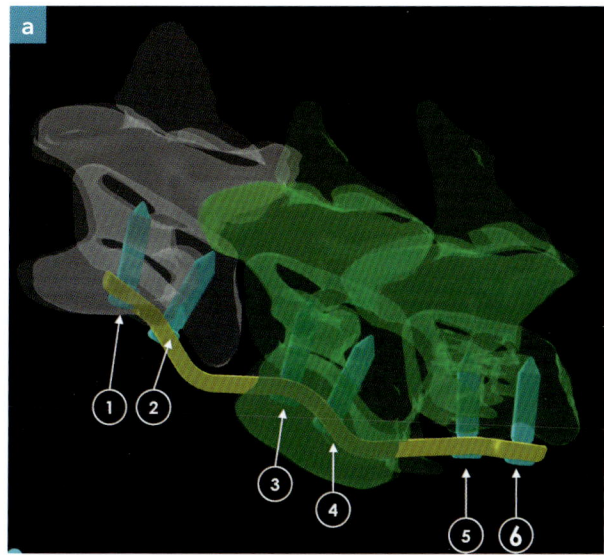

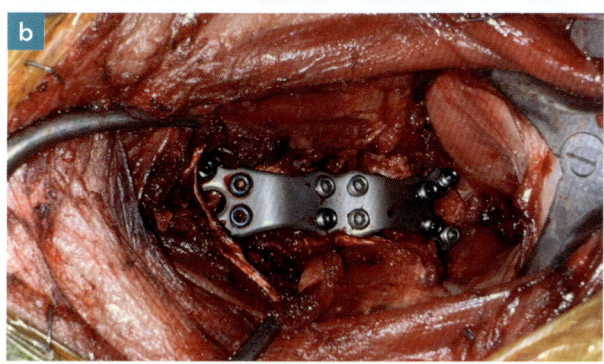

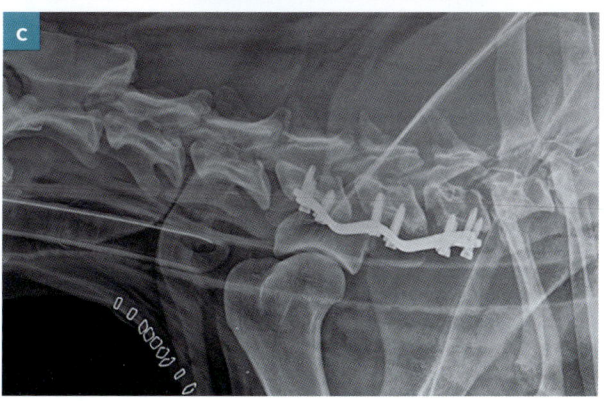

**FIGURA 14.** Paciente de la raza Dálmata con compresión dorsal ligamentosa en C5-C6. Estudio de tomografía computarizada que muestra la lesión consistente con CD-EMC sin compresión aparente (componente dinámico) resuelta mediante placa doble y distracción (a). Imagen intraoperatoria de la placa doble colocada (b) y radiografía posoperatoria (c).

## Complicaciones

Las complicaciones posquirúrgicas posibles son múltiples en lo que se refiere a las técnicas aplicadas para resolver esta patología. En todos los casos depende del procedimiento quirúrgico aplicado (*slot* ventral, laminectomía, etc., figs. 15 y 16), y por ello se encuentran descritas en otros capítulos de este libro. En el cuadro 1 se detallan las principales complicaciones que pueden darse según la fase del proceso: durante la intervención, en el posoperatorio temprano o en el tardío. [6,68]

---

**CUADRO 1. Principales complicaciones del tratamiento quirúrgico de la espondilomielopatía.**

- Agravamiento de los signos neurológicos.
- Membrana de laminectomía (laminectomía dorsal).
- Efecto domino*.
- Colapso del disco intervertebral.
- Migración o ruptura de los implantes.
- Implantes que invaden el canal vertebral o el agujero intervertebral.
- Descompresión de la médula insuficiente.
- Hipotensión.
- Arritmias cardiacas.
- Problemas respiratorios.
- Inestabilidad o subluxación.
- Síndrome de Horner.

\* Efecto dominó: este término se refiere a una complicación generalmente tardía (presente en aproximadamente 20 % de los casos tratados principalmente mediante la técnica de distracción y estabilización), que afecta al segmento vertebral craneal o caudal al espacio intervenido quirúrgicamente. Se cree que se produce como consecuencia de la anquilosis ósea o de los implantes colocados en la articulación operada. Generalmente, esta complicación afecta solo a un espacio intervertebral (craneal o caudal al punto intervenido), aunque puede ocurrir en más espacios. [6,41,44]

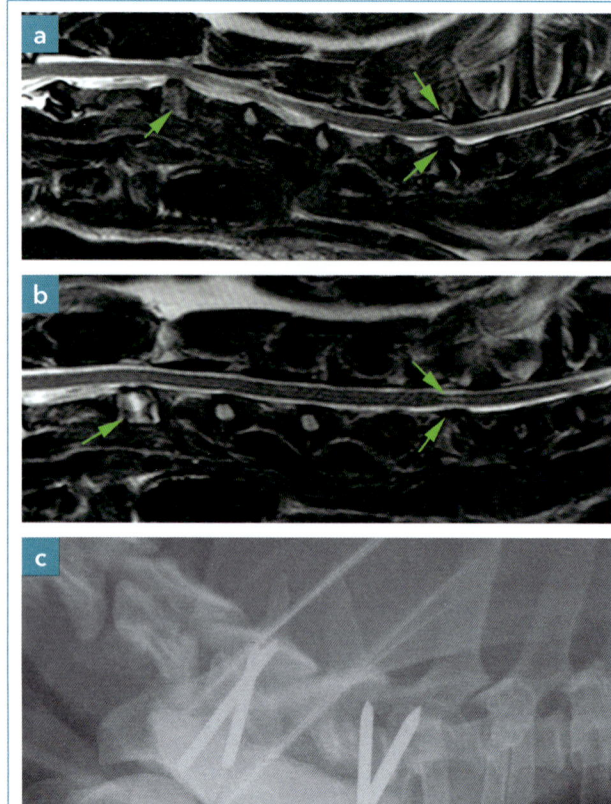

**FIGURA 15.** Paciente con subluxación, compresión de médula espinal y lesión intramedular a nivel de C6-C7 en el que se practicó un *slot* previo en C6-C7 y C2-C3. Imagen sagital de resonancia magnética en secuencia ponderada en T2 en la que no se aprecian complicaciones en C2-C3 (a). Imagen sagital de resonancia magnética en T2 aplicando tracción, en la que se comprueba el componente dinámico (y la probable inestabilidad tras el *slot*) que se resuelve con la tracción (b). Radiografía que muestra la resolución del caso con estabilización (c).

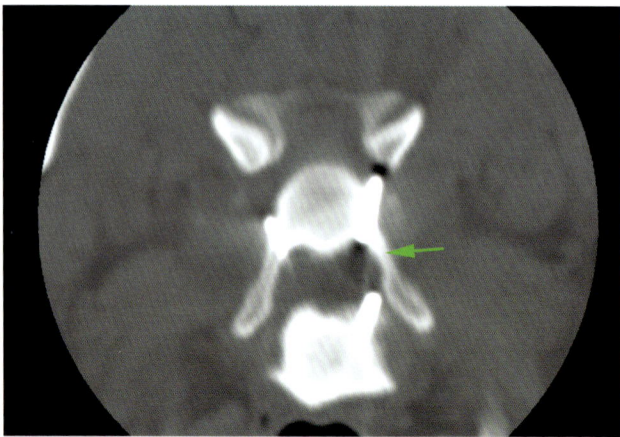

**FIGURA 16.** Paciente intervenido al que se coloca un sistema de fijación con tornillos y PMMA. Imagen de tomografía computarizada que muestra el fallo del implante con ruptura de clavo roscado.

## Bibliografía

1. Palmer AC, Wallace ME. Deformation of cervical vertebrae in Basset hounds. *Vet Rec.* 1967 Apr 8;80(14):430-433.

2. da Costa RC. Cervical spondylomyelopathy (wobbler syndrome) in dogs. *Vet Clin North Am Small Anim Pract.* 2010 Sep;40(5):881-913.

3. De Risio L, Muñana K, Murray M *et al.* Dorsal laminectomy for caudal cervical spondylomyelopathy: postoperative recovery and long-term follow-up in 20 dogs. *Vet Surg.* 2002 Sep-Oct;31(5):418-427. doi: 10.1053/jvet.2002.34673. PMID: 12209412.

4. da Costa RC, Parent JM, Partlow G, *et al.* Morphologic and morphometric magnetic resonance imaging features of Doberman pinscher dogs with and without clinical signs of cervical spondylomyelopathy. *Am J Vet Res.* 2006 Sep;67(9):1601-1612.

5. da Costa RC. Pathogenesis of cervical spondylomyelopathy: lessons from recent years. In: *Proceedings of the 25th Annual Meeting of the American College of Veterinary Internal Medicine Forum*, Seattle, WA, June 6-9, 2007; p. 318.

6. Platt SR, da Costa RC. Chapter 31: Cervical Vertebral Column and Spinal Cord. En: Johnston SA, Tobias KM. *Veterinary Surgery: Small Animal.* 2nd ed. Elsevier 2018; p. 438-485.

7. Martin-Vaquero P, da Costa RC. Magnetic resonance imaging features of Great Danes with and without clinical signs of cervical spondylomyelopathy. *J Am Vet Med Assoc.* 2014 Aug 15;245(4):393-400. doi: 10.2460/javma.245.4.393. PMID: 25075822; PMCID: PMC4213553.

8. De Decker SD, da Costa RC, Volk HA *et al.* Current insights and controversies in the pathogenesis and diagnosis of disc-associated cervical spondylomyelopathy in dogs. *Vet Rec.* 2012 Nov24;171(21):531-537.

9. Gutierrez-Quintana R, Penderis J. MRI features of cervical articular process degenerative joint disease in Great Dane dogs with cervical spondylomyelopathy. *Vet Radiol Ultrasound.* 2012 May-Jun;53(3):304-311. doi: 10.1111/j.1740-8261.2011.01912.x. Epub 2012 Jan 11. PMID: 22236021.

10. Martin-Vaquero P, da Costa RC. Body conformation in Great Danes with and without clinical signs of cervical spondylomyelopathy. *Vet J.* 2015 Feb;203(2):219-222. doi: 10.1016/j.tvjl.2014.12.003. Epub 2014 Dec 10. PMID: 25555338; PMCID: PMC4492279.

11. DA COSTA RC, STERN JA, MARTIN-VAQUERO P *et al*. Inheritance of cervical Spondylomyelopathy in Doberman pinschers. *J Vet Intern Med*. 2013; 27(3):680.

12. BURBIDGE HM. *Caudal cervical malformation in the Doberman pinscher* [PhD thesis]. New Zealand: Massey University; 1999. p. 121-135.

13. BONELLI MA, DA COSTA RC, MARTIN-VAQUERO P, LIMA CG. Comparison of angle, shape, and position of articular processes in Dobermans and Great Danes with and without cervical spondylomyelopathy. BMC *Vet Res*. 2017 Mar 24;13(1):77. doi: 10.1186/s12917-017-0997-4. PMID: 28340590; PMCID: PMC5366139.

14. LIPSITZ D, LEVITSKI RE, CHAUVET AE, BERRY WL. Magnetic resonance imaging features of cervical stenotic myelopathy in 21 dogs. *Vet Radiol Ultrasound*. 2001 Jan-Feb;42(1):20-27. doi: 10.1111/j.1740-8261.2001.tb00899.x. PMID: 11245233.

15. DA COSTA RC, ECHANDI RL, BEAUCHAMP D. Computed tomography myelographic findings in dogs with cervical spondylomyelopathy. *Vet Radiol Ultrasound*. 2012 Jan-Feb;53(1):64-70. doi: 10.1111/j.1740-8261.2011.01869.x. PMID: 22093094.

16. BONELLI MA, DA COSTA LBSBC, DA COSTA RC. Magnetic resonance imaging and neurological findings in dogs with disc-associated cervical spondylomyelopathy: a case series. BMC *Vet Res*. 2021 Apr 7;17(1):145. doi: 10.1186/s12917-021-02846-5. PMID: 33827551; PMCID: PMC8025371.

17. BONELLI MA, DA COSTA RC. Neurologic and magnetic resonance imaging features of German Shepherd Dogs with cervical spondylomyelopathy: 10 cases (2006-2018). *J Am Vet Med Assoc*. 2019 Dec 1;255(11):1263-1269. doi: 10.2460/javma.255.11.1263. PMID: 31730438.

18. GRAY MJ, KIRBERGER RM, SPOTSWOOD TC. Cervical spondylomyelopathy (wobbler syndrome) in the Boerboel. *J S Afr Vet Assoc*. 2003 Dec;74(4):104-110. doi: 10.4102/jsava.v74i4.520. PMID: 15038422.

19. BONELLI MA, DA COSTA RC. Clinical and magnetic resonance imaging characterization of cervical spondylomyelopathy in juvenile dogs. *J Vet Intern Med*. 2019 Sep;33(5):2160-2166. doi: 10.1111/jvim.15602. Epub 2019 Aug 30. Erratum in: J Vet Intern Med. 2020 Jul;34(4):1680. PMID: 31469206; PMCID: PMC6766523.

20. BONELLI MA, DA COSTA RC. Magnetic resonance imaging and neurologic characterization of combined osseous- and disc-associated cervical spondylomyelopathy in dogs. *J Vet Intern Med*. 2023 Jul-Aug;37(4):1418-1427. doi: 10.1111/jvim.16792. Epub 2023 Jun 14. PMID: 37314024; PMCID: PMC10365061.

21. STABILE F, BERNARDINI M, BEVILACQUA G *et al*. Neurological signs and pre- and post-traction low-field MRI findings in Dobermanns with disc-associated cervical spondylomyelopathy. *J Small Anim Pract*. 2015 May;56(5):331-338. doi: 10.1111/jsap.12326. Epub 2015 Feb 23.

22. COOPER C, GUTIERREZ-QUINTANA R, PENDERIS J *et al*. Osseous associated cervical spondylomyelopathy at the C2-C3 articular facet joint in 11 dogs. *Vet Rec*. 2015 Nov 21;177(20):522. doi: 10.1136/vr.103104. Epub 2015 Oct 28.

23. DE DECKER S, SAUNDERS JH, DUCHATEAU L *et al*. Radiographic vertebral canal and vertebral body ratios in Doberman Pinschers with and without clinical signs of caudal cervical spondylomyelopathy. *Am J Vet Res*. 2011 Jul;72(7):958-966. doi: 10.2460/ajvr.72.7.958.

24. DA COSTA RC, JOHNSON JA. Intervertebral and intravertebral ratios in Doberman pinscher dogs with cervical spondylomyelopathy. *Vet Radiol Ultrasound*. 2012 Sep-Oct;53(5):518-523. doi: 10.1111/j.1740-8261.2012.01945.x. Epub 2012 Jun 15.

25. MARTIN-VAQUERO P, DA COSTA RC. Evaluation of traditional and novel radiographic vertebral ratios in Great Danes with versus without cervical spondylomyelopathy. *Vet Radiol Ultrasound*. 2014 Sep-Oct;55(5):488-495.

26. DA COSTA RC, PARENT JM, DOBSON H. Incidence of and risk factors for seizures after myelography performed with iohexol in dogs: 503 cases (2002-2004). *J Am Vet Med Assoc*. 2011 May 15;238(10):1296-1300. doi: 10.2460/javma.238.10.1296.

27. DA COSTA RC, DE DECKER S, LEWIS MJ, VOLK H. Canine Spinal Cord Injury Consortium (CANSORT-SCI). Diagnostic Imaging in Intervertebral Disc Disease. *Front Vet Sci*. 2020 Oct 22;7:588338. doi: 10.3389/fvets.2020.588338.

28. MURTHY VD, GAITERO L, MONTEITH G. Clinical and magnetic resonance imaging (MRI) findings in 26 dogs with canine osseous-associated cervical spondylomyelopathy. *Can Vet J*. 2014 Feb;55(2):169-174.

29. PENDERIS J, DENNIS R. Use of traction during magnetic resonance imaging of caudal cervical spondylomyelopathy ("wobbler syndrome") in the dog. *Vet Radiol Ultrasound*. 2004 May-Jun;45(3):216-219.

30. PROVENCHER M, HABING A, MOORE SA *et al*. Evaluation of osseous-associated cervical spondylomyelopathy in dogs using kinematic magnetic resonance imaging. *Vet Radiol Ultrasound*. 2017 Jul;58(4):411-421.

31. Martin-Vaquero P, da Costa RC, Moore SA et al. Cytokine concentrations in the cerebrospinal fluid of great danes with cervical spondylomyelopathy. *J Vet Intern Med.* 2014 Jul-Aug;28(4):1268-1274.

32. Vansteenkiste DP, Fenger JM, Fadda P et al. MicroRNA expression in the cerebrospinal fluid of dogs with and without cervical spondylomyelopathy. *J Vet Intern Med.* 2019 Nov;33(6):2685-2692.

33. da Costa RC, Parent JM. One-year clinical and magnetic resonance imaging follow-up of Doberman Pinschers with cervical spondylomyelopathy treated medically or surgically. *J Am Vet Med Assoc.* 2007 Jul 15;231(2):243-250.

34. da Costa RC, Parent JM, Holmberg DL et al. Outcome of medical and surgical treatment in dogs with cervical spondylomyelopathy: 104 cases (1988-2004). *J Am Vet Med Assoc.* 2008 Oct 15;233(8):1284-1290.

35. De Decker S, Bhatti SF, Duchateau L et al. Clinical evaluation of 51 dogs treated conservatively for disc-associated wobbler syndrome. *J Small Anim Pract.* 2009 Mar;50(3):136-142.

36. Nye C, Hostnik E, Parker E et al. Long-term clinical and magnetic resonance imaging follow-up of dogs with osseous-associated cervical spondylomyelopathy. *J Vet Intern Med.* 2020 Sep;34(5):2012-2020.

37. Roynard P, Frank L, Xie H, Fowler M. Acupuncture for Small Animal Neurologic Disorders. *Vet Clin North Am Small Anim Pract.* 2018 Jan;48(1):201-219.

38. Driver CJ, Lopez V, Walton B et al. Instrumented cervical fusion using patient specific end-plate conforming interbody devices with a micro-porous structure in nine dogs with disk-associated cervical spondylomyelopathy. *Front Vet Sci.* 2023 Jun 26;10:1208593.

39. Taylor-Brown FE, Cardy TJ, Liebel FX et al. Risk factors for early post-operative neurological deterioration in dogs undergoing a cervical dorsal laminectomy or hemilaminectomy: 100 cases (2002-2014). *Vet J.* 2015 Dec;206(3):327-331.

40. Falzone C, Tranquillo V, Gasparinetti N. Comparison of Two Surgical Techniques for the Treatment of Canine Disc Associated-Cervical Spondylomyelopathy. *Front Vet Sci.* 2022 Jun 20;9:880018.

41. Sharp NJ, Wheeler SJ. Chapter 7: Cervical spondylomyelopathy. En: Sharp NJ, Wheeler SJ (eds.). *Small Animal Spinal Disorders, Diagnosis and Surgery.* 2nd ed. Elsevier Mosby. 2005; p. 211-224.

42. Hettlich B. Chapter 19: Cervical distraction and stabilization. En: Shores A, Brisson BA (eds.). *Current Techniques in Canine and Feline Neurosurgery.* 1st ed. John Wiley and Sons. 2017; p. 511-534.

43. Dewey CW and Fossum TW. Surgery of the Cervical Spine. En: Fossum TW (ed.). *Small animal surgery,* 5th ed. Philadelphia, PA. Elsevier, 2019; p. 13651-404.

44. McKee, M., Sharp, N. Cervical spondylopathy. In: D. Slatter (ed.), *Small Animal Surgery,* 3rd ed. Philadelphia: WB Saunders, 2003; p. 1180-1192.

45. Dixon BC, Tomlinson JL, Kraus KH. Modified tension – stabilization technique using an interbody polymethylmethacrylate plug in dogs with cervical spondylopathy. *J Am Vet Med Assoc.* 1996;208:61-68.

46. Shamir M, Chai O, Loeb E. A method for intervertebral space distraction before stabilization combined with complete ventral slot for treatment of disc-associated wobbler syndrome in dogs. *Vet Surg.* 2008;37:186-119.

47. Voss K, Steffen F, Montavon PM. Use of the compact unilock system for ventral stabilization procedures of the cervical spine. *Vet Comp Orthop Traumatol.* 2006;19:21-28.

48. Steffen F, Voss K, Morgan JP. Distraction-fusion for caudal cervical spondylomyelopathy using an intervertebral cage and locking plates in 14 dogs. *Vet Surg.* 2011;40:743-752. doi: 10.1111/j.1532-950X.2011.00850.

49. Bergmam RL, Levine JM, Coates JR et al. Cervical spinal locking plate in combination with cortical ring allograft for a one level fusion in dogs with cervical spondylotic myelopathy. *Vet Surg.* 2008;37:530-536.

50. DaSilva A, Bernard F, Bardet J. Caudal cervical arthrodesis using a distractable fusion cage in a dog. *Vet Comp Orthop Traumatol.* 2010;23:209-213.

51. Rusbridge C, Wheeler S, Torrington A et al. Comparison of two surgical techniques for the management of cervical spondylomyelopathy in Dobermans. *J Small Anim Pract.* 1998;39:425-431.

52. McKee W, Butterworth S, Scott H. Management of cervical spondylopathyassociated intervertebral disc protrusions using metal washers in 78 dogs. *J Small Anim Pract.* 1999;40:465-472.

53. Rohner D, Kowaleski MP, Schwarz G et al. Short-term clinical and radiographic outcome after application of anchored intervertebral spacers in dogs with disc-associated cervical spondylomyelophaty. *Vet Comp Orthop Traumatol.* 2019;32:158-164. doi: 10.1055/s-0038-1676592.

54. Joffe MR, Parr WCH, Tan C Walsh WR, Brunel L. Development of a customized interbody fusion device for treatment of canine disc-associated cervical spondylomyelopathy. *Vet Comp Orthop Traumatol.* 2019;32:79-86.

55. Corlazzoli D. Combinated dorsal and ventral stabilization in traction responsive cervical spondylomyelopathy. En: *Proceeding of the Annual Meeting of the American College of Veterinary Internal Medicine*, Denver Colorado, 2016.

56. Trotter EJ. Cervical spine locking plate fixation for treatment of cervical spondylotic myelopathy in large breed dogs. *Vet Surg.* 2009;38:705-718.

57. Reints Bok TE, Willemses K, van Rijen MHP *et al.* Instrumented cervical fusion in nine dogs with caudal cervical spondylomyelopathy. *Vet Surg.* 2019;48:1287-1298.

58. King JC, Corfield GS, Mouatt JG *et al.* Surgical management and long-term outcome of dogs with cervical spondylomyelopathy with an anchored intervertebral titanium device. *Aust Vet J.* 2020;98:156-163. doi: 10.1111/avj.12910.

59. Adamo PF. Cervical arthroplasty in two dogs with disk-associated cervical spondylomyelopathy. *J Am Vet Med Assoc.* 2011;239:808-817.

60. De Decker S, Caemaert J, Tshamala MC *et al.* Surgical treatment of disk-associated wobbler síndrome by a distractable vertebral titanium cage in seven dogs. *Vet Surg.* 2011;40:544-554.

61. Solano MA, Fitzpatrick N, Bertran J. Cervical distraction-stabilization using an intervertebral spacer screw and string-of-pearl (SOPTM) plates in 16 dogs with disc-associated Wobbler Syndrome. *Vet Surg.* 2015;44:627-641.

62. Eagleson JS, Diaz J, Platt SR *et al.* Cervical vertebral malformation-malarticulation syndrome in the Bernese mountain dog: clinical and magnetic resonance imaging features. *J Small Anim Pract.* 2009 Apr;50(4):186-193.

63. Adamo PF, Kobayashi H, Markel M *et al.* In vitro biomechanical comparison of cervical disk arthroplasty, ventral slot procedure, and smooth pins with polymethylmethacrylate fixation at treated and adjacent canine cervical motion units. *Vet Surg.* 2007 Dec;36(8):729-741.

64. Adamo PF, Forterre F. Will there be a role for disc prostheses in small animals. En: Fingeroth JM, Thomas WB (eds.). *Advances in intervertebral disc disease in dogs and cats.* Wiley Blackwell: Ames, IA; 2015; p. 294-309.

65. Adamo PF, da Costa RC, Giovannella C *et al.* Cervical disc arthroplasty in 12 dogs affected by disc associated Wobbler syndrome: preliminary results. En: *Proceeding of the Annual Meeting of the American College of Veterinary Internal Medicine Forum*; New Orleans, 2012; p. 11.

66. Adamo PF, da Costa RC, Kroll R *et al.* Cervical disc arthroplasty using the adamo spinal disc in 18 dogs affected by disc-associated wobbler syndrome. En: *Proceedings of the Annual Meeting of the American College of Veterinary Internal Medicine Forum.* Seattle, 2013.

67. Wingfield C, Gill S, Nelson R *et al.* Influence of an artificial cervical joint compared with fusion on adjacent-level motion in the treatment of degenerative cervical disc disease. *J Neurosurg (Spine1)*, 2002;96:17-21.

68. Gordon-Evans W. Vertebral cervical fusion. En: Griffon D, Hamaide A (eds.). *Complications in Small Animal Surgery.* Willey/Blackwell, 2016; p. 606-609.

# Anomalías congénitas e idiopáticas de la médula espinal

Autor: Sergio Ródenas

## Introducción, términos y principios generales

En este capítulo se describirán las principales anomalías congénitas que afectan a la médula espinal en el perro y el gato centrándonos en las principales técnicas quirúrgicas para el tratamiento de dichas anomalías.

Se describirán también las técnicas quirúrgicas aplicadas para tratar las principales anomalías consideradas idiopáticas y en algunas enfermedades de otra naturaleza que el autor considera incluir en este capítulo.

A continuación, se muestra la clasificación de anomalías congénitas aplicada en este capítulo, dividas en anomalías congénitas causadas por defectos del tubo neural; en malformaciones de la columna vertebral, categoría en la que se incluyen los procesos que afectan a las apófisis (también denominadas facetas o procesos) articulares, anomalías quísticas (quistes o divertículos aracnoideos); y, por último, en las enfermedades idiopáticas y congénitas o de otra naturaleza, entre las que se engloban las anomalías congénitas vasculares (pocas descritas en cirugía) y la osteocondromatosis

---

**CUADRO 1. Clasificación de las principales enfermedades de la columna vertebral y la médula espinal de origen congénito y miscelánea.**

- Enfermedades por defectos del tubo neural
- Enfermedades congénitas vertebrales
- Enfermedades quísticas
  - Divertículos subaracnoideos
  - Quistes sinoviales o ganglionares
  - Otros quistes menos frecuentes
- Enfermedades misceláneas (congénitas, quísticas y adquiridas)
  - Condromatosis o exostosis cartilaginosa múltiple
  - Vasculares

---

## Anomalías congénitas por defectos del tubo neural

Las malformaciones espinales causadas por un defecto del tubo neural incluyen una serie de enfermedades causadas por una alteración del desarrollo o cierre del tubo neural durante la embriogénesis. [1-3]

La tabla 1 describe las principales malformaciones asociadas a un defecto del tubo neural. [1,2]

**TABLA 1. Principales enfermedades congénitas que cursan con defectos del tubo neural que afectan a la médula espinal. [1,2]**

| Tipo de malformación | Descripción |
|---|---|
| Meningocele | Protrusión de las meninges a través de un defecto de la lámina de la columna vertebral, que forma un saco dural en el que se acumula líquido cefalorraquídeo. |
| Meningomielocele | Protrusión de las meninges y del tejido nervioso a través de un defecto de la lámina de la columna vertebral. |
| Espina bífida | Cierre incompleto de los arcos vertebrales dorsales con o sin la protrusión o displasia de la médula espinal o de sus membranas. |
| Tracto sinusal dermoide (TSD) | Malformación congénita que se origina a causa de una falta de separación entre el tubo neural y el ectodermo (piel) durante el desarrollo embriológico. Tipos I-VI. |
| Mielosquisis | Fallo del cierre del tubo neural que resulta en una hendidura dorsal de la médula espinal. |
| Malformaciones de la médula espinal (disgenesia de la médula espinal) | Disrafismo complejo. |

# Espina bífida, meningocele y meningomielocele

La espina bífida (EB) es una malformación congénita de etiología desconocida en la que se produce un defecto en el cierre del tubo neural. Esta anomalía se caracteriza por el cierre incompleto de los arcos vertebrales dorsales con o sin la protrusión o displasia de la médula espinal o de sus membranas.[2,4] La espina bífida puede clasificarse como abierta, quística (cerrada) u oculta.[2] La espina bífida manifiesta o quística puede asociarse con la protrusión de las meninges (meningocele) o de las meninges junto a la médula espinal (meningomielocele).[4]

El meningocele (MC) y el meningomielocele (MMC) consisten en una protrusión de las meninges a través de un defecto de la lámina de la columna espinal, de manera que se forma un saco dural en el que se acumula líquido cefalorraquídeo.[1] El MMC difiere del MC en que la protrusión meníngea incluye tejido nervioso.[1,2,6] El MMC, además, puede estar asociado con otras malformaciones del sistema nervioso central como la malformación tipo Chiari e hidrocefalia.[6]

La etiología de la EB, el MC y el MMC es multifactorial y puede relacionarse con factores genéticos, teratogénicos, nutricionales y raciales.

Aunque pueda darse en cualquier raza, los Bulldog, inglés y francés, o el Pastor Alemán parecen estar sobrerrepresentados.[2,4] En los gatos esta malformación puede afectar a individuos de la raza Manx y se caracteriza por una disgenesia sacrocaudal que da como resultado una espina bífida con meningomielocele.[1,2,4]

Los signos clínicos varían en función de la región afectada y, en consecuencia, en algunos casos el paciente puede no tener signos neurológicos.[2] El área lumbosacra es la zona afectada con mayor frecuencia, y genera signos neurológicos en la intumescencia lumbosacra y en las ramas nerviosas adyacentes.[6]

Los signos clínicos habituales son incontinencia urinaria y fecal, ausencia o disminución del tono perineal, paraparesia y la presencia de hoyuelos o defectos en la piel[2,6] (fig. 1).

El síndrome de la médula anclada (del inglés, *tethered cord syndrome*) es una patología que se caracteriza por una tracción caudal anormal del cono medular (engrosamiento del *filum* terminal), que puede estar asociado con la presencia de EB, MC, MMC o con un seno dermoide, o puede encontrarse de forma aislada.[1,2,6-10]

El diagnóstico se basa en la historia clínica (raza, edad y signos clínicos) y en las pruebas de imagen. Las radiografías pueden mostrar cambios como procesos espinosos bífidos o ausencia de estos (fig. 2).

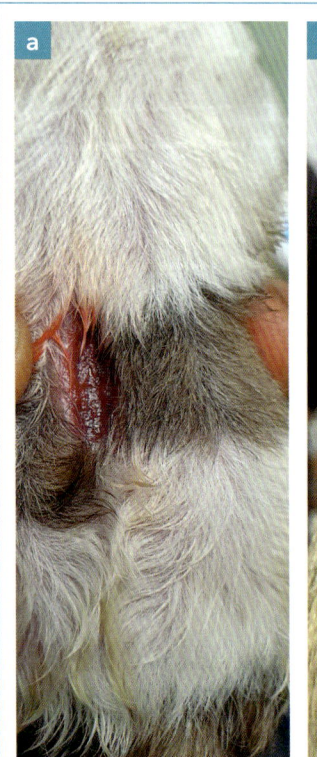
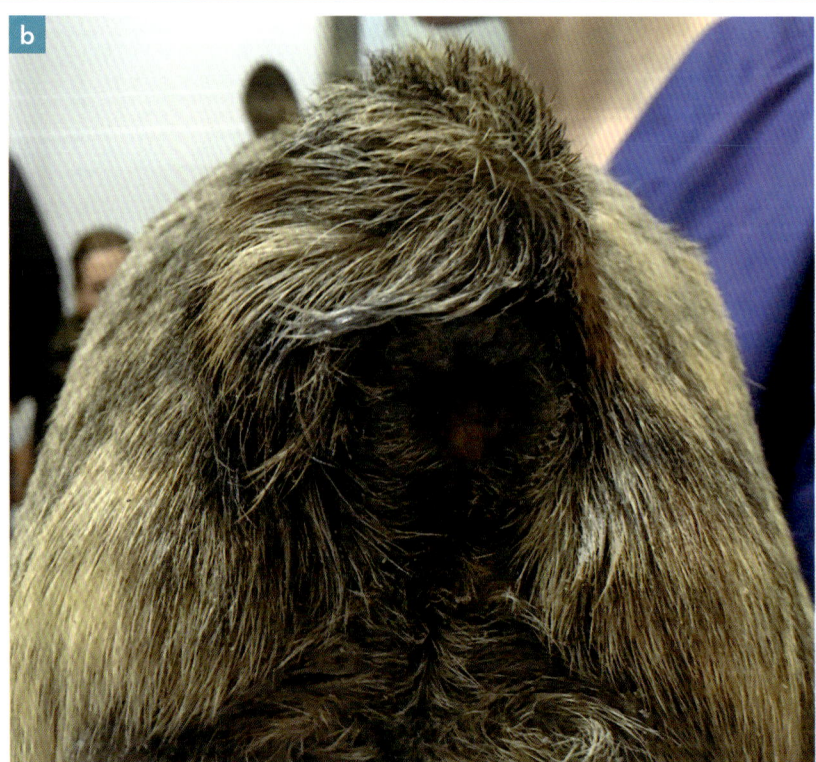

**FIGURA 1.** Cachorro con defecto en la piel consecuencia de una espina bífida (a). Cachorro con dilatación anal por disminución del tono perineal, consecuencia de una espina bífida (b).

La tomografía computarizada (TC) proporciona información sobre anomalías vertebrales, el síndrome de la médula anclada y una protrusión del saco dural hacia el defecto[2,9] (fig. 3).

La resonancia magnética (RM) es la prueba de diagnóstico por imagen de elección para evaluar la columna vertebral, la médula espinal y los tejidos asociados, y poder detallar los cambios anatómicos, como la presencia de MC, MMC y síndrome de médula anclada, así como los cambios intramedulares asociados, tales como la siringomielia, edema, meningitis y/o gliosis (fig. 4).[4, 6,7]

## Tratamiento

La resolución quirúrgica del MC, MMC y síndrome de médula anclada ha sido descrita en varios casos tanto en el perro como en el gato.[6,10-13]

La cirugía está indicada en pacientes con fuga de líquido cefalorraquídeo (LCR) y continuidad con la superficie para evitar infecciones y alteraciones electrolíticas.

El principal objetivo de la cirugía en pacientes con MC y MMC es evitar que los signos neurológicos se agraven o mejorar la función neurológica en el caso de alteraciones (paresia, p. ej.), restaurando la anatomía normal meníngea y evitando la acumulación de LCR, así como prevenir principalmente infecciones que pueden producirse al cerrar defectos abiertos en comunicación con la piel. En el caso del síndrome de médula anclada, se puede realizar la escisión del *filum* terminal.[2,6,10]

La resolución de la incontinencia fecal o urinaria es más complicada, si bien en algunos animales se han observado mejorías tras la cirugía.[6]

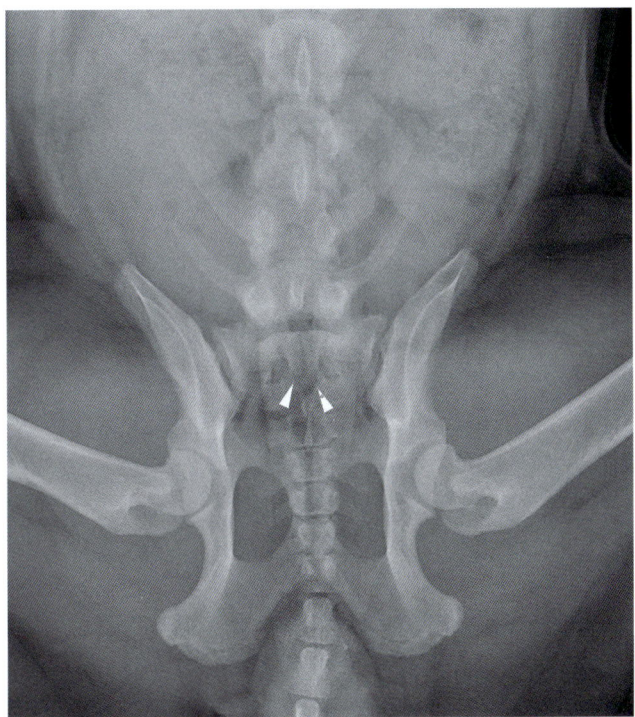

**FIGURA 2.** Imagen radiológica de un cachorro de Bulldog con espina bífida que muestra la ausencia y defecto de los procesos espinosos en la zona lumbosacra.

La mielografía puede ayudar a apreciar mejor la lesión, mostrando una dilatación del espacio subaracnoideo que se desvía dorsalmente. Sin embargo, existe un riesgo potencial de diseminar o introducir una infección en el espacio subaracnoideo.[2,4]

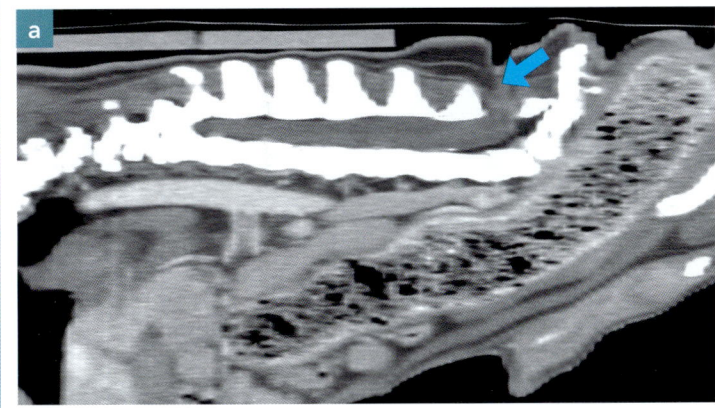
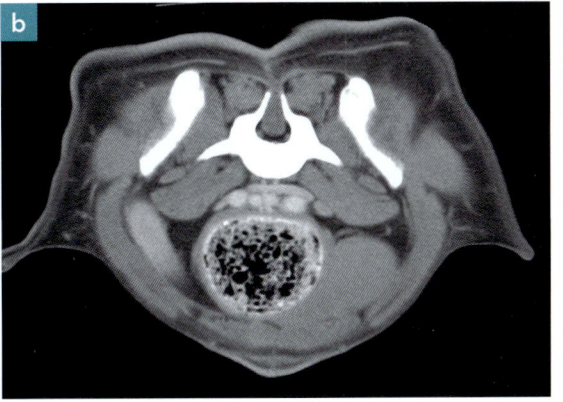

**FIGURA 3.** Imágenes de tomografía computarizada en un animal con espina bífida lumbosacra en ventana de tejido blando, sagital (a) y transversa (b). Se aprecia el defecto en la lámina dorsal y una protrusión del saco dural y de las raíces nerviosas (meningocele) a través del defecto, así como acumulación de grasa ventral con un aparente desplazamiento del cono dural que sugiere una médula anclada asociada.

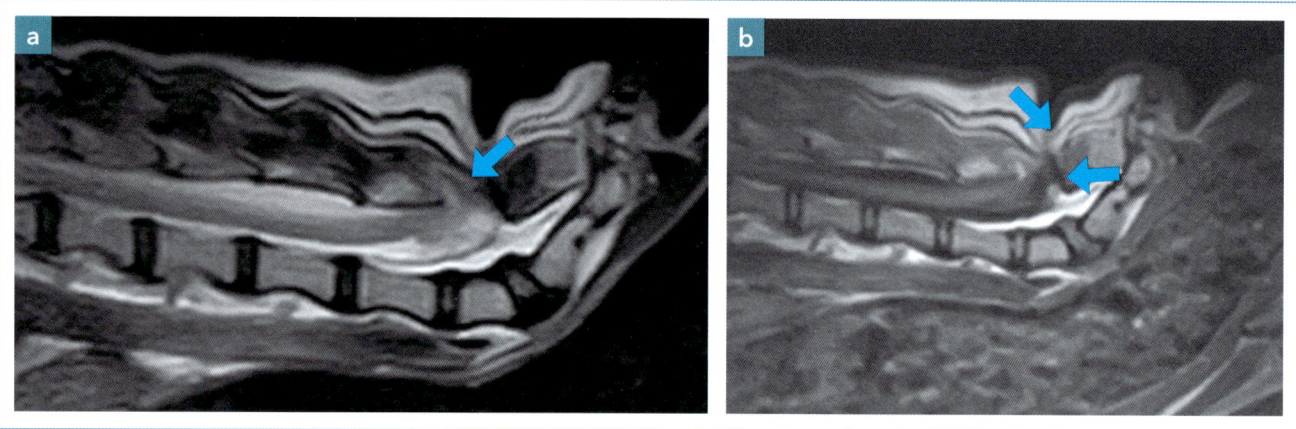

**FIGURA 4.** Imágenes de resonancia magnétcia del animal de la figura 3 que muestran la protrusión del saco dural a través del defecto, acumulación de grasa ventral con elevación del cono dural que sugiere médula anclada y más detalles de los tejidos blandos en comparación con la tomografía computarizada. Imágenes sagitales en T2 y T1 (a, b).

## Técnica quirúrgica

En la figura 6 se detalla el proceso. Se prepara de forma asép-tica la zona para realizar la cirugía (generalmente corresponde al área lumbosacra, desde aproximadamente la 3.ª vértebra lumbar hasta la cola). El animal se coloca en decúbito esternal con las extremidades posteriores posicionadas cranealmente. Se realiza una incisión que afecta a la piel, el tejido subcutáneo y la musculatura hasta observar la lámina dorsal e identificar la protrusión meníngea. En la mayoría de los casos, se realiza una laminectomía dorsal (se amplía el defecto congénito ya existente) con gubia o motor neumático para mejorar la visuali-zación de la protrusión del saco dural o meníngeo.

La protrusión del saco dural se aísla mediante una disección cuidadosa, eliminando todas las adherencias, y se realiza una durotomía del mismo (con tijeras iris o bisturí hoja n.º 11) que nos permite observar la salida del LCR. A continuación, se retiran las meninges mediante una retracción cuidadosa con gancho espinal o colocación de suturas, para identificar las raíces ner-viosas de la *cauda equina*, y en los casos que lo permita, el *filum* terminal. Una vez identificadas, se eliminan con cuidado todas las adherencias de las meninges a las raíces para proceder a un buen reposicionamiento de las mismas o del tejido nervioso.

En los casos de sospecha de síndrome de médula anclada y visualización del *filum* terminal, se procede a la extirparlo.

Una vez restaurado el tejido nervioso, se procede a la sutura de las meninges con material, generalmente, monofilamento absorbible (4/0 a 5/0) o del saco dural habitualmente con una sutura continua.

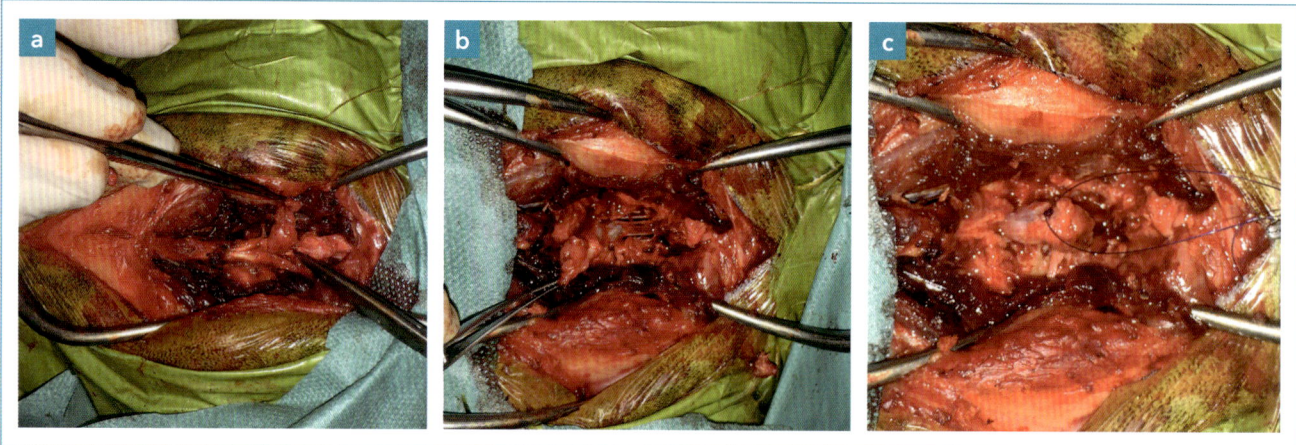

**FIGURA 5.** Foto intraoperatoria en otro Bulldog con espina bífida lumbosacra. Presencia del saco dural y de las raíces nerviosas tras la disección (a). Raíces y tejido nervioso reposicionados (b). Colocación de suturas para cerrar las meninges (c).

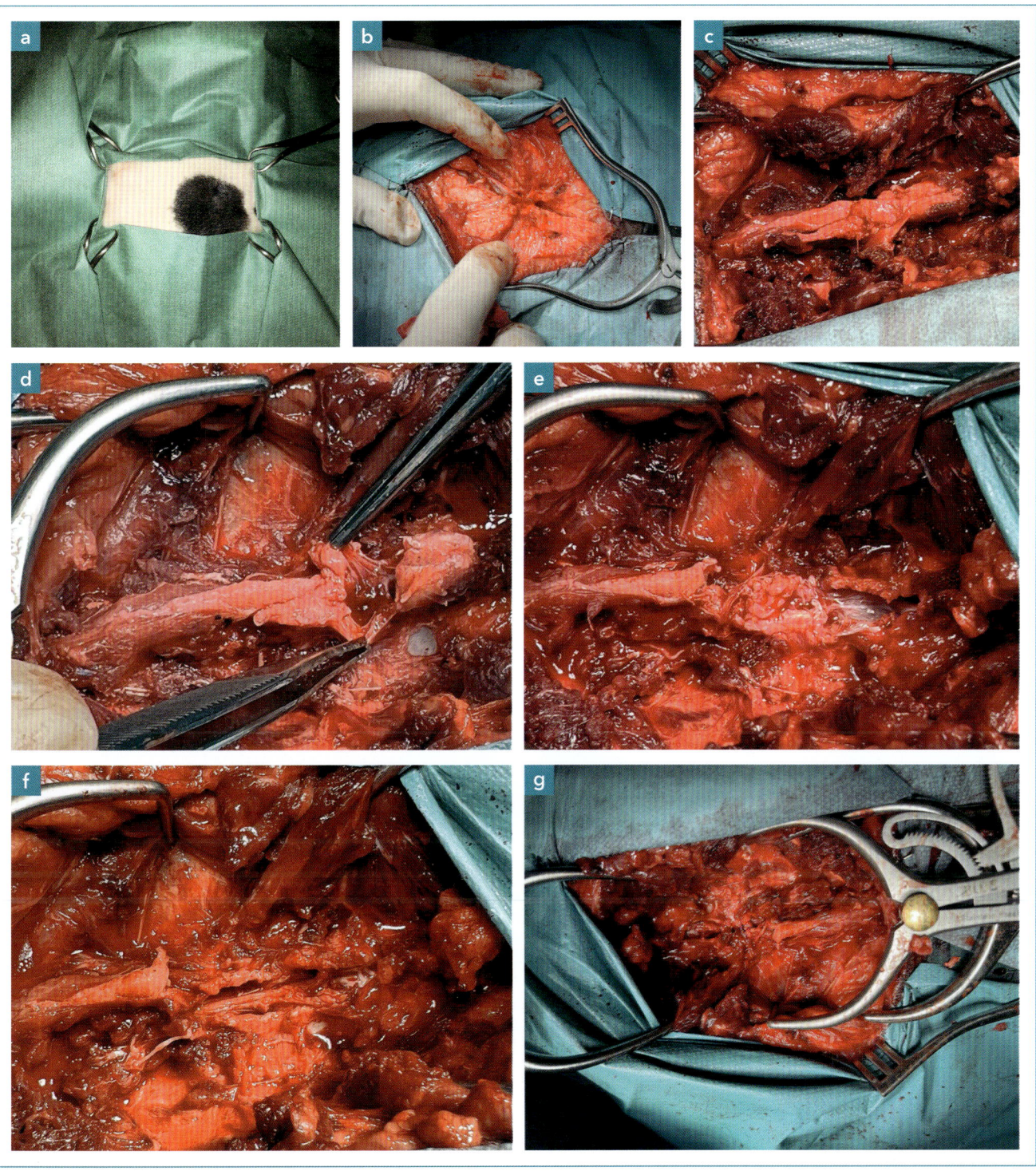

**FIGURA 6.** Colocación del paciente en decúbito esternal (se observa el defecto en la piel) (a). Aislamiento del campo, apertura de piel y disección de tejido subcutáneo. Se visualiza el defecto y se aísla (b). Se procede a la desinserción de los músculos epaxiales para observar el defecto, se aprecia la protrusión del saco dural y las raíces nerviosas (c, d). Se procede a la disección cuidadosa del saco dural de las adherencias y, a continuación, se realiza la laminectomía para ampliar el defecto de la lámina dorsal y poder visualizar mejor las estructuras (e). Se muestran las raíces nerviosas reposicionadas tras la durotomía (f). Cierre parcial de las meninges (g).

## Tracto sinusal dermoide

Se trata de una malformación congénita que se origina a causa de una falta de separación entre el tubo neural y el ectodermo de la piel, y que da como resultado un saco tubular (glándulas sebáceas, sudoríparas y folículos pilosos) que se extiende desde la piel hacia los tejidos más profundos.[1,13]

El tracto sinusal dermoide (TSD) se presenta habitualmente en las regiones cervical, torácica craneal y lumbosacra.[1] La raza más afectada por esta malformación es el Rhodesian Ridgeback (mutación autosómica dominante), aunque también puede darse en otras razas de perro (Shih Tzu, Bóxer, Husky Siberiano, Chow Chow, Golden Retriever y Yorkshire Terrier, entre otras razas) y, aunque se observa raramente, en el gato.[1,15]

Este defecto es más frecuente en la región cervical en el Rhodesian (proceso espinoso de C2), mientras en el resto de las razas lo es en la región torácica media.[1] Esta anomalía puede estar asociada a otras malformaciones tales como la espina bífida, malformaciones vertebrales o síndrome de médula anclada (fig. 7).[13,15-18]

Se han descrito seis tipos de tractos sinusales (cuadro 2, fig. 7) en función de la profundidad o extensión ventral del saco tubular.[13] El tipo V, aunque se incluye en la clasificación de tracto sinusal dermoide, se trata de un quiste sin contacto con la superficie de la piel.[1,13,15]

El diagnóstico se basa en la historia y en los signos clínicos (inspección del defecto en la piel y signos neurológicos) y la raza. Las pruebas diagnósticas son las radiografías (se pueden detectar en ocasiones defectos en la lámina vertebral o infección) (fig. 8); la fistulografía (no se aconseja porque existe riesgo de introducir infección), la TC y la RM.[1]

---

**CUADRO 2. Tipos de seno dermoide en función de la extensión ventral**

- Tipo I. Llega al nivel del ligamento supraespinoso.
- Tipo II. Es un tracto en forma de saco más superficial que el primero y se extiende hacia el músculo y el ligamento supraespinoso, en el que se ancla como una banda fibrosa.
- Tipo III. Tracto superficial que llega al tejido subcutáneo (no alcanza el ligamento supraespinoso).
- Tipo IV. Se extiende hasta la médula espinal (duramadre).
- Tipo V. Este es un verdadero quiste (no conecta con la superficie de la piel).
- Tipo VI. Se extiende hacia el ligamento supraespinoso y continúa como una banda fibrosa, que se ancla en la duramadre.

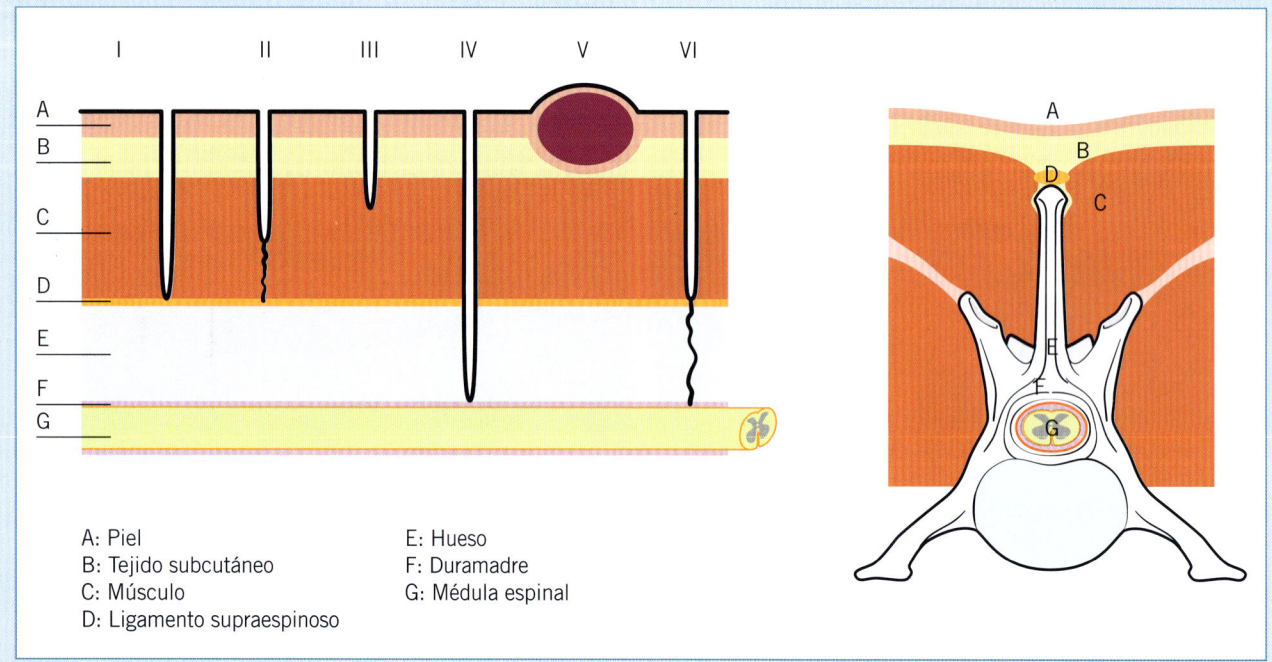

A: Piel
B: Tejido subcutáneo
C: Músculo
D: Ligamento supraespinoso
E: Hueso
F: Duramadre
G: Médula espinal

**FIGURA 7.** Tipos de seno dermoide en función de su profundidad. Sección longitudinal (a) y sección transversal (b).

La TC y la RM son las técnicas imagen avanzada de elección para preparar la exploración quirúrgica y, si hay signos neurológicos, para ver el compromiso medular, así como para valorar las dimensiones del área afectada, aunque en algunos casos puede no verse la extensión total del tracto (figs. 9 y 10).[1,13,19]

## Tratamiento

Encontramos controversia ante el correcto tratamiento del seno dermoide, ya que se ha sugerido tanto la opción quirúrgica como el tratamiento conservador.[1]

## Técnica quirúrgica

El tratamiento de elección es la cirugía tanto en el perro como en el gato, con buenos resultados por regla general.[19-24] Se recomienda, si es posible, tomar muestras para cultivo y antibiograma por aspiración, para comenzar la antibioterapia antes de la intervención. En el caso de esperar a los cultivos, se puede iniciar el tratamiento con antibióticos, como las cefalosporinas o amoxicilina con ácido clavulánico.[14]

En caso de meningitis o meningomielitis asociada (comunicación del tracto sinusal con la duramadre con infección bacteriana), estaría indicado un análisis del LCR con cultivo y antibiograma.

El animal se coloca en decúbito esternal y se prepara de forma aséptica la zona quirúrgica. Se practica una incisión elíptica alrededor del tracto fistuloso u orificio externo. Se disecciona el tracto eliminando todas las adherencias hasta encontrar el origen para eliminar todos los anclajes de dicho tracto. En caso de que se haya extendido a la duramadre, en la mayoría de las situaciones es necesario realizar una laminectomía dorsal o hemilaminectomía para realizar la completa escisión del tracto

adherido; en muchos pacientes se requiere una durotomía asociada.[14,19,20] Es preciso lavar con solución salina estéril tras extirpar el tracto. La histopatología confirmará de forma definitiva el diagnóstico.

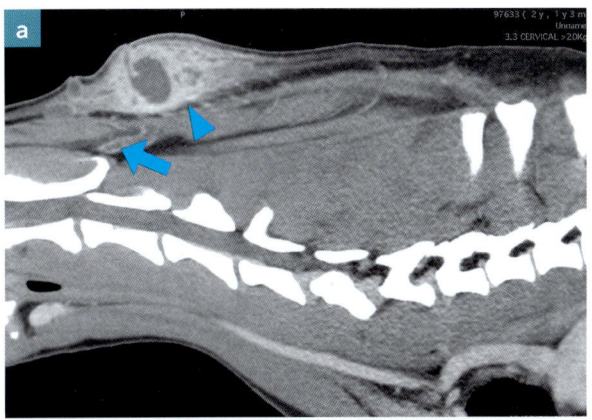
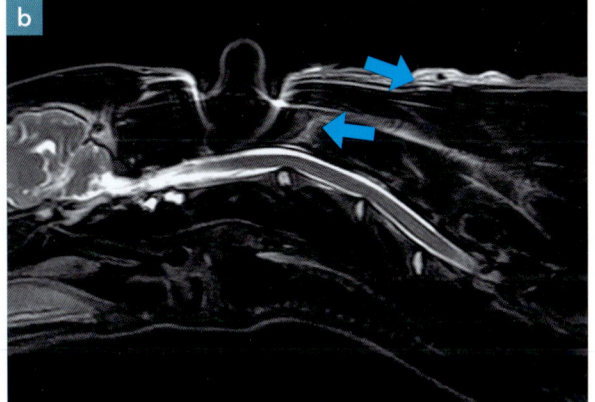
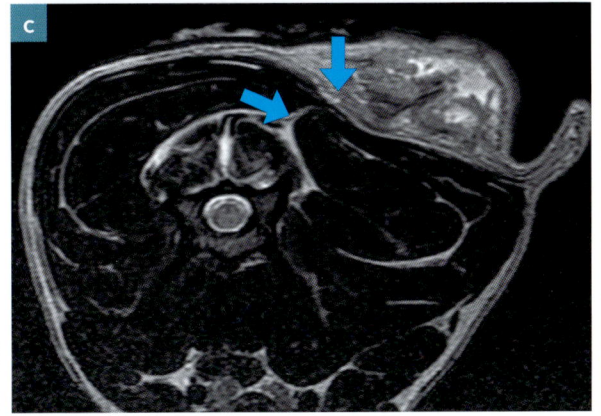

**FIGURA 9.** Imagen de tomografía computarizada sagital en ventana de tejido blando (a) e imágenes de resonancia magnética, secuencias T2 sagital y transversa (b y c) de un Rhodesian Ridgback. Podemos apreciar el defecto en la parte dorsal en la piel, así como el trayecto fistuloso que llega hasta la apófisis espinosa del axis (flechas).

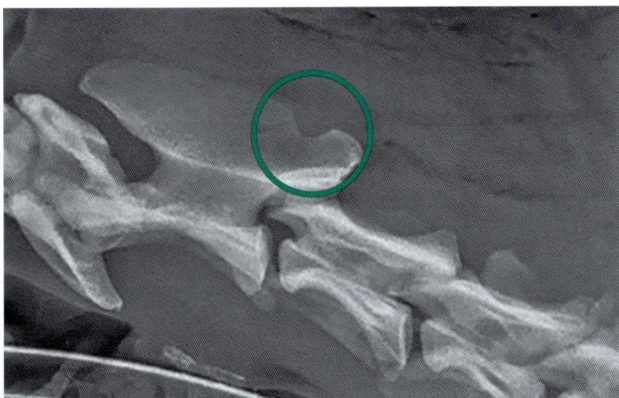

**FIGURA 8.** Radiografía laterolateral de la región cervical en la que se aprecia una pérdida ósea en la apófisis espinosa del axis en un paciente con un seno dermoide que afecta a la apófisis espinosa.

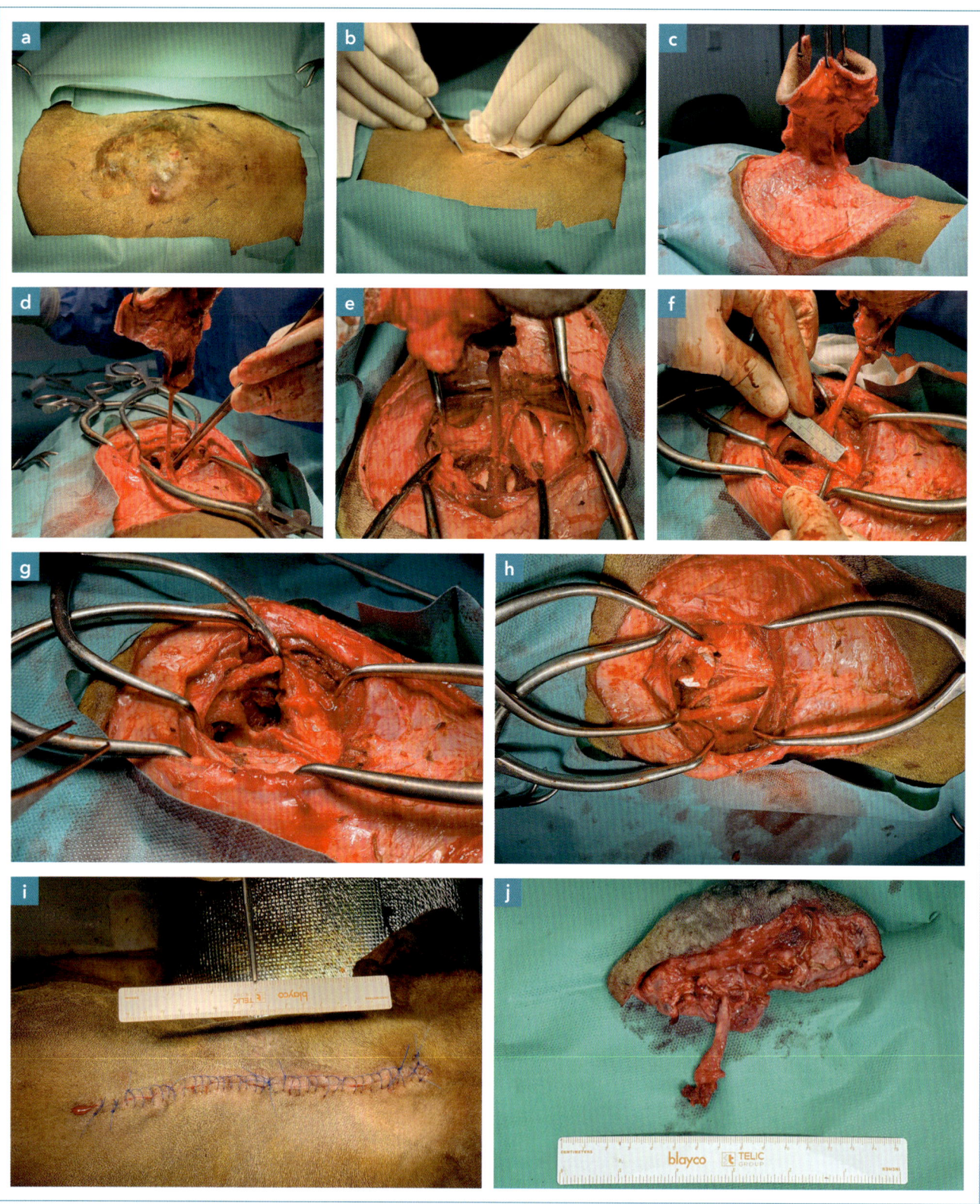

**FIGURA 10.** Paciente de la figura 9. Tratamiento quirúrgico del seno dermoide tipo II a nivel cervical. Posicionamiento en decúbito esternal; se aprecia el defecto en la piel (a). Incisión elíptica en la piel y disección de la capa cutánea sobre el defecto. Se aprecia el tracto adherido a la piel (b, c). Se puede observar paso a paso la disección del tracto fistuloso que llega hasta el ligamento supraespinoso anclado, con afectación del proceso espinoso del axis (d-f). Se procede a eliminar una porción de la apófisis espinosa del axis (g). Imagen que muestra los tejidos una vez extirpado el defecto o tracto sinusal (h). Cierre de la herida por planos (i). Imagen que muestra el tracto sinusal anormal una vez extirpado (j).

# Anomalías congénitas de la columna vertebral

## Generalidades

Las anomalías congénitas de la columna vertebral son frecuentes en el perro. Pueden darse en cualquier raza, aunque las braquicéfalas (Bulldog y Carlino, entre otros) parecen estar sobrerrepresentadas.[1,25-29] En la especie felina son menos frecuentes.

Este tipo de malformaciones pueden encontrarse como un hallazgo casual sin relevancia clínica o asociada a signos clínicos por compresión de la médula espinal, así como a lesiones secundarias asociadas (divertículos aracnoideos, hernia discal, etc.).[1,3,25-30]

Este grupo de anomalías comprende un espectro muy amplio, y en la mayoría de los casos se cree que se deben a un fallo en la formación o fusión de los centros de osificación vertebrales durante el periodo embrionario o fetal.[1,3] Pueden ser únicas o múltiples y son más frecuentes en las regiones torácicas, aunque también pueden darse en las regiones lumbar y cervical.[1,34,35]

La clasificación, así como la terminología de estas malformaciones, es inconsistente y con solapamiento, a veces, de términos.[1,26-31] Recientemente, se ha propuesto una clasificación en función de las características radiográficas de las anomalías vertebrales torácicas.[32] En este libro clasificaremos estas anomalías en malformaciones del cuerpo vertebral y de los procesos articulares en función de las diferentes clasificaciones descritas.[1,25-27,29,31,33,36]

En la tabla 2 se describen las principales anomalías congénitas vertebrales y se representan en la figura 11.

La cifosis o desviación dorsal de la columna está asociada generalmente a hipoplasia ventral (forma cuneiforme ventral), aplasia ventral y ventrolateral del cuerpo vertebral.[26,32]

El grado de cifosis o escoliosis está normalmente relacionado con la aparición de signos clínicos tanto en medicina humana como veterinaria.[1,26,37]

## Tipos de malformaciones vertebrales más frecuentes
### Hemivértebra

La hemivértebra (HV) o vértebra cuneiforme se cree que es el resultado de una formación incorrecta de la mitad sagital de la vértebra, incluidos el centro y el arco neural, durante el periodo embrionario.[1,26] Aunque la causa de esta malformación es desconocida, se cree que se debe a una ausencia de la vascularización unilateral que se produce de forma congénita.[1] Su existencia puede generar deformidades de angulación con escoliosis o cifosis.[1,26,35]

Se dividen en varios tipos en función del tipo de la malformación (tabla 2).[32,36]

Las HV pueden presentarse aisladas o de forma múltiple. La región más frecuentemente afectada es la torácica (entre T6-T9)[26,32,35], si bien pueden darse en otras regiones y pueden o no asociarse a signos clínicos (cuadro de mielopatía según la región afectada). Los signos pueden aparecer a una edad temprana, generalmente antes del año, si bien pueden darse de forma más tardía por inestabilidad vertebral o lesiones asociadas.[1,35,12]

| TABLA 2. Principales anomalías congénitas vertebrales. ||
|---|---|
| **Tipo de malformación** | **Origen** |
| **Hemivértebras** | Fallo de formación de una mitad sagital de la vértebra, incluyendo el centro y el arco neural. Puede generar deformidades de angulación con escoliosis o cifosis. |
| **Vértebras en mariposa** | Fallo parcial o completo de formación de las porciones ventral y medial (central), dejando dos fragmentos de hueso anclados al arco neural del cuerpo vertebral. |
| **Vértebras transicionales** | Anomalía congénita localizada en la unión de dos divisiones de la columna vertebral. |
| **Vértebras en bloque** | Fallo en la segmentación durante la embriogénesis. Fusión parcial o total de dos o más vértebras. |
| **Displasias articulares (hipoplasia, aplasia, hiperplasia)** | Se cree que es el resultado de la disgenesia de dos centros de osificación del arco neural o del desarrollo anormal de centros de osificación secundarios. |
| **Estenosis del canal vertebral** | Origen congénito, o asociadas a otros procesos (p. ej.: degenerativos) |

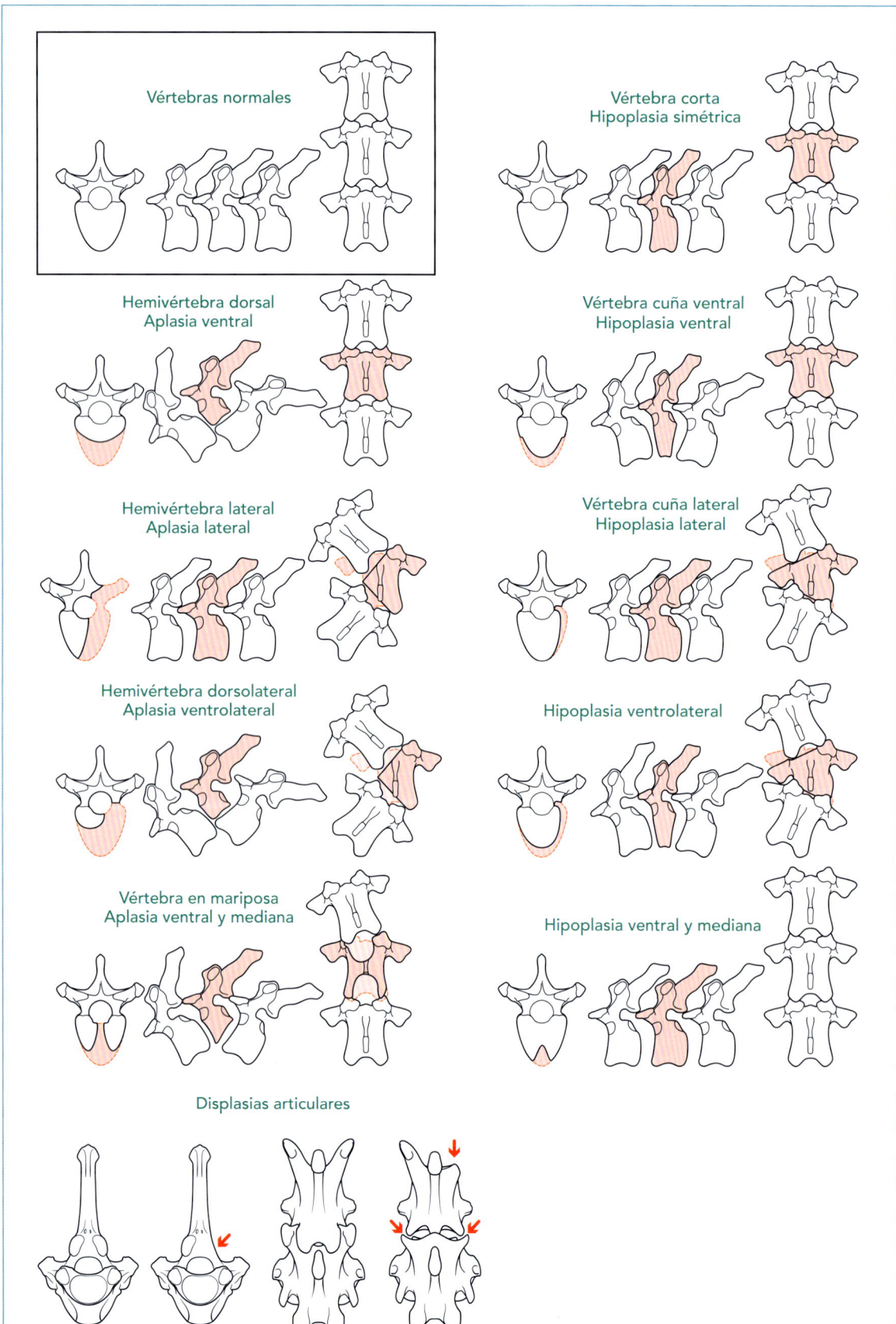

**Vértebras normales**

**Vértebra corta**
**Hipoplasia simétrica**

**Hemivértebra dorsal**
**Aplasia ventral**

**Vértebra cuña ventral**
**Hipoplasia ventral**

**Hemivértebra lateral**
**Aplasia lateral**

**Vértebra cuña lateral**
**Hipoplasia lateral**

**Hemivértebra dorsolateral**
**Aplasia ventrolateral**

**Hipoplasia ventrolateral**

**Vértebra en mariposa**
**Aplasia ventral y mediana**

**Hipoplasia ventral y mediana**

**Displasias articulares**

**FIGURA 11.**
Representación de las malformaciones vertebrales más frecuentes.

## Vértebra en mariposa

Se trata de un fallo parcial o completo de la formación de las porciones ventral y medial (central), que da lugar a dos fragmentos de hueso anclados al arco neural del cuerpo vertebral (forma de mariposa en vistas ventrodorsales). Como resultado, puede originar una angulación con cifosis de la columna vertebral.[1,26,32]

Esta malformación puede encontrarse de manera accidental sin provocar signos clínicos o estar asociada a ellos (al ser la región torácica la más afectada, se observaría un cuadro de mielopatía toracolumbar).

## Vértebras transicionales

Se trata de una anomalía congénita localizada en la unión de dos divisiones de la columna vertebral (cervicotorácica, toracolumbar, lumbosacra o sacrocaudal) que puede dar como resultado un aumento del número de vértebras. Es una de las anomalías congénitas más frecuentes en el perro y el gato y puede dar o no signos clínicos.[1,40]

## Vértebras en bloque

Se producen por un fallo en la segmentación durante la embriogénesis, que resultan en una fusión parcial o total de dos o más vértebras, formando segmentos que pueden tener una longitud normal o bien ser más cortos de lo habitual.[1,3,26,32]

Por regla general, esta malformación, descrita en el perro y el gato, no se asocia a signos clínicos, pero puede conllevar una estenosis del canal vertebral o puede predisponer a una degeneración discal, a una inestabilidad o a una hipertrofia del ligamento de las vértebras adyacentes.[1,38,39]

## Displasia articular

El término de displasia articular engloba una serie de anomalías que afectan a las superficies articulares (zigapofisarias) craneales o caudales (más frecuente) que pueden ser aplasia (ausencia del proceso), hipoplasia (formación incompleta; es la más frecuente) e hiperplasia (proceso engrosado).[1,33] La displasia articular puede estar asociada a signos clínicos (signos de mielopatía constrictiva) o encontrarla en animales sin signos neurológicos.[33,41-46]

---

Las superficies articulares contribuyen hasta en un 30 % a la estabilidad de la columna vertebral.[44]

---

Esta anomalía se puede dar en cualquier raza, si bien la Carlino presenta una predisposición especial y la raza Bulldog parece estar sobrerrepresentada.[33,41-44] Por otra parte, en un estudio reciente se observó que las razas *toy* y pequeñas eran las más representadas (Pequinés, Chihuahua y Yorkshire, entre otras) y que la vértebra más afectada era la T4, mientras en las razas medianas o gigantes la T4 era la menos frecuente y la más afectada la T5.[47] En lo que respecta a los carlinos, aunque se puede dar en cualquier área de la región torácica, las regiones más frecuentes son de la T10-T13.[41]

Esta anomalía (especialmente en los carlinos) puede estar asociada a otras patologías (divertículo aracnoideo, fibrosis meníngea, etc.) o haber múltiples causas de mielopatía en el mismo perro (p. ej.: malformación vertebral, displasia del proceso articular, divertículos, mielopatía constrictiva o hernia discal), lo cual es importante tener en cuenta cuando se planifique un tratamiento quirúrgico.[30,42,45,48]

## Estenosis del canal vertebral

Se trata de un estrechamiento del canal vertebral o del foramen intervertebral (causas congénitas o adquiridas) que puede darse en cualquier región de la columna vertebral y ocurrir de forma focal o multifocal.[1]

En la literatura hay múltiples casos descritos que pueden ser variantes de procesos de displasia a partir de las superficies articulares (como los previamente descritos). En consecuencia, podemos encontrar estenosis del canal aisladas o asociadas a otro tipo de malformaciones (displasia articular, hemivértebras, vértebras en bloque, disrafismo, etc.).[1,33,49-52]

Este tipo de malformación puede ocurrir en cualquier raza (se ha descrito en razas como Dobermann, Bullmastiff, Dogo de Burdeos, Gran Danés, Basset Hound, etc.) y, generalmente, se localiza en la región torácica craneal.[1,27,50] Es frecuente en animales jóvenes (meses) con signos progresivos de mielopatía.

Las estenosis pueden ser de origen congénito, asociadas a otros procesos degenerativos, como por ejemplo las enfermedades lisosomales (mucopolisacaridosis), que pueden ser origen de proliferación ósea en huesos apendiculares y de la columna vertebral, causando estenosis del canal vertebral y compresión de la médula espinal, o adquirido (hipertrofia ligamentaria, quistes sinoviales, osteoartrosis, protrusiones discales u otras).[1,52-54]

## Diagnóstico por imagen

Las principales técnicas de imagen utilizadas para el diagnóstico de anomalías congénitas son la radiografía, la mielografía, la TC con o sin mielografía y la RM.

Las radiografías simples nos dan información de la malformación vertebral así como de la cifosis o escoliosis, sin embargo, no aportan información de la compresión de la médula espinal o de lesiones intramedulares y, dado que podemos encontrar en muchas ocasiones estas anomalías sin signos clínicos, no se puede basar el diagnóstico o la planificación quirúrgica solo en función de los hallazgos observados en la radiografía simple (fig. 12).

La mielografía sola o asociada a TC es un método muy sensible para detectar la compresión de la médula espinal y el grado de la misma, aunque no nos permitirá valorar lesiones en el parénquima medular (como en la gliosis). Además, al ser patologías crónicas con posible daño intramedular asociado, puede provocar un agravamiento de los signos clínicos (fig. 13).

El TC nos ofrecerá detalle de la malformación ósea además de imágenes reconstruidas en 3D, sin embargo, no nos dará información de las posibles lesiones asociadas en el parénquima medular (fig. 13).

La RM es la técnica de elección para valorar tanto la compresión de la médula espinal como las lesiones en el parénquima medular asociadas (figs. 14 y 15).

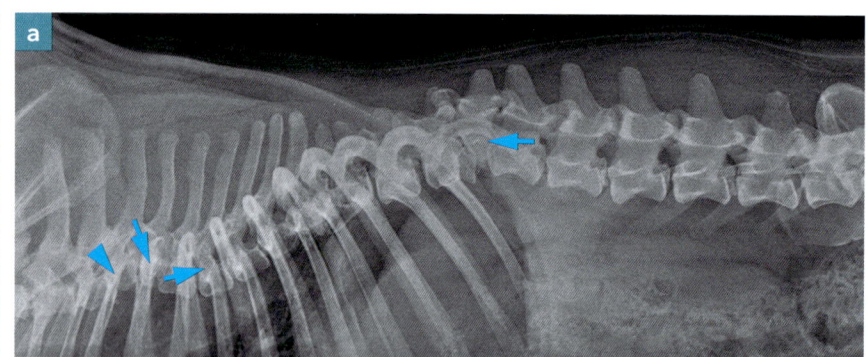
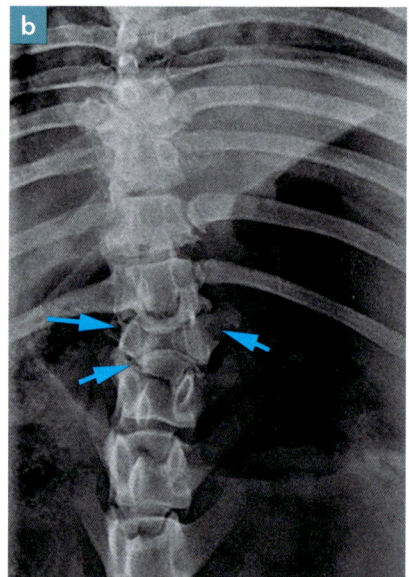

**FIGURA 12.** Radiografías laterolateral (a) y ventrodorsal (b) de un bulldog francés con múltiples anomalías congénitas vertebrales (hemivértebras). En la figura a se puede observar, a nivel toracolumbar, la angulación con cifosis.

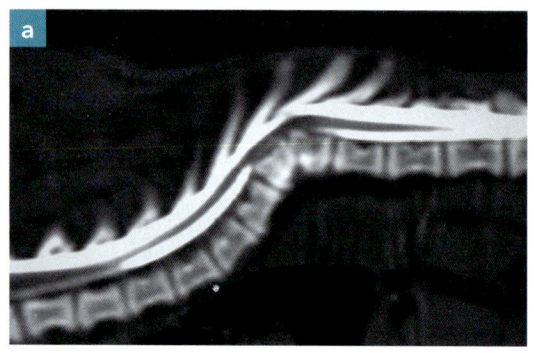
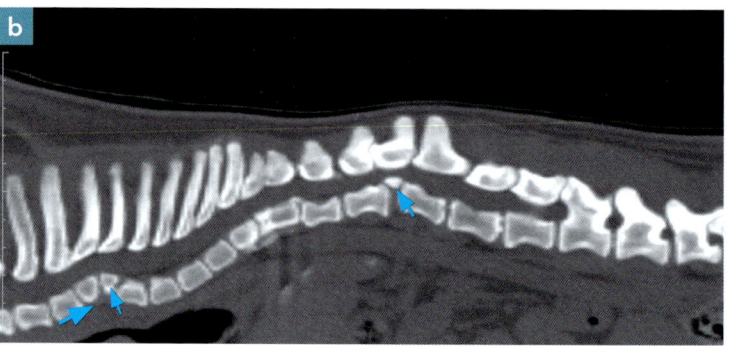

**FIGURA 13.** Imagen de mielografía-TC en un bulldog con paraparesia grave que muestra una anomalía vertebral con desviación de la columna y compresión de la médula espinal (a). Imagen de tomografía computarizada en ventana ósea sagital de otro bulldog con múltiples hemivértebras y angulación cifótica en la unión toracolumbar con hemivértebra en cuña lateral (b).

El autor aconseja (siempre que sea posible) el diagnóstico por RM, además de realizar una TC para medir el hueso cuando se planifique una estabilización vertebral y la colocación de implantes.

La realización de modelos impresos 3D en plástico es de gran utilidad, tanto para la planificación prequirúrgica y mejorar la precisión en el posicionamiento de los implantes (tornillos o clavos roscados) como para evaluar de forma prequirúrgica el tipo de malformación en los casos de malformaciones o estenosis.[1,26, 55-58]

## Tratamiento

El tratamiento médico consiste en la restricción del ejercicio en algunos casos. Cuando se trata de lesiones crónicas, se aconseja fisioterapia y medicación con analgésicos (antiinflamatorios no esteroideos, gabapentina o pregabalina, amantadina, tramadol o paracetamol). El uso de corticoesteroides también puede estar indicado especialmente en animales con lesiones intramedulares crónicas (edema) y signos neurológicos por su efecto antiinflamatorio y neuroprotector. El tratamiento médico a largo plazo, generalmente, indica un pronóstico no favorable.

En la mayoría de los casos, el tratamiento de elección es el quirúrgico.[37]

Este apartado se divide en cirugía de las anomalías congénitas del cuerpo vertebral (las más frecuentes, hemivértebras y escoliosis) y en cirugía de las malformaciones que afectan a los procesos articulares/estenosis congénita del canal vertebral.

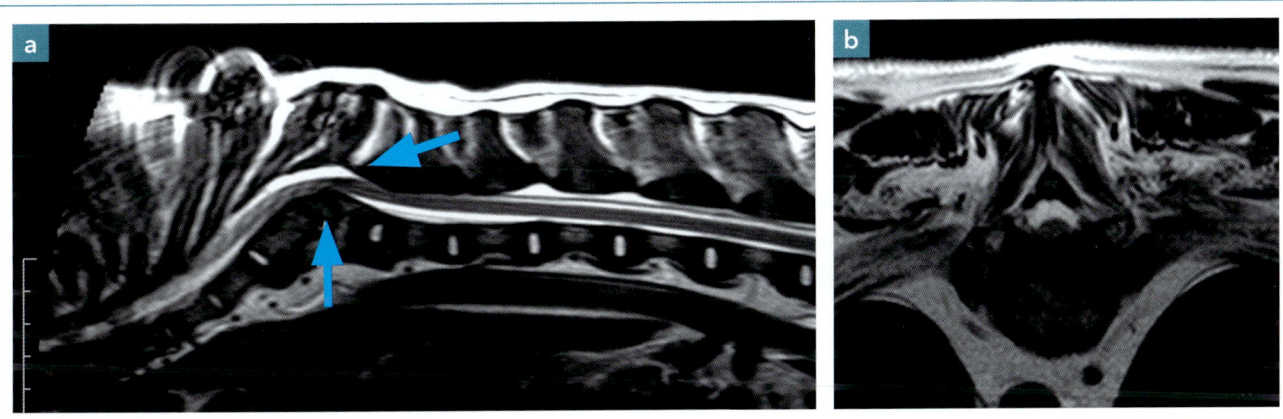

**FIGURA 14.** Imágenes de resonancia magnética sagital (a) y transversa en T2 (b) en un animal con hemivértebra torácica que muestran la angulación cifótica y la compresión de la médula espinal.

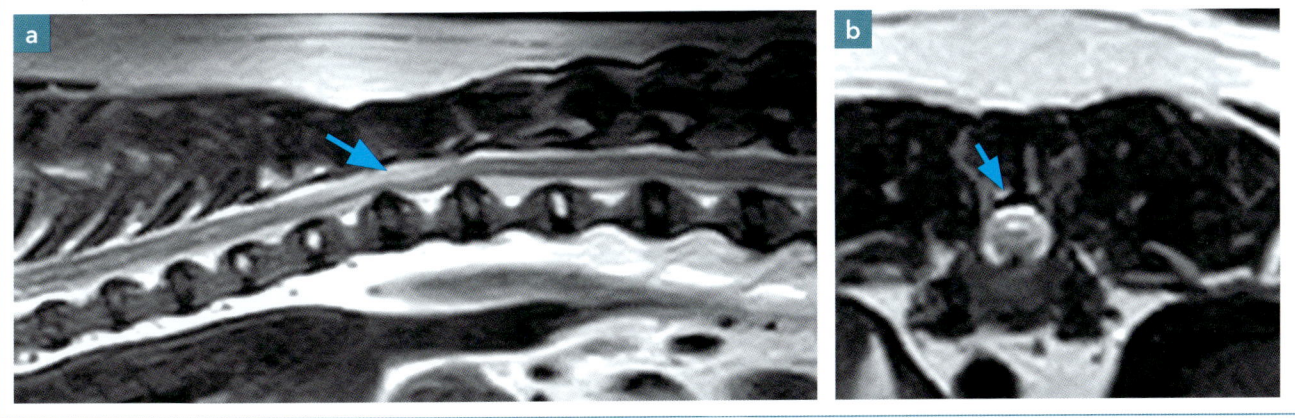

**FIGURA 15.** Imágenes de resonancia magnética de un carlino con paraparesia, secuencias sagital (a) y transversa en T2 (b), que muestran una displasia articular caudal con una lesión intramedular asociada.

## Cuerpo vertebral (hemivértebras, escoliosis)

Se han descrito múltiples estudios y artículos en medicina veterinaria para el tratamiento de las anomalías congénitas vertebrales con diferentes técnicas. [56,57,59-67]

---

**Se recomienda recurrir al tratamiento quirúrgico, siempre que sea posible, una vez que el crecimiento vertebral está completado (aproximadamente a los 9 meses de vida).**

---

El objetivo del tratamiento quirúrgico es realizar la descompresión de la médula espinal (laminectomía dorsal, hemilaminectomía o corpectomía lateral) asociada a una estabilización en la mayoría de los casos. [26]

En otros estudios también se sugiere que la compresión de la médula espinal está provocada por la inestabilidad o compresión crónica y abogan por un tratamiento de estabilización sin descompresión dorsal o lateral. [35]

En la bibliografía se describen diferentes técnicas de estabilización con o sin descompresión en medicina veterinaria (tabla 3). [56,57,59-69]

La técnica quirúrgica depende de varios factores (cada caso en particular, experiencia y preferencia del cirujano en las diferentes técnicas de estabilización), de forma que se puede realizar una descompresión de la médula espinal mediante hemilaminectomía, laminectomía dorsal, o corpectomía lateral parcial asociada a una estabilización (esta técnica facilita la descompresión de la médula espinal, y visualizarla, lo cual ayuda a minimizar errores en el posicionamiento de implantes dentro del canal y evitar un posible daño iatrogénico a la médula espinal). El autor realiza la descompresión en la mayoría de los casos asociada siempre a una estabilización vertebral.

| TABLA 3. Comparativa de técnicas quirúrgicas de estabilización aplicadas en diferentes estudios de malformaciones congénitas vertebrales. | | | | |
|---|---|---|---|---|
| **Autor y año** | **Técnica** | **Abordaje** | **Asociada con descompresión** | **Resultados** |
| **Aikawa** *et al.* **2022** **(7 casos)** | Fijación con pasadores roscados positivamente y PMMA (displasia de facetas articulares). | Dorsolateral. | Hemilaminectomía. | Mejora del estado neurológico en 5/7 animales estudiados. En los 2 restantes no existió empeoramiento. |
| **Mavrides** *et al.* **2021** **(12 casos)** | Estabilización segmentaria espinal. | Dorsolateral. | 2/12 laminectomía dorsal, 3/12 hemilaminectomía, 1/12 hemilaminectomía y durotomía, 6/12 sin descompresión. | 7/12 (58 %) pacientes sufrieron complicaciones crónicas menores. La mayoría de los perros mostraron buena evolución clínica. |
| **Kimura** *et al.* **2021** **(1 caso)** | Estabilización mediante sistema de fijación de titanio hecho a medida. | Dorsal. | Laminectomía dorsal. | Deambulación y reflejos correctos inmediatamente después de la cirugía. Mejoría de los signos neurológicos a grado 0. |
| **Mariné** *et al.* **2021** **(10 casos)** | Distracción transtorácica y estabilización mediante tornillos y PMMA. | Lateral. | No. | Mejora del ángulo de Cobb y de los signos neurológicos. |
| **Musser** *et al.* **2021** **(1 caso).** | Estabilización mediante clavos con guía impresa en 3D. | Dorsolateral. | Corpectomía. | Mejoría neurológica clara con otras complicaciones posquirúrgicas. |
| **Elford** *et al.* **2019** **(6 casos)** | Tornillos pediculares con PMMA de forma bilateral. Se realizan modelos impresos en 3D. | Dorsal. | No. | No descritos. |

**TABLA 3.** Comparativa de técnicas quirúrgicas de estabilización aplicadas en diferentes estudios de malformaciones congénitas vertebrales.

| Autor y año | Técnica | Abordaje | Asociada con descompresión | Resultados |
|---|---|---|---|---|
| Gilman *et al.* 2023 (5 casos) | Placas poliaxiales precontorneadas. Se realizan modelos impresos en 3D. | Dorsal. | No. | |
| Mathiesen *et al.* 2018 (6 casos) | Fijación mediante placas SOP mediante toracotomía bilateral. Se realizan modelos impresos en 3D. | Ventral. | No. | Mejoría de los signos clínicos:<br>■ a grado 1 en 5/6 pacientes (ataxia leve e inconsistente).<br>■ a grado 2 en 1/6 (ataxia leve permanente). |
| Charalambous *et al.* 2014 (9 casos) | Estabilización segmentaria espinal con suturas. | Dorsolateral. | Con descompresión por corpectomía lateral o laminectomía dorsal (3/9). Sin descompresión (6/9). | Mejoría neurológica evidente en todos los casos estudiados. |
| Meheust *et al.* 2010 (1 caso). | Fijación vertebral con cemento y clavos. | Ventral, transtorácica. | Corpectomía parcial. | Desaparición de los signos prequirúrgicos, aunque hay persistencia de un síndrome de Horner posquirúrgico. |
| Aikawa *et al.* 2007 (9 casos) | Fijación mediante clavos de rosca positiva y PMMA. | Dorsal. | Laminectomía dorsal y hemilaminectomía: 8/9 Sin descompresión: 1/9 | 8/9 perros recuperan la deambulación (mejoría y resultados positivos) tras la cirugía. |
| Jeffery *et al.* 2007 (3 casos) | Estabilización segmentaria mediante cerclajes, agujas Kirschner o pasadores roscados con PMMA. | Dorsolateral. | Laminectomía dorsal o hemilaminectomía. | En todos los animales estudiados se corrigieron los signos neurológicos, aunque con una ligera ataxia residual. |

Se han descrito diferentes tipos de estabilización asociados, o no, a la descompresión quirúrgica (tabla 3): estabilización segmentaria (uso de clavos roscados asociado a suturas y cerclajes y polimetilmetacrilato —PMMA—); aplicación de tornillos o clavos roscados en cuerpos vertebrales con PMMA (abordaje dorsal o transtorácico) (figs. 16, 17, 18 y 19), y el uso de placas bloqueadas con tornillos mediante abordaje dorsal o tras realizar una toracotomía (transtorácico); o, recientemente, mediante la colocación de una prótesis o cubierta espinal de titanio con barras de fijación.[56,57,59-69]

Las principales limitaciones y riesgos o complicaciones de la estabilización en este tipo de anomalías es el tamaño anormal de la vértebra malformada, con riesgo de colocar incorrectamente el implante, el daño iatrogénico a la médula, a los nervios o sus raíces espinales, o el fallo o migración de los clavos, tornillos o del cemento aplicados. El uso de modelos impresos de plástico 3D es de gran ayuda para planificar este tipo de cirugías (figs. 18 y 20).

El posicionamiento o ángulos de inserción, así como los tipos de implantes en vértebras torácicas y lumbares se describen en el capítulo 6.

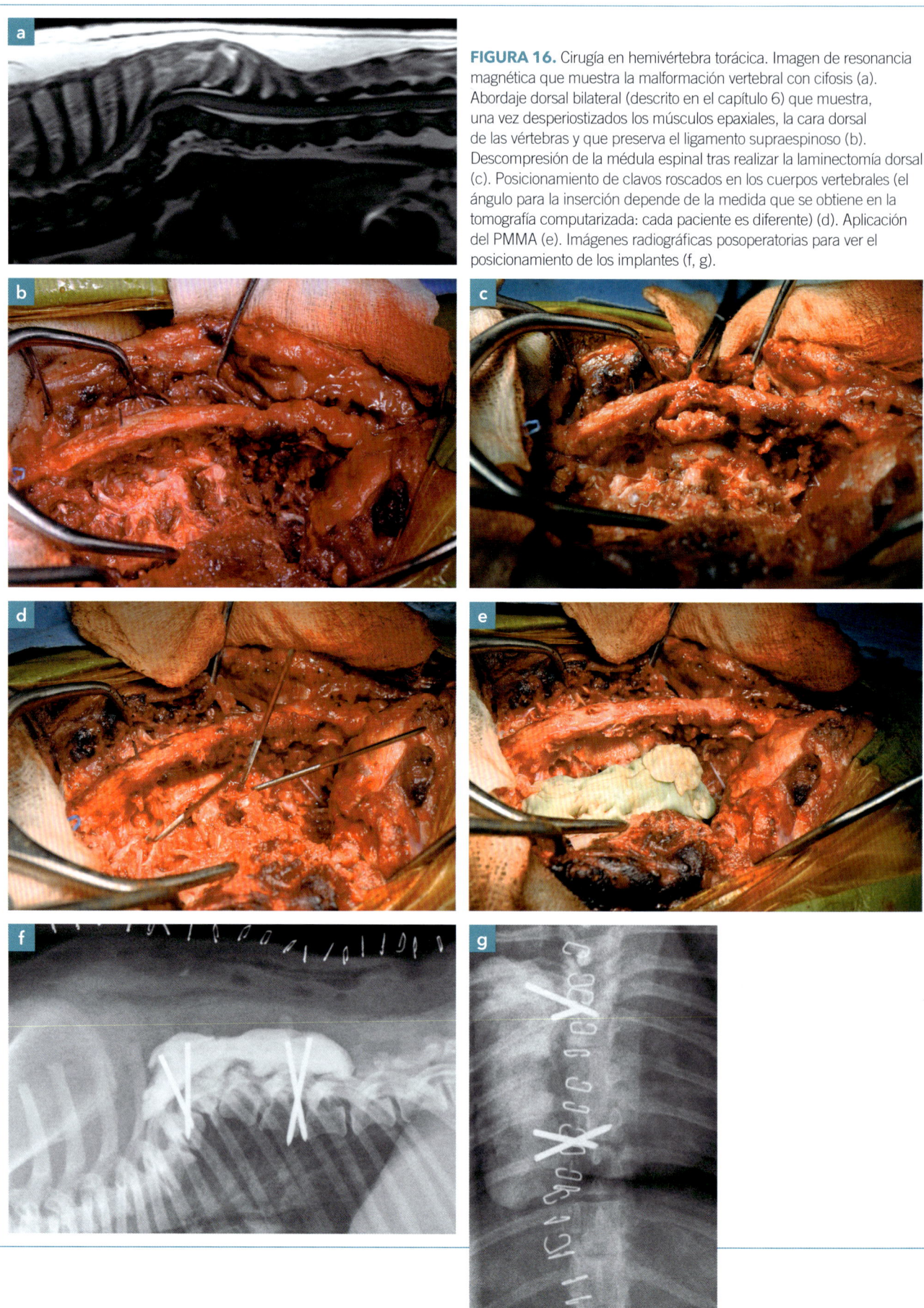

**FIGURA 16.** Cirugía en hemivértebra torácica. Imagen de resonancia magnética que muestra la malformación vertebral con cifosis (a). Abordaje dorsal bilateral (descrito en el capítulo 6) que muestra, una vez desperiostizados los músculos epaxiales, la cara dorsal de las vértebras y que preserva el ligamento supraespinoso (b). Descompresión de la médula espinal tras realizar la laminectomía dorsal (c). Posicionamiento de clavos roscados en los cuerpos vertebrales (el ángulo para la inserción depende de la medida que se obtiene en la tomografía computarizada: cada paciente es diferente) (d). Aplicación del PMMA (e). Imágenes radiográficas posoperatorias para ver el posicionamiento de los implantes (f, g).

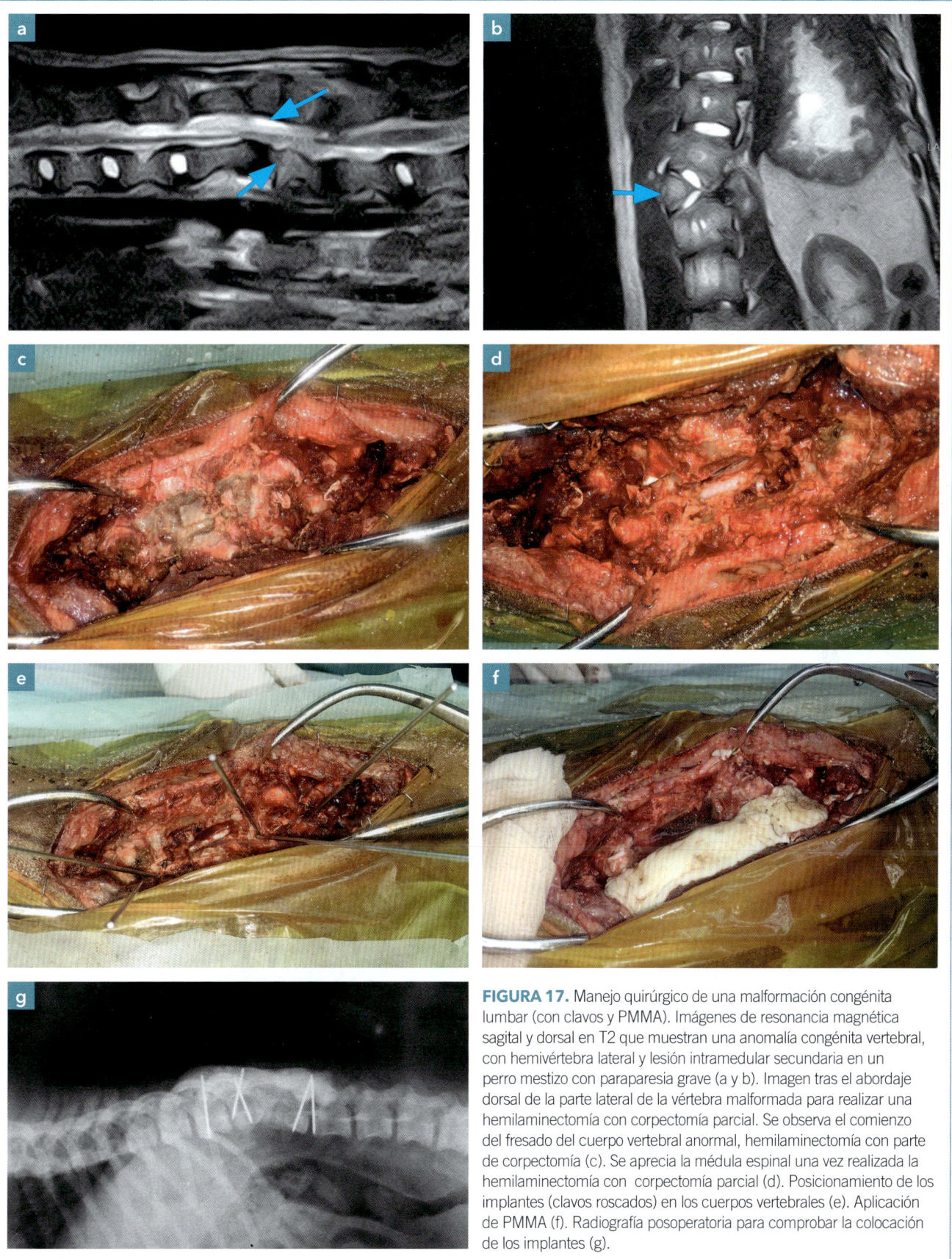

**FIGURA 17.** Manejo quirúrgico de una malformación congénita lumbar (con clavos y PMMA). Imágenes de resonancia magnética sagital y dorsal en T2 que muestran una anomalía congénita vertebral, con hemivértebra lateral y lesión intramedular secundaria en un perro mestizo con paraparesia grave (a y b). Imagen tras el abordaje dorsal de la parte lateral de la vértebra malformada para realizar una hemilaminectomía con corpectomía parcial. Se observa el comienzo del fresado del cuerpo vertebral anormal, hemilaminectomía con parte de corpectomía (c). Se aprecia la médula espinal una vez realizada la hemilaminectomía con corpectomía parcial (d). Posicionamiento de los implantes (clavos roscados) en los cuerpos vertebrales (e). Aplicación de PMMA (f). Radiografía posoperatoria para comprobar la colocación de los implantes (g).

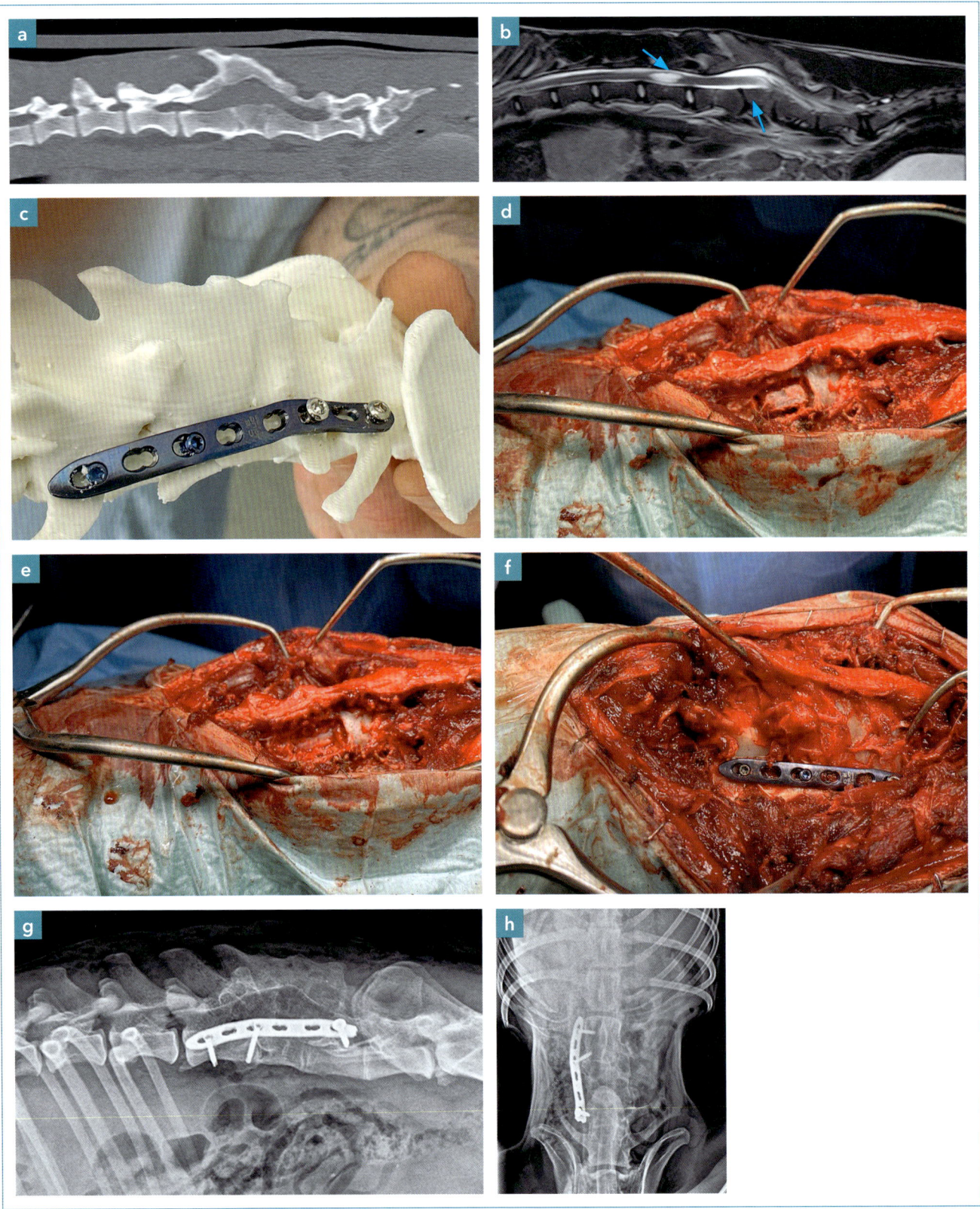

**FIGURA 18.** Manejo quirúrgico de una malformación congénita lumbar (con placa bloqueada con tornillos y modelo impreso en 3D). Imágenes de resonancia magnética y tomografía computarizada que muestran una anomalía congénita vertebral lumbar con siringomielia craneal a dicha lesión (a y b). Modelo impreso en 3D del mismo animal donde se prueba la placa bloqueada antes de la cirugía (c). Imagen intraoperatoria tras realizar un abordaje dorsal para acceder a la cara lateral y realizar una hemilaminectomía con corpectomía parcial. Se observa el comienzo de la brecha de hemilaminectomía con corpectomía parcial y tras terminar se puede ver la médula espinal descomprimida (d y e). Posicionamiento de la placa bloqueada ya ensayada en el modelo 3D en el lado contralateral (f). Radiografías posoperatorias (g y h).

## Displasia articular y estenosis del canal vertebral medular

Las displasias de los procesos articulares son especialmente frecuentes en la raza Carlino, y pueden estar asociadas a otras patologías, tales como la fibrosis meníngea o los divertículos aracnoideos; en la mayoría de los casos se observa una mielopatía constrictiva (fig. 19).[30,41]

Las superficies articulares tienen una función muy importante en la estabilidad de la columna vertebral, ya que contribuyen hasta en un 30% en dicha estabilidad.[44,68]

En la mayoría de casos con este tipo de patología se ha evidenciado en la mielografía o la RM que hay un componente dinámico, que produce una inestabilidad. El tratamiento quirúrgico de elección es la cirugía descompresiva (laminectomía dorsal, hemilaminectomía) asociada a la estabilización de la columna en un número elevado de los pacientes (fig. 19).[69]

Las estenosis congénitas se resuelven de manera parecida, generalmente mediante laminectomía o hemilaminectomía con estabilización en función de cada caso (fig. 20).

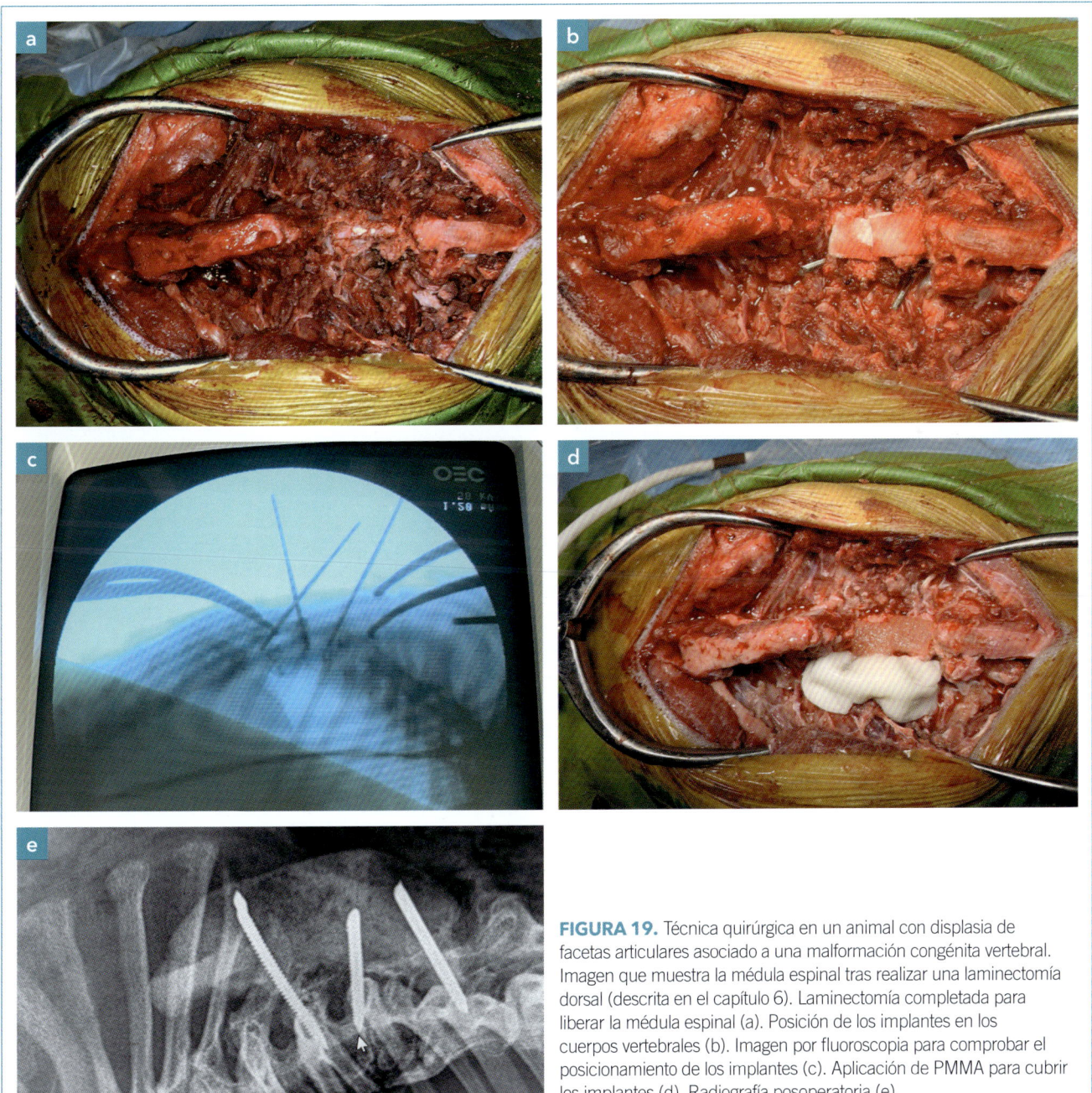

**FIGURA 19.** Técnica quirúrgica en un animal con displasia de facetas articulares asociado a una malformación congénita vertebral. Imagen que muestra la médula espinal tras realizar una laminectomía dorsal (descrita en el capítulo 6). Laminectomía completada para liberar la médula espinal (a). Posición de los implantes en los cuerpos vertebrales (b). Imagen por fluoroscopia para comprobar el posicionamiento de los implantes (c). Aplicación de PMMA para cubrir los implantes (d). Radiografía posoperatoria (e).

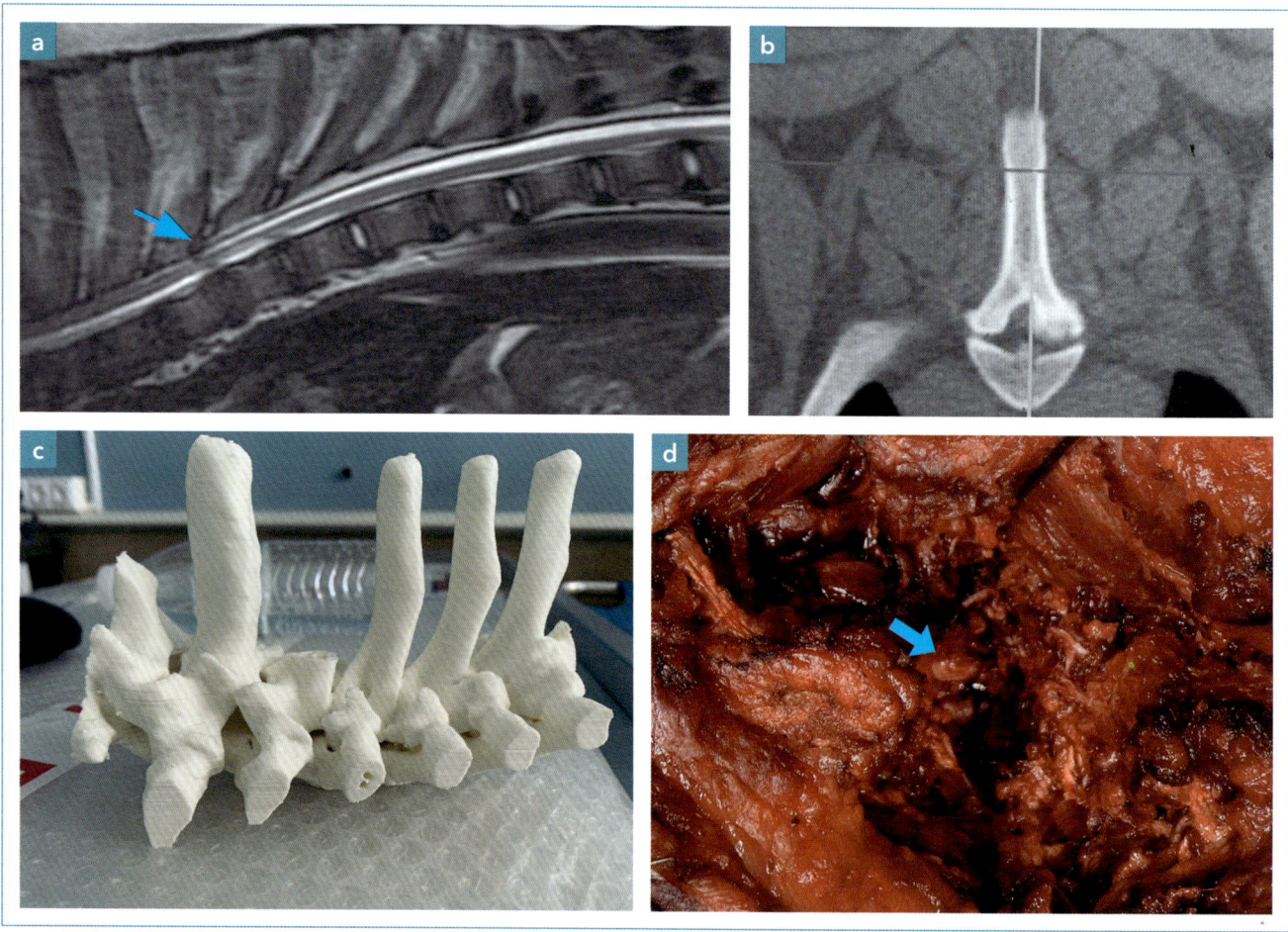

**FIGURA 20.** Tratamiento quirúrgico de una estenosis torácica craneal de origen congénito en un bullmastiff. Imágenes de resonancia magnética sagital y tomografía computarizada transversa en ventana ósea en las que se observa la estenosis lateralizada torácica craneal (a, b). Modelo 3D para visualizar bien la anatomía antes de la intervención quirúrgica (c). Imagen que muestra la médula espinal tras realizar la laminectomía dorsal modificada lateralmente para descomprimir la médula espinal (d).

## Lesiones quísticas de la médula espinal y de la columna vertebral

Las lesiones quísticas de la médula espinal y la columna vertebral en el perro y el gato pueden darse la mayoría de las veces asociadas a otros procesos subyacentes (por ejemplo, malformaciones vertebrales, hernias discales entre otras). Se han propuesto diferentes clasificaciones en función de la causa, su localización o los hallazgos histopatológicos.[1,70,71]

En el cuadro 2 se detallan las principales lesiones quísticas descritas, en función de la relevancia quirúrgica (en este capítulo nos centraremos en los divertículos subaracnoideos y el quiste sinovial, e incluiremos ejemplos de otros quistes).

## Divertículo subaracnoideo (DSA)

Son dilataciones focales del espacio subaracnoideo que pueden ser causa de una mielopatía compresiva progresiva, además de un daño intramedular asociado (edema, gliosis, siringomielia).[1, 70,71]

En la literatura se le han atribuido otras denominaciones, como quistes aracnoideos, quistes meníngeos y leptomeninges o pseudoquistes, pero es necesario mencionar que término "quiste" (cápsula o saco relleno de líquido o contenido semisólido revestido de epitelio) es, en este caso, inadecuado, dado que la histopatología muestra una falta de revestimiento epitelial. El término adecuado sería divertículo subaracnoideo.[1,70-72]

La etiopatogenia no se ha determinado. Puede ser congénita, aunque la causa exacta no se conoce. Se ha postulado que puede ser el resultado de un desarrollo anormal de la membrana aracnoidea, como es la duplicación durante la fase embrionaria, hecho que origina una expansión progresiva con daño secundario en la médula espinal. También pueden ser secundarios a otras causas adquiridas o asociados a enfermedades subyacentes (p. ej.: embolismo fibrocartilaginoso, hernia discal, malformaciones vertebrales, mielitis, etc.) (fig. 21). [28,30,70-73]

Aunque se pueden dar en cualquier raza, las más representadas son Carlino, Bulldog Francés y Rottweiler.[72,73] En gatos, aunque es infrecuente, en la mayoría de los casos que se describe DSA, este parece estar asociado a enfermedades adquiridas.

Los DSA pueden ocurrir en cualquier región de la médula espinal, y la incidencia en la región cervical (varias razas) es de un 41 %-71 % en comparación con la región toracolumbar, que presenta una incidencia entre el 29 % y el 58 %.[72,73-76] En las razas Carlino y Bulldog Francés la localización más frecuente es esta última, mientras que en la raza Rottweiler hay una predisposición a que se presente en el área cervical.[72,74-78]

Los signos clínicos dependen de la región afectada, generalmente presentan signos de mielopatía (ataxia propioceptiva con paresia más o menos grave, pseudohipermetría (generalmente sin hiperestesia a no ser que esté asociada a un proceso doloroso, p. ej.: hernia discal) y, en muchos casos, el paciente puede presentar incontinencia fecal y/o urinaria, tanto en la región cervical como en la toracolumbar).[72-74,79]

El diagnóstico requiere pruebas de imagen avanzada, tales como la mielografía, la mielografía-TC o la RM.

La mielografía y la mielografía-TC muestran, generalmente, una acumulación de contraste en forma de gota de lágrima debido a la dilatación del espacio subaracnoideo. La mielografía y la TC permiten visualizar mejor si hay una lateralización del divertículo (figs. 21 y 22).[72,80]

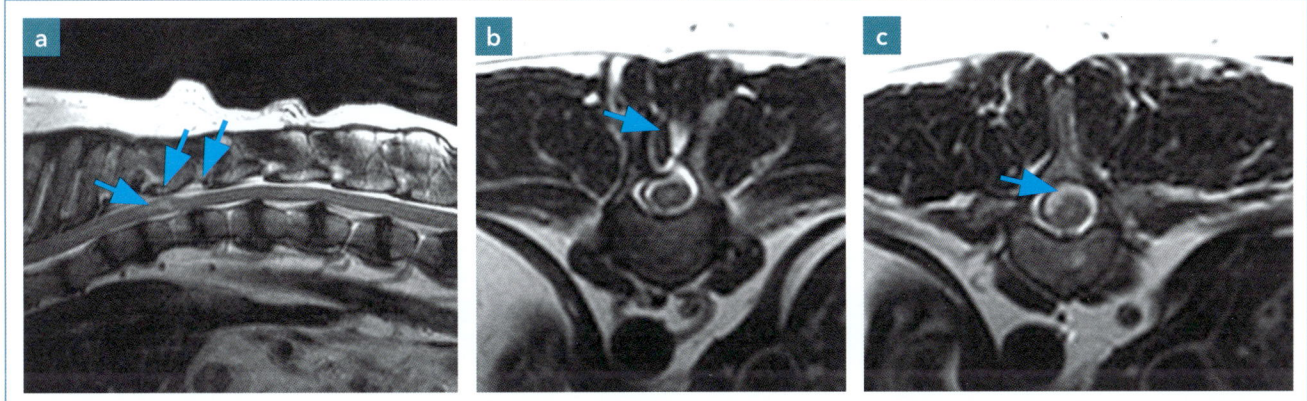

**FIGURA 21.** Imágenes de resonancia magnética de un carlino con una lesión intramedular (gliosis, edema). Se aprecia displasia articular (a y b) y un divertículo aracnoideo asociado (c).

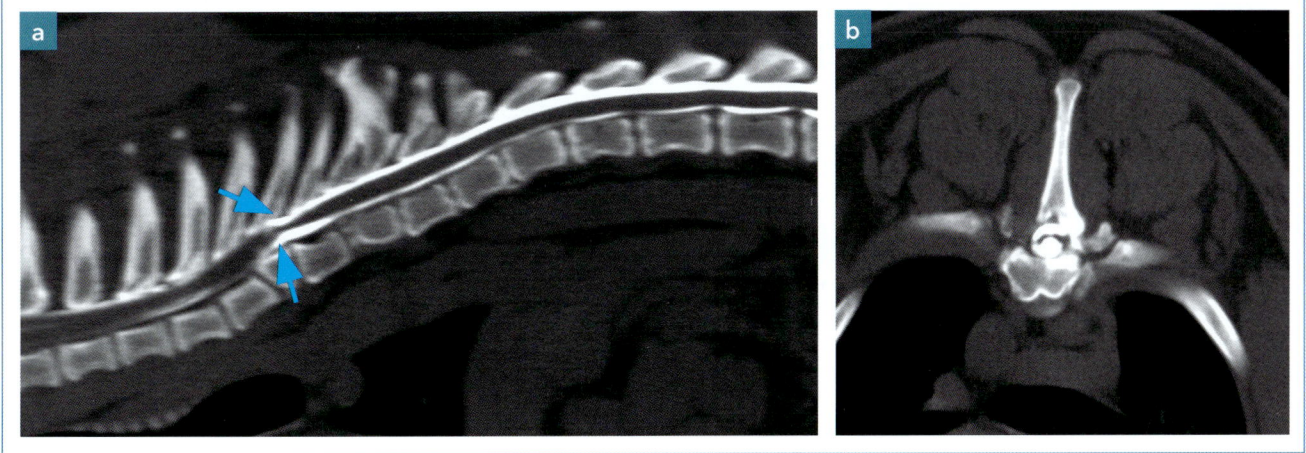

**FIGURA 22.** Mielografía-TC sagital (a) y tranversa (b), que muestran una acumulación de contraste dorsal y ventral compatible con un divertículo aracnoideo.

La RM es la técnica de elección (fig. 23) para el diagnóstico de los divertículos subaracnoideos, ya que permite detectar la dilatación de este espacio y evaluar la presencia de lesiones intramedulares asociadas, tales como edema o siringomielia, ya que en la TC o la mielografía no se aprecian. Por otra parte, la RM permite secuencias especiales que ayudan determinar mejor la presencia de un divertículo o de adherencias, además de ayudar a planificar la cirugía (HASTE, 3D-CISS) y de evitar el posible agravamiento neurológico que puede ocurrir al inyectar contraste en la mielografía debido a la lesión crónica medular.[26,71,72,80-82]

## Tratamiento

El objetivo del tratamiento médico es minimizar el edema o la lesión crónica de la médula espinal, y reducir la producción de LCR. El tratamiento médico de elección consiste en administrar corticoesteroides asociados a una terapia analgésica, en el caso de que el paciente presente un proceso asociado doloroso, y fisioterapia.

El tratamiento quirúrgico del divertículo subaracnoideo es controvertido; tiene buenos resultados, pero no siempre el pronóstico es bueno.

El tratamiento de elección es el quirúrgico (para eliminar la compresión medular), aunque hay controversia en este sentido. En un estudio realizado con 96 perros con DSA, de los cuales, 46 se trataron de forma quirúrgica y 50 recibieron tratamiento médico conservador, los resultados sugirieron que el tratamiento quirúrgico fue superior. Sin embargo, en otro estudio realizado con 25 perros (raza Carlino), mostró que el pronóstico a largo plazo no fue positivo tras la cirugía.[72,77]

La tabla 4 muestra diferentes estudios con las principales técnicas quirúrgicas descritas, así como el seguimiento para el manejo quirúrgico de DSA.[71,75-78, 80,83-89]

También hay controversia con relación a las técnicas que ofrecen mejores resultados. En este sentido, se han realizado varios estudios con resultados diferentes. En el estudio multicéntrico realizado en 1999 con 57 perros, se compararon 4 técnicas (durectomía, marsupialización, durotomía y *shunt*) entre las que no hubo diferencias en el seguimiento a corto plazo.[89]

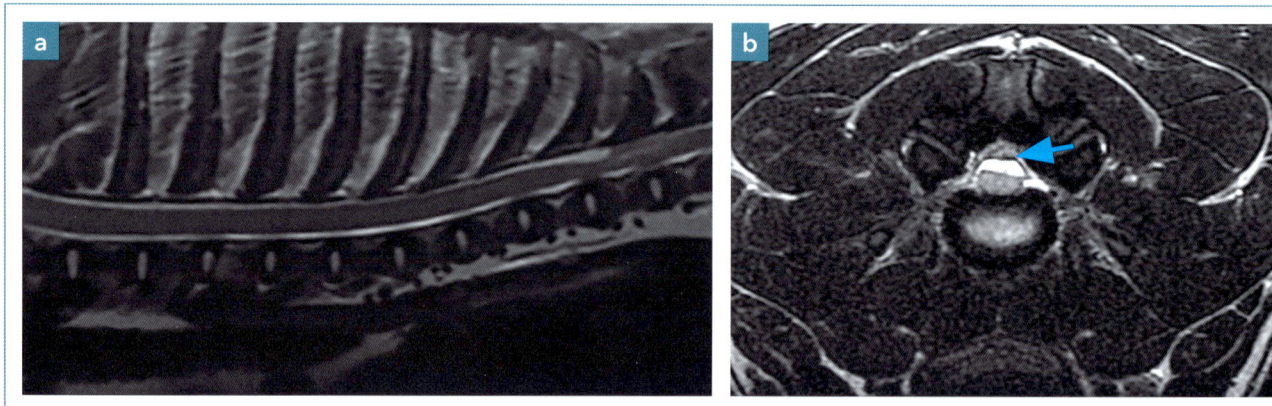

**FIGURA 23.** Imágenes de resonancia magnética en secuencia T2 de un animal con DSA a nivel toracolumbar. Proyecciones sagital (a) y transversa (b).

**TABLA 4.** Comparativa de técnicas quirúrgicas aplicadas en diferentes estudios para el tratamiento de divertículos aracnoideos.

| Autor y año | Técnica | Abordaje | Asociada estabilización | Marsupialización | Resultados |
|---|---|---|---|---|---|
| **Aikawa** *et al.*, 2019 (5 casos) | Hemilaminectomía, marsupializacion y estabilización ventral. | Dorsal. | Sí, con clavos y PMMA. | Sí. | Mejoría parcial de los pacientes estudiados. |
| **Jones** *et al.*, 2022 (57 casos) | Durectomía (28/57). | Dorsolateral. | | | Todos los pacientes mejoraron en 3 a 5 semanas después de la cirugía. No se observaron diferencias en cuanto al tipo de técnica utilizada. Agravamiento posquirúrgico en 9 animales, más frecuente en aquellos con derivación intraaracnoidea, que se recuperaron en 3-5 semanas. |
| | Durotomía solo (7/57). | | | | |
| | Durotomía/durectomía y colocación de derivación intraaracnoidea (6/57). | | | | |
| | Durotomía/durectomía y marsupialización (11/57). | | | Sí. | |
| | Durotomía/durectomía combinada con estabilización vertebral 5/57 | | En 5/57 se coloca placa de titanio bloqueada poliaxial unilateral/placas impresas en 3D. | | |
| **Alisauskaite** *et al.*, 2018 (25 casos) | Durotomía/durectomía/ marsupialización | Dorsolateral/ dorsal | No. | Se realiza en 5/25 casos. | Corto plazo: favorable en 80 % casos (20/25 perros). Largo plazo: agravamiento clínico en 86 % (21/25 perros). |
| **Spinillo** *et al.*, 2020 (8 casos) | Durotomía/fenestración, retirar adherencias y cierre de la durotomía. | Dorsal. | No. | No. | Corto plazo: agravación leve de signos clínicos. Largo plazo: seguimiento satisfactorio. |
| **Flegel** *et al.*, 2013 (5 casos) | Laminectomía/ hemilaminectomía y durectomía. | Dorsal. | No. | No. | No hay mejoría evidente en ninguno de los casos. |
| **Skeen** *et al.*, 2003 (17 casos) | Marsupializacion y fenestración. | Dorsal/ dorsolateral. | No. | Si. | Mejores resultados con marsupialización |
| **Bismuth** *et al.*, 2014 (6 casos) | Hemilaminectomía y/o corpectomía lateral (durotomía y disección de adherencias). | Dorsolateral. | No. | No. | Buen resultado y ninguna recurrencia a largo plazo. |
| **Rohdin** *et al.*, 2014 (6 casos) | Laminectomía y marsupializacion (3/6). Tratamiento conservador (3/6). | Dorsal. | No. | Sí. | Resultados parciales, pero no hay mejoría clínica evidente en casos operados (2/3 eutanasiados, 1 y 12 meses tras la cirugía por persistencia de signos). |

| **TABLA 4.** Comparativa de técnicas quirúrgicas aplicadas en diferentes estudios para el tratamiento de divertículos aracnoideos. | | | | | |
|---|---|---|---|---|---|
| Autor y año | Técnica | Abordaje | Asociada estabilización | Marsupialización | Resultados |
| **Mauler** *et al.,* **2017** **(46 casos)** | Durotomía/durectomías/ marsupialización. | No especificado. | No. | 3/46 casos | El 82 % de los pacientes operados mejoraron. |
| **Alcoverro** *et al.,* **2018** **(8 casos:** **7 perros y** **1 gato)** | Durectomía/fenestración/ disección de adherencias y marsupialización. | Dorsal. | No. | A preferencia del cirujano. | Recidiva de signos neurológicos a los 20,5 meses de media: ∎ recidiva del divertículo: 3/8, ∎ membrana laminectomía (2/8), ∎ hernia de la médula espinal en el defecto de la laminectomía (3/8). |
| **Meren** *et al.,* **2016** **(7 casos)** | Colocación de un sistema de drenaje/derivación. | Dorsal. | No. | No. | Mejora completa: 3/7, mejora parcial: 2/7, sin cambios: 2/7. |
| **Gnirs** *et al.,* **2003** **(13 casos)** | Hemilaminectomía con durotomía y exploración del espacio subaracnoideo y adherencias leptomeníngeas con resección de estas. | Dorsolateral. | No. | No. | Buenos resultados con recuperación de signos completo: 8/13 casos. |

## Técnica quirúrgica

La técnica consiste en realizar una laminectomía dorsal (en un gran número de casos los divertículos están localizados dorsalmente) o una hemilaminectomía (pacientes en los que está localizado lateralmente) para acceder a la médula espinal (ver cap. 6). Ocasionalmente, se ha descrito el abordaje por *slot* ventral (ver capítulo 6) aunque no es la técnica de elección en general.[76]

Una vez realizada la hemi- o la laminectomía completa, se procede a acometer la durotomía (la cual se puede efectuar con una hoja del bisturí; el autor usa hoja del n.º 11, o con una aguja hipodérmica doblada). Tras la durotomía, según la preferencia y experiencia del cirujano, se puede realizar solo la durotomía, eliminando las adherencias visibles, o proceder con la marsupializacion o durectomía. Estas técnicas se pueden, o no, asociar a una estabilización de la región operada (en función de la región y dada la hipótesis de un posible componente dinámico). El autor realiza en la mayoría de los casos una durectomía parcial o durotomía únicamente, dependiendo del paciente, y asociada o no a una estabilización de la zona (figs. 24-26).

Una vez realizada la durotomía, para el manejo de la duramadre se aconseja la utilización de lentes de aumento, microscopio o exoscopio con magnificación.[87]

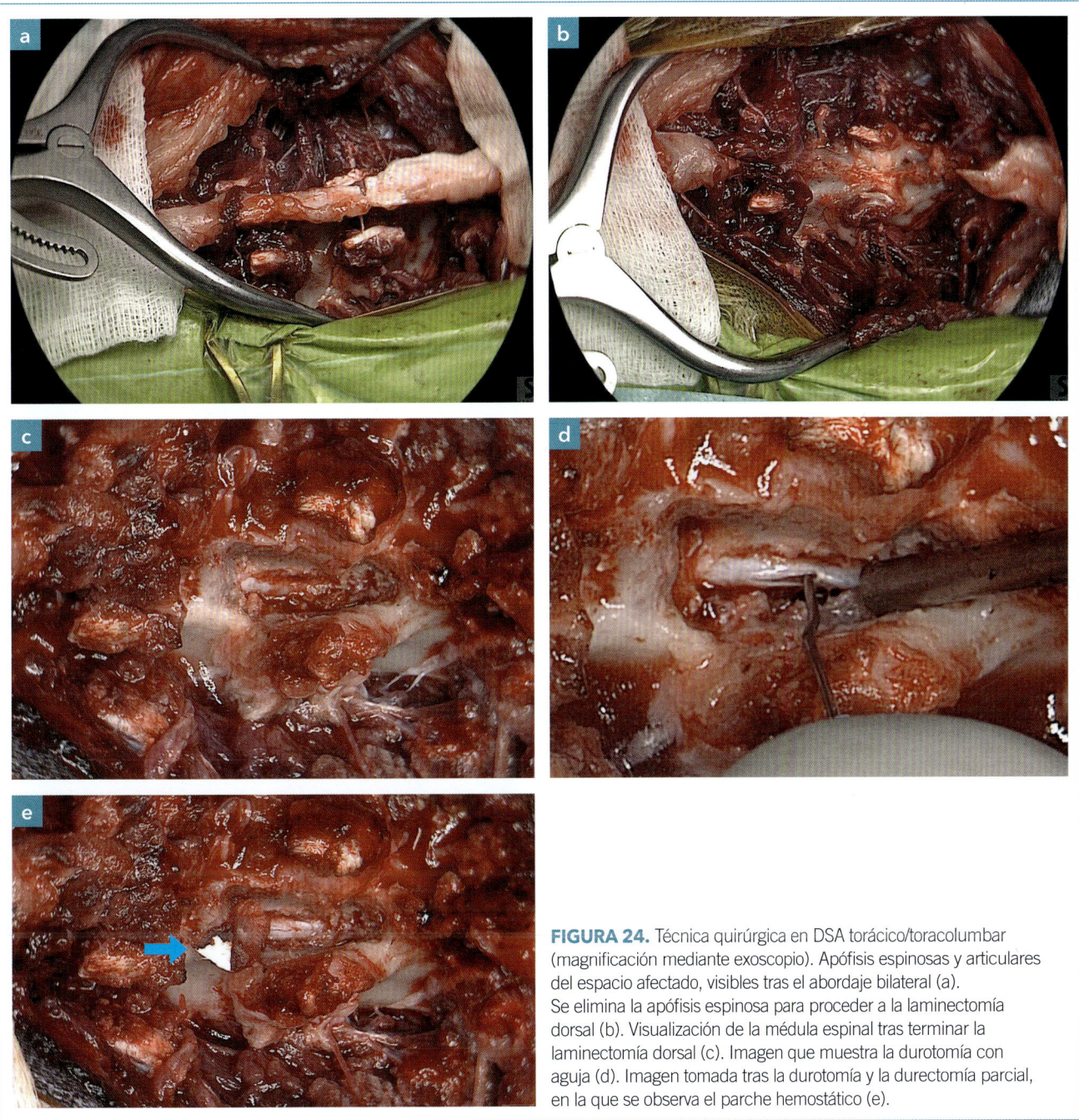

**FIGURA 24.** Técnica quirúrgica en DSA torácico/toracolumbar (magnificación mediante exoscopio). Apófisis espinosas y articulares del espacio afectado, visibles tras el abordaje bilateral (a).
Se elimina la apófisis espinosa para proceder a la laminectomía dorsal (b). Visualización de la médula espinal tras terminar la laminectomía dorsal (c). Imagen que muestra la durotomía con aguja (d). Imagen tomada tras la durotomía y la durectomía parcial, en la que se observa el parche hemostático (e).

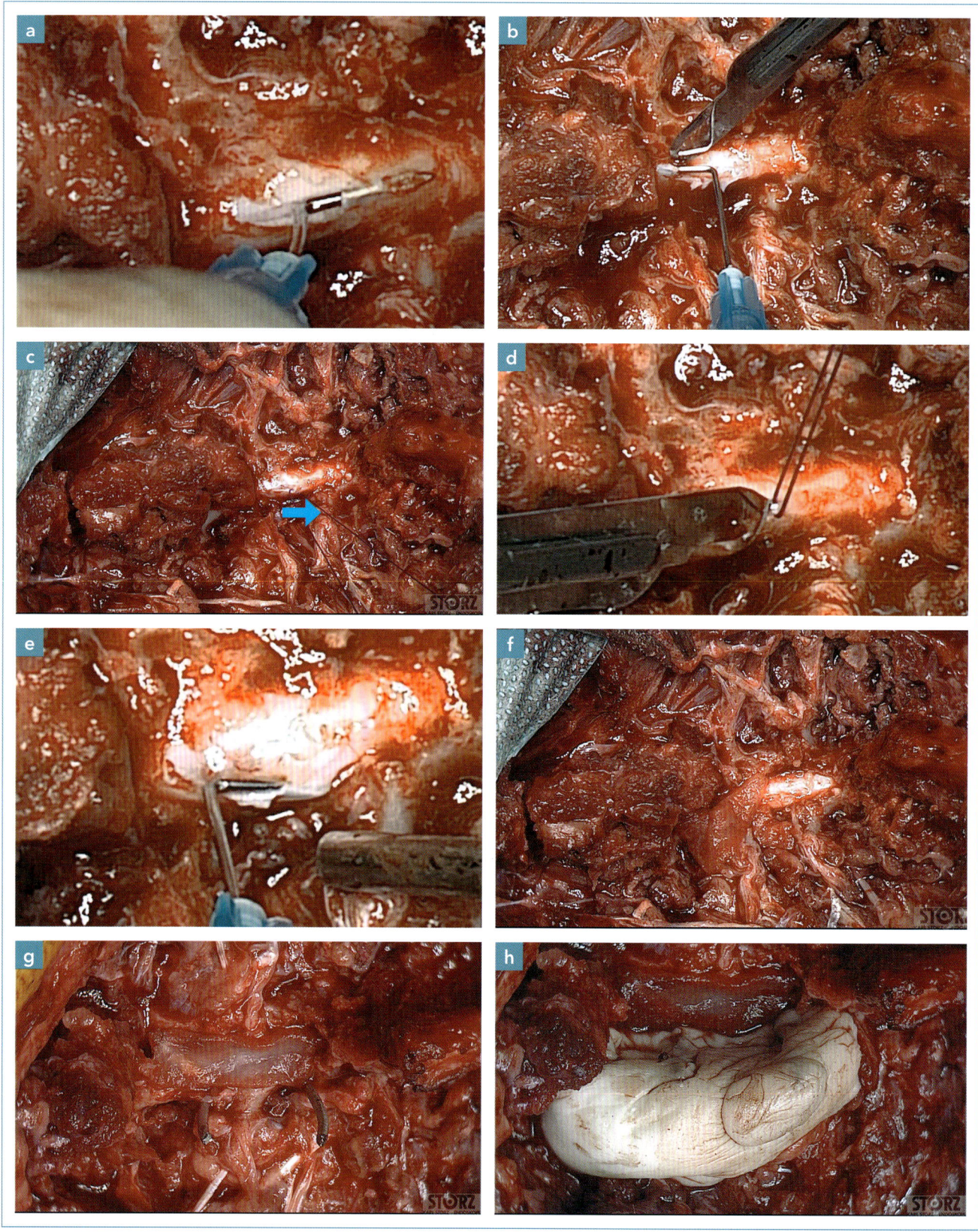

**FIGURA 25.** Imágenes de durotomía/durectomía en DSA torácico (magnificación mediante exoscopio). Durotomía con ayuda de una aguja hipodérmica (a y b). Sutura de tracción en la meninge (c). La durotomía también se puede realizar con un bisturí hoja n.º 11 (d). Durectomía parcial con ayuda de una aguja hipodérmica (e). Imagen tras la durotomía y la durectomía parcial (f). Imagen en otro caso diferente; tras la durectomía, se cubre el defecto con un parche hemostático y se procede a colocar implantes, nótese los dos clavos en el cuerpo vertebral (g). Aplicación de PMMA para estabilizar los implantes (h).

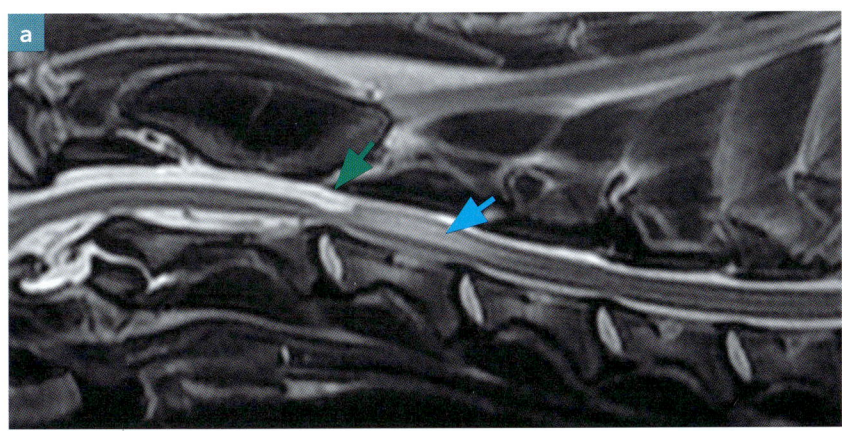

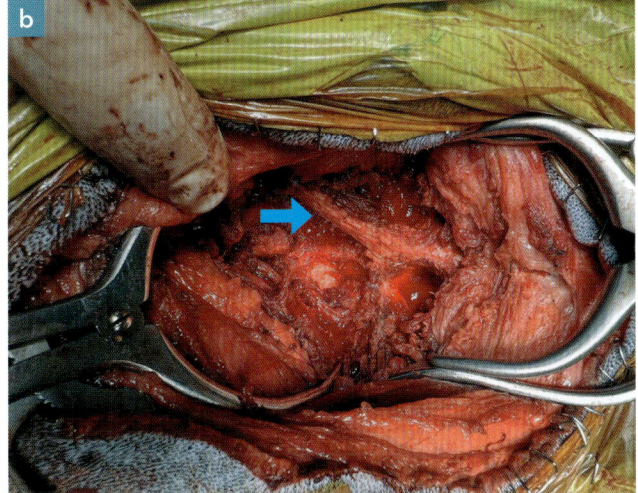

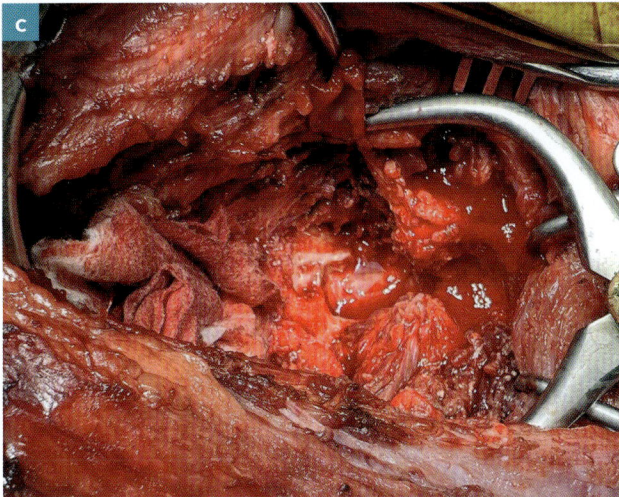

**FIGURA 26.** Técnica quirúrgica de DSA cervical (C2-C3). Resonancia magnética con secuencia sagital en T2 que muestra un DSA a nivel de C2-C3 (flecha verde) y una lesión intramedular asociada (flecha azul) en un rottweiler (a). Abordaje dorsal y obsérvese cómo se preserva el ligamento nucal mediante separadores de Gelpi y se procede a realizar la laminectomía (flecha) (b). Laminectomía dorsal que muestra la médula espinal tras la durotomía y durectomía parcial (c).

## Quistes sinoviales

Los quistes sinoviales son estructuras quísticas que se originan en el tejido periarticular. Se distinguen dos tipos: quistes sinoviales, que poseen un revestimiento sinovial y contienen líquido, y quistes ganglionares sin revestimiento sinovial, que albergan material mixoide. [70,71]

Se cree que la formación de estos quistes se debe a cambios osteoartríticos en las articulaciones vertebrales con aumento del movimiento y protrusión de la membrana sinovial, si bien hay otras hipótesis. Pueden estar asociados a artropatías degenerativas en superficies articulares o a otro tipo de malformaciones (espondilomielopatía cervical, luxación atlantoaxial, etc.). [70,71,90-92]

Las localizaciones más frecuentes en medicina veterinaria son la región cervical y la lumbosacra, si bien pueden darse en cualquier región de la columna. Los signos clínicos son debidos a la compresión de la médula espinal (síndrome de *cauda equina*) y variarán en función de la región donde estén localizados.

El diagnóstico se basa en pruebas de imagen avanzada, mielografía o TC, aunque la prueba de elección sigue siendo la RM, que nos ayudará a identificar el quiste, así como a posibles lesiones intramedulares asociadas.

### Tratamiento

El pronóstico es favorable en la mayoría de los casos. [93,94]

Generalmente, la cirugía consiste en realizar una descompresión (hemilaminectomía o laminectomía) mediante la resección del material quístico que comprime la médula espinal (fig. 27).

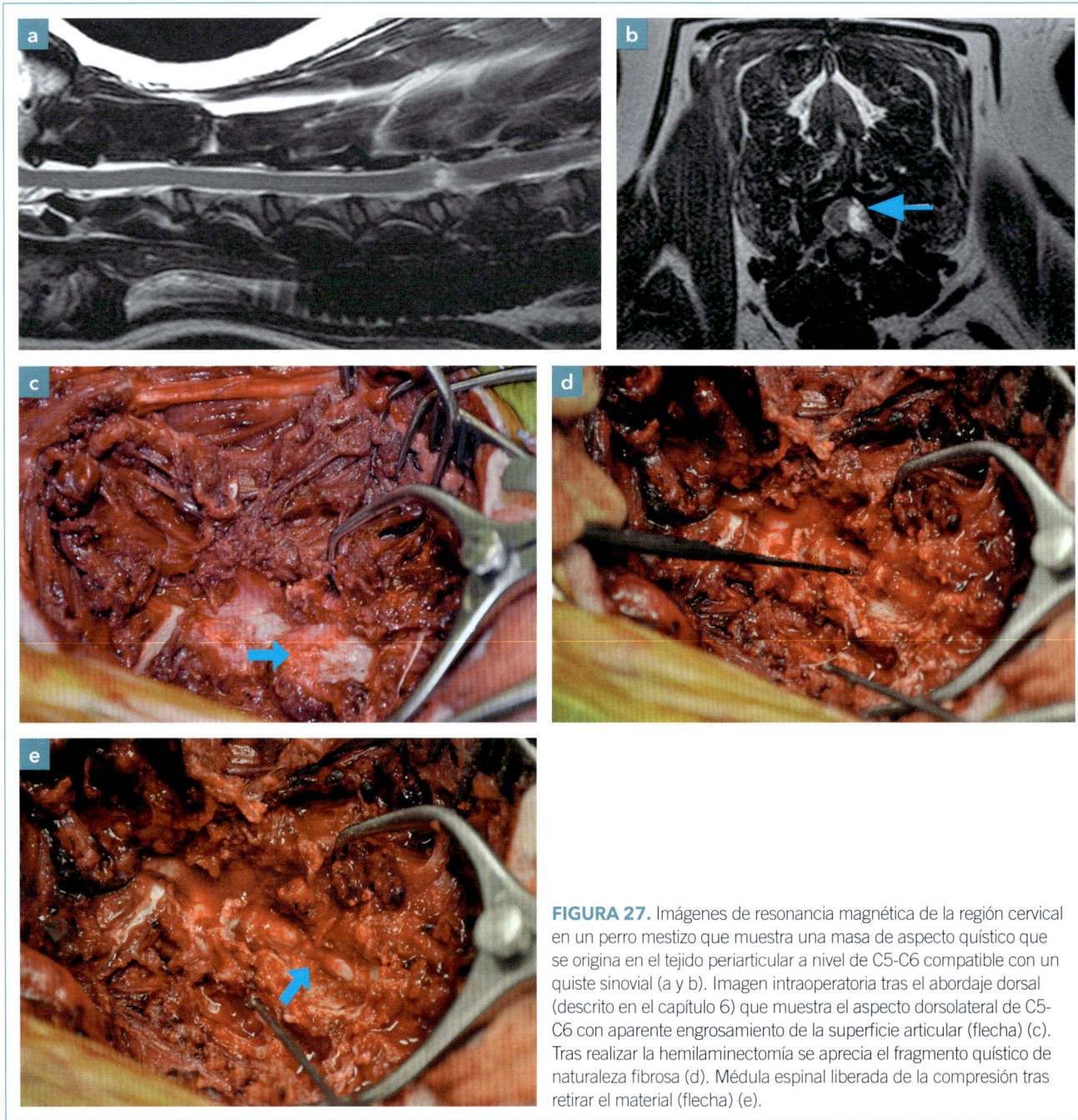

**FIGURA 27.** Imágenes de resonancia magnética de la región cervical en un perro mestizo que muestra una masa de aspecto quístico que se origina en el tejido periarticular a nivel de C5-C6 compatible con un quiste sinovial (a y b). Imagen intraoperatoria tras el abordaje dorsal (descrito en el capítulo 6) que muestra el aspecto dorsolateral de C5-C6 con aparente engrosamiento de la superficie articular (flecha) (c). Tras realizar la hemilaminectomía se aprecia el fragmento quístico de naturaleza fibrosa (d). Médula espinal liberada de la compresión tras retirar el material (flecha) (e).

## Quistes y divertículos atípicos

Aunque las técnicas quirúrgicas aplicadas son similares a las anteriores y se solapan con los DSA, vamos a describir otro tipo de quiste o divertículo en la región lumbar caudal raramente descrito en el perro (Bulldog Francés) (fig. 28) y un quiste extramedular, asociado a una posible paquimeningitis de acuerdo con los resultados histopatológicos, con contenido de colágeno, principalmente (fig. 29).

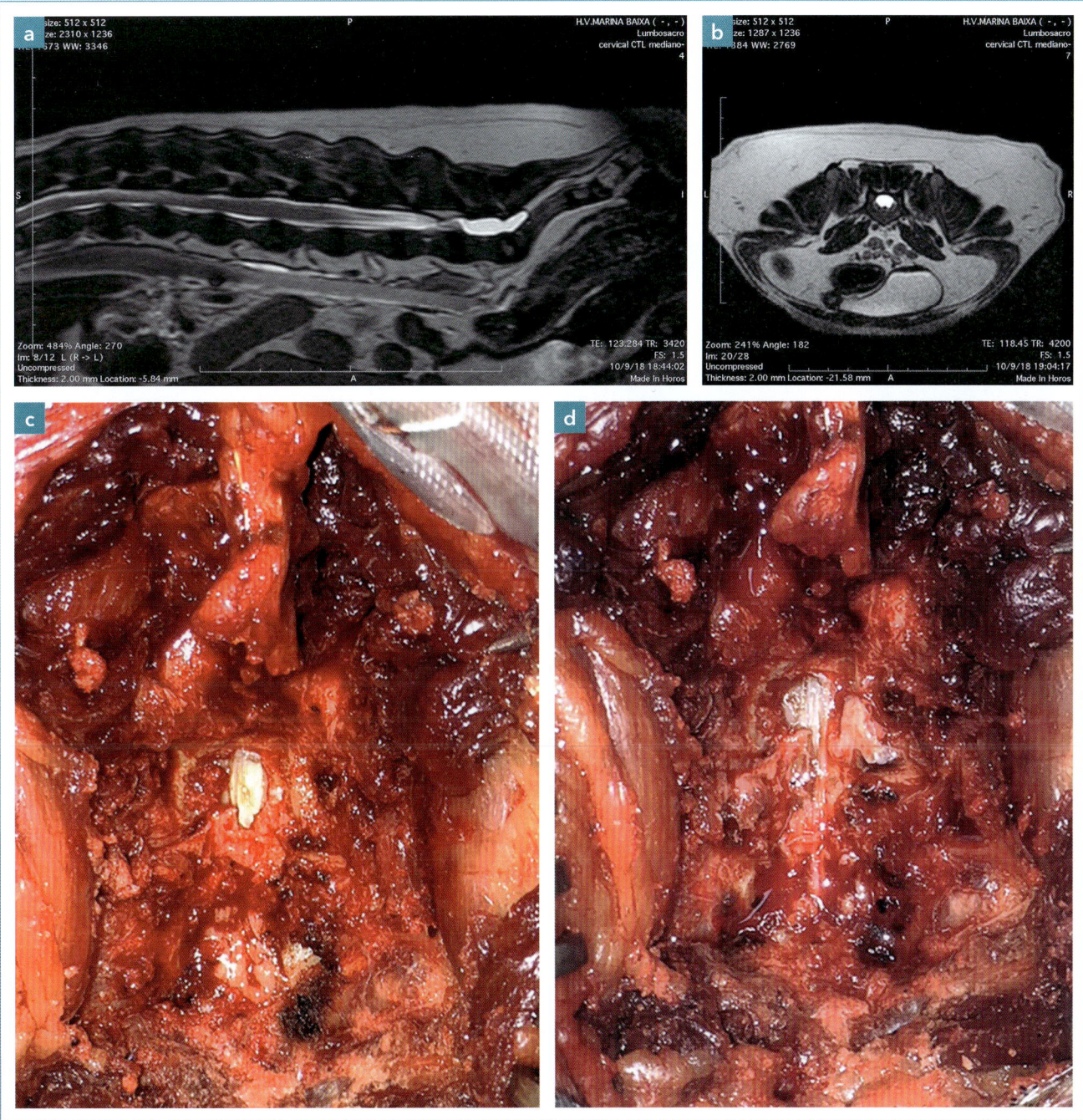

**FIGURA 28.** Bulldog francés con un cuadro de paraparesia y dolor lumbar. Las resonancias magnéticas sagitales (a) y transversas (b) de la región lumbosacra en secuencias T2 y T1 ponen de manifiesto una lesión quística con localización intradural extramedular. Las imágenes intraoperatorias muestran una estructura quística en la *cauda equina* (c). Tras la durotomía no se observó cápsula quística (divertículo) y se procedió a liberar las raíces espinales (d).

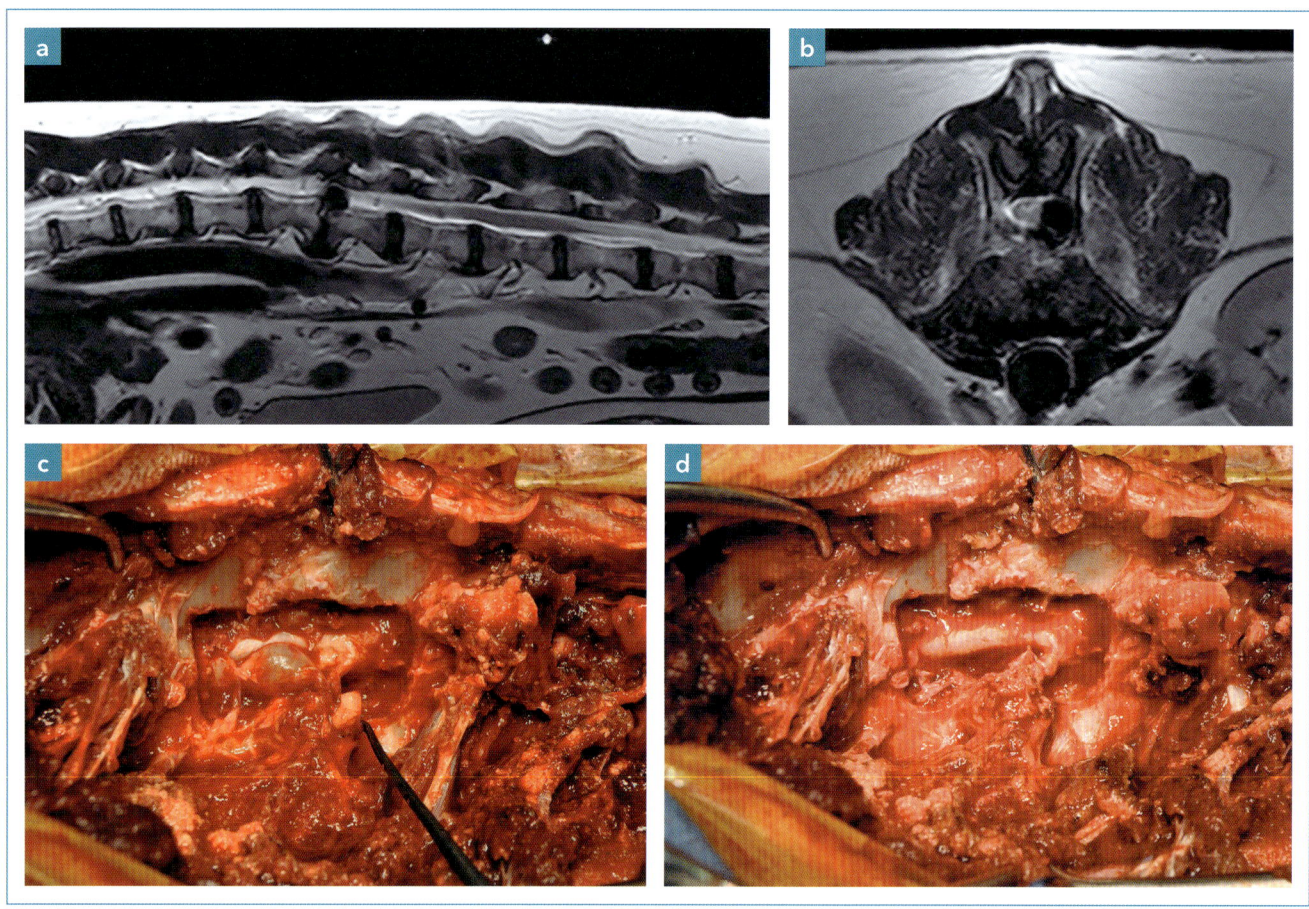

**FIGURA 29.** Imágenes de resonancias magnéticas de la región toracolumbar en secuencias T2 que muestran una estructura hipointensa lateralizada y que provoca compresión de la médula espinal; sagital (a) y transversa (b). Imagen intraoperatoria tras realizar la hemilaminectomía que muestra la estructura quística extradural adherida a la médula espinal (c). Resultado final una vez retirada la estructura quística. Los resultados histopatológicos pusieron de manifiesto tejido colágeno asociado a infiltrados linfocíticos) (d).

# Exostosis cartilaginosa múltiple (ECM) o condromatosis

Es una enfermedad poco frecuente descrita en perros y gatos que generalmente se presenta en la edad de crecimiento. Los mecanismos fisiopatológicos no están aún muy claros, si bien se asocia a una migración anormal de los condrocitos de las placas de crecimiento de la epífisis hacia la corteza del hueso. Esta enfermedad puede estar asociada a otras patologías (p. ej.: calcinosis circunscrita o virus de la leucemia felina en gato).[95-102]

Aunque es una alteración benigna, se han descrito transformaciones malignas de esta entidad.[96]

La mutación genética de esta enfermedad se ha descrito en la raza Stafford Shire Terrier (gen EXT2).[103]

Son enfermedades poco frecuentes que generalmente afectan a huesos largos, costillas y columna vertebral (apófisis espinosas, articulares o cuerpo vertebral). En la mayoría de los casos están afectadas regiones de la columna vertebral (una o varias) y otros huesos (huesos largos, costillas u otros), aunque pueden aparecer de forma aislada solo en la columna vertebral.[95-101,104]

La región más afectada en la columna es la región torácica, si bien puede aparecer en otras localizaciones (cervical o lumbar).

Los signos clínicos dependerán de la región afectada y son consecuencia de la compresión de la médula espinal con signos de mielopatía más o menos grave en función del grado de afectación.

El diagnóstico se basa en los hallazgos radiológicos (neoformaciones óseas) y principalmente en técnicas avanzadas de diagnóstico por imagen (TC o RM) para detectar signos de compresión de la médula espinal, lesiones intramedulares posibles asociadas y cambios óseos, así como en la confirmación histopatológica.[100,104]

## Manejo quirúrgico y técnica

La técnica quirúrgica (figs. 30 y 31) depende de la localización de la lesión. Generalmente se realizará una laminectomía dorsal (en casos de lesiones localizadas dorsalmente) o hemilaminectomía parcial en casos de lesiones lateralizadas (se pueden optar por realizar abordajes dorsolaterales modificados con hemilaminectomía o laminectomía dorsal).

Una vez realizada la laminectomía o hemilaminectomía, se retira el fragmento de hueso o cartílago neoformado o masa mediante ganchos espinales: espátulas, si es una masa que se puede aislar, o con gubias, si se trata de fragmentos óseos neoformados.

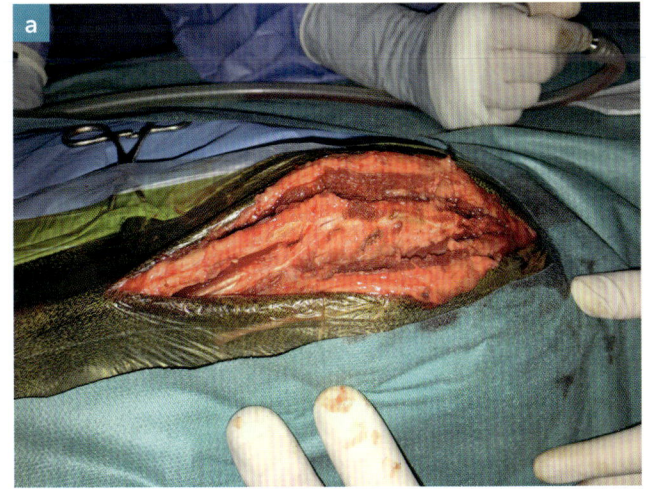
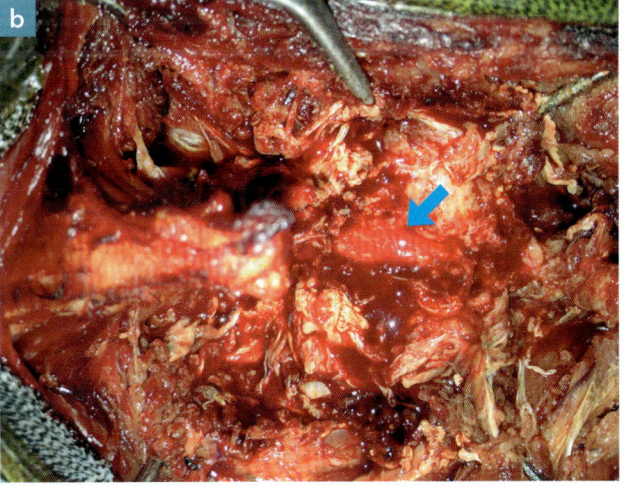

**FIGURA 30.** Osteocondromatosis con angulación cifótica grave en la región torácica craneal. Imágenes intraoperatorias donde se aprecia la malformación vertebral, así como la cifosis grave (a). Imagen tras realizar la laminectomía dorsal para descomprimir la médula espinal (flecha) (b). La histopatología fue compatible con osteocondromatosis.

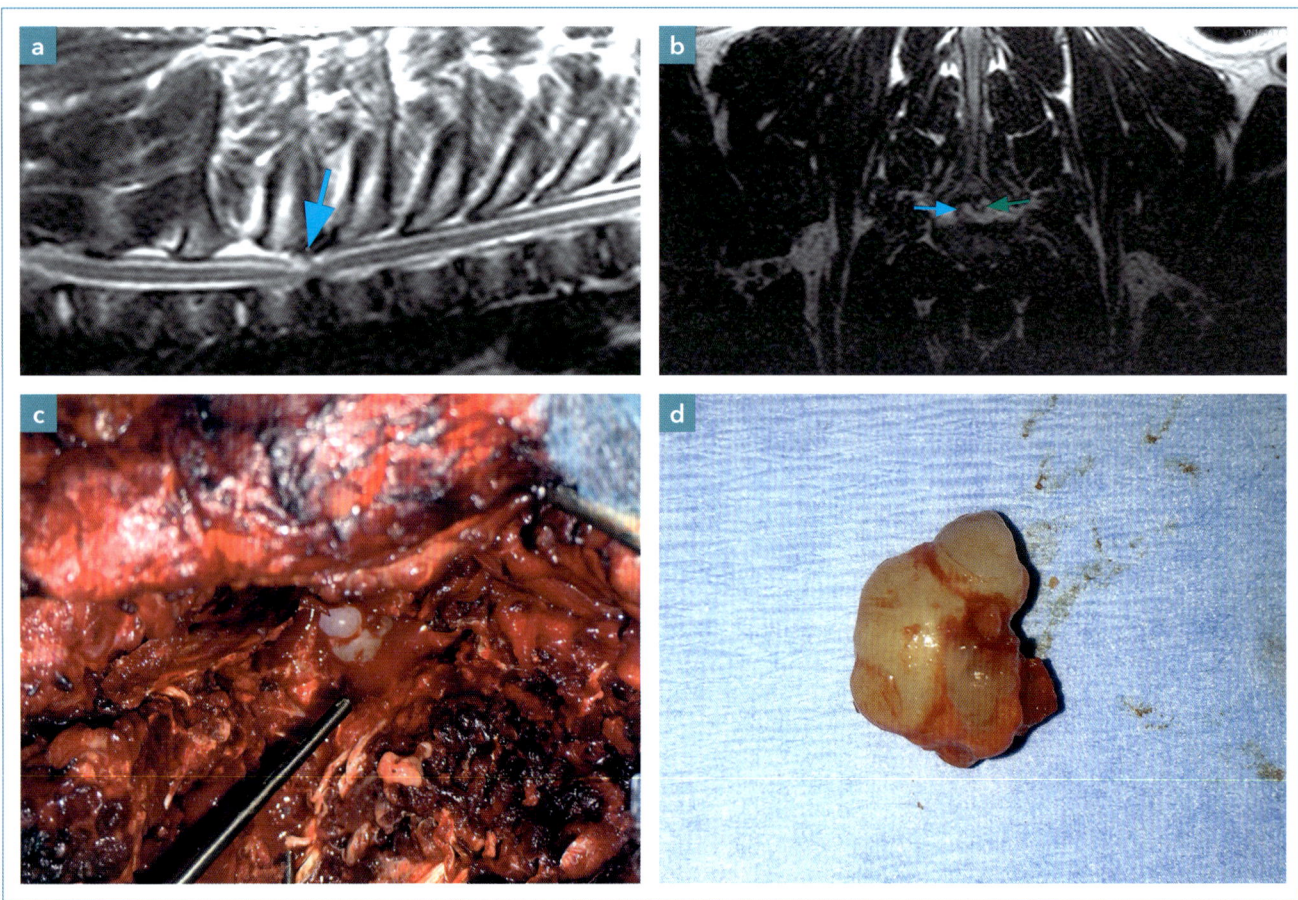

**FIGURA 31.** Terranova de 8 meses con un cuadro de paraparesia progresiva. Imágenes de resonancia magnética sagital (a) y transversa en T2 (b), en las que se observa una masa de aspecto lobulado a nivel torácico craneal (T2-T3), que provoca una compresión grave de la médula espinal. Imagen intraoperatoria tras realizar la laminectomía dorsolateral modificada, en la que se aprecia la masa lobulada adherida a la médula espinal (c). Obsérvese la masa tras ser retirada. El diagnóstico histopatológico reveló que se trataba de una osteocondromatosis (d).

## Bibliografía

1. WESTWORTH D.R., STURGES B.K. Congenital Spinal Malformations in Small animals. *Vet Clin Small Anim* 2010; 40: 951-981.

2. SONG R.B., GLASS E.N., KENT M Spina Bifida, Meningomyelocele and Meningocele. *Vet Clin Small Anim* 2005.

3. RYCKE L., SAUNDERS J.H. Congenital anomalies of the vertebrae in dogs. *Vlaams Diergeneeskundig Tijdschrift* 2017; 86.

4. ARIAS M.V.B, MARCASSO R.A., MARGALHO F.N., *et al.* Spina Bifida in three dogs. Braz *J Vet Pathol* 2008; 1: 64-69.

5. WILSON J.W., KURTZ H.J., LEIPOLD H.W., *et al.* Spina Bifida in the dog. *Vet. Pathol.* 1979; 16: 165-179.

6. MARTÍN L., DEL MAGNO S., GANDINI G., *et al.* Surgical outcomes of six bulldogs with spinal lumbosacral meningomyelocele or meningocele. *Veterinary Surgery* 2019; 1-77.

7. DE DECKER S., WATTS V., NEILSON D. Dynamic Lumbosacral Magnetic Resonance Imaging in a Dog with Tethered Cord Syndrome with a Tight Filum Terminale Front *Vet Sci.* 2017; 4: 134.

8. TAMURA M., TAKASHI M., UNE S., *et al.* Tethered cord syndrome with spina bifida aperta in cats: two case reports of different types- *JFMS Open Rep.* 2017 Jan-Jun; 3(1): 2055116917708060.

9. De Decker S, Gregori T, Kenny PJ, et al. Tethered cord syndrome associated with a thickened filum terminale in a dog. J Vet Intern Med 2015; 29:405–9.

10. Uriarte A., McElroy A. Occult tethered cord syndrome in the canine: Microsurgical resection of the filum terminale. Interdisciplinary Neurosurgery 2020 vol 21, 100744.

11. Shamir M, Rochkind S, Johnston D. Surgical treatment of tethered cord syndrome in a dog with myelomeningocele. Vet Rec 2001; 148:755–6.

12. Ricci E, Cherubini GB, Jakovljevic S, et al. MRI findings, surgical treatment and follow-up of a myelomeningocele with tethered spinal cord syndrome in a cat. J Feline Med Surg 2011; 3:467–72.

13. Song RB, Glass EN, Kent M, et al. Surgical correction of a sacral meningomyelocele in a dog. J Am Anim Hosp Assoc. 2014; 50:436-543.

14. Kopke MA., Jack MW., Baltzer WI., et al. Dermoid sinus type VI associated with spina bifida and tethered cord syndrome in a French Bulldog. J Vet Diagn Invest. 2019 Mar; 31(2): 294–297.

15. Miller L, Tobias K. Dermoid sinuses: description, diagnosis, and treatment. Compend Contin Educ Vet 2003; 25:295–300.

16. Kiviranta A.M., Lappalainen A.K., et al. (2011). Dermoid sinus and spina bifida in three dogs and a cat. Journal of Small Animal Practice 52: 319-324.

17. Motta L, Skerrit G, Denk D, et al. Dermoid sinus type IV associated with spina bifida in a young Victorian bulldog. Vet Rec 2012;170.

18. Ployart S, Doran I, Bomassi E, et al. Myelomeningocoele and a dermoid sinus-like lesion in a French bulldog. Can Vet J 2013; 54:1133–1136.

19. Fatone G, Brunetti A, Lamagna L, et al. Dermoid sinus and spinal malformations in a Yorkshire terrier: diagnosis and follow-up. J Small Anim Pract 1995; 36:178–180.

20. Rahal S, Mortari AC, Yamashita S. Magnetic resonance imaging in the diagnosis of type 1 dermoid sinus in two Rhodesian ridgeback dogs. Can Vet J 2008; 49:871–6.

21. Takahashi K, Kimura S, Chambers JK, et al. Case Report: Surgical Treatment of Type IV Spinal Dermoid Sinus in a Shiba Inu. Front Vet Sci 2022; 23: 9:849025.

22. Pratt JN, Knottenbelt CM, Welsh EM. Dermoid sinus at the lumbosacral junction in an English springer spaniel. J Small Anim Pract 2000; 41(1):24–6.

23. Barrios N, Gomez M, Mieres M, et al. Spinal dermoid sinus in a Dachshund with vertebral and thoracic limb malformations. BMC Vet Res 2014; 10:54.

24. Tong T, Simpson DJ. Case report: Spinal dermoid sinus in a Burmese cat with paraparesis. Aust Vet J 2009;87(11):450–4.

25. Fleming JM, Platt SR, Kent M, et al. Cervical dermoid sinus in a cat: case presentation and review of the literature. J Feline Med Surg 2011;13(12):992–6.

26. Lackmann F, Forterre F, Brunnberg L, et al. Epidemiological study of congenital malformations of the vertebral column in French bulldogs, English bulldogs and pugs. Vet Rec. 2022 Jan;190(1).

27. Dewey C.W., Davies E., Bouma J.L. Kyphosis and Kiphoscoliosis associated with Congenital Malformations of the Thoracic Vertebral Bodie in Dogs. Vet Clin Small Anim 2015; Mar;46(2):295-306.

28. Bailey CS, Morgan JP. Congenital spinal malformations. Vet Clin North Am 1992; 22:985–1015.

29. Mauler D.A., Decker S., De Risio L, et al. Signalment, Clinical presentation, and Diagnostic Findings in 122 Dogs with Spinal arachnoid Diverticula. J Vet Intern Med 2014; 28: 175-181.

30. Besalti O., Ozak A., Peckan Z., et al. Nasca classification of hemivertebra in five dogs. Irish Veterinary Journal 2005; Vol 58: 688-690.

31. Tauro A, Thomson D, Carrera I. Spinal subarachnoid diverticulum associated with vertebral articular process dysplasia in a Chow Chow dog. J Small Anim Pract 2023; Jan;64(1):54.

32. Ryan R, Gutierrez-Quintana R, Ter Haar G, et al. Prevalence of thoracic vertebral malformations in French bulldogs, Pugs and English bulldogs with and without associated neurological deficits. Vet J 2017; 221:25–29.

33. Gutierrez-Quintana R, Guevar J, Stalin C, et al. A proposed radiographic classification scheme for congenital thoracic vertebral malformations in brachycephalic "screw-tailed" dog breeds. Vet Radiol Ultrasound 2014; 55:585–591.

34. Bouma J. Congenital malformations of vertebral articular processes in dogs. Vet Clin Small Anim Pract 2016; 46:307–326.

35. Fernandes R, Fitzpatrick N, Rusbridge C, et al. Cervical vertebral malformations in 9 dogs: radiological findings, treatment options and outcomes. Ir Vet J. 2019; Apr 23; 72:2.

36. Moissonnier P., Gossot P., Scotti S. Thoracic Kyphosis Associated with Hemivertebra. *Veterinary Surgery* 2011; 40: 1029-1032.

37. Ryan R., Gutierrez-Quintana R., Haar G., *et al.* Relationship between breed, hemivertebra subtype, and kyphosis in apparently neurologically normal French Bulldogs, English Bulldogs, ans Pugs. *AJVR* 2918; Vol 80(2): 189-194.

38. McMaster MJ., Singh H. Natural history of congenital kyphosis and congenital scoliosis. *J Bone Joint Surg Am 1999*; 81(10):1367–83.

39. Wyatt S., Gonçalves R., Gutierrez-Quintana R., *et al.* Outcomes of nonsurgical treatment for congenital thoracic vertebral body malformations in dogs: 13 cases (2009-2016). *JAVMA* 2018;Vol 253(6): 768-773.

40. Malik Y., Konar M., Wernick M., *et al.* Chronic intervertebral disk herniation associated with fused vertebrae treated by lateral corpectomy in a cat. *Vet Comp Orthop Traumatol* 2009; 22:170–3.

41. Brown JD., Podadera J., Ward M., *et al.* The presence, morphology and clinical significance of vertebral body malformations in an Australian population of French Bulldogs and Pugs. *Aust Vet J* 2021; Sep;99(9):378-387.

42. Newitt A, German AJ, Barr FJ. Congenital abnormalities of the feline vertebral column. *Vet Radiol Ultrasound* 2008;49(1):35–41.

43. Driver CJ., Rose J., Tauro A., *et al.* Magnetic resonance image findings in pug dogs with thoracolumbar myelopathy and concurrent caudal articular process dysplasia. BMC *Vet Res.* 2019; May 31;15(1):182.

44. Fisher SC., Shores A., Simpson ST. Constrictive myelopathy secondary to hypoplasia or aplasia of the thoracolumbar caudal articular processes in Pugs: 11 cases (1993-2009). *J Am Vet Med Assoc*; 2013 Jan 15; 242(2):223-9.

45. Bertram S, Ter Haar G., De Decker S. Caudal articular process dysplasia of thoracic vertebrae in neurologically normal French bulldogs, English bulldogs, and Pugs: Prevalence and characteristics. *Vet Radiol Ultrasound* 2018; Jul; 59(4):396-404.

46. Ros C., de la Fuente C., de Carellán Mateo AG. *et al.* Constrictive myelopathy secondary to caudal articular vertebral process dysplasia in West Highland white terrier dogs. *Can Vet J* 2020; Nov; 61(11):1155-1158.

47. Lourinho F., Holdsworth A., McConnell JF., *et al.* Clinical features and MRI characteristics of presumptive constrictive myelopathy in 27 pugs. *Vet Radiol Ultrasound.* 2020; Sep; 61(5):545-554.

48. Wachowiak IJ,. Patterson JS., Winger KM., *et al.* Thoracolumbar myelopathies in pug dogs. *J Vet Intern Med* 2023; Feb 6.

49. Ban J, Park J, Kim H, *et al.* Investigation of canine caudal articular process dysplasia of thoracic vertebrae using computed tomography: Prevalence and characteristics. *Front Vet Sci* 2023; Feb 15;10.

50. Rohdin C, Ljungvall I, Haggstrom J, *et al.* Thoracolumbar meningeal fibrosis in dogs. *J Vet Intern Med* 2020; 34:797-807.

51. Penderis J, Schwarz T, McConnell JF, *et al.* Dysplasia of the caudal vertebral articular processes in four dogs: results of radiographic, myelographic and magnetic resonance imaging investigations. *Vet Rec* 2005; 156(19):601–5.

52. Stigen Ø, Hagen G, Kolbjørnsen Ø. Stenosis of the thoracolumbar vertebral canal in a basset hound. *J Small Anim Pract* 1990; 31(12):621–3.

53. McDonnell JJ, Knowles KE, deLahunta A, *et al.* Thoracolumbar spinal cord compression due to vertebral process degenerative joint disease in a family of Shiloh Shepherd dogs. *J Vet Intern Med* 2003; 17(4):530–7.

54. DeDeckerS, DeRisio L, Lowrie M, *et al.* Cervical vertebral stenosis associated with a vertebral arch anomaly in the basset hound. *J Vet Intern Med* 2012; 26(6):1374–82.

55. Marioni-Henry K, Vite CH, Newton AL, *et al.* Prevalence of diseases of the spinalcord of cats. *J Vet Intern Med* 2004; 18(6):851–8.

56. Jolly RD, Hopwood JJ, Marshall NR, *et al.* Mucopolysaccharidosis type VI in a Miniature Poodle-type dog caused by a deletion in the arylsulphatase B gene. *N Z Vet J* 2012; May;60(3):183-8.

57. Herati RS, Knox VW, O'Donnell P, D'Angelo M, Haskins ME, Ponder KP. Radiographic evaluation of bones and joints in mucopolysaccharidosis I and VII dogs after neonatal gene therapy. *Mol Genet Metab.* 2008 Nov; 95(3):142-51.

58. Dewey CW. Surgery of the thoracolumbar spine. In: Fossum TW, editor. *Small animal surgery.* St Louis (MO): Elsevier; 2013. p. 1508–28.

59. Gilman O, Escauriaza L, Ogden D, *et al.* Thoracolumbar Spinal Stabilization with Three Dimensional-Printed Drill Guides and Pre-Contoured Polyaxial Bone Plates. *Vet Comp Orthop Traumatol* 2023; Jan; 36(1):46-52.

60. Elford JH, Oxley B, Behr S. Accuracy of placement of pedicle screws in the thoracolumbar spine of dogs with spinal deformities with three-dimensionally printed patient-specific drill guides. *Vet Surg* 2020; Feb; 49(2):347-353.

61. Liang W, Han B, Hai JJ, *et al*. 3D-printed drill guide template, a promising tool to improve pedicle screw placement accuracy in spinal deformity surgery: A systematic review and meta-analysis. *Eur Spine J* 2021; May; 30(5):1173-1183.

62. Jeffery N.D., Smith P.M., Talbot C.E. Imaging findings and surgical treatment of hemivertebrae in three dogs. *JAVMA* 2007; Vol 230 (4):532-536.

63. Charalambous M, Jeffery ND, Smith PM, *et al*. Surgical treatment of dorsal hemivertebrae associated with kyphosis by spinal segmental stabilisation, with or without decompression. *Vet J* 2014; 202(2):267-273.

64. Meheust P, Robert R. Surgical treatment of a hemivertebra by partial ventral corpectomy and fusion in a Labrador puppy. *Vet Comp Orthop Traumatol*. 2010; 23(4):262-265.

65. Aikawa T, Kanazono S, Yoshigae Y, *et al*. Vertebral stabilization using positively threaded profile pins and polymethylmethacrylate, with or without laminectomy, for spinal canal stenosis and vertebral instability caused by congenital thoracic vertebral anomalies. *Vet Surg* 2007; 36(5):432-441.

66. Mathiesen CB, de la Puerta B, Groth AM, *et al*. Ventral stabilization of thoracic kyphosis through bilateral intercostal thoracotomies using SOP (String of Pearls) plates contoured after a 3-dimensional print of the spine. *Vet Surg* 2018; 47(6):843-851.

67. Musser CG, Windsor RC, Wininger F. Corpectomy and spinal stabilization using a 3D-printed spine model and custom jigs to address severe spinal deformities from T9-11 and L2-4 in a 6-month-old German shepherd puppy. *Clin Case Rep* 2021; Dec 26;9(12).

68. Kimura S, Nakata K, Nakano Y, *et al*. Case Report: Spinal Stabilization Surgery Using a Novel Custom-Made Titanium Fixation System for the Spinal Instability Caused by Vertebral Malformation in a Dog. *Front Vet Sci* 2021; Nov 10; 8:755572.

69. Farré Mariné A, De Risio L, Mascort J, *et al*. Transthoracic Vertebral Distraction and Stabilization in 10 Dogs with Congenital Thoracic Vertebral Malformations. *Vet Comp Orthop Traumatol* 2021; Sep;34(5):367-374.

70. Mavrides D, Charalambous M, Freeman P. Long-term follow-up of spinal segmental stabilization for surgical treatment of dorsal hemivertebrae associated with kyphosis in brachycephalic dogs. *Can Vet J* 2021; Dec; 62(12):1323-1327.

71. Smith G, Walter MC. Spinal decompressive procedures and dorsal compartment injuries: Comparative biochemical study in canine cadavers. *Am J Vet Res* 1988; 49:266–273.

72. Aikawa T, Miyazaki Y, Kihara S, *et al*. Vertebral stabilisation for thoracolumbar vertebral instability associated with cranial and caudal articular process anomalies in pugs: Seven cases (2010-2019). *J Small Anim Pract* 2022; Sep; 63(9):699-706

73. Lowrie ML, Platt SR, Garosi LS. Extramedullary spinal cysts in dogs. *Vet Surg* 2014;43: 650–662.

74. Da Costa RC, Cook LB. Cystic abnormalities of the spinal cord and vertebral column. *Vet Clin North Am Small Anim Pract* 2016 Mar; 46(2):277-93.

75. Smith C.J., Guevar J. Spinal subarachnoid diverticula in dogs: a review. *Can Vet J* 2020; 61: 1162-1169.

76. Mauler D.A., De Decker S., De Risio L., *et al*. (2017). Spinal Arachnoid Diverticula: Outcome in 96 Medically or Surgically Treated Dogs. *J vet Intern Med* 2017; (31): 849-853.

77. Mauler DA, De Decker S, De Risio L, *et al*. Spinal arachnoid diverticula: Outcome in 96 medically or surgically treated dogs. *J Vet Intern Med* 2017; 31:849–853.

78. Skeen TM, Olby NJ, Muñana KR, *et al*. Spinal arachnoid cysts in 17 dogs. *J Am Anim Hosp Assoc* 2003; 39:271–282.

79. Rylander H, Lipsitz D, Berry WL, *et al*. Retrospective analysis of spinal arachnoid cysts in 14 dogs. *J Vet Intern Med* 2002; 16:690–696.

80. Alisaukaite N., Cizinauskas S., Jeserevics J., *et al*. Short- and long- term outcome and magnetic resonance Imaging findings after surgical treatment of thoracolumbar spinal arachnoid diverticula in 25 Pugs. *J Vet Intern Med* 2019; 1-8.

81. Jurina K, Grevel V. Spinal arachnoid pseudocysts in 10 rottweilers.*J Small Anim Pract* 2004;45:9–15.

82. Chen AV, Bagley RS, West CL, *et al*. Fecal incontinence and spinal cord abnormalities in seven dogs. *J Am Vet Med Assoc*. 2005; Dec 15; 227(12):1945-51, 1928.

83. Gnirs K, Ruel Y, Blot S, *et al*. Spinal subarachnoid cysts in 13 dogs. *Vet Radiol Ultrasound* 2003; 4:402–408.

84. Tauro A, Jovanovik J, Driver CJ, *et al*. Clinical application of 3D-CISS MRI sequences for diagnosis and surgical planning of spinal arachnoid diverticula and adhesions in dogs. *Vet Comp Orthop Traumatol* 2018; 31:83–94.

85. Seiler GS, Robertson ID, Mai W, *et al*. Usefulness of a half-fourier acquisition single-shot turbo spin-echo pulse sequence in identifying arachnoid diverticula in dogs. *Vet Radiol Ultrasound* 2012; 53:157–161.

86. Alcoverro E, McConnell JF, Sanchez-Masian D, *et al*. Late-onset recurrence of neurological deficits after surgery for spinal arachnoid diverticula. *Vet Rec* 2017; 182(13):380.

87. Aikawa, T., Shimatsu, T. & Miyazaki, Y. Hemilaminectomy, diverticular marsupialization, and vertebral stabilization for thoracolumbar spinal arachnoid diverticula in five dogs *J Am Anim Hosp Assoc* 2019; 55, 2-116.

88. Flegel, T., Müller, M. K., Truar, K., et al. Thoracolumbar spinal arachnoid diverticula in 5 pug dogs. Canadian Veterinary Journal 2013; 54, 969-973.

89. Frykman, OF. Spinal arachnoid cyst in four dogs: diagnosis, surgical treatment and follow-up results. Journal of Small Animal Practice 1999; 40, 544-549.

90. M. Alaman, S Rodenas. Use of high-definition video telescope for treatment of spinal arachnoid diverticulum in 3 dogs. *Annual Symposium of the ESVN-ECVN*, Helsinki (Finland), September 2017.

91. Spinillo S, Golini L, Mariscoli M, et al. Retrospective evaluation of surgical outcomes after closure of durotomy in eight dogs affected by spinal subarachnoid diverticulum. *Open Vet* J 2021; Jan;10(4):384-391.

92. Jones B, Behr S, Shaw T, et al. Surgical techniques used in the management of intra-arachnoid diverticula in dogs across four referral centres and their immediate outcome. *J Small Anim Pract* 2022; Jul; 63(7):520-525.

93. Harris KP, Saveraid TC, Rodenas S. Dorsolateral spinal cord compression at the C2-C3 junction in two Cavalier King Charles spaniels. *Vet Rec* 2011; 169(16):416.

94. Forterre F, Vizcaino Reves N, Stahl C, et al. Atlantoaxial synovial cyst associated with instability in a Chihuahua. Case *Rep Vet Med* 2012; 2012:4.

95. Forterre F, Kaiser S, Garner M, et al. Synovial cysts associated with cauda equina syndrome in two dogs. *Vet Surg* 2006; 35(1):30–3.

96. Dickinson PJ, Sturges BK, Berry WL, et al. Extradural spinal synovial cysts in nine dogs. *J Small Anim Pract* 2001; 42(10):502–9.

97. Levitski RE, Chauvet AE, Lipsitz D. Cervical myelopathy associated with extradural synovial cysts in 4 dogs. J Vet Intern Med 1999; 13(3):181–6.

98. Doige CE. Multiple cartilaginous exostoses in dogs. *Vet Pathol* 1987; 24:276–278.

99. Green EM, Adams WM, Steinberg H. Malignant transformation of solitary spinal osteochondroma in two mature dogs. *Vet Radiol Ultrasound* 1999; 40:634–637.

100. Silva CIF, Ecco R, Pimentel SP, et al. Lumbar Myelopathy Caused by Multiple Cartilaginous Exostoses in a Dog. *Top Companion Anim Med* 2021; Aug; 44:100529.

101. Bhatti S, van Ham L, Putcupys I, et al. Atlantoaxial cartilaginous exostosis causing spinal cord compression in a mature Bernese mountain dog. *J Small Anim Pract* 2001; 42:79–81.

102. Jacobson LS, Kirberger RM. Canine multiple cartilaginous exostoses: unusual manifestations and a review of the literature. *J Am Anim Hosp Assoc* 1996 Jan-Feb; 32(1):45-51.

103. Silver GM, Bagley RS, Gavin PR, et al. Radiographic diagnosis: cartilaginous exostoses in a dog. *Vet Radiol Ultrasound* 2001; 43:231–4.

104. Heblinski N, Schmökel H. Surgical management of myelopathy caused by a solitary spinal osteochondroma in a young cat. *JFMS Open Rep* 2017; Jan 1;3(1).

105. Finnie JW, Sinclair IR. Multiple cartilaginous exostoses in a dog. *JSAP* 1981 22: 597–602.

106. Friedenberg SG, Vansteenkiste D, Yost O, et al. A de novo mutation in the EXT2 gene associated with osteochondromatosis in a litter of American Staffordshire Terriers. *J Vet Intern Med* 2018; 32:986–92.

107. Moya S, Rodenas S. Solitary cartilaginous exostosis in a Newfoundland. Magnetic resonance imaging findings and clinical outcome after surgical treatment. *Annual Symposium of the ESVN-ECVN*, Helsinki (Finland), September 2017.

# Hernia discal toracolumbar y cervical

Autores: Christian Maeso y Sergio Ródenas

## Introducción, términos y principios generales

La enfermedad discal intervertebral es un término amplio y poco específico que hace referencia a herniaciones del disco intervertebral (DIV) tanto clínicas como subclínicas, así como a una degeneración del DIV sin hernia.

En este capítulo nos centraremos en las diferentes herniaciones del disco intervertebral (cervical, torácico y lumbar; la hernia lumbosacra se detallará en el capítulo 15). Explicaremos en primer lugar y brevemente la anatomía del disco intervertebral, la fisiopatología de dichas herniaciones, las distintas presentaciones clínicas y el diagnóstico. Posteriormente, nos centraremos con más detalle en el tratamiento, haciendo hincapié en el quirúrgico. Para concluir, especificaremos de forma breve los diferentes pronósticos dependiendo de los diferentes factores que pueden contribuir.

### Breve recordatorio

El disco intervertebral es una estructura procedente del mesodermo, a excepción del núcleo pulposo, el cual es un remanente de la notocorda.[1,2] La función del disco intervertebral es la de aportar estabilidad y equilibrar las fuerzas de tensión de la columna vertebral.[3] Está compuesto por cuatro partes:[1-4]

- Núcleo pulposo: es la región central, mucoide y translúcida, compuesta principalmente por agua. Se trata de una estructura rica en proteoglucanos y células notocordales.

- Anillo fibroso: rodea al núcleo pulposo. Formado por una red concéntrica de capas de colágeno y células fibrosas.

- Zona de transición: es la región situada entre el núcleo pulposo y el anillo fibroso.

- Placas terminales cartilaginosas vertebrales (PTCV): son las encargadas de nutrir al disco intervertebral a través de mecanismos como la difusión y la osmosis.

## Fisiopatología de las hernias discales

Existen diferentes tipos de hernias discales. A continuación, repasamos la fisiopatología de las principales hernias discales descritas.[1,3,5-9]

- La degeneración condroide o metaplasia condroide, también conocida como enfermedad discal intervertebral Hansen tipo I o extrusión discal, hace referencia a una pérdida de agua y degradación de glucosaminoglicanos que puede concluir en una posible calcificación.[1,3,5] Estos cambios degenerativos conllevan una pérdida de la capacidad del disco intervertebral para absorber las presiones y fuerzas fisiológicas ejercidas en la columna.[3] Esta rigidez produce fisuras en el anillo fibroso con la consecuente extrusión del material discal degenerado hacia el canal vertebral[1] (fig. 1a).

- La degeneración o metaplasia fibroide, también conocida como enfermedad discal intervertebral Hansen tipo II o protrusión discal, hace referencia a un reemplazo del núcleo pulposo por fibrocartílago que provoca un progresivo engrosamiento del anillo fibroso dorsal, el cual protruye dorsalmente hacia el canal vertebral (fig. 1b).[1,3,5]

- Extrusión de núcleo pulposo hidratado: pertenece a un subtipo de hernia aguda de núcleo pulposo que puede estar parcialmente o no degenerado y que puede producir diferentes grados de compresión medular.[1,6] El mecanismo exacto se desconoce en la actualidad, pero se cree que se debe a pequeñas fisuras producidas en el anillo fibroso, y que, ante cambios agudos en la presión dentro del disco intervertebral, se produce la salida del núcleo pulposo hacia el canal vertebral.[1,6,7] Se ha descubierto mediante análisis histopatológico que muchas de estas herniaciones presentan ciertos cambios degenerativos.[6,7]

- Extrusión de núcleo pulposo aguda no compresiva: es el término actualmente más aceptado, pero se conoce con diferentes nombres como extrusión discal traumática, extrusión discal explosiva o extrusión discal aguda de alta velocidad y poco volumen.[1,6,8] El mecanismo exacto que lo causa se desconoce a día de hoy, pero la hipótesis establecida es que pequeñas fisuras en el anillo fibroso predisponen a que, ante situaciones de cambios de presión intradiscales, salga una mínima cantidad de núcleo pulposo y produzca una contusión medular, más que una compresión.[1,6] Dicha hipótesis se ha confirmado con hallazgos histopatológicos.[6,8]

- Extrusión discal intervertebral intradural o intramedular: son hernias discales mucho menos frecuentes.[1] Las investigaciones más actuales sugieren la presencia de material discal en el espacio intradural tras lacerar y penetrar la duramadre; en algún caso se halla a nivel intramedular.[1,9,10]

## Presentación clínica

Las hernias discales (HD) constituyen una de las enfermedades más comunes en los animales de compañía, con una incidencia que varía entre el 2,3 % y el 3,7 % en la especie canina y entre el 0,12 % y el 0,24 % en la felina.[11-13]

Las extrusiones discales o Hansen tipo I afectan principalmente a perros de razas condrodistróficas (Teckel, Bulldog Francés, Pekinés, Beagle, etc.) en edades tempranas o medias (2-6 años principalmente). Se presentan signos clínicos agudos y de evolución por lo general rápida (de minutos a días).[1,4,12]

Los signos clínicos de mielopatía varían en función de la localización de la lesión, desde molestias o hiperestesia sin otras alteraciones neurológicas a un cuadro de pérdida total de la función motora de los miembros afectados con pérdida de sensibilidad nociceptiva.[1,4]

Por otro lado, las protrusiones discales o Hansen tipo II afectan principalmente a razas de perro grandes y no condrodistróficas, a una edad más avanzada (por encima de los 5 años), y producen unos signos clínicos de mielopatía más crónicos y más lentos que las hernias Hansen I en su evolución, a menudo no son dolorosos.[14,15]

En cuanto a las extrusiones discales de núcleo pulposo hidratado, son hernias discales que afectan, en general, a perros de edad media avanzada, tanto a razas condrodistróficas como no, y que en la mayoría de las ocasiones existe una predilección por la región de la columna vertebral cervical.[6,16,17] Por tanto, los signos clínicos suelen estar relacionados con una mielopatía cervical, de forma que se pueden observar cuadros agudos de tetraparesia o tetraplejia simétricos, y que muchas veces no conllevan la presencia de hiperestesia en estos pacientes.[16,17]

Finalmente, las extrusiones discales agudas de núcleo pulposo no compresivas suelen producir en la mayoría de los perros y gatos signos neurológicos hiperagudos, muchas veces no progresivos tras 24 horas, y pueden estar lateralizados hasta

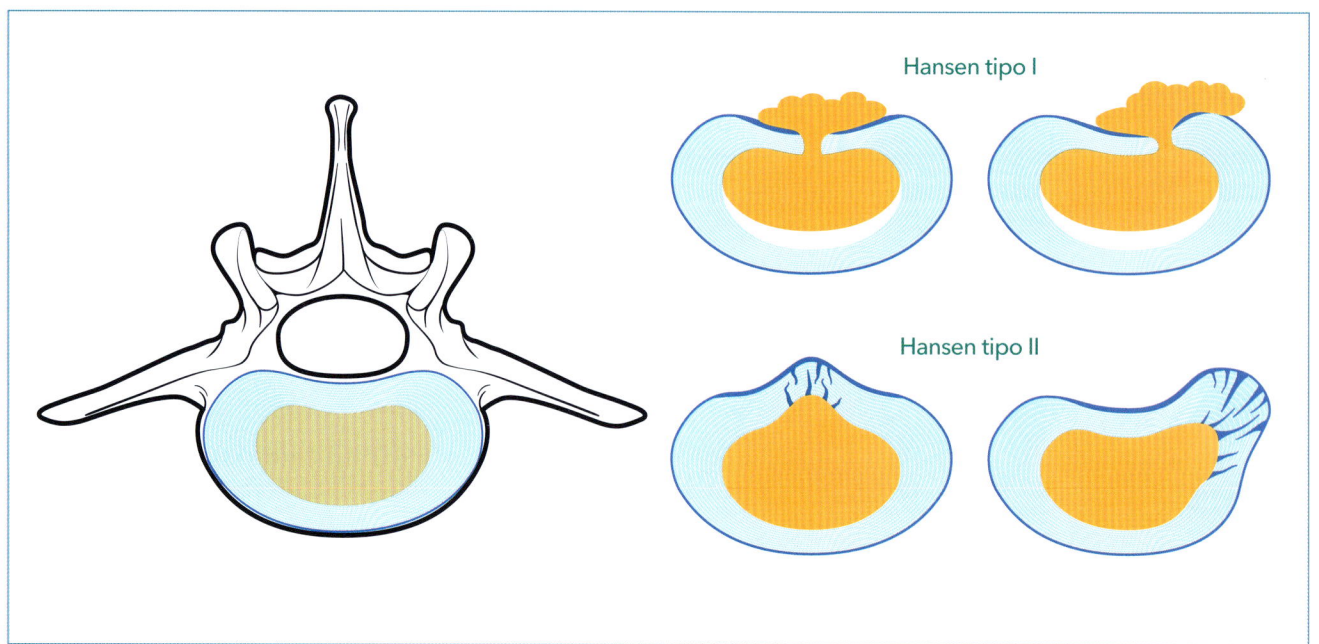

**FIGURA 1.** Imagen esquemática de una extrusión discal o Hansen tipo I, y una protrusión discal o Hansen tipo II (Adaptado de Smolders, L.A. *et al.* Intervertebral disc degeneration in the dog. Part 2: Chondrodystrophic and non-chondrodystrophic breeds. *The Veterinary Journal* 195, 2013; pp: 292-299).

en un 90 % de los casos.[6,18,19] Estos signos neurológicos frecuentemente afectan a la región de la columna vertebral toracolumbar sin que la presencia de hiperestesia sea una característica frecuente.[18,19]

## Diagnóstico

El diagnóstico de esta enfermedad se basa en el conjunto de historia clínica, hallazgos clínicos, y resultados de pruebas diagnósticas, principalmente aquellos basados en la imagen.

Históricamente se han utilizado las radiografías de columna como pruebas de diagnóstico, con una posible utilidad de detección de hernias discales en un bajo porcentaje de casos, que se sitúa entre un 30 % y un 50 % aproximadamente.[20] Es por ello por lo que no se deben emplear las radiografías simples como método diagnóstico.

El uso de la mielografía ha podido aumentar la capacidad para detectar hernias discales hasta un 72-99 %, sin embargo, su sensibilidad para detectar la lateralización de la hernia discal disminuye hasta un 49-83 %, por lo que en estos casos se recomienda la realización de radiografías oblicuas para aumentar la sensibilidad.[11,21] En el caso de las extrusiones discales o Hansen tipo I, la lesión se caracteriza con esta técnica por mostrar un patrón de compresión extradural con presencia en muchas ocasiones de un adelgazamiento y desviación de las columnas de contraste.[11,21] En las protrusiones discales o Hansen tipo II, se observa una compresión extradural ventral en el canal vertebral sobre múltiples discos intervertebrales, así como una disminución del diámetro medular con columnas de contraste visibles con mínima disminución de su diámetro, lo que indican una lesión crónica.[11,14,15,22]

La tomografía computarizada (TC) es una técnica de imagen avanzada con una capacidad descrita para localizarlas hernias discales de un 81-100 % sobre el total de los casos.[11,21-23] La combinación de la tomografía computarizada junto con la mielografía (mielografía-TC) permite una mayor detección de hernias discales en las que existe la presencia de un material discal no mineralizado.[21-23] Las características radiológicas principales usando la tomografía computarizada son la presencia de material hiperatenuante en el canal vertebral, la pérdida de visualización de la grasa epidural y la distorsión de la médula espinal (fig. 2).[21,22]

La resonancia magnética (RM) se considera la técnica de elección para el diagnóstico de hernias discales. Permite la valoración de las diferentes estructuras de la columna vertebral como las estructuras ligamentosas, articulaciones, médula espinal, raíces y nervios espinales, médula ósea, líquido cefalorraquídeo, grasa epidural y disco intervertebral, así como la musculatura circundante.[11,25] Existen muchos estudios sobre la capacidad de la RM para detectar hernias discales y muchos de ellos se acercan al 100 % de sensibilidad (más sensibilidad con RM de alto campo).[11,24,26] En comparación con la TC y la mielografía, ofrece en general un 10 % más de sensibilidad que ambas pruebas diagnósticas.[27,28]

La principal ventaja de la RM en comparación con otras técnicas es que permite apreciar, además de la compresión ,la lesión intramedular asociada, por lo tanto, nos puede orientar hacia un pronóstico (fig. 3).

Las principales características en las imágenes de RM para los casos de extrusiones de núcleo pulposo hidratado son un estrechamiento del disco intervertebral con pérdida de volumen del núcleo pulposo y la presencia de una compresión extradural ventral a la médula espinal, en la línea media inmediatamente

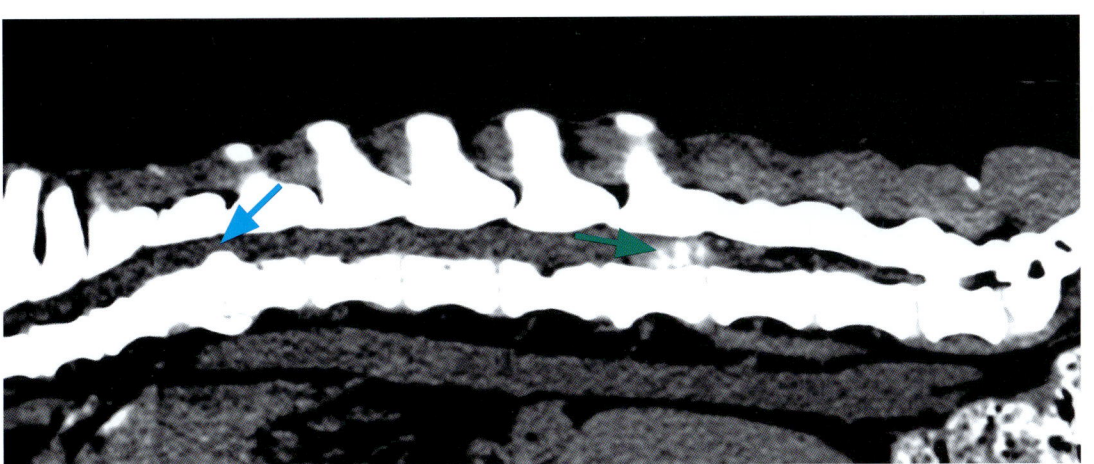

**FIGURA 2.** Imagen en ventana de tejido blando en reconstrucción sagital que muestra una hernia discal crónica a nivel de T12-T13 (flecha azul) y una hernia discal aguda (material iso- e hiperatenuante poco definido, flecha verde) a nivel de L4-L5.

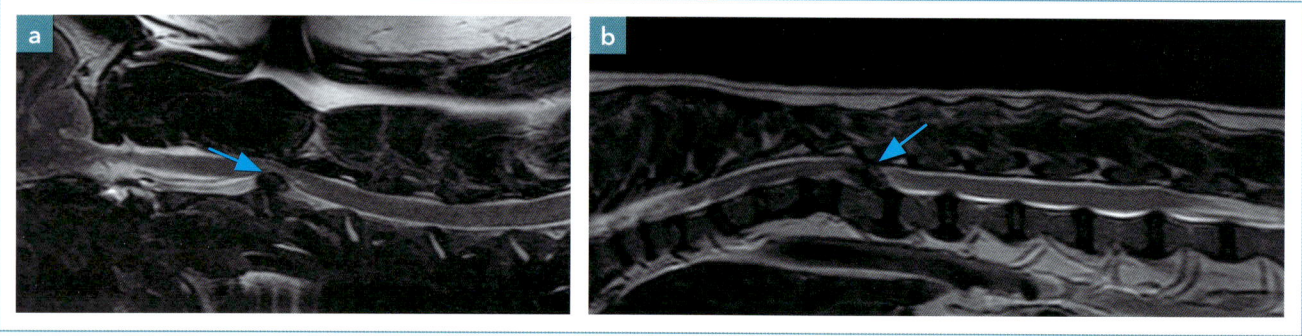

**FIGURA 3.** Imágenes de resonancia magnética en secuencias T2 sagitales que muestran dos hernias (extrusión) discales a nivel cervical (a) y toracolumbar (b).

dorsal al disco intervertebral afectado, que se aprecia hiperintenso en secuencia T2 e isointenso en el resto de secuencias respecto al núcleo pulposo hidratado normal, con "aspecto de gaviota" que a veces puede realzar tras la administración de contraste.[6,16,17] En muchas ocasiones, podemos observar una lesión intramedular asociada hiperintensa en T2 (fig. 4).[16]

Finalmente, para los casos de extrusiones de núcleo pulposo agudas no compresivas, el diagnóstico en RM se basa en la presencia de una lesión intramedular focal y bien delimitada, a veces lateralizada, hiperintensa en T2 e isointensa en T1, localizada sobre el disco intervertebral, el cual puede mostrar una pérdida de volumen.[6,18,19] También se puede observar en ocasiones la presencia del material extruido que provoca una mínima (o no existente) compresión medular, junto con una imagen compatible con una de ruptura del anillo fibroso (fig. 5).[18,19]

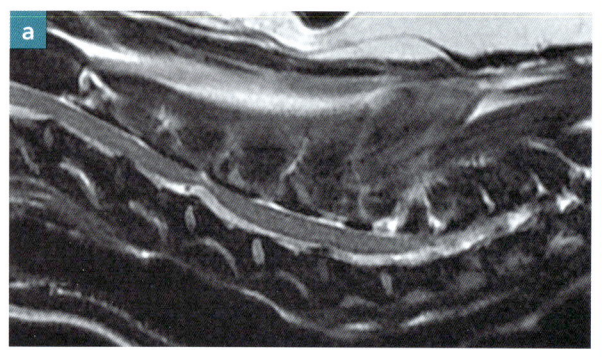

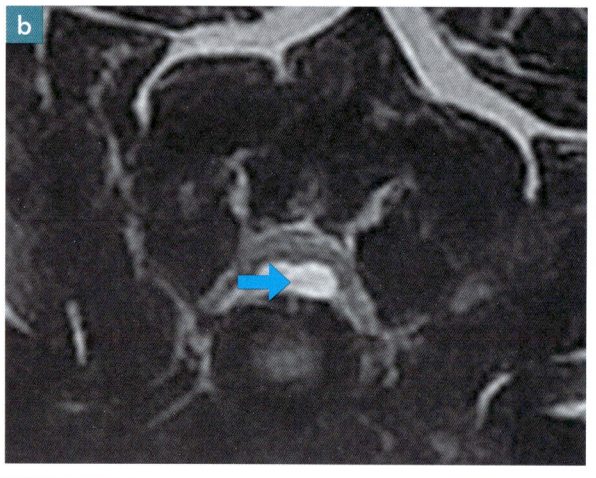

**FIGURA 4.** Imágenes de resonancia magnética en secuencias ponderadas T2 sagital (a) y transversa (b) en un perro con extrusión de núcleo pulposo hidratado a nivel de C4-C5 (obsérvese la extrusión del núcleo pulposo y la imagen con aspecto de gaviota).

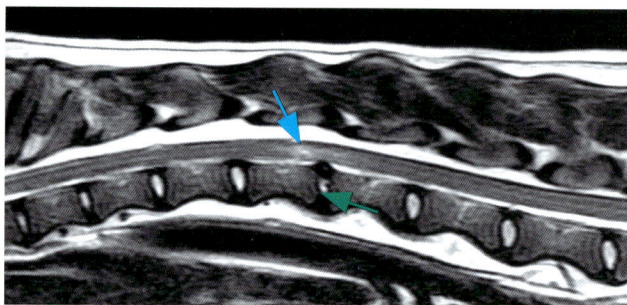

**FIGURA 5.** Resonancia magnética en secuencia ponderada T2 sagital en un perro con extrusión de núcleo pulposo no compresiva a nivel de T13-L1, en la que se aprecia la pérdida de señal del disco intervertebral (flecha verde) y la lesión intramedular (flecha azul).

## Consideraciones terapéuticas

En este apartado se explicarán los principales aspectos de cada uno de los tratamientos disponibles, mientras que en los siguientes se describirán con más detalle cada una de las técnicas quirúrgicas descritas para las hernias discales.

Existen dos opciones de tratamiento: el médico (conservador) y el quirúrgico. La elección de uno u otro dependerá de múltiples factores.[29]

## Indicaciones para el tratamiento médico

El tratamiento médico estaría indicado para aquellos animales que presenten únicamente hiperestesia espinal y/o leves déficits neurológicos.[30-32] Se basa en la administración de medicamentos analgésicos y/o antiinflamatorios, relajantes musculares, fisioterapia y rehabilitación, además de una restricción del ejercicio durante un periodo comprendido entre 4 y 6 semanas.[30-32]

En la actualidad, el uso de antiinflamatorios para el manejo conservador de las extrusiones discales consiste en la administración de antiinflamatorios no esteroideos (AINE) durante 5-7 días, limitando el uso de los glucocorticoesteroides en dosis antiinflamatorias para el manejo de fases más crónicas de las hernias discales.[31] En cuanto a la restricción del ejercicio, actualmente la recomendación es la limitación del paciente a un entorno que le impida correr y saltar, además de permitir unos paseos cortos y controlados para la realización de sus necesidades sanitarias, más que una restricción estricta en un transportín.[8,31,32] La finalidad de esta restricción es evitar la salida de más material discal al canal vertebral a través del anillo fibroso agrietado para favorecer la cicatrización del mismo. Sumado a todo esto, en ocasiones son necesarios cuidados adicionales del paciente que incluyen el soporte nutricional, el vaciado vesical mediante actuaciones manuales o sondaje y los cambios de decúbito del animal para evitar las úlceras por decúbito.[31,33]

En animales con hernias de difícil acceso quirúrgico o que no se pueden tratar quirúrgicamente por motivos de riesgos o económicos y que no responden al tratamiento médico convencional (p. ej.: hernias foraminales cervicales), se dispone de otra alternativa que consiste en realizar una infiltración o inyección perineural de corticoesteroides guiada por fluoroscopia o ecografía. La experiencia demuestra una mejoría de los signos clínicos en muchos casos, aunque todavía son necesarios más estudios con respecto a esta técnica de analgesia (fig. 6).[34]

## Indicaciones para el tratamiento quirúrgico

El tratamiento quirúrgico se recomienda en casos de extrusiones discales con hiperestesia que no responden de forma favorable al tratamiento médico, recidivas de los cuadros de dolor, casos en los que el cuadro neurológico está evolucionando desfavorablemente y en casos de afectación neurológica grave (p. ej.: cuadros de paraparesia o tetraparesia no ambulatoria o plejia.[29-32]) El objetivo es la descompresión quirúrgica de la médula espinal mediante múltiples técnicas quirúrgicas que se describirán más adelante, optando por una de ellas en función del tipo y localización de la hernia discal, priorizando el acceso que maximice la mejor aproximación al material discal herniado.

En la tabla 1 se resumen los porcentajes de evolución favorable para cada una de las dos opciones, médica o quirúrgica, en los casos de extrusión discal en perros. Para los casos de protrusión discal, la indicación quirúrgica debería reservarse para aquellos casos con una importante afectación neurológica, puesto que, al tratarse de un proceso más crónico, el pronóstico suele ser reservado.[7,35]

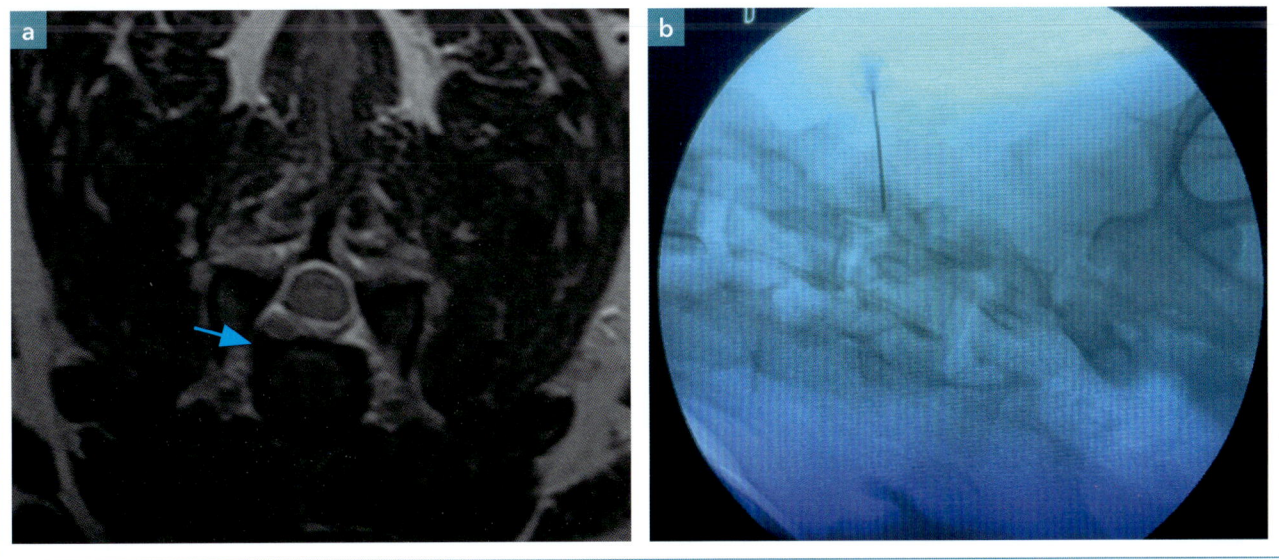

**FIGURA 6.** Imagen transversa de resonancia magnética en T2 que muestra una estenosis foraminal (a). Fluoroscopia que muestra el posicionamiento de la aguja para infiltración de corticoesteroides (b).

**TABLA 1. Consideraciones de los diferentes tratamientos (médico frente a quirúrgico) en el pronóstico de perros con extrusiones discales. [31,32]**

| Grado de lesión | Pronóstico favorable con tratamiento médico | Pronóstico favorable con tratamiento quirúrgico |
|---|---|---|
| Hiperestesia espinal únicamente | 60-100 % | 97 % |
| Paraparesia ambulatoria | 48-84 % | 95 % |
| Paraparesia no ambulatoria | 79 % | 93 % |
| Paraplejia con sensibilidad nociceptiva | 62 % | 93 % |
| Paraplejia sin sensibilidad nociceptiva | 10 % | 61 % |

En los casos de hernias discales de núcleo pulposo hidratado, no existe actualmente un consenso en cuanto al tratamiento médico frente al quirúrgico. En los dos últimos estudios realizados en perros con este tipo de hernias en la región cervical, no hubo diferencias significativas en el pronóstico a corto y largo plazo del grupo tratado de forma conservadora respecto al grupo quirúrgico.[36,37] Por lo tanto, la decisión quirúrgica dependerá de una combinación de las características clínicas y del diagnóstico por imagen de cada paciente.[6,35]

## Tratamiento quirúrgico. Técnicas descompresoras

Los abordajes de las técnicas quirúrgicas están ampliamente detallados en el capítulo 6, en este detallaremos las principales técnicas descritas en el tratamiento de hernias discales en el perro y gato (cuadro 1). La figura 7 muestra los principales tipos de técnicas descompresoras en cirugía toracolumbar.

## Hernias discales torácicas y lumbares

### Hemilaminectomía

La hemilaminectomía[35,38-44] es una de las técnicas más empleadas en neurocirugía veterinaria (los autores realizan esta técnica prácticamente en la mayoría de los casos de hernia toracolumbar) y consiste en realizar un acceso dorsolateral y lateral al canal vertebral, tras la eliminación de los componentes laterales y/o dorsolaterales del arco vertebral, como son el pedículo y la lámina de la vértebra. Está indicada para la descompresión medular secundaria a múltiples enfermedades, incluidas las descritas en este capítulo, extrusiones y protrusiones discales crónicas.

**CUADRO 1. Cirugías aplicadas con mayor frecuencia y descritas para resolver hernias discales.**

**Hernias discales toracolumbares**

- Hemilaminectomía.
- Minihemilaminectomía/pediculectomía.
- Laminectomía dorsal (no aconsejada).
- Corpectomía lateral.
- Hemi- minihemilaminectomía con corpectomía modificada.
- Estabilización en función del caso.
- Fenestración (prevención, no ideal para tratar la hernia).

**Hernias discales cervicales**

- *Slot* ventral.
- Hemilaminectomía.
- Laminectomía dorsal (generalmente no utilizada).
- Estabilización en función del caso.
- Fenestración (prevención, no es ideal para tratar la hernia).

Existen, en general, dos métodos para realizarla. La primera opción consiste en fresar todo el hueso de forma uniforme hasta llegar a la segunda capa cortical (interna) de la vértebra o el periostio, retirándolo posteriormente con un laminótomo Kerrison Rongeurs o con otro tipo de gubia. La segunda opción se basa en realizar la ventana mediante el fresado de todos los bordes de la hemilaminectomía (caras craneal, caudal, dorsal y ventral) hasta prácticamente penetrar la segunda capa cortical, para retirar el hueso con una gubia, cuando se aprecie su

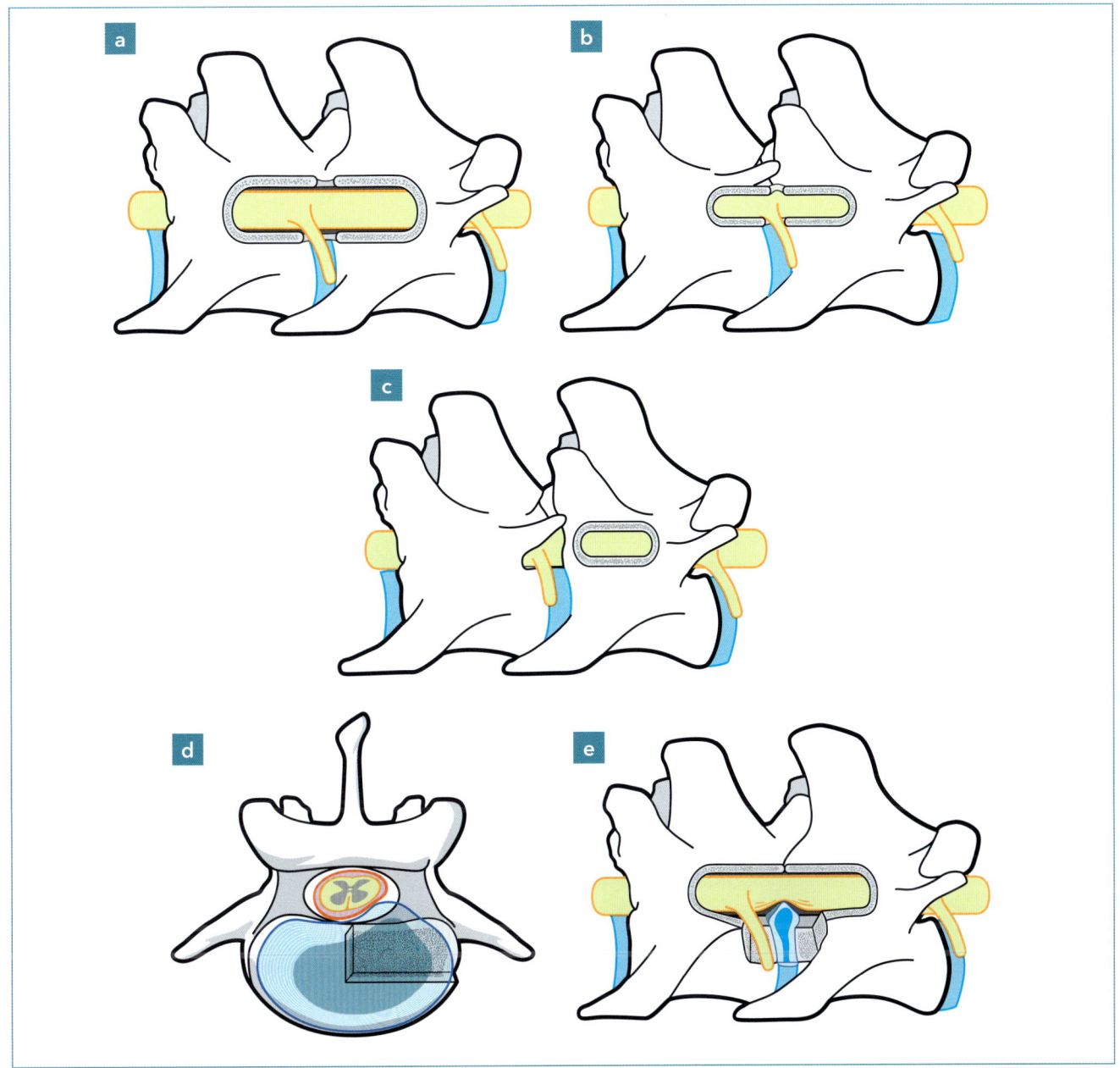

**FIGURA 7.** Representación de las cirugías vertebrales más comunes que pone de manifiesto las diferencias entre ellas: hemilaminectomía (a), minihemilaminectomía (b) pediculectomía (c), corpectomía lateral (d) y hemilaminectomía con corpectomía modificada (e). Adaptación de Sharp, N.J., Wheeler, S.J. 8: Thoracolumbar disc disease. En: Sharp, N.J., Wheeler, S.J. *Small Animal Spinal Disorders, Diagnosis and Surgery.* 2nd Ed. Elsevier Mosby. 2005; p. 121-160).

movilidad. Esta última, aunque se trata de una opción un poco más compleja y que requiere más experiencia, es la preferida por los autores, puesto que supone una nula manipulación o contusión de la médula, al no tener que introducir ningún instrumento dentro del canal vertebral para retirar el periostio. En casos de compresiones extensas, se puede ampliar la laminectomía haciéndola doble o triple en función de la zona y el paciente.

Tras realizar la ventana de la hemilaminectomía, el material discal extruido puede visualizarse en muchas ocasiones y retirarse con diferente instrumental como raspadores dentales o ganchos espinales. En este paso hay que extremar la precaución para evitar contusiones o manipulaciones de la médula espinal, bien sea directamente con el material quirúrgico o bien al traccionar material discal adherido a la médula espinal. También es importante evitar el contacto directo de la punta del aspirador con la médula espinal. En ocasiones, el material discal provoca la ruptura del seno venoso ventral, que resulta en hemorragias. Aplicar una pequeña porción de hemostático en el suelo del canal vertebral de esta área puede ayudarnos a controlar dicha hemorragia.

> **Tanto la extracción del material discal extruido como el aspirado de la zona deben realizarse cuidadosamente para evitar lesionar la médula espinal.**

Una vez comprobada la correcta descompresión medular, y si no hay ninguna hemorragia activa, se procede a la limpieza profunda de la zona con solución fisiológica y aspirado. Los autores, generalmente, no cierran el defecto de la ventana salvo en el caso de sangrado, en cuyo caso se aplicará una fina capa de hemostático. En las protrusiones crónicas o hernias centrales se puede realizar, además de la hemilaminectomía, una anulectomía (cortar el disco con hoja de bisturí) o corpectomía modificada para evitar manipular la médula espinal (técnica preferida por los autores).

Las figuras 8, 9 y 10 muestran casos de hernias discales tratadas quirúrgicamente. En la figura 11 se muestra el uso de material hemostático.

## Minihemilaminectomía y pediculectomía

Son básicamente modificaciones de la hemilaminectomía para la región de la columna toracolumbar. En el caso de la minihemilaminectomía se fresa menos cantidad de hueso que en el caso de la hemilaminectomía, por lo que se preservan las superficies articulares (fig. 12) y se proporciona un acceso a la parte ventral del canal vertebral. Por lo tanto, produce una menor desestabilización de la región que en los casos de hemilaminectomía.

En el caso de la pediculectomía, también se conservan los procesos articulares y, al contrario de la minihemilaminectomía, se evita la región del foramen intervertebral.

> **La principal desventaja de estos dos procedimientos es que, debido a la accesibilidad limitada que ofrecen, queda una cantidad notoria de materia discal residual (hasta en un 50 % de los casos), por lo que en ocasiones se precisan múltiples pediculectomías o minihemilaminectomías, o la combinación de ambas técnicas, para no dejar residuos.**

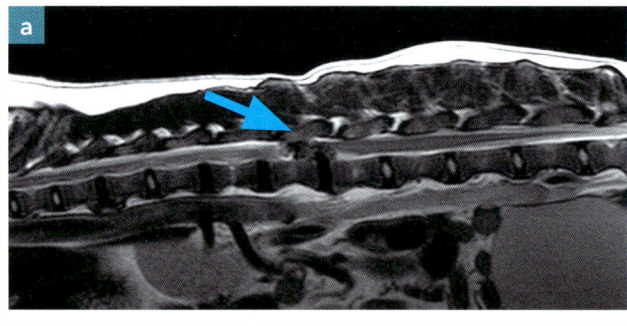

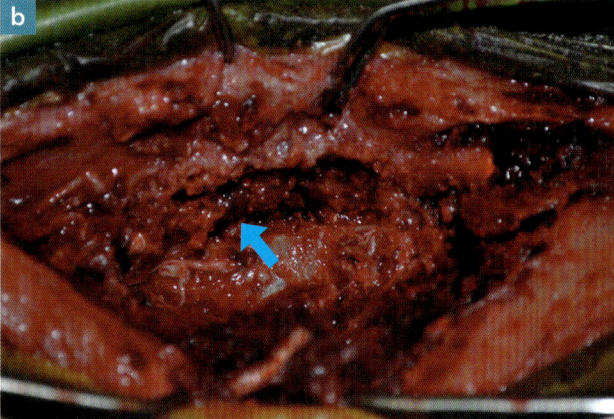

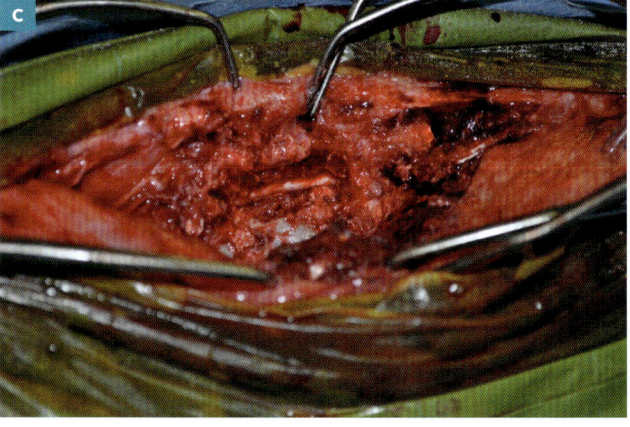

**FIGURA 8.** Imagen sagital de resonancia magnética en T2 que muestra una hernia discal extensa Hansen I (a). Imágenes intraoperatorias en el mismo animal antes (puede observarse el disco y hematoma, ver flecha) (b) y después de retirar el disco y hematoma asociado (c).

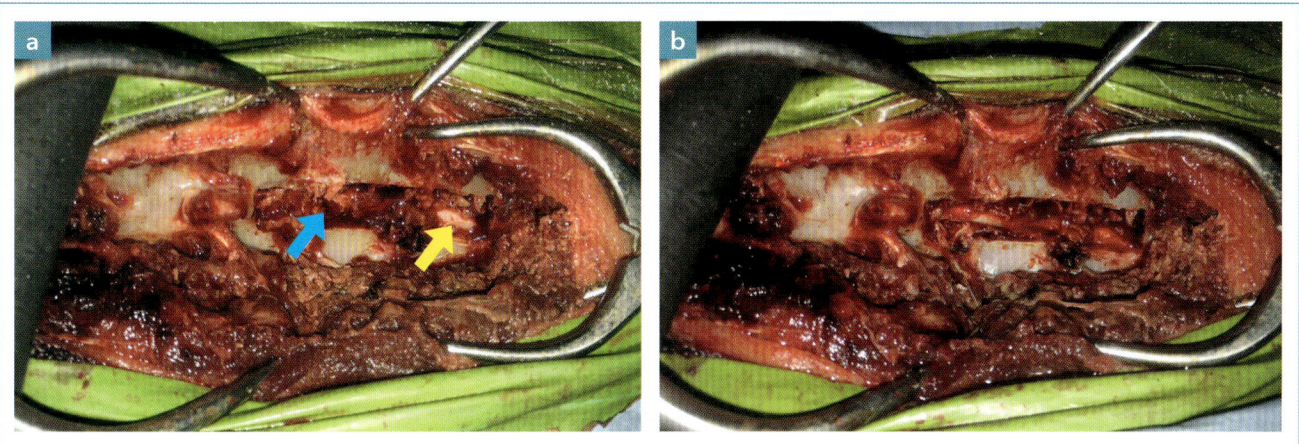

**FIGURA 9.** Imágenes intraoperatorias en un perro con hernia discal y hematoma extenso que muestra la ventana de la doble hemilaminectomía. Se aprecia el disco y el hematoma comprimiendo la médula espinal (flecha azul) y una parte de la medula espinal (flecha amarilla) (a) y resultado tras retirar el material extruido para descomprimir la medula espinal (b).

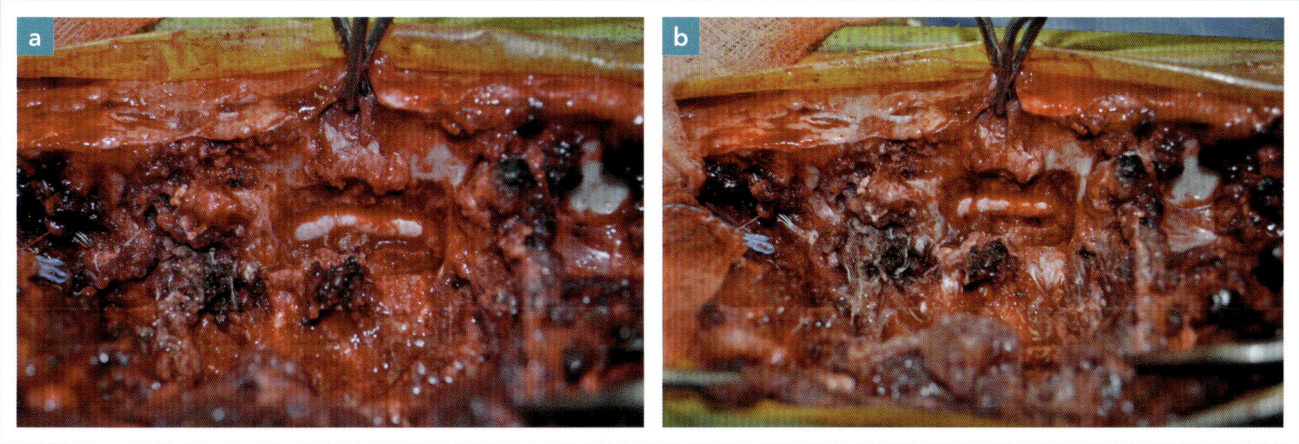

**FIGURA 10.** Imágenes intraoperatorias en un paciente con hernia discal crónica y localizada, antes (a), y después (b) de retirar el material discal herniado.

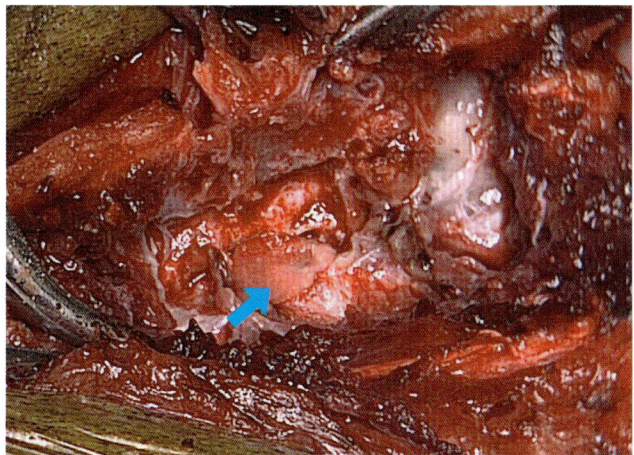

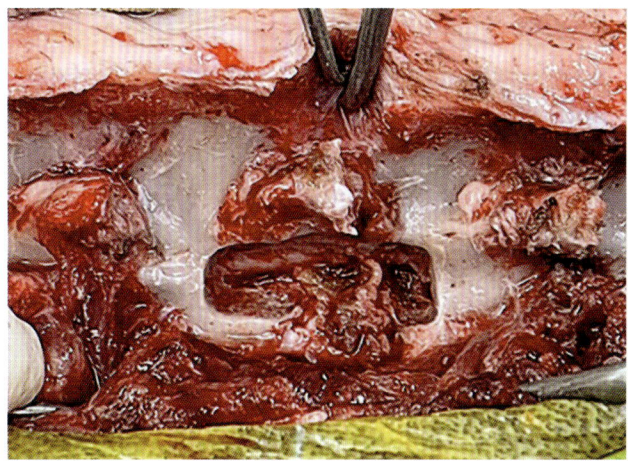

**FIGURA 11.** Imagen magnificada con exoscopio que muestra la hemilaminectomía y el material hemostático (flecha) en el suelo del canal para evitar el sangrado de los senos venosos.

**FIGURA 12.** Imagen de minihemilaminectomía convencional, en la que se preserva la apófisis articular en un animal con hernia discal. *Imagen cortesía de Carlos Ros.*

Los autores rara vez realizan estas técnicas salvo en casos de múltiples descompresiones (asociadas o no a corpectomías), o en el caso de material discal en ambos lados, realizando en un lado la hemilaminectomía para la extracción de la mayor parte del material extruido y practicando una pediculectomía/minihemilaminectomía[40,45-48] en el lado contralateral para no desestabilizar. Esta técnica también puede realizarse y ha sido descrita con técnicas de mínima invasión (*easy go*) con endoscopia (fig. 13).

## Corpectomía lateral

Se realiza en la columna toracolumbar y está indicada, principalmente, para el tratamiento de las protrusiones discales crónicas o en casos de discos localizados centralmente, puesto que permite un mejor acceso a la parte ventral del canal vertebral y médula espinal, reduciendo así la manipulación de dicha médula (fig. 2). El procedimiento se basa en el fresado de una parte del hueso del cuerpo vertebral, ventral a la médula espinal (fig. 14).

Los autores realizan esta técnica de forma habitual en combinación con otros procedimientos quirúrgicos para tratar las protrusiones discales crónicas o los discos localizados centralmente, especialmente junto con la hemilaminectomía (fig. 15), debido a que mejora la visualización de la actuación y de la descompresión, por lo que también disminuye la posibilidad de manipulación medular y, por tanto, del deterioro neurológico posquirúrgico. Para ello, los autores modifican la corpectomía clásica, adaptando el defecto de fresado a la dimensión de la protrusión discal. Esta maniobra se ha descrito en un reciente estudio y ha mostrado unos buenos resultados con una disminución del deterioro neurológico tras la cirugía y una mejoría clínica en comparación con la técnica estándar de hemilaminectomía para protrusión discal.[54] La principal complicación es la inestabilidad que se puede producir, por lo que en ciertas ocasiones podría ser necesario realizar una estabilización, aunque en los estudios biomecánicos no se tienen en cuenta factores como la musculatura, etc.[53]

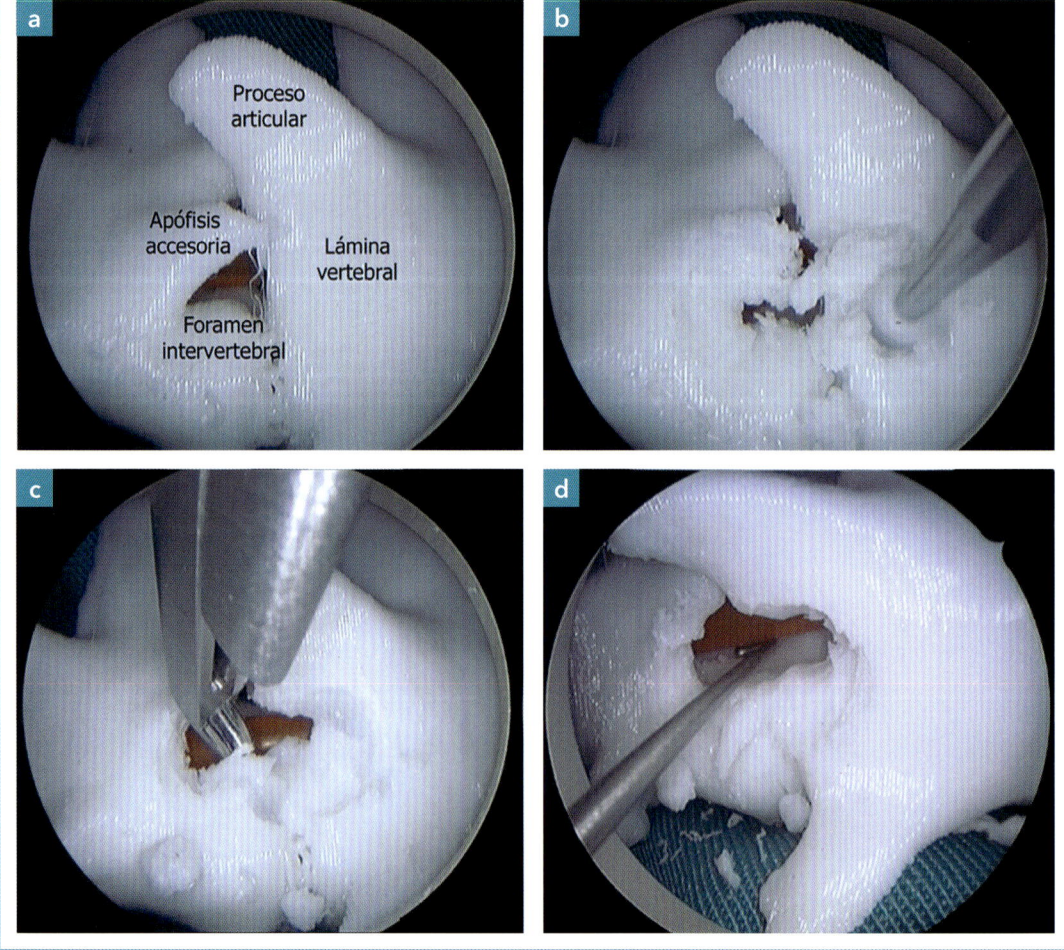

**FIGURA 13.** Imágenes endoscópicas en modelo impreso en 3D de plástico que muestran los pasos de la minihemilaminectomía. Técnica *easy go*. *Imagen cortesía de Daniel Tuñón.*

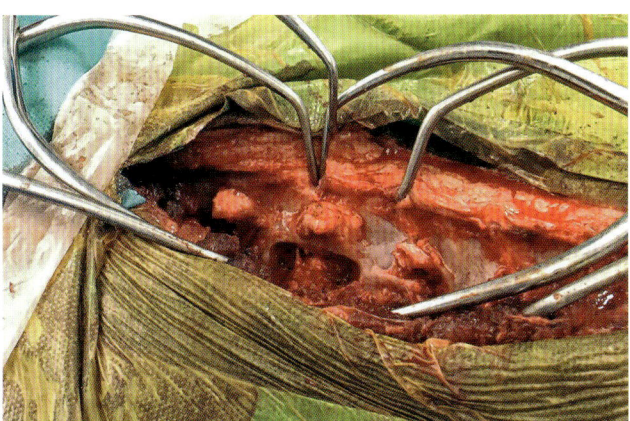

**FIGURA 14.** Imagen que muestra una corpectomía lateral. *Imagen cortesía de Carlos Ros.*

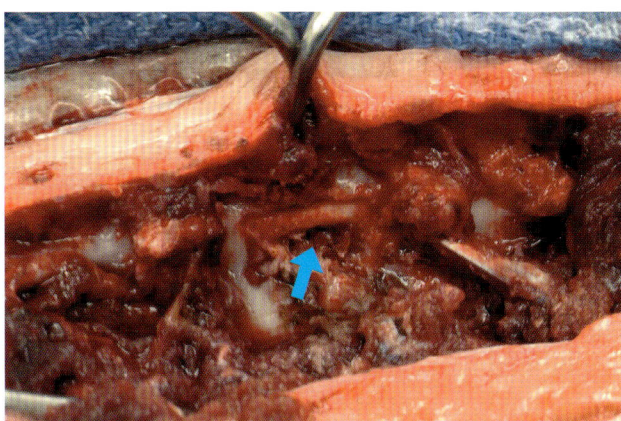

**FIGURA 15.** Imagen que muestra hemilaminectomía con corpectomía modificada en función del disco (flecha).

Por otro lado, recientes estudios preliminares han demostrado que la inestabilidad producida por corpectomías múltiples no producen una mayor inestabilidad con respecto a la corpectomía simple.[55]

## Hernias discales cervicales
### *Slot* ventral

Es la técnica quirúrgica más habitual para el abordaje de la columna cervical. El *slot* ventral[56,57] se emplea para la descompresión ventral de la médula espinal secundaria a una extrusión o protrusión discal, aunque también se puede emplear como tratamiento de la espondilomielopatía cervical asociada al disco intervertebral. Se basa en una corpectomía parcial de dos cuerpos vertebrales cervicales contiguos acompañada de

la eliminación de parte del correspondiente disco intervertebral. De esta manera, se accede a la región ventral del canal vertebral y a la médula espinal.

Una vez fresado el hueso y cortado el ligamento longitudinal, se procede a retirar el material discal con ganchos de nervios, gubias pequeñas o pinzas hemostáticas en casos muy crónicos (aunque lo ideal es ver la médula espinal una vez se ha retirado dicho material, en algunos casos este puede estar muy adherido; en esas ocasiones es preferible comprobar que se ha llegado a los límites mediante palpación y, aunque quede algo de material adherido, dejarlo para evitar una excesiva manipulación de la médula espinal). En el caso de sangrado de los senos se debe aplicar material hemostático y esperar (fig. 16).

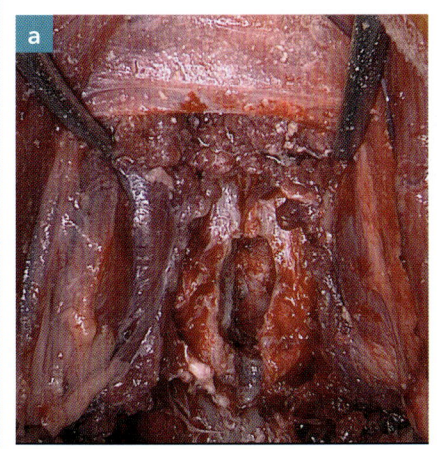
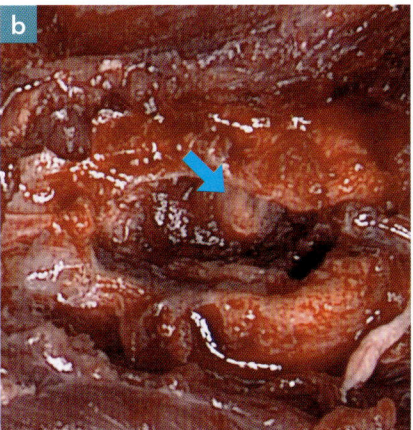
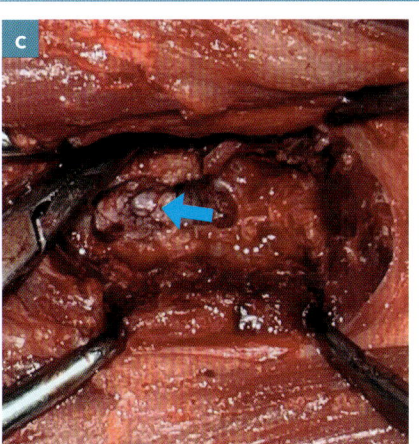

**FIGURA 16.** Imagen magnificada con exoscopia en un *slot* ventral. Se observa aún la cortical interna (a). Imagen tras cortar el ligamento longitudinal y aplicar el apósito hemostático para evitar el sangrado de los senos venosos (flecha) (b). Imagen tras retirar el material discal en la que se aprecia la médula espinal (flecha) y restos adheridos (c).

El uso de magnificación con microscopio quirúrgico, gafas lupa o exoscopia (VITOM) es de gran ayuda en muchos casos para visualizar las estructuras.[58]

Se ha comprobado en un estudio realizado en 2020 que los perros sometidos a más de un *slot* ventral simultáneo tenían una evolución muy similar a aquellos perros con uno simple, por lo que se considera una actuación segura.[59]

### Hemilaminectomía y laminectomía dorsales
Aunque en la mayoría de los casos de hernia discal cervical la técnica de elección es el *slot* ventral, en aquellos casos en los que el material discal está localizado dorsal o muy lateral, la hemilaminectomía cervical es una de las técnicas de elección con buenos resultados en los estudios publicados y en la experiencia de los autores. La laminectomía dorsal es menos frecuente en casos de enfermedad discal para evitar manipular la médula espinal.[59-63]

La hemilaminectomía cervical (figs. 17 y 18) tiene ciertas particularidades con respecto a la toracolumbar. Durante el abordaje y la disección hay que usar, en la mayoría de las ocasiones, un electrocauterio (monopolar, bipolar) debido al sangrado moderado-intenso que se produce. Se debe tener precaución para evitar el daño al ligamento nucal; la ventana de hemilaminectomía cervical es diferente a la realizada para la región toracolumbar, puesto que no se puede realizar un margen tan ventral para evitar lesionar la arteria vertebral; y no se realiza la técnica de fresado de los bordes, sino que en esta ocasión el fresado es homogéneo y nos ayudamos posteriormente de un laminótomo Kerrison o de unas gubias para ampliar la ventana.

## Tratamiento quirúrgico. Otras técnicas asociadas o no a descompresión

### Fenestración del disco intervertebral
La fenestración discal es la eliminación del núcleo pulposo del disco intervertebral correspondiente a través de una ventana creada en el anillo fibroso.[64] Se trata de un procedimiento históricamente controvertido y cuya realización (o su descarte) varía entre los diferentes especialistas e instituciones. Se ha publicado que del 69 % al 82 % de los neurólogos realizaban la fenestración siempre, mientras que solo del 36 % al 55 % de los cirujanos la llevaban a cabo.[65,66] Cuando se habla de fenestración, nos podemos referir a dos opciones. La primera es la fenestración del disco intervertebral degenerado y roto, en el que hay extrusión de material discal. En estos casos, se ha comprobado mediante múltiples estudios que la fenestración del disco intervertebral reduce de forma significativa la recurrencia de la hernia discal, del 19 % al 5 %.[67-70] La segunda opción corresponde a la fenestración múltiple de discos intervertebrales

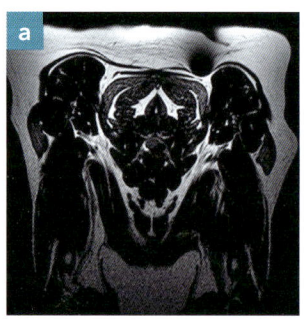

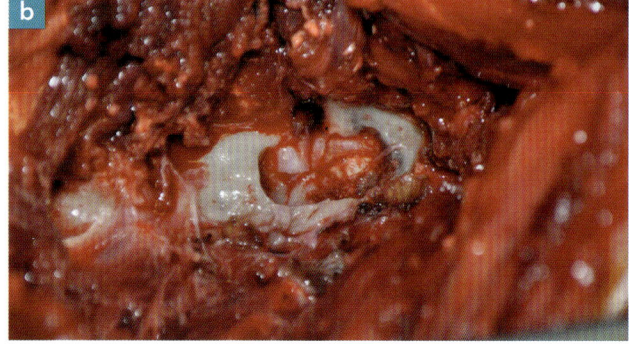

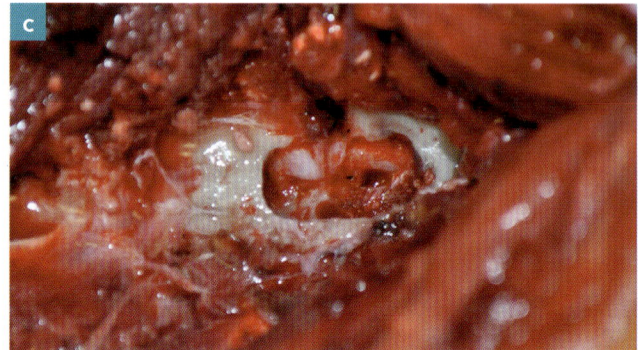

**FIGURA 17.** Imagen de resonancia magnética en T2 transversa que muestra un disco lateralizado a nivel de C5-C6 (a). Imágenes tomadas tras realizar la hemilaminectomía cervical antes de retirar el disco herniado (se aprecia el disco calcificado que comprime la médula espinal) (b) y después de la retirada (c).

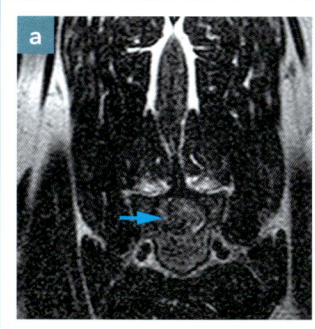

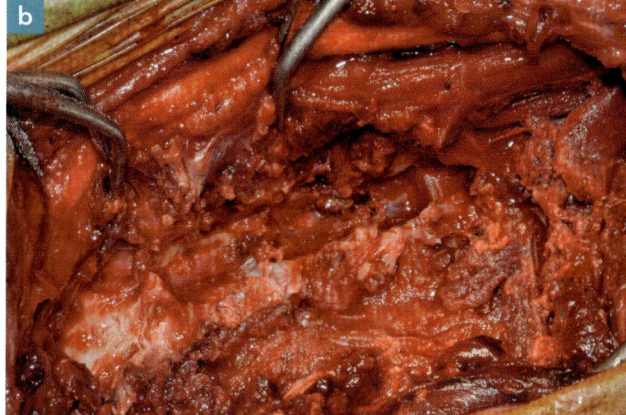

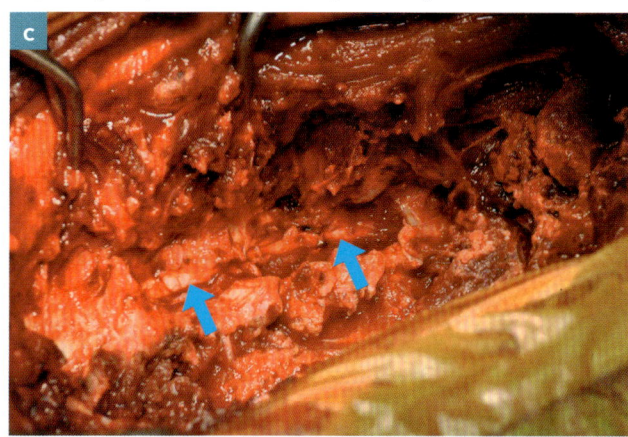

**FIGURA 18.** Imagen de resonancia magnética en secuencia T2 transversa que muestra hematoma y disco extruido en C5-C6 y situado laterodorsalmente (a). Imágenes que muestran el hematoma y el disco (flechas) tras realizar la hemilaminectomía cervical, antes y después de retirar la compresión (b y c).

degenerados, pero no rotos, que se fenestran durante la cirugía de la extrusión discal. Un estudio demostró una reducción de la recurrencia de la hernia del 17 % al 7 % en el grupo de perros multifenestrados con respecto a aquellos que solo se fenestraba el disco intervertebral afectado.[71]

Sin embargo, y a pesar de todos estos trabajos, un estudio de 2022 muestra un metanálisis que revisó de forma estadística todos los estudios hasta ahora publicados (recopilando un total de 5457 casos) sobre tratamientos de hernias mediante fenestración determinó que existe una alta evidencia de protección a más herniaciones en el disco intervertebral degenerado y roto mediante la realización de múltiples fenestraciones, pero sin que exista una evidencia clara en la profilaxis.[72]

Los autores fenestran en la mayoría de los casos el mismo espacio de la hemilaminectomía (fig. 19) (generalmente con fresado o con una hoja de bisturí), y seguidamente retiran parte del disco (habitualmente con una aguja hipodérmica doblada). En función de la raza y los hallazgos de imagen (discos calcificados), se opta por la fenestración de los espacios adyacentes.

## Durotomía

Es un procedimiento quirúrgico que tiene, entre otros objetivos, mejorar el riego sanguíneo y el aporte de oxígeno a la médula espinal, así como evaluar la presencia de signos de mielomalacia.[73] Históricamente, se había recomendado como una técnica que se podía realizar en aquellos pacientes que presentaban una falta de sensibilidad nociceptiva profunda en los miembros pélvicos.[74] Posteriores estudios han demostrado su gran utilidad en los perros con este tipo de presentación, porque mejora el porcentaje de perros que vuelven ambular y porque evita el

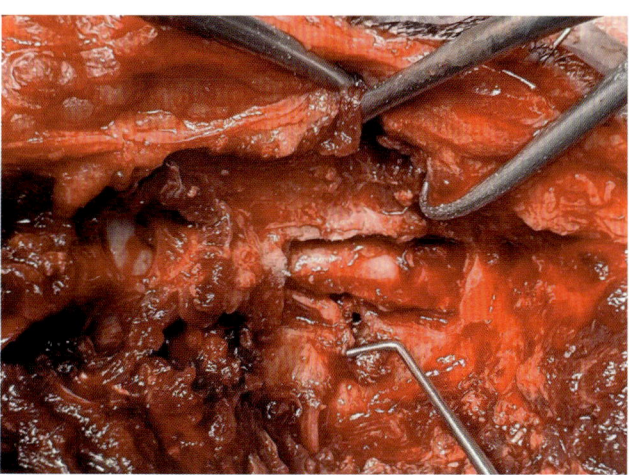

**FIGURA 19.** Imagen que muestra la hemilaminectomía y el orificio para la fenestración en el mismo espacio de la cirugía.

desarrollo de mielomalacia y aumenta la tasa de supervivencia, sobre todo, cuando la durotomía se realiza de forma extensa.[75] En uno de dichos estudios, el porcentaje de perros que volvieron a andar fue superior en aquellos tratados con hemilaminectomía y durotomía (56,9 %) que en los que se realizó solamente una hemilaminectomía (38,5 %).[76] Además, los perros tratados con durotomía no desarrollaron mielomalacia, mientras que en aquellos en los que no se realizó, la mielomalacia estuvo presente en un 21,5 %.[76] En otra serie de casos reportados, se mostró que en aquellos perros en los que tanto clínica como radiológicamente había signos sugestivos de mielomalacia, la supervivencia de los perros tratados con una extensa durotomía y una hemilaminectomía fue superior al grupo tratado solo con hemilaminectomía (100 % frente al 61 %).[77] Este resultado de alta supervivencia es similar al obtenido en otro estudio de características similares, en el que se obtuvo una supervivencia de un 91 %, superior a lo esperado.[78]

## Estabilización vertebral asociada o no a técnica descompresora

La estabilización vertebral asociada o no a técnicas descompresoras en el tratamiento de enfermedad discal intervertebral, tanto cervical como toracolumbar, se ha descrito en varios estudios.[79-81]

La estabilización en casos de enfermedad discal puede estar indicada en situaciones en las que se sospecha de un componente dinámico o técnicas descompresoras múltiples (p. ej.: corpectomías) o cuando hay protrusión discal asociada a otras anomalías (p.ej.: displasia articular) que puedan favorecer la inestabilidad al realizar la descompresión quirúrgica (figs. 20 y 21).

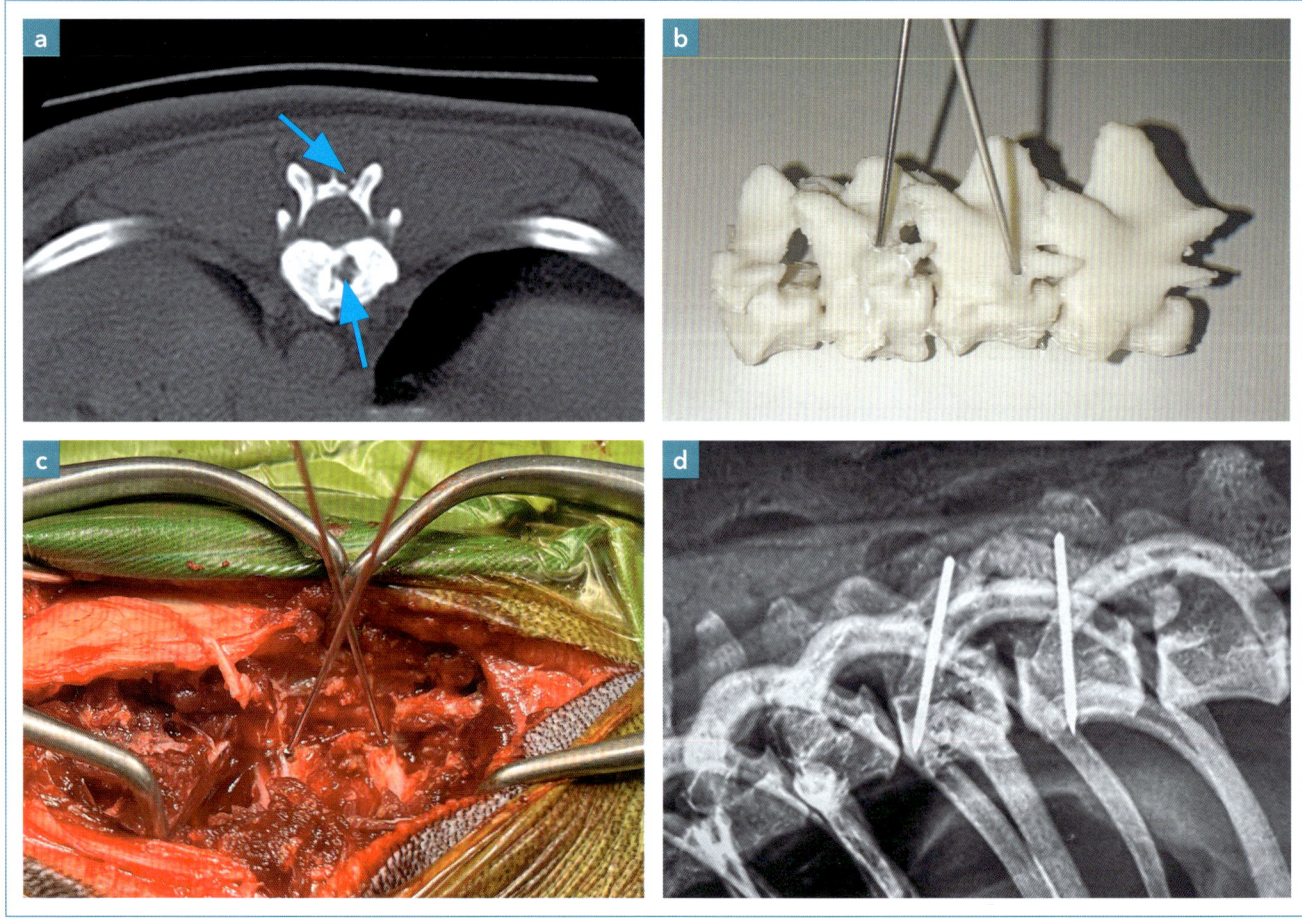

**FIGURA 20.** Imagen transversa de tomografía computarizada que muestra una hernia crónica a nivel de T12-T13 y displasia articular con cambios degenerativos en el disco intervertebral (a). Modelo impreso en 3D de plástico de la columna del mismo paciente para ensayar la guía de implantes (b). Imagen intraoperatoria de los implantes y hemilaminectomía (c) y de la radiografía posoperatoria (d).

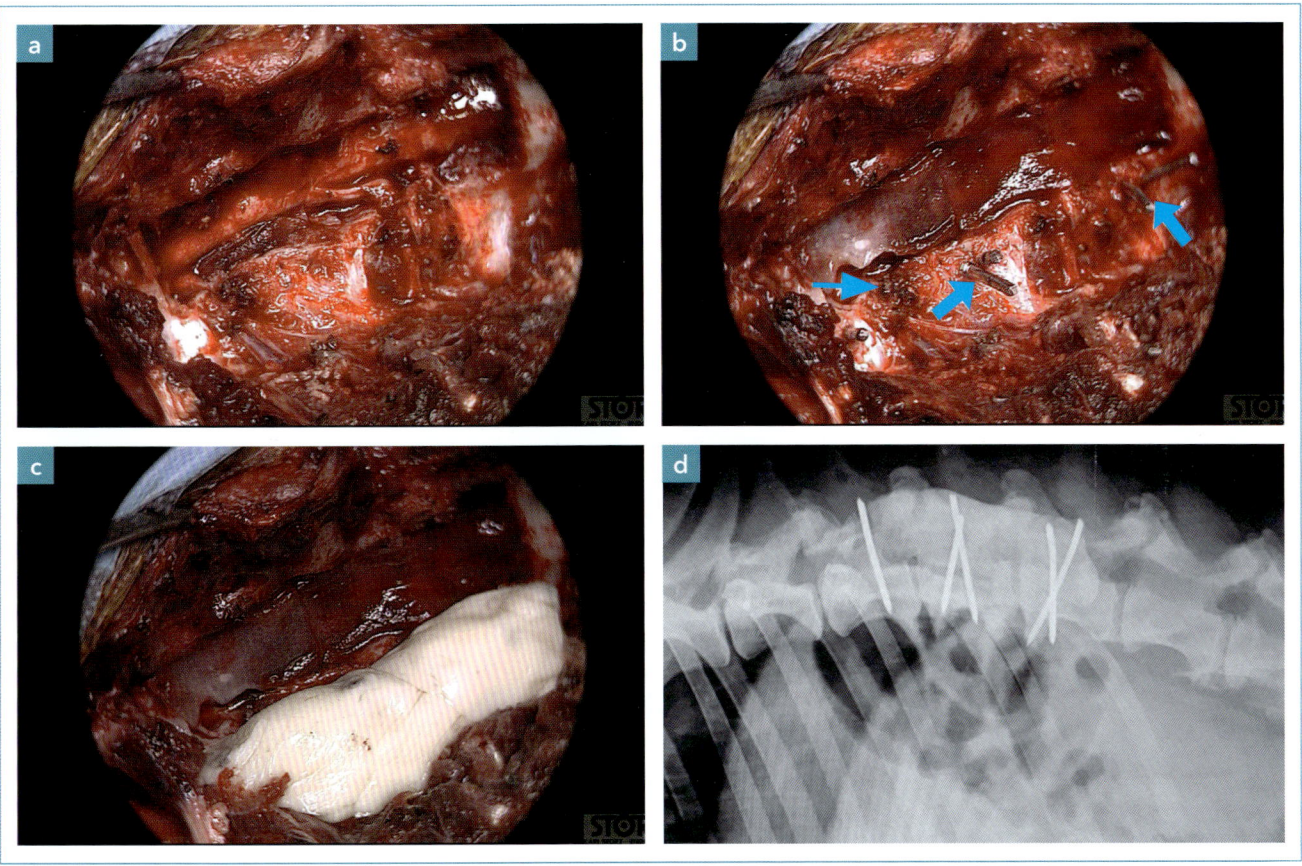

**FIGURA 21.** Imágenes intraoperatorias con magnificación por exoscopia en un Pastor Alemán con doble hemilaminectomía toracolumbar T12-L1 debido a dos protrusiones crónicas (a), que se estabiliza mediante clavos roscados (flechas) (b) y PMMA (c) por riesgo de inestabilidad. Radiografía posoperatoria (d).

## Pronóstico

Anteriormente se ha tratado el pronóstico de los pacientes con extrusiones discales que reciben tratamiento médico en comparación con aquellos en los que se realiza cirugía descompresora (ver el apartado Tratamiento).

En cuanto al pronóstico de la intervención quirúrgica en función de otros factores, comentaremos algunos de los más importantes: uno de los puntos más críticos y controvertidos históricamente es el momento en el que se debe operar a los perros con extrusión discal. De hecho, todos los estudios ponen de manifiesto que no hay consecuencias evidentes en el pronóstico: tras el último análisis de consensos y guías, se determinó que no había evidencias claras de que el tiempo transcurrido entre los 3 a 5 días posteriores al inicio de la paraplejia no afectara al resultado final.[31,32] Tampoco existen evidencias de que se obtengan peores resultados si se pospone la cirugía al día siguiente en el caso de que la sensibilidad nociceptiva se pierda durante la noche en perros parapléjicos[31,32] ni de que influya en la velocidad de recuperación del paciente si la cirugía se retrasa [31,32] o si aumenta el riesgo de desarrollar mielomalacia si se aplaza más allá de las 12 horas en perros sin sensibilidad nociceptiva profunda. [31,32] Todo esto pone de manifiesto que actualmente no existe ningún acuerdo sobre el tema, por lo que se precisan estudios multicéntricos y prospectivos que puedan esclarecer mejor este crítico tema.

Otra cuestión muy importante y habitual es la que concierne al pronóstico de los pacientes que presentan una ausencia de sensibilidad nociceptiva profunda en los miembros pélvicos tras una extrusión discal, así como el desarrollo de mielomalacia progresiva. De acuerdo con los estudios publicados, la posibilidad de volver a ambular en un perro sin sensibilidad nociceptiva es de un 21 % con tratamiento médico y de un 60 % con cirugía.[29,82,83] En este sentido, un estudio preliminar ha demostrado que el porcentaje de perros sin sensibilidad nociceptiva profunda que pueden mejorar con tratamiento médico puede ascender a un 38 % a los 6 meses.[84] Es importante señalar a este respecto que la recuperación de la incontinencia urinaria y fecal es independiente de la de caminar, de forma que, aproximadamente, un 40 % de los pacientes que recuperan la ambulación permanecen siendo incontinentes.[82,83]

En cuanto a la mielomalacia progresiva, la prevalencia se sitúa entre un 10 % y un 33 % de los perros sin sensibilidad nociceptiva.[79,80,82] En cuanto a los factores que pueden predisponer al desarrollo de mielomalacia, estos serían la gravedad del caso (paraplejia sin nocicepción), la localización de la lesión (afectación de la intumescencia lumbar) y la raza (Bulldog Francés y Teckel).[85,86] Algunas intervenciones, como la administración de glucocorticoesteroides, pueden favorecer el no desarrollo de mielomalacia, pero la evidencia es baja.[86] También algún estudio ha evidenciado que la rápida descompresión podría impedir el desarrollo de la mielomalacia, mientras que el retraso de la cirugía podría favorecer su aparición.[83] Sin embargo, otro estudio no mostró dicha relación.[85] Todas las publicaciones llevan a concluir que también este es un aspecto que se debe investigar con mayor profundidad.

## Bibliografía

1. Fenn J, Olby NJ and the Canine Spinal Cord Injury Consortium (CANSORT-SCI). Classification of Intervertebral Disc Disease. *Front. Vet. Sci.,* 2020; 7:579025.

2. Evans HE, De Lahunta A. Chapter 5: Arthrology. *En Miller's Anatomy of the Dog* 4th edition. Elsevier, 2013; p.158-184.

3. Bergknut N, Smolders LA, Grinwis GC, *et al.* Intervertebral disc degeneration in the dog. Part 1: anatomy and physiology of the intervertebral disc and characteristics of intervertebral disc degeneration. *Vet J,* 2013;195(3):282-91.

4. De Lahunta A, Glass E, Kent M. Chapter 10: Small animal spinal cord disease. En De Lahunta, Glass E, Kent M. *Veterinary Neuroanatomy and Clinical neurology* 5th edition. Elsevier, 2021; p. 267-311.

5. Brisson BA. Intervertebral disc disease in dogs. *Vet Clin North Am Small Anim Pract.,* 2010 Sep;40(5):829-58.

6. De Decker S, Fenn J. Acute herniation of nondegenerate nucleus pulposus: acute noncompressive nucleus pulposus extrusion and compressive hydrated nucleus pulposus extrusion. *Vet Clin North Am Small Anim Pract.,* 2018;48:95-109.

7. Dolera M, Malfassi L, Marcarini S, *et al.* Hydrated nucleus pulposus extrusion in dogs: correlation of magnetic resonance imaging and microsurgical findings. *Acta Vet Scand,* 2015;57:58.

8. De Risio LA. review of fibrocartilaginous embolic myelopathy and different types of peracute non-compressive intervertebral disk extrusions in dogs and cats. *Front Vet Sci.,* 2015;2:24.

9. Tamura S, Doi S, Tamura Y, *et al.* Thoracolumbar intradural disc herniation in eight dogs: clinical, low-field magnetic resonance imaging, and computed tomographic myelography findings. *Vet Radiol Ultrasound.,* 2015; 56:160-7. doi: 10.1111/vru. 12213.

10. Casado D, Fernandes R, Lourinho F, *et al.* Magnetic resonance imaging features of canine intradural/extra9 medullary intervertebral disc extrusion in seven cases. *Front. Vet. Sci,* 2022;9:1003042.

11. da Costa RC, De Decker S, Lewis MJ, *et al.* Canine Spinal Cord Injury Consortium (CANSORT-SCI) (2020) Diagnostic Imaging in Intervertebral Disc. *Disease Front. Vet. Sci.* 7:588338.

12. Bergknut N, Egenvall A, Hagman R, *et al.* Incidence of intervertebral disk degeneration-related diseases and associated mortality rates in dogs. *J Am Vet Med Assoc.,* 2012; 240:1300-1309.

13. Fowler KM, Pancotto TE, Werre SR, *et al.* Outcome of thoracolumbar surgical feline intervertebral disc disease. *Journal of Feline Medicine and Surgery,* 2022; 24(6):473-483.

14. Macias C, McKee WM, May C, *et al.* Thoracolumbar disc disease in large dogs: a study of 99 cases. *J Small Anim Pract.,* 2002;43:439-446.

15. Crawford AH, De Decker S. Clinical presentation and outcome of dogs treated medically or surgically for thoracolumbar intervertebral disc protrusion. *Vet Rec.,* 2017; 180:569.

16. Beltran E, Dennis R, Doyle V, de Stefani A, *et al.* Clinical and magnetic resonance imaging features of canine

compressive cervical myelopathy with suspected hydrated nucleus pulposus extrusion. *J Small Anim Pract.,* 2012;53:101-107.

17. Hamilton T, Glass E, Drobatz K, *et al.* Severity of spinal cord dysfunction and pain associated with hydrated nucleus pulposus extrusion in dogs. *Vet Comp Orthop Traumatol,* 2014;27:313-318.

18. De Risio L, Adams V, Dennis R, *et al.* Association of clinical and magnetic resonance imaging findings with outcome in dogs with presumptive acute noncompressive nucleus pulposus extrusion: 42 cases (2000-2007). *J Am Vet Med Assoc.,* 2009; 234(4):495-504.

19. Fenn J, Drees R, Volk HA, *et al.* Comparison of clinical signs and outcomes between dogs with presumptive ischemic myelopathy and dogs with acute noncompressive nucleus pulposus extrusion. *J Am Vet Med Assoc.,* 2016;249:767-75.

20. Somerville ME, Anderson SM, Gill PJ, *et al.* Accuracy of localization of cervical intervertebral disk extrusion or protrusion using survey radiography in dogs. *J Am Anim Hosp Assoc.,* 2001;37:563-72. doi: 10.5326/15473317-37-6-563.

21. Hecht S, Thomas WB, Marioni-Henry K, *et al.* Myelography vs. computed tomography in the evaluation of acute thoracolumbar intervertebral disk extrusion in chondrodystrophic dogs. *Vet Radiol Ultrasound,* 2009;50:353-359.

22. Dennison SE, Drees R, Rylander H, *et al.* Evaluation of different computed tomography techniques and myelography for the diagnosis of acute canine myelopathy. Vet Radiol Ultrasound 2010; 51:254-2548.

23. Shimizu J, Yamada K, Mochida K, *et al.* Comparison of the diagnosis of intervertebral disc herniation in dogs by CT before and after contrast enhancement of the subarachnoid space. *Vet Rec,* 2009; 165:200-202.

24. Noyes JA, Thomovsky SA, Chen AV, *et al.* Magnetic resonance imaging versus computed tomography to plan hemilaminectomies in chondrodystrophic dogs with intervertebral disc extrusion. *Vet Surg.,* 2017;46:1025-1031.

25. Mai W. Chapter 7.1: Normal MRI spinal anatomy, degenerative disc disease, and disc herniation. En: Mai W. *Diagnostic MRI in Dogs and Cats.* 1st ed. CRC press Ed., 2018: p. 413-446.

26. Bos AS, Brisson BA, Nykamp SG, *et al.* Accuracy, inter-method agreement, and inter-reviewer agreement for use of magnetic resonance imaging and myelography in small-breed dogs with naturally occurring first- time intervertebral disk extrusion. *J Am Vet Med Assoc.,* 2012;240:969-977.

27. Besalti O, Pekcan Z, Sirin YS, *et al.* Magnetic resonance imaging findings in dogs with thoracolumbar intervertebral disk disease: 69 cases (1997-2005). *J Am Vet Med Assoc.,* 2006;228:902.

28. Gomes SA, Volk HA, Packer RM, *et al.* Clinical and magnetic resonance imaging characteristics of thoracolumbar intervertebral disk extrusions and protrusions in large breed dogs. *Vet Radiol Ultrasound.,* 2016;57:417-426.

29. Langerhuus L, Miles J. Proportion recovery and times to ambulation for non-ambulatory dogs with thoracolumbar disc extrusions treated with hemilaminectomy or conservative treatment: a systematic review and meta-analysis of case-series studies. *Vet J.,* 2017;220:7-16.

30. Levine JM, Levine GJ, Johnson SI, *et al.* Evaluation of the success of medical management for presumptive thoracolumbar intervertebral disk herniation in dogs. *Vet Surg.,* 2007;36(5):482-491.

31. Olby NJ, Moore SA, Brisson B, *et al.* ACVIM consensus statement on diagnosis and management of acute canine thoracolumbar intervertebral disc extrusion. *J Vet Intern Med.,* 2022;36(5):1570-1596.

32. Moore SA, Tipold A, Olby NJ, *et al.* Canine Spinal Cord Injury Consortium (CANSORT SCI). Current Approaches to the Management of Acute Thoracolumbar Disc Extrusion in Dogs. *Front. Vet. Sci.,* 2020;7:610.

33. Granger N, Olby NJ, Nout-Lomas YS. Canine Spinal Cord Injury Consortium (CANSORT-SCI) Bladder and Bowel Management in Dogs With Spinal Cord Injury. *Front. Vet. Sci.,* 2020;7:583342.

34. Giambuzzi S, Pancotto T, Ruth J. Perineural Injection for Treatment of Root-Signature Signs Associated with Lateralized Disk Material in Five Dogs (2009-2013). *Front Vet Sci.,* 2016;3:1.

35. Jeffery ND, Harcourt-Brown TR, *et al.* Choices and Decisions in Decompressive Surgery for Thoracolumbar Intervertebral Disk Herniation, *Veterinary Clinics of North America: Small Animal Practice, 2018;* 48(1):169-186.

36. Borlace T, Gutierrez-Quintana R, Taylor-Brown FE, *et al.* Comparison of medical and surgical treatment for acute cervical compressive hydrated nucleus pulposus extrusion in dogs. *Vet Rec.,* 2017;81(23):625 2017.

37. Nessler J, Flieshardt C, Tünsmeyer J, *et al.* Comparison of surgical and conservative treatment of hydrated nucleus pulposus extrusion in dogs. *J Vet Intern Med.,* 2018;32(6):1989-1995.

38. Gage ED. Modifications in dorsolateral hemilaminectomy and disc fenestration in the dog. *J Am Anim Hosp Assoc,* 1975;11:407-411.

39. Shores A. Chapter 20: Thoracolumbar Hemilaminectomy. En Shores A, Brisson BA. *Current Techniques in Canine and Feline Neurosurgery*. 1st Ed. John Wiley and Sons. 2017; p. 179-182.

40. Sharp NJ, Wheeler SJ. Chapter 8: Thoracolumbar disc disease. En Sharp NJ, Wheeler SJ. *Small Animal Spinal Disorders, Diagnosis and Surgery*. 2nd Ed. Elsevier Mosby. 2005; p. 121-160.

41. Forterre F, Vizcaíno N, De Risio L. Chapter 31: Thoracolumbar Disc Disease: Dorsal Approaches versus Lateral versus ventral Approaches. What to Do If I´M on the Wrong Side or Site(Level)? En Fingeroth JM, Thomas WB. *Advances in Intervertebral Disc Disease in Dogs and Cats*. 1st Ed. Wiley Blackwell, 2015; p. 232-236.

42. Kerwin SC, Levine JM, Markin JM. Chapter 32: Thoracolumbar Vertebral column. En Johnston SA, Tobias KM. *Veterinary Surgery: Small Animal*. 2nd Ed. Elsevier, 2018; p. 485-513.

43. Toombs JP, Waters DJ. Intervertebral disc disease In: Slatter DH (Ed). *Textbook of veterinary surgery*, 3rd Ed. Philadelphia, PA, Saunders, 2003; p. 1193-1209.

44. Dewey CW and Fossum TW. Surgery of the thoracolumbar spine. In: Fossum TW (Ed). *Small animal surgery*, 5th Ed. Philadelphia, PA, Elsevier, 2019; p. 1404-1427.

45. Jeffery ND. Treatment of acute and chronic thoracolumbar disc disease by "mini hemilaminectomy". *J Small Animal Pract.*, 1988;29:611-616.

46. Huska JL, Gaitero L, Brisson BA, et al. Comparison of the access window created by hemilaminectomy and mini-hemilaminectomy in the thoracolumbar vertebral canal using computed tomography. *Can Vet J.*, 2014;55:449-455.

47. Lubbe AM, Kirberger RM, Verstraete FJM. Pediculectomy for thoracolumbar spinal decompression in the dachshund. *J Am Anim Hosp Assoc.*, 1994;30:233-238.

48. Brisson BA. Chapter 21: Pediculectomy/Mini-Hemilaminectomy. En Shores A, Brisson BA. Current Techniques in Canine and Feline Neurosurgery. 1st Ed. John Wiley and Sons., 2017; p. 183-190.

49. Moissonnier P, Meheust P, Carozzo C. Thoracolumbar lateral corpectomy for treatment of chronic disc herniation. *Vet Surg,* 2004;33:620-628.

50. Salger F, Ziegler L, Boettcher IC, et al. Neurologic outcome after thoracolumbar partial lateral corpectomy for intervertebral disc disease in 72 dogs. *Vet Surg.,* 2014;43:581-588.

51. Moissonnier P. Chapter 23: Thoracolumbar Lateral Corpectomy. En Shores A, Brisson BA. *Current Techniques in Canine and Feline Neurosurgery*. 1st Ed. John Wiley and Sons., 2017; p. 199-204.

52. Flegel T, Boettcher IC, Ludewig E, et al. Partial lateral corpectomy of the thoracolumbar spine in 51 dogs: Assessment of the slot morphometry and spinal cord decompression. *Vet Surg,* 2011;40:14-21.

53. Vizcaíno-Revés N, Bürki A, Ferguson S, et al. Influence of partial lateral corpectomy with and without hemilaminectomy on canine thora- columbar stability: a biomechanichal study. *Vet Surg.,* 2012;41:228-234

54. Crawford AH, De Decker S. Comparison between Hemilaminectomy with either Anulectomy or Partial Discectomy for Treatment of Thoracolumbar Intervertebral Disc Protrusion in Dogs. *Vet Comp Orthop Traumatol*. 2018;31(3):194-201.

55. Becker LF, Schleifenbaum S, Heilmann, et al. Biomechanics of the canine lumbar spine after performing multiple partial lateral corpectomies. Oral presentation, 34th *ESVN.ECVN Symposium*, September 2022, Mallorca (Spain).

56. Da Costa RC. Chapter 17: Ventral Cervical Decompression. En Shores A, Brisson BA. *Current Techniques in Canine and Feline Neurosurgery*. 1st Ed. John Wiley and Sons. 2017; p. 157-62.

57. Platt SR, da Costa RC. Chapter 31: Cervical Vertebral Column and Spinal Cord. En Johnston SA, Tobias KM. *Veterinary Surgery: Small Animal*. 2nd edition. Elsevier, 2018; 438-485.

58. Rossetti D, Ragetly GR, Poncet CM. High-Definition Video Telescope-Assisted Ventral Slot Decompression Surgery for Cervical Intervertebral Disc Herniation in 30 Dogs. *Vet Surg.,* 2016;45(7):893-900.

59. Guo, S., Lu, D., Pfeiffer, S, et al. Non-ambulatory dogs with cervical intervertebral disc herniation: single versus multiple ventral slot decompression. *Aust Vet J*, 2020;98:148-155.

60. Schmied O, Golini L, Steffen F. Effectiveness of cervical hemilaminectomy in canine Hansen Type I and Type II disc disease: a retrospective study. *J Am Anim Hosp Assoc.,* 2011;47(5):342-50.

61. Tanaka H, Nakayama M, Takase K. Usefulness of hemilaminectomy for cervical intervertebral disk disease in small dogs. *J Vet Med Sci.,* 2005;67(7).

62. Fingeroth JM. Chapter 16: Dorsal Cervical Decompression (Laminectomy/Hemilaminectomy and Laminotomy). En

Shores A, Brisson BA. *Current Techniques in Canine and Feline Neurosurgery*. 1st Ed. John Wiley and Sons., 2017; p. 149-156.

63. Sharp NJ, Wheeler SJ. Chapter 7: Cervical disc disease. En Sharp NJ, Wheeler SJ. Small Animal Spinal Disorders, *Diagnosis and Surgery*. 2nd Ed. Elsevier Mosby, 2005; p. 93-120.

64. Brisson BA. Chapter 22: Intervertebral Disc Fenestration. En Shores A, Brisson BA. *Current Techniques in Canine and Feline Neurosurgery*. 1st Ed. John Wiley and Sons, 2017; p. 191-198.

65. Moore SA, Early PJ, Hettlich BF. Practice patterns in the management of acute intervertebral disc herniation in dogs. *Journal of Small Animal Practice,* 2016;57;409-415.

66. Hall JF, Freeman P. Approach to and Practice of Disc Fenestration in the Management of Intervertebral Disc Extrusions in Dogs: A Questionnaire Survey. *Vet Comp Orthop Traumatol,* 2021;34:437-440.

67. Brisson, BA, Moffatt, SL, Swayne, SL, *et al*. Recurrence of Thoracolumbar Intervertebral Disk Extrusion in Chondrodystrophic Dogs after Surgical Decompression with or without Prophylactic Fenestration: 265 Cases (1995-1999). *J. Am. Vet. Med. Assoc.,* 2004;224:1808-1814.

68. Mayhew PD, McLear RC, Ziemer LS, *et al*. Risk Factors for Recurrence of Clinical Signs Associated with Thoracolumbar Intervertebral Disk Herniation in Dogs: 229 Cases (1994-2000). *J. Am. Vet. Med. Assoc.,* 2004;225:1231-1236.

69. Forterre F, Konar M, Spreng D, *et al*. Influence of Intervertebral Disc Fenestration at the Herniation Site in Association with Hemilaminectomy on Recurrence in Chondrodystrophic Dogs with Thoracolumbar Disc Disease: A Prospective MRI Study. *Vet. Surg.,* 2008;37:399-405.

70. Aikawa, T, Fujita, H, Shibata M, *et al*. Recurrent Thoracolumbar Intervertebral Disc Extrusion after Hemilaminectomy and Concomitant Prophylactic Fenestration in 662 Chondrodystrophic Dogs. *Vet. Surg.,* 2012;41:381-390.

71. Brisson BA, Holmberg DL, Parent J, *et al*. Comparison of the Effect of Single-Site and Multiple-Site Disk Fenestration on the Rate of Recurrence of Thoracolumbar Intervertebral Disk Herniation in Dogs. *J. Am. Vet. Med. Assoc.,* 2011;238:1593-1600.

72. Pontikaki AE, Pavlidou K, Polizopoulou Z, *et al*. Prophylactic Effect of Fenestration on the Recurrence of Thoracolumbar Intervertebral Disc Disease in Dogs. *Animals* (Basel), 2022;12(19):2601.

73. Lewis MJ, Granger N, Jeffery ND, Canine Spinal Cord Injury Consortium (CANSORT-SCI). Emerging and Adjunctive Therapies for Spinal Cord Injury Following Acute Canine Intervertebral Disc Herniation. *Front. Vet. Sci.,* 2020; 7:579933.

74. Sharp NJ, Wheeler SJ. Chapter 13: Trauma. En Sharp NJ, Wheeler SJ. *Small Animal Spinal Disorders, Diagnosis and Surgery*. 2nd Ed. Elsevier Mosby, 2005; p. 281-318.

75. Jeffery ND, Mankin JM, Ito D, *et al*. Extended durotomy to treat severe spinal cord injury after acute thoracolumbar disc herniation in dogs. *Vet Surg.,* 2020;49(5):884-893.

76. Takahashi F, Honnami A, Toki M, *et al*. Effect of durotomy in dogs with thoracolumbar disc herniation and without deep pain percep- tion in the hind limbs. *Vet Surg.* 2020;49(5):860-869.

77. Nakamoto Y, Uemura T, Hasegawa H, *et al*. Outcomes of dogs with progressive myelomalacia treated with hemilaminectomy or with extensive hemilaminectomy and durotomy. *Vet Surg,* 2020;50:81-88.

78. Hirano R, Asahina R, Hirano T, *et al*. Outcomes of extensive hemila- minectomy with durotomy on dogs with presumptive progressive myelomalacia: a retrospective study on 34 cases. BMC *Vet Res.,* 2020;16(1):476.

79. Fitch RB, Kerwin SC, Hosgood G. Caudal cervical intervertebral disk disease in the small dog: role of distraction and stabilization in ventral slot decompression. *J Am Anim Hosp Assoc.,* 2000;36(1):68-74.

80. Downes CJ, Gemmill TJ, Gibbons SE, *et al*. Hemilaminectomy and vertebral stabilisation for the treatment of thoracolumbar disc protrusion in 28 dogs. *J Small Anim Pract.* 2009;50(10):525-535.

81. Aikawa T, Shibata M, Sadahiro S. Hemilaminectomy and vertebral stabilization for thoracolumbar intervertebral disc associated dynamic compression in 11 dogs. *Vet Comp Orthop Traumatol.,* 2013;26(6):498-504.

82. Olby N, Levine J, Harris T, *et al*. Long-term functional outcome of dogs with severe injuries of the thoracolumbar spinal cord: 87 cases (1996-2001). *J Am Vet Med Assoc.,* 2003;222:762-9. doi: 10.2460/javma.2003.222.762.

83. Aikawa T, Fujita H, Kanazono S, *et al*. Long-term neurologic outcome of hemilaminectomy and disk fenestration for treatment of dogs with thoracolumbar intervertebral disk herniation: 831 cases (2000-2007). *J Am Vet Med Assoc.,* 2012;241:1617-26.

84. Khan S, Jeffery N, Freeman P. Recovery of ambulation and reduction in spinal cord compression in medically managed thoracolumbar disc extrusions in non-ambulatory small dogs. Oral presentation, 34th *ESVN.ECVN Symposium,* September 2022, Mallorca (Spain).

**85.** Balducci F, Canal S, Contiero B *et al.* Prevalence and risk factors for presumptive ascending/descending myelomalacia in dogs after thoracolumbar intervertebral disk herniation. *J Vet Intern Med.,* 2017;353:63-67.

**86.** Castel A, Olby NJ, Ru H, *et al.* Risk factors associated with progressive myelomalacia in dogs with complete sensorimotor loss following intervertebral disc extrusion: a retrospective case-control study. BMC *Vet Res.,* 2019;15(1):1-9.

# Fracturas y luxaciones vertebrales

Autores: Sergio Ródenas, José Miguel Segura y Antonio Navarro

## Introducción, términos y principios generales

Las fracturas o las luxaciones vertebrales son una entidad frecuente en neurología veterinaria, que constituyen aproximadamente un 7 % de los casos que se presentan en la consulta con déficits neurológicos secundarios a un daño medular[1] y que suelen producirse tras accidentes automovilísticos o caídas desde grandes alturas. [3] En otras ocasiones se producen a consecuencia de mordeduras o por impacto de proyectiles y, mucho menos frecuentes, secundarias a enfermedades metabólico-nutricionales, problemas infecciosos o neoplasias. [2]

Pueden afectar a cualquier punto de la columna vertebral, aunque las regiones afectadas con mayor frecuencia son la unión toracolumbar y la región lumbar.[1,4,5]

La sintomatología depende de la región afectada y de la gravedad del daño, de modo que pueden variar desde únicamente hiperestesia hasta déficits neurológicos graves.

Cuando tiene lugar un traumatismo de la columna vertebral se pueden producir dos tipos de daño. Un daño primario resultado del trauma directo y un daño secundario, mediado por la liberación de factores de la inflamación. Este daño secundario puede ser más devastador que el primario y es sobre el que podemos actuar médicamente. [6]

La función del veterinario es evitar que empeore el daño primario y prevenir los efectos lesivos del secundario.

**Los objetivos principales e inmediatos para el tratamiento de fracturas o luxaciones vertebrales en el perro y el gato son realinear la vértebra afectada, descomprimir la médula espinal y estabilizar las vértebras afectadas.**

La estabilización de la columna vertebral depende del grado de inestabilidad. Para ello aplicaremos la regla de los 3 compartimentos (dorsal, medio y ventral). [6]

Hay que tener en cuenta que muchos de estos pacientes tendrán lesiones graves en otros sistemas orgánicos[1] que requerirán un tratamiento previo a la posible estabilización o descompresión-estabilización de la columna vertebral.

## Examen general físico y examen neurológico

Los pacientes con fracturas o luxaciones vertebrales, como hemos dicho anteriormente, suelen presentar alteraciones en otros sistemas corporales (43-83 % de los casos). En estos pacientes es prioritario tratar las complicaciones con riesgo para la vida del animal (fluidoterapia, lesiones pulmonares, etc.) y no solo centrarse en las lesiones de la columna vertebral. [3,7]

En todos los animales politraumatizados se deberían hacer radiografías de tórax y abdomen y ecografía de abdomen (ruptura vesical, hemorragias, otras), así como realizar una analítica completa antes de proceder a las pruebas más específicas para evaluar las lesiones de la columna vertebral.

Durante el examen es importante no empeorar el estado neurológico del paciente, por lo que, si se sospecha de fractura o luxación de la columna vertebral, es importante colocar e inmovilizar al paciente en una superficie rígida y realizar el examen neurológico de tal manera que no corramos el riesgo de provocar una inestabilidad mayor. En el capítulo 2, *Examen neurológico*, el lector podrá encontrar toda la información necesaria para desarrollar una exploración completa.

El clínico debe ser muy cuidadoso durante el examen neurológico para evitar malinterpretaciones que puedan conducirle a un diagnóstico o un pronóstico erróneos. En este sentido, hay dos situaciones que el clínico debe conocer bien para proceder correctamente[1]: la primera corresponde a la interpretación de la postura de Shiff-Sherrington (esta indica que la lesión de columna es grave pero no tiene valor pronóstico); y la segunda, que consiste en localizar incorrectamente la lesión medular (el estado de *shock* espinal con reducción de los reflejos medulares caudales a la lesión puede hacer pensar en una lesión de neurona motora inferior, cuando se encuentra realmente ante una lesión del segmento medial craneal a L3). [8,9,10,11]

Otro punto que el clínico tener en cuenta es la posible presencia de lesiones en más de un segmento medular.

En cuanto al pronóstico depende del tipo de lesión, localización y presencia o no de sensibilidad profunda. El factor pronóstico más importante en lesiones torácicas y lumbares es la presencia o ausencia de sensibilidad dolorosa profunda. En fracturas y luxaciones en las que esta se ha perdido, el pronóstico para la recuperación de la deambulación y continencia urinaria se considera muy reservado, motivo por el que muchos propietarios optan por administrar la eutanasia a sus mascotas. Los pacientes con lesiones en la región cervical es raro que pierdan la sensibilidad dolorosa, si bien aquellos que presentan lesiones graves pueden tener problemas de ventilación. [12]

## Fisiopatología del trauma medular

Es imprescindible conocer la fisiopatología del daño primario y secundario tras un traumatismo de la médula espinal [13] para manejar correctamente el trauma medular agudo. Para ello, el clínico debe tener presente que las fuerzas externas que actúan para provocar las fracturas o las luxaciones vertebrales son numerosas: fuerzas de flexión lateral, de flexión dorsoventral, de torsión, de carga axial y cizalla. [12]

El daño primario se produce como consecuencia del impacto que puede provocar lesiones en la médula espinal, en los cuerpos vertebrales y en estructuras de soporte. En este caso, las principales lesiones medulares involucradas en las lesiones vertebrales son la concusión, compresión, laceración, disrupción y contusión. [14]

El daño secundario es clave para la progresión de la disfunción neurológica observada después de un suceso traumático. Se produce, como hemos dicho, mediado por la liberación de neurotransmisores como el glutamato, o la entrada de sodio y calcio en las células neuronales, la producción de radicales libres, la liberación de mediadores de la inflamación o la pérdida de la autorregulación, cuyo resultado final es la muerte neuronal. [13]

La función del veterinario consiste en tratar aquellos casos en los que existan signos de inestabilidad o compresión medular secundaria a fracturas, luxaciones, hernias traumáticas o hemorragia subaracnoideas, con el fin de evitar la progresión

del daño primario. [14] A su vez, debe evitarse en la medida de lo posible el daño secundario para garantizar una correcta presión y oxigenación sanguínea.

## Diagnóstico por imagen

Existen diferentes modalidades que podemos emplear para diagnosticar las fracturas y las luxaciones vertebrales: radiografías simples, mielografía, tomografía computarizada (TC) o mielografía-TC, y resonancia magnética (RM).

### Radiografía convencional
Las radiografías convencionales (fig. 1) tienen una sensibilidad del 72 al 77,5 % en la detección de fracturas y subluxaciones vertebrales. [15]

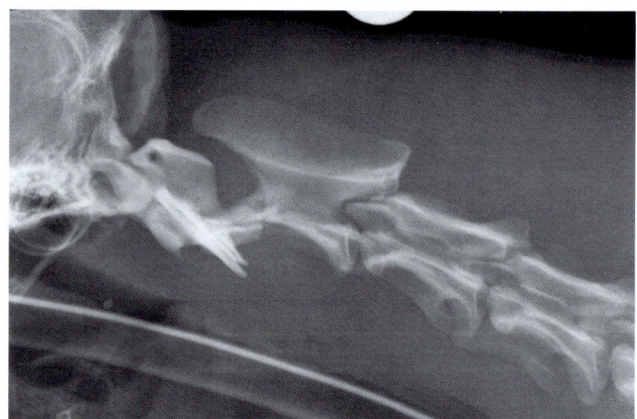

**FIGURA 1.** Radiografía laterolateral de un perro que muestra una fractura con desplazamiento en el cuerpo de C2.

Las radiografías se deben realizar sin causar un daño mayor al paciente. Para ello sería conveniente realizar únicamente vistas laterolaterales o usar equipos de rayos-X que permitan cambiar la posición del tubo de rayos X en casos de sospecha de fractura o luxación vertebral, con el fin de realizar proyecciones ventrodorsales sin movilizar al paciente [12]. Es recomendable realizar las radiografías con el animal despierto, ya que cualquier sedación puede provocar una relajación de la musculatura paraespinal, que actúa como soporte en pacientes con inestabilidad o fractura vertebral, con lo que una relajación de estos músculos puede provocar mayor inestabilidad y empeoramiento de la clínica del paciente. [16]

Es recomendable evitar la sedación del paciente para que la relajación muscular inducida no le provoque un estado de inestabilidad mayor.

Las radiografías tienen una menor sensibilidad para el diagnóstico de fracturas que afectan a los compartimentos medio y dorsal y no permiten la detección de alteraciones que afectan al interior del canal vertebral. [12]

## Mielografía

La mielografía (fig. 2) nos permite detectar compresiones extradurales asociadas a un traumatismo o inflamaciones medulares, aunque si se dispone de técnicas de imagen avanzada tales como la RM o la TC no suele emplearse, porque estas últimas son mñas precisas cuando se trata de

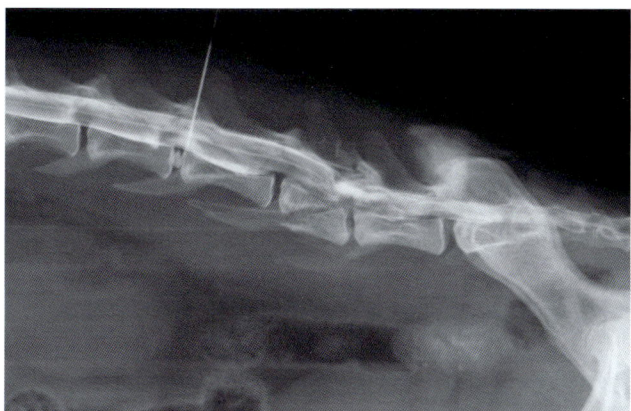

**FIGURA 2.** Gato con fractura vertebral en L6. Mielografía laterolateral en la que se aprecia la desviación de las columnas de contraste.

visualizar pequeñas fracturas o detalles. El inconveniente fundamental de la TC y la RM es que para realizarse requieren sedación o anestesia, por lo que es importante que el paciente se encuentre estable antes de la prueba y, como ya hemos dicho anteriormente, debemos tener mucho cuidado durante su manipulación para evitar que la clínica neurológica empeore. En numerosas ocasiones es recomendable la realización de las pruebas en decúbito lateral.

Es recomendable colocar al paciente en decúbito lateral para evitar movilizarlo y agravar su estado.

## Tomografía computarizada (TC)

En humanos la TC es la técnica por excelencia utilizada en pacientes politraumatizados, ya que tiene una sensibilidad del 100 % en la detección de lesiones óseas agudas. [17]

Esta prueba diagnóstica nos permite valorar el interior del canal vertebral y visualizar fragmentos óseos, comprobar el estado de los discos, la existencia de hemorragias extradurales o subaracnoideas y estrechamientos del canal vertebral que secundariamente provocan compresión de la médula espinal. [12]

La TC, además, nos permite la reconstrucción en diferentes planos y la obtención de imágenes tridimensionales (3D) del paciente (fig. 3), lo que supone una gran ayuda para la planificación quirúrgica de la intervención y la correcta colocación de los implantes.

Las imágenes de TC también son interesantes en el periodo posquirúrgico para comprobar la correcta posición de los sistemas de estabilización.

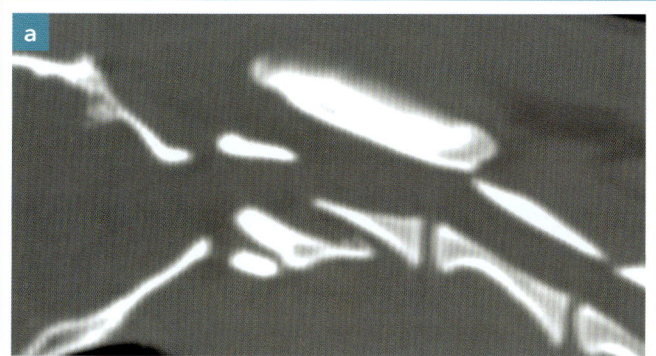
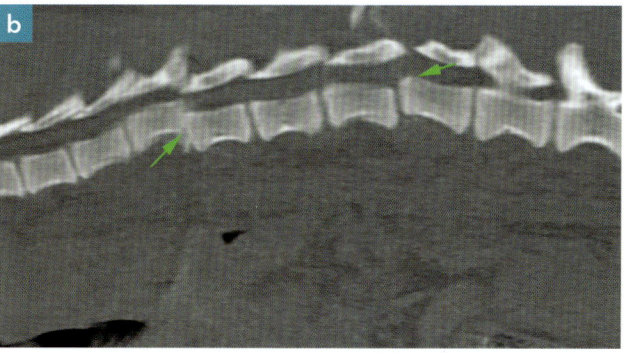

**FIGURA 3.** Imagen sagital de tomografía computarizada en ventana ósea de un paciente con fractura del cuerpo de C2 (a). Imagen sagital de tomografía en ventana ósea de otro paciente canino con luxación y fractura en T11-T12 y luxación en L1-L2 (b).

En cualquier animal politraumatizado con sospecha de fractura vertebral se aconseja realizar radiografías y tomar imágenes de tomografía computarizada de toda la columna, ya que en ocasiones es posible la existencia de fracturas múltiples.

El TC es más sensible que la RM cuando se trata de detectar fracturas sutiles. Así lo demuestra un estudio realizado con 29 perros que presentaban fracturas vertebrales tras realizarles ambas pruebas. Dicho trabajo puso de manifiesto que la TC fue más sensible que la RM para detectar fracturas principalmente leves y localizadas en las apófisis transversas. [18]

## Resonancia magnética (RM)

La RM es la prueba de imagen de elección para visualizar lesiones en los tejidos blandos, especialmente las que afectan al parénquima medular, lo cual nos ayuda a establecer un pronóstico. [19]

Lo ideal es poder combinar la realización de TC y RM, ya que la primera permite tomar medidas para colocar los implantes, así

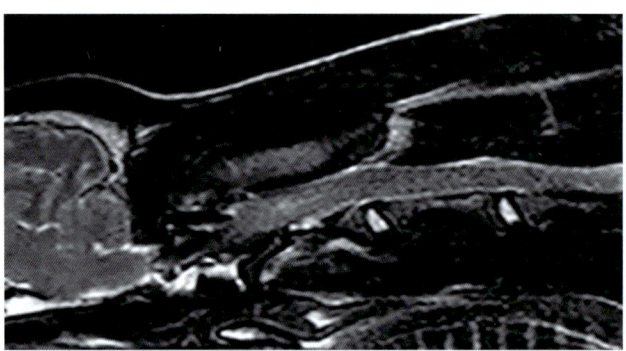

**FIGURA 4.** Imagen sagital en T2 de resonancia magnética de un perro con fractura cervical (C2) y lesión intramedular asociada.

como detectar fracturas que en ocasiones no se visualizan en la RM, y la segunda permite ver la lesión intramedular (edema, hemorragia, etc.) o puntos de compresión medular. De este modo, se consigue una mayor precisión para el diagnóstico y tratamiento de un traumatismo localizado en la médula espinal.

Las imágenes de RM convencional nos permiten ver la lesión intramedular (figs. 4 y 5a) y emitir un pronóstico, aunque la información que aportan es limitada para predecir qué alteración funcional tendrá el paciente. Las técnicas más avanzadas como la tractografía (fig. 5b) nos permiten visualizar las fibras nerviosas, los sitios de compresión, laceración o disrupción de las mismas y, por lo tanto, son de más ayuda para poder establecer un pronóstico funcional de acuerdo con las características de la lesión.

## Factores de biomecánica

Como hemos citado anteriormente las fuerzas que pueden actuar sobre la columna vertebral durante un traumatismo son numerosas. En función del tipo de fuerzas que intervienen se producen diferentes tipos de lesiones (fig. 6). Las fracturas o las luxaciones son más frecuentes a nivel toracolumbar, seguidas de las lesiones en la zona lumbosacra (caudales a L3) y en la región cervical. [4,5] En la zona torácica craneal las lesiones son poco frecuentes por tratarse de una región muy rígida y, en consecuencia, pocas veces requerirán tratamiento quirúrgico. [1]

Aquellas lesiones en las que exista inestabilidad o compresión medular secundaria requerirán un tratamiento quirúrgico. No obstante, la decisión de operar dependerá fundamentalmente del estado neurológico del paciente y de la presencia o ausencia de sensibilidad profunda. A su vez, la estabilización de la columna vertebral se realizará o no en función del grado de inestabilidad. Para su determinación aplicaremos la regla de los 3 compartimentos (dorsal, medio y ventral). [6,12]

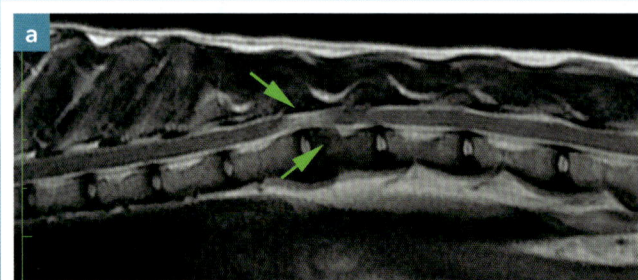
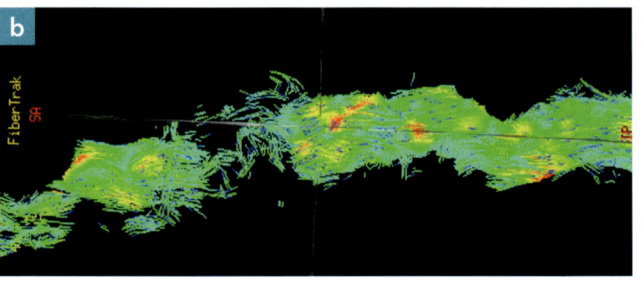

**FIGURA 5.** Paciente con fractura, luxación vertebral y lesión intramedular. Imagen sagital en T2 de resonancia magnética (a). Tractografía del mismo animal en la que se observa la disrupción y pérdida de fibras con pronóstico muy reservado.

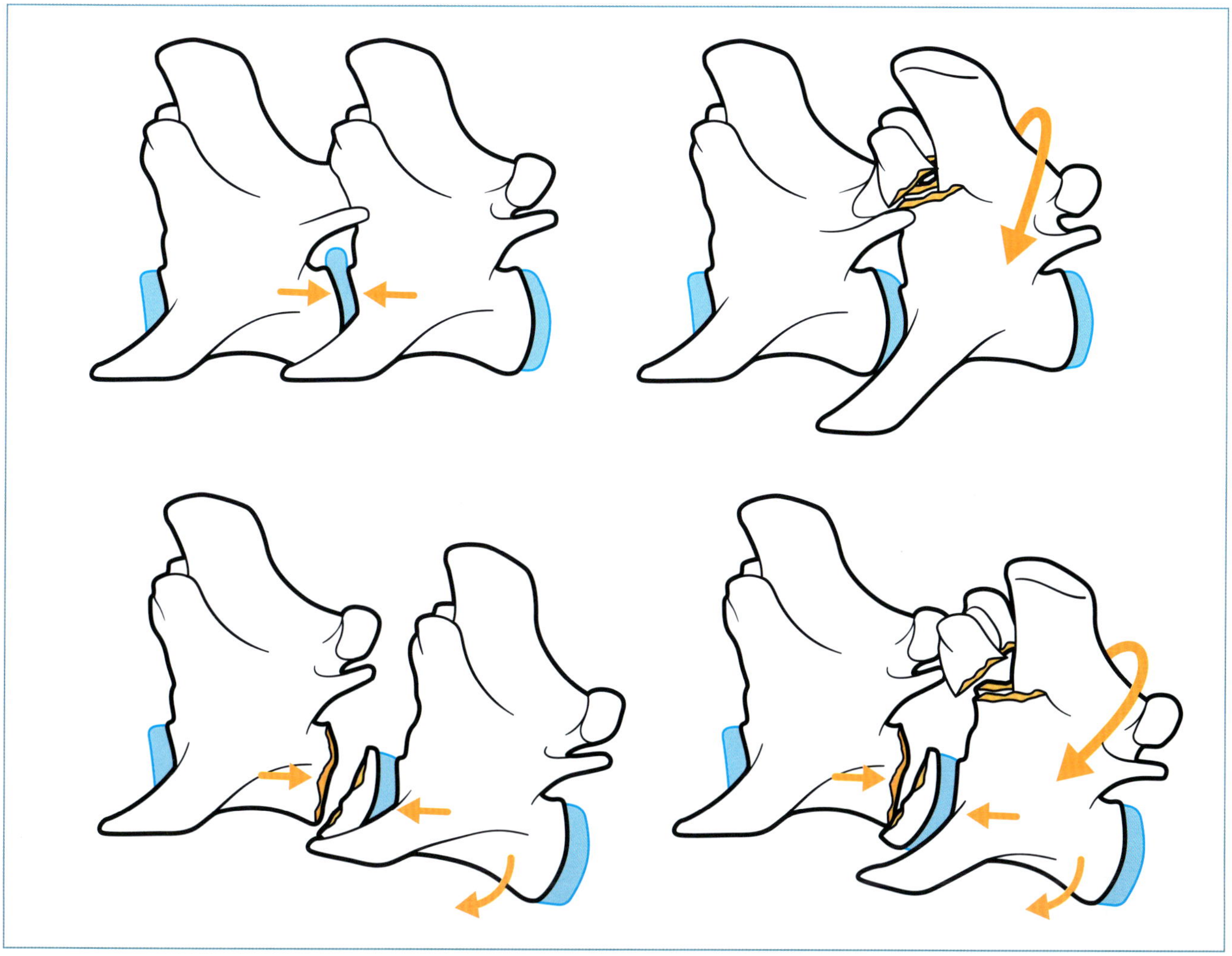

**FIGURA 6.** Ilustración que muestra las principales fuerzas que actúan sobre la columna en traumatismos de la columna vertebral. Adaptación del libro *Current Techniques in Canine and Feline Neurosurgery* (2017), de Shores A y Brisson BA.

## Regla de los 3 compartimentos

Cuando el daño vertebral afecta a dos o más compartimentos la fractura se considera inestable y requiere un método de estabilización.

**Compartimento dorsal:** lo constituyen las apófisis articulares, la lámina vertebral, los pedículos vertebrales, las apófisis espinosas, los ligamentos amarillo e interespinoso y la cápsula articular (1).

**Compartimento medial:** lo constituyen el ligamento longitudinal dorsal, la zona dorsal del anillo fibroso y el suelo del canal vertebral (2).

**Compartimento ventral:** lo forman el resto del cuerpo vertebral, las zonas laterales y ventral del anillo fibroso, el núcleo pulposo y el ligamento longitudinal ventral (3).

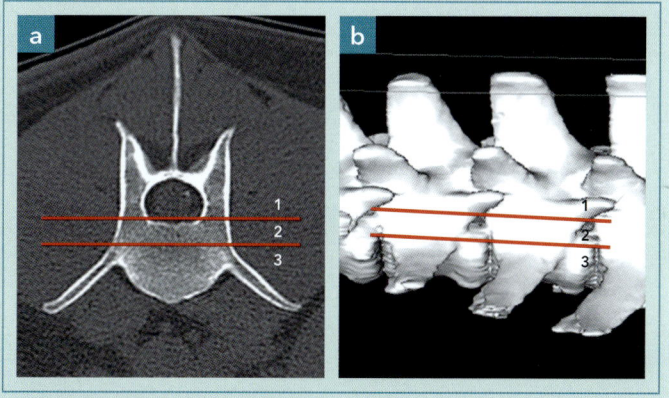

**FIGURA 7.** Imagen de tomografía computarizada que muestra los 3 compartimentos en vistas transversa (a) y sagital (b).

Hay que tener en cuenta que muchos de estos pacientes tendrán lesiones graves en otros sistemas orgánicos[1] que requerirán tratamiento previo a la posible estabilización o descompresión-estabilización de la columna vertebral.

## Consideraciones terapéuticas

De acuerdo con lo expuesto anteriormente, algunas lesiones requerirán únicamente tratamiento médico, por tratarse de lesiones estables, mientras que otras necesitarán un tratamiento quirúrgico, como es el caso de lesiones en las que exista inestabilidad o compresión medular secundaria. La decisión final de intervenir quirúrgicamente al paciente dependerá fundamentalmente de su estado neurológico y de la existencia o no de sensibilidad profunda.

Si el daño vertebral afecta a dos o más compartimentos, la lesión se considera inestable y requiere la aplicación de un sistema de estabilización.

La mejor manera de valorar esta teoría es mediante la realización de la TC (fig. 8). También es importante para tomar la decisión de intervenir quirúrgicamente o no, para saber diferenciar fracturas en cuerpos vertebrales sanos por traumatismos de fracturas patológicas (consecuencia de una enfermedad neoplásica vertebral o metabólica) y para identificar fracturas en tallo verde, que se producen en animales en crecimiento y que muchas veces no necesitan reparación quirúrgica.

Por otra parte, esta prueba nos sirve para determinar la angulación de los implantes antes de la cirugía y para realizar modelos en 3D o guías que facilitan la colocación de los implantes y evitan el daño iatrogénico de la médula espinal, así como de su vascularización.

En algunas ocasiones solo será necesario estabilizar la fractura, mientras que en otras será necesario realizar la descompresión (p. ej.: laminectomía o hemilaminectomía) y posterior fijación vertebral.

Los pacientes sin sensibilidad dolorosa profunda y con fracturas muy inestables se pueden beneficiar de un tratamiento quirúrgico, siempre informando al propietario de que se trata únicamente de estabilizar la fractura con el objetivo de impedir los movimientos de los fragmentos y tratar el dolor, avisándole

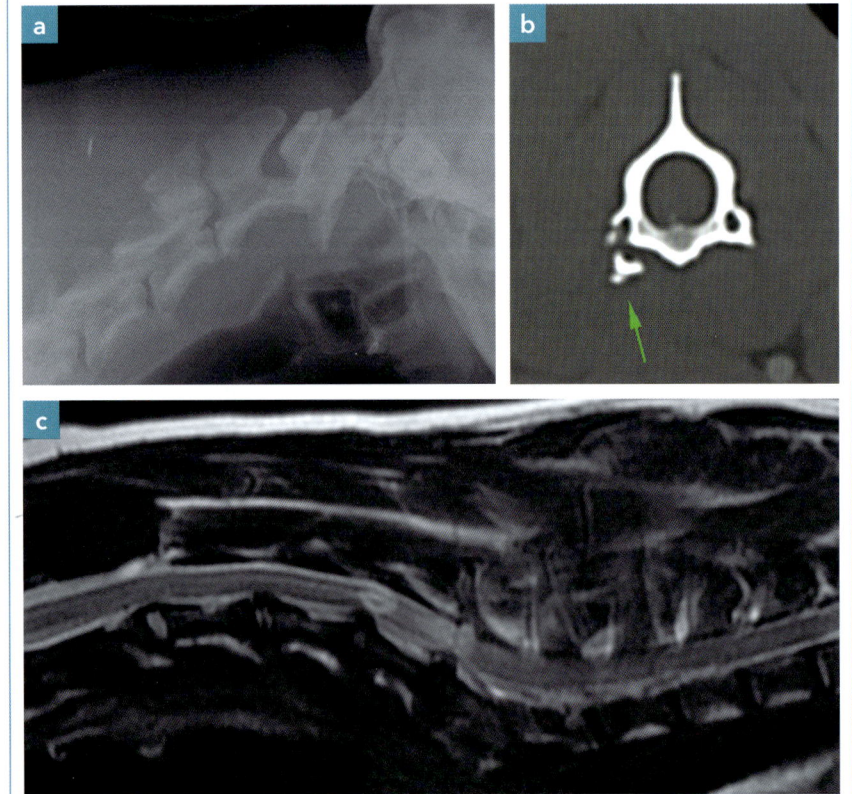

**FIGURA 8.** Proyección laterolateral de un perro con fractura de la apófisis espinosa del axis sin desplazamiento (solo presentaba un compartimento afectado) que se solucionó con tratamiento conservador (a). Imagen de resonancia magnética de un animal politraumatizado con tetraplejia y solo fractura estable de apófisis transversa (b). Resonancia magnética del mismo paciente que 8b en la que se observa una lesión intramedular marcada en C4-C5 y C5-C6 (c).

de que las posibilidades de recuperar la deambulación o la continencia urinaria son prácticamente nulas.

---

Se puede tratar a los pacientes con pérdida de la sensibilidad dolorosa profunda para estabilizar la fractura y aliviar el dolor, sin embargo, se debe avisar a los propietarios de que este tratamiento no garantiza que su mascota vuelva a caminar o recupere la continencia urinaria, siendo el pronóstico de deambulación y recuperación de la continencia muy grave por regla general.

---

## Tratamiento quirúrgico

Los abordajes y tipos de implantes varían según la región afectada. Más adelante, describiremos detalladamente las diferencias según se trate de lesiones cervicales, torácicas o lumbares [20-23], pero previamente, haremos un inciso para describir los implantes utilizados.

### Tipos de implantes

Son muchos los implantes que se pueden emplear. Pueden ser internos, como las agujas con polimetilmetacrilato (PMMA), los tornillos con PMMA (embebido o no en antibiótico), las placas de compresión dinámicas (en inglés, *dynamic compression plates* –DCP–), las placas de bloqueo (*locking plates*), las placas de plástico (*lubra plates*) o los tornillos pediculares; y externos, como son los sistemas de fijación esquelética externa.

El tamaño de los implantes varía en función del tamaño del paciente y la vértebra afectada.

### Implantes de fijación interna

**Agujas y PMMA:** las agujas se colocan en vértebras adyacentes a la articulación afectada y en ocasiones abarcan varios cuerpos vertebrales, de modo que pueden emplearse como contrafuerte en combinación con otros sistemas de fijación. Se han descrito numerosas guías para la colocación de este tipo de implantes en función de la región vertebral afectada que analizaremos más adelante.

Se prefiere el uso de agujas con rosca positiva, ya que ofrecen una mayor resistencia a la rotura y la extracción del implante que las agujas lisas o con rosca negativa. En cuanto al tamaño de los implantes, debemos emplear el mayor posible sin superar el 20-25 % del tamaño del cuerpo vertebral. [12]

**Tornillos y PMMA:** los tornillos son una opción alternativa a las agujas, si se combinan con PMMA. Pueden colocarse en cualquier región de la columna y pueden ser mono- o bicorticales. En cuanto al tamaño, empleamos tornillos de 3,5 mm de diámetro para razas grandes, reservando los tornillos de 2,0 o 2,7 mm para razas pequeñas o gatos, aunque estas medidas varían en función del animal y de las medidas obtenidas en el estudio de TC. [20] En un estudio en el que se comparó la estabilización con clavos, tornillos de acero y tornillos de titanio mono- y bicorticales con PMMA, no hubo diferencias. [22]

Los estudios de TC permiten medir el tamaño del cuerpo vertebral para elegir el tamaño correcto del tornillo y determinar los milímetros que debe penetrar en el cuerpo vertebral (para evitar invadir el canal medular), así como conocer la dirección y angulación que debe llevar el tornillo. Se pueden colocar de 2 a 4 tornillos en cada cuerpo vertebral, dependiendo del tamaño del hueso y del grado de inestabilidad. [20]

Debemos tener en cuenta que los tornillos deben sobresalir lo suficiente del hueso, ya que posteriormente debe añadirse el PMMA. La longitud del tornillo será la suma de los milímetros que entran en el cuerpo vertebral y los milímetros que debe sobresalir para ser envuelto por el cemento. Pueden o deben emplearse taladros con parada automática para evitar penetrar en el canal medular. Si no se tiene taladro de parada automática, se puede introducir la broca en una jeringa de insulina cortada de tal manera que la broca penetre los milímetros que nosotros queremos.

**Placas con tornillos:** en la actualidad se prefiere el uso de placas de bloqueo a las tradicionales DCP, debido a que muchas veces empleamos tornillos monocorticales. El hecho de que la cabeza del tornillo se enrosque en la propia placa ofrece una resistencia mayor a la configuración y un menor riesgo de fallo del implante en comparación con las placas tradicionales. El fracaso de los sistemas de bloqueo se produce por ruptura del tornillo. [12] Las placas de bloqueo más empleadas son los sistemas *string of pearls* (SOP) y las placas de compresión de bloqueo (en inglés, *locking compression plates* –LCP–). Las primeras tienen la posibilidad de moldearse en cualquier dirección, lo que los hace unos implantes muy versátiles. [20] Empleamos placas y tornillos de 2,7 mm para perros de tamaño pequeño y gatos y las de 3,5 mm para razas grandes, aunque puede variar en función del animal y de las medidas obtenidas en el estudio de TC.

**Sistema de fijación con tornillos pediculares:** este sistema de fijación se utiliza principalmente para la fijación lumbosacra, dado que es donde tenemos pedículos anchos. Sin embargo, también se pueden utilizar en otras regiones de la columna poniendo los implantes en el cuerpo vertebral.

En cuanto a los abordajes quirúrgicos, optamos como norma por el abordaje ventral en lesiones cervicales y dorsal en las toracolumbares, aunque también se han descrito abordajes transtorácicos para el tratamiento de fracturas o de luxaciones de vértebras torácicas craneales, y transabdominal o lateral, en algunas lumbares.

## Sistemas de fijación esquelética externa

Son implantes poco utilizados, aunque se han descrito con técnicas abiertas y cerradas. Más adelante, en el apartado *Tratamiento de las fracturas y luxaciones toracolumbares* se describen con más detalle.

## Tratamiento de las fracturas y luxaciones cervicales

Las lesiones a nivel cervical son mucho menos frecuentes que en otras localizaciones. Constituyen aproximadamente un 12-19,6 % de todas las fracturas vertebrales. [1,4] En lo que respecta a la región cervical, la zona más expuesta a lesiones es la zona ocupada por las vértebras C1 y C2, [5,23] suponiendo las fracturas del axis el 50 % aproximadamente. [23]

---

La potente musculatura cervical ofrece una resistencia extra al trauma[20], lo que hace que las lesiones en esta región sean bastante estables y que algunos autores aboguen por un tratamiento médico para la mayoría de las lesiones cervicales, a excepción de aquellas que son muy inestables; causan un deterioro neurológico del paciente [21]; provocan un dolor incontrolable o dificultad respiratoria. [12]

---

Los signos neurológicos varían desde únicamente dolor a tetraplejia y disfunción respiratoria por afectación de la inervación de los músculos intercostales y el diafragma. [24]

Tradicionalmente se les suponía un pronóstico grave y se optaba por un tratamiento médico conservador en la mayoría de los pacientes o por la eutanasia humanitaria cuando los pacientes no mejoraban. [23] Un trabajo reciente (2019) refiere pronósticos más favorables para la recuperación funcional en pacientes con fracturas cervicales con ratios de mortalidad perioperatoria mucho menores a los publicados anteriormente. [25]

## Estabilización mediante abordaje ventral

En la mayoría de los casos el abordaje es ventral (descrito en el capítulo 6) con la estabilización de los fragmentos óseos ventralmente.

Los implantes más versátiles para el tratamiento de fracturas y luxaciones a nivel cervical son las agujas o los tornillos reforzados con PMMA, aunque el uso de placas, como son las placas de bloqueo con tornillos monocorticales, o la combinación de ambos procedimientos pueden ser también una opción interesante. [26-35]

Numerosos estudios han comprobado la dificultad que conlleva la aplicación de tornillos bicorticales en la región cervical debido al estrecho pedículo de las vértebras y al riesgo de daño iatrogénico (por lesiones en la vascularización o de la médula espinal provocadas por los implantes al invadir el agujero transverso o el canal vertebral). [22,26,27,30,31] Una manera de evitar este riesgo es mediante el empleo de tornillos monocorticales y cemento, tornillos o clavos roscados insertados en las apófisis transversas y reforzados con PMMA o las placas bloqueadas con tornillos monocorticales. [28, 31]

---

El uso de guías impresas en 3D es una opción útil para minimizar el riesgo de daño iatrogénico cuando se colocan implantes bicorticales pediculares a nivel cervical. [29]

---

La tracción axial durante la colocación del paciente facilita la reducción o alineación de algunas fracturas y luxaciones cervicales. [30-32] Tal distracción puede realizarse de forma manual mediante la manipulación rostral de la maxila o la mandíbula o con la ayuda de material quirúrgico durante la intervención. Pueden emplearse separadores vertebrales, retractores Gelpi modificados o un tensor de nailon empleado en ortopedia (técnica extracapsular para la reparación del ligamento cruzado craneal) adaptado a su uso en este caso, todos ellos anclados en puntos anatómicos craneales o caudales a la zona lesionada. [32] También se puede realizar la distracción directamente sobre los tornillos [33] o usar una combinación de ambos (por ejemplo, empleando como anclaje craneal la articulación atlantooccipital o atlantoaxial y como anclaje ventral un tornillo aplicado en el cuerpo vertebral sano) o con cajas intersomáticas. [32-34]

Hay que evitar una sobredistracción al realizar estas maniobras. [32]

## Técnica con tornillos o clavos bicorticales roscados y PMMA

Esta técnica nos permite la colocación de implantes en cualquier zona del cuerpo vertebral y con la angulación que nosotros deseemos, de modo que es posible que esta sea la opción más versátil, como hemos citado anteriormente.

Existen diversos estudios sobre corredores seguros para la aplicación de implantes bicorticales en vértebras cervicales, en los que se ha estudiado la angulación y el tamaño de los implantes más adecuado según la vértebra y el tamaño del paciente afectado. Según un estudio [36] las angulaciones medias de los tornillos para las diferentes vértebras cervicales fueron C2 (50°), C3 (37,5°), C4 (35,9°), C5 (36,6°) y C7 (47,5°). En este estudio, la anchura del corredor fue menor de 25 mm en el 68,6 % de las vértebras C2-C6, por lo que los autores concluían que el riesgo de lacerar la arteria vertebral era alto. [36]

Lo ideal es la medición tanto de la angulación como del tamaño del implante en función de las medidas realizadas con la TC, que serán particulares para cada paciente.

La figura 9 muestra la técnica descrita para poner implantes bicorticales entre el agujero intervertebral y el canal vertebral y evidencia el riesgo que conlleva de invadir estructuras vitales (los autores no realizan prácticamente nunca esta técnica por el riesgo de invasión del canal vertebral y el agujero intervertebral).

## Técnica con tornillos monocorticales y PMMA

El empleo de tornillos monocorticales disminuye el riesgo de daño iatrogénico a estructuras vasculares y médula espinal y la rigidez de la construcción es similar a las técnicas que emplean agujas o tornillos bicorticales. [22,31]

Para la colocación de los implantes se opta por las porciones más craneal o más caudal del cuerpo vertebral, ya que son las zonas en las que el hueso es más ancho y permite la entrada de mayor cantidad de implante (mayor seguridad). Debe evitarse atravesar las placas terminales [20] y dañar el disco intervertebral, para ello trataremos de orientar los implantes para que sean paralelos a la angulación del disco caudoventral/craneodorsal (fig. 10).

Debemos usar tornillos no autorroscantes para evitar atravesar la segunda cortical de manera accidental. [20] Del mismo modo, podemos emplear sistemas de detención de la broca (un método sencillo es usar jeringuillas de insulina, cortadas a la distancia que nosotros deseemos, por las que se introduce la broca y actúan como tope). Deben colocarse de 2 a 4 tornillos por cuerpo vertebral en función del grado de inestabilidad. [20] El tornillo debe sobresalir entre 10-15 mm para que pueda ser embebido en el cemento acrílico [20] (se puede poner cera de hueso en la cabeza del tornillo previo al uso del cemento, por si fuera necesaria la retirada de los implantes en un futuro).

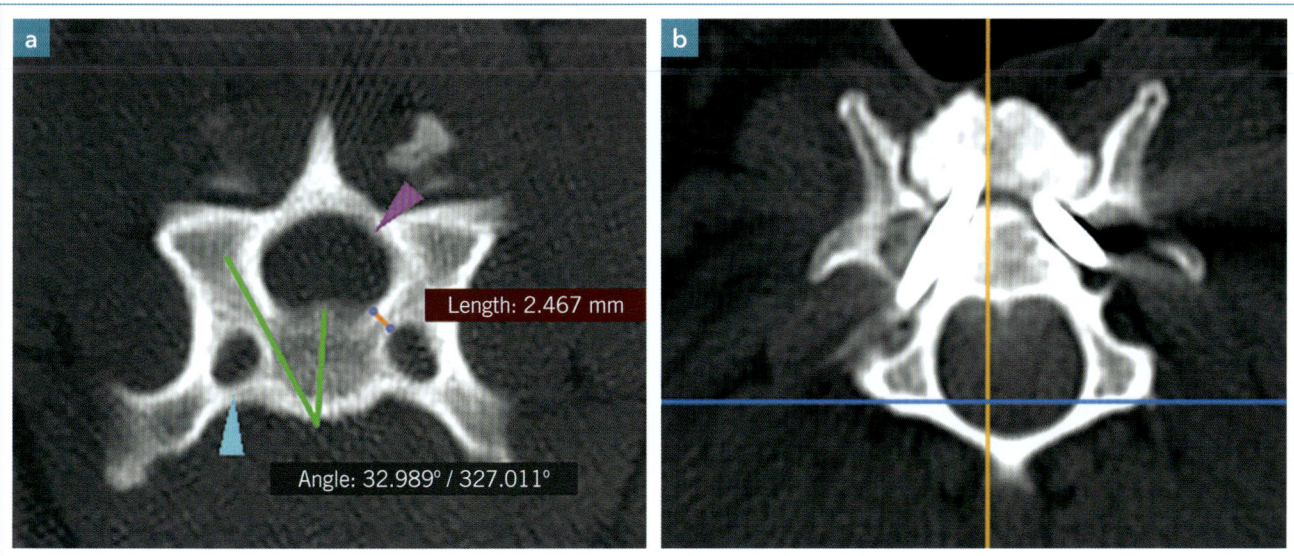

**FIGURA 9.** Vista transversal de tomografía computarizada de C5. Se muestra la angulación de inserción de los implantes y el estrecho espacio del corredor (líneas verdes), el canal vertebral (flecha fucsia) y el agujero transverso (flecha azul) por donde pasa la vascularización (a). Imagen transversa de tomografía computarizada en un perro con el sistema de fijación de clavos roscados bicorticales aplicados según esta técnica (b).

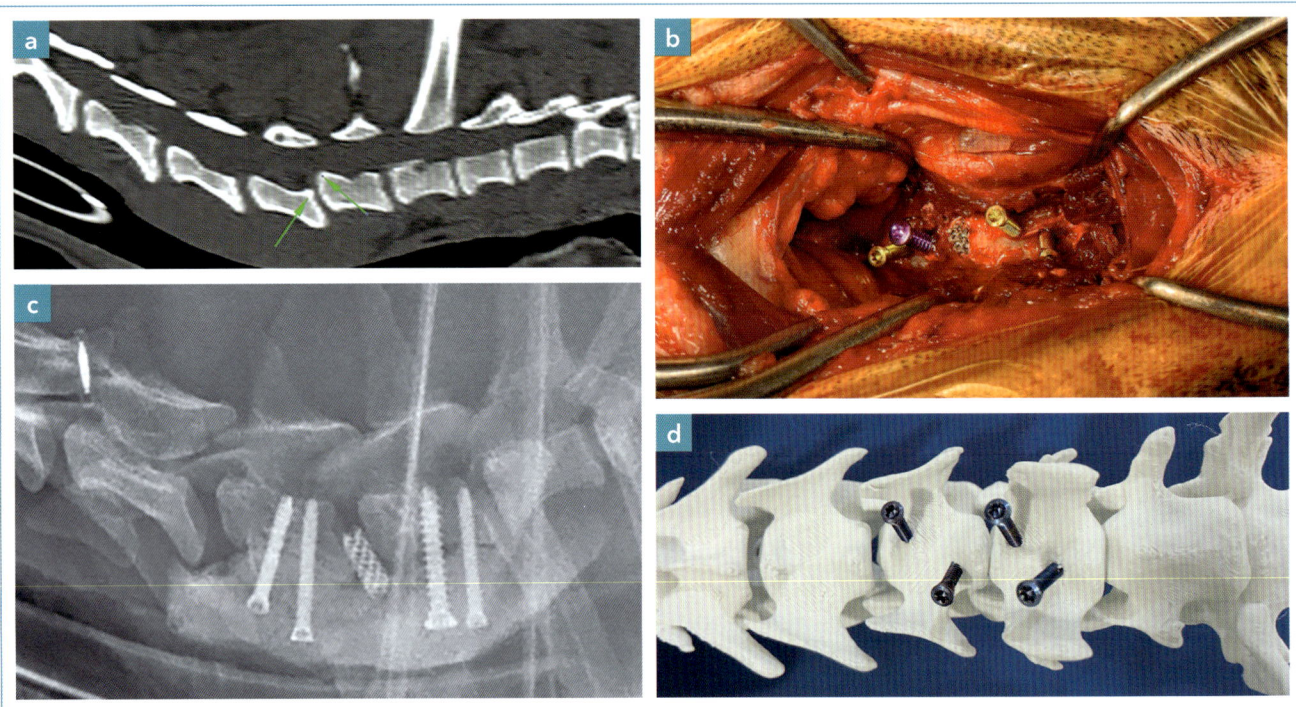

**FIGURA 10.** Paciente con una luxación C6-C7 traumática. Reconstrucción sagital de tomografía computarizada en ventana ósea (a). Imagen intraoperatoria del posicionamiento de los tornillos y un espaciador de titanio (b). Radiografía laterolateral posquirúrgica tras reducir la luxación mediante la aplicación de tornillos monocorticales y PMMA (c). Reconstrucción 3D que muestra la colocación de los tornillos en cuerpos vertebrales cervicales, en este caso a nivel de C5-C6 (d).

## Técnica con tornillos o clavos roscados bicorticales colocados en apófisis transversas

Otra técnica para estabilizar la región vertebral cervical minimizando el riesgo de invadir el canal vertebral o el agujero intervertebral es utilizar las apófisis transversas como lugar para colocar los implantes (los autores utilizan esta técnica también de forma frecuente), ya que permite evitar el canal medular y tiene la gran ventaja de que permite colocar implantes bicorticales [26,31] (a pesar de que el espesor del hueso no es muy elevado) sin riesgo de causar un daño iatrogénico a la médula espinal por penetración en el canal medular. Durante la colocación de los implantes debemos evitar el agujero transverso y la arteria vertebral que se encuentra en su interior (figs. 11-13).

Dependiendo del tamaño de las apófisis transversas, pueden colocarse tornillos o clavos únicos o múltiples en cada apófisis transversa (figs. 11-13). Para identificar los bordes de las apófisis transversas, que se extienden cranealmente, generalmente es necesario desinsertar el músculo largo del cuello, a continuación, el cirujano palpará con una cureta House para identificar el grosor del hueso. Cuando se coloca un solo implante, es importante colocarlo en el centro de la apófisis transversa.

Hecho esto, se cubre todo con PMMA (también se puede poner una barra de refuerzo, por ejemplo, un clavo de Steinmann con cerclajes).

Es importante reconocer las variaciones anatómicas de cada vértebra de la región cervical, así como las variaciones individuales de cada paciente, ya que, de este modo, se puede conseguir una mayor precisión para colocar los implantes.

## Placas bloqueadas con tornillos monocorticales

En veterinaria, hay numerosas referencias bibliográficas sobre el uso de placas bloqueadas con tornillos monocorticales. [31,33,35] El empleo de este sistema de fijación soluciona los problemas del uso de las placas DCP que necesitan un moldeado de la placa y el uso de tornillos bicorticales para aportar rigidez a la construcción. En un estudio que compara la rigidez del empleo de placas bloqueadas con tornillos monocorticales y PMMA no hubo diferencias, lo que significa que es una buena alternativa a los tornillos monocorticales y el PMMA. [37]

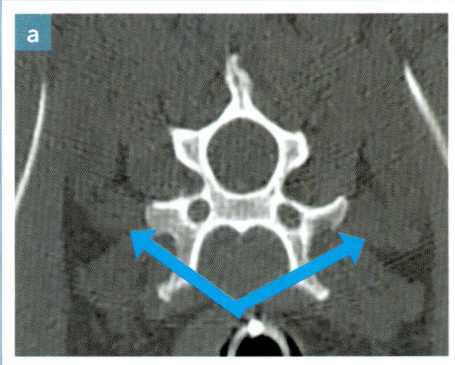
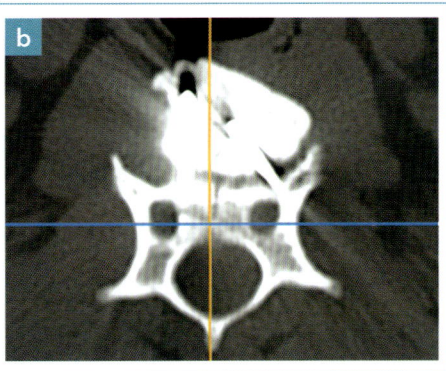

**FIGURA 11.** Imagen transversa de tomografía computarizada de C6 que muestra la dirección y posición aproximada del implante en las apófisis transversas (cada vértebra es diferente anatómicamente) (a). Imagen transversa de tomografía computarizada posoperatoria en un perro tras la colocación de un clavo roscado (b).

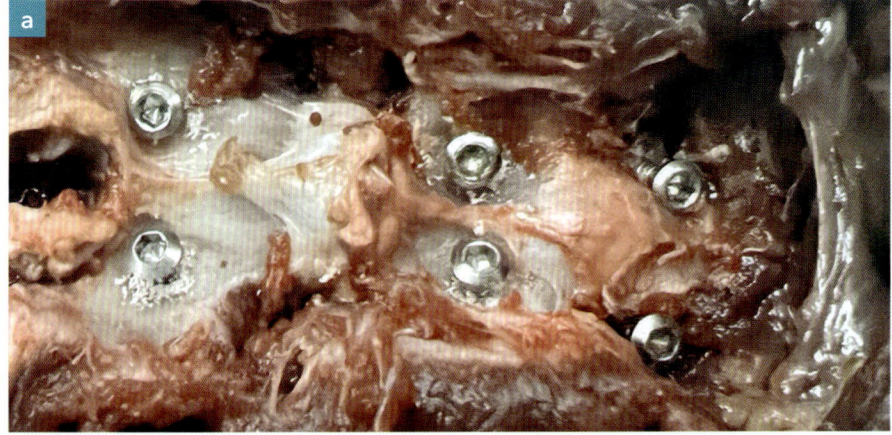
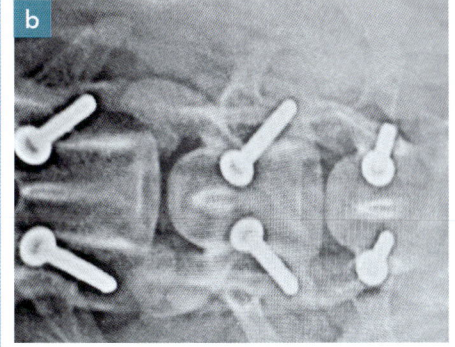
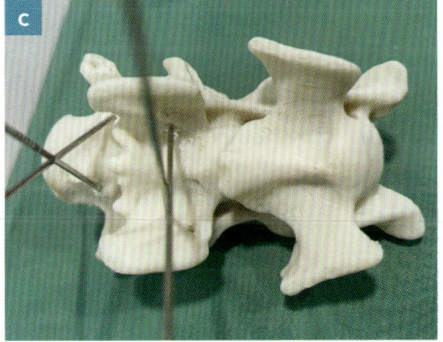

**FIGURA 12.** Imagen intraoperatoria que muestra la posición de los tornillos en las apófisis transversas (a). Radiografía ventrodorsal del mismo paciente en la que se aprecia la posición de los tornillos (b). Modelo impreso en 3D a partir de TC preoperatorio, que muestra la posición de los implantes (clavos roscados) en las apófisis transversas de C6-C7 (c).

La aplicación de placas bloqueadas evita el uso de PMMA y sus riesgos asociados, como el calor que genera, que puede dañar los tejidos adyacentes, provocar reacciones de hipersensibilidad o la liberación del monómero de metilmetacrilato a la circulación general. [1]

Tanto en las placas LCP como SOP la trayectoria de los tornillos es perpendicular a la placa, por esta razón, debemos hacer un estudio previo con las imágenes de TC o radiografías para planificar la correcta colocación de implantes y evitar los espacios intervertebrales (fig. 14). Por el mismo motivo, estos estudios de imagen deben incluir la medición de la longitud de los tornillos.

**Es conveniente tener en cuenta que:**

■ Si modelamos las placas, debemos tener en cuenta la dirección perpendicular del tornillo a la placa.

■ Es necesario colocar un mínimo de 2 tornillos por placa.

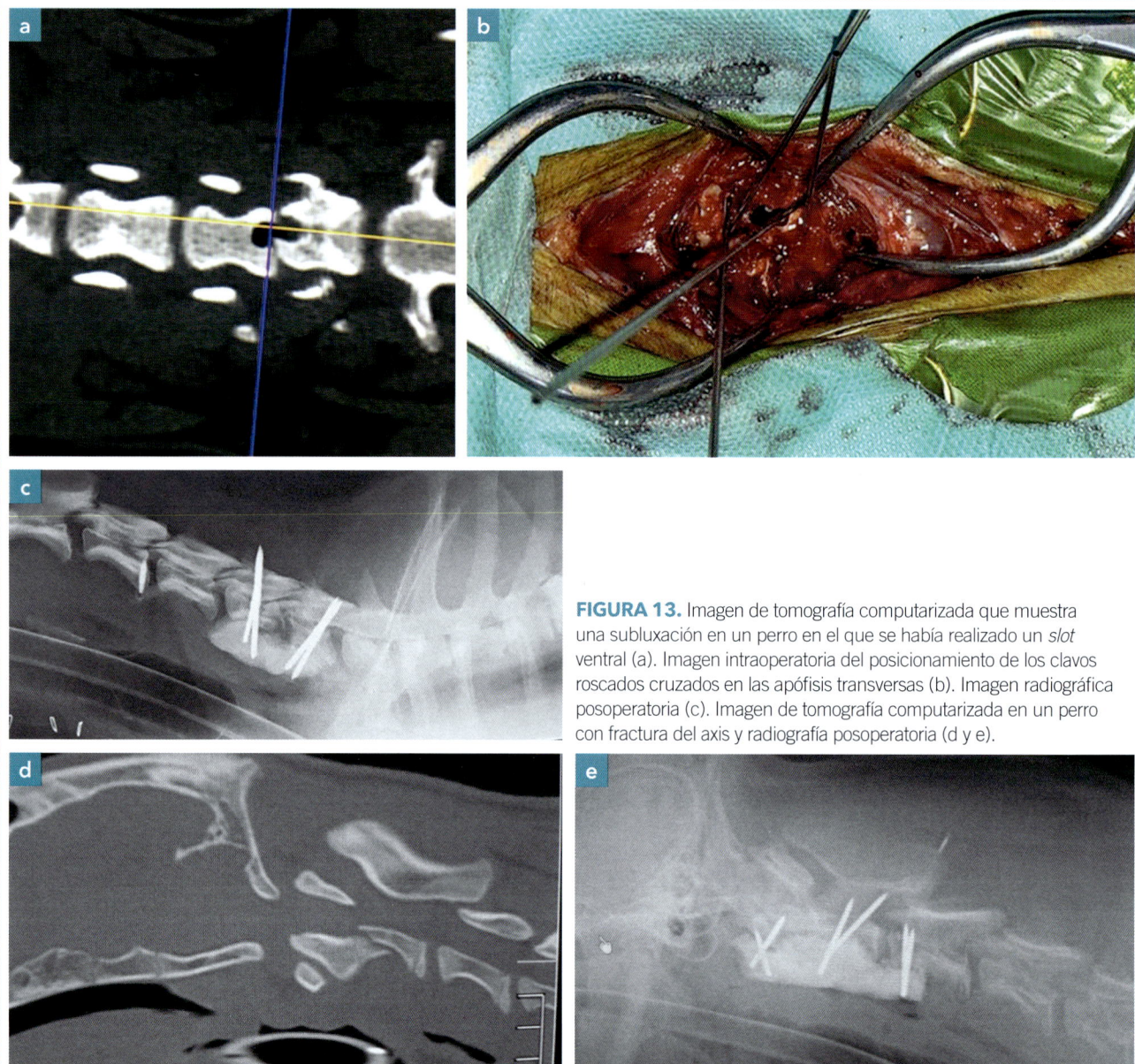

**FIGURA 13.** Imagen de tomografía computarizada que muestra una subluxación en un perro en el que se había realizado un *slot* ventral (a). Imagen intraoperatoria del posicionamiento de los clavos roscados cruzados en las apófisis transversas (b). Imagen radiográfica posoperatoria (c). Imagen de tomografía computarizada en un perro con fractura del axis y radiografía posoperatoria (d y e).

El empleo de placas de bloqueo poliaxiales permite cierto grado de angulación de los tornillos sin alterar el anclaje de la cabeza en la placa, conservando la rigidez de la construcción y facilitando la inserción de los tornillos.

En el caso de las placas de bloqueo, el fracaso del tratamiento quirúrgico radica en la rotura de las placas o en el arrancamiento del conjunto placa-tornillo. [20]

Según el tipo de fractura o de luxación se pueden emplear diferentes combinaciones de implantes para las distintas configuraciones del sistema de fijación (fig. 15), como es el uso de agujas con PMMA; la colocación de placas, que mantienen reducida la fractura, asociadas a la aplicación de tornillos o agujas con PMMA tipo puente para reforzar la zona; o el empleo de varias placas en la construcción

Por último, citar que no se han observado diferencias en el uso de implantes de acero o de titanio, en cuanto a la rigidez del sistema. Sin embargo, es de destacar que el uso de titanio permite la realización de resonancias magnéticas *a posteriori* sin la presencia de artefactos.

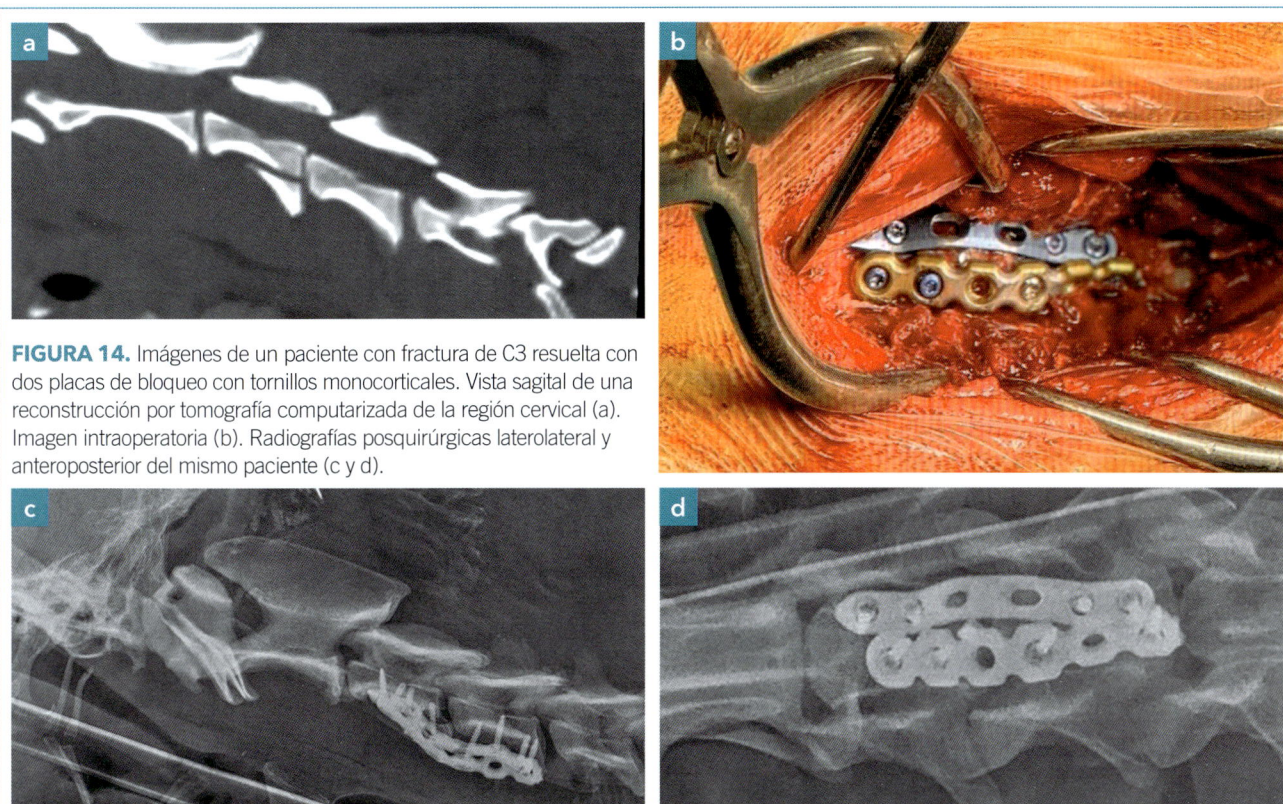

**FIGURA 14.** Imágenes de un paciente con fractura de C3 resuelta con dos placas de bloqueo con tornillos monocorticales. Vista sagital de una reconstrucción por tomografía computarizada de la región cervical (a). Imagen intraoperatoria (b). Radiografías posquirúrgicas laterolateral y anteroposterior del mismo paciente (c y d).

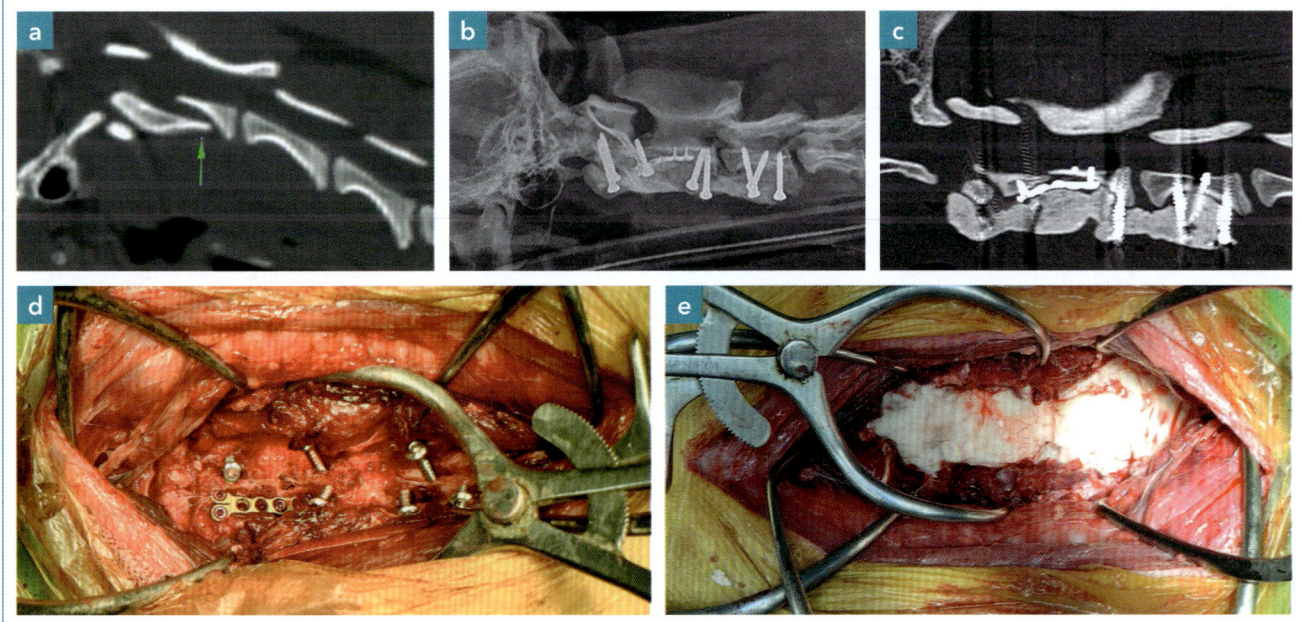

**FIGURA 15.** Paciente con una fractura de C2. Reconstrucción sagital de tomografía computarizada en la que se puede ver la fractura (a). Radiografía e imagen tomográfica posoperatorias de la fractura resuelta con placa bloqueada y tornillos monocorticales con PMMA (b y c). Imágenes intraoperatorias de una fractura de C2 resuelta mediante una combinación de implantes: placa bloqueada, tornillos monocorticales y PMMA (d y e).

## Estabilización mediante abordaje dorsal

La estabilización dorsal con o sin descompresión puede ser necesaria en algunos casos (p. ej.: fracturas de la lámina dorsal con compresión de la médula espinal) lo cual requiere en caso de descompresión dorsal dos abordajes o descompresión con estabilización dorsal.[2]

Estos procedimientos son raros y, generalmente, la estabilización en la mayoría de los casos va a ser mediante un abordaje ventral posicionando los implantes en el cuerpo vertebral, aunque en algunos casos se puede realizar dorsal (fig. 16).

## Tratamiento de las fracturas y luxaciones toracolumbares

La columna vertebral toracolumbar es la región más frecuentemente afectada por fracturas, luxaciones o subluxaciones en los animales de compañía,[2,1,4,5,21] con una mayor incidencia en la unión toracolumbar.[20] Las lesiones en este lugar pueden tener unas consecuencias neurológicas dramáticas debido el escaso espacio entre la médula espinal y el canal vertebral.[21,12] En la zona caudal lumbar este riesgo es menor, ya que la médula acaba normalmente en la 5.ª o 6.ª vértebra lumbar con lo que

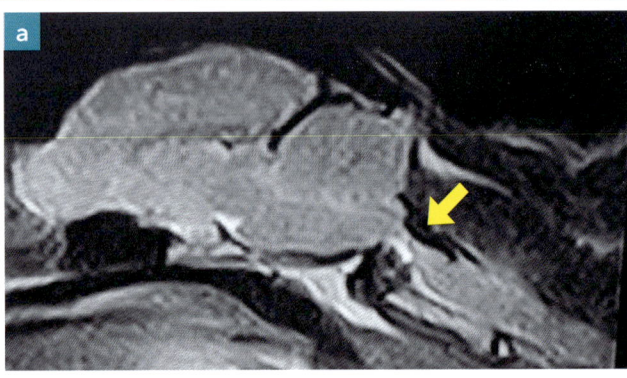
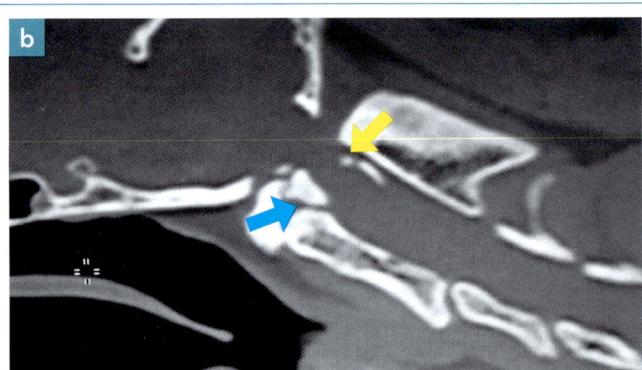
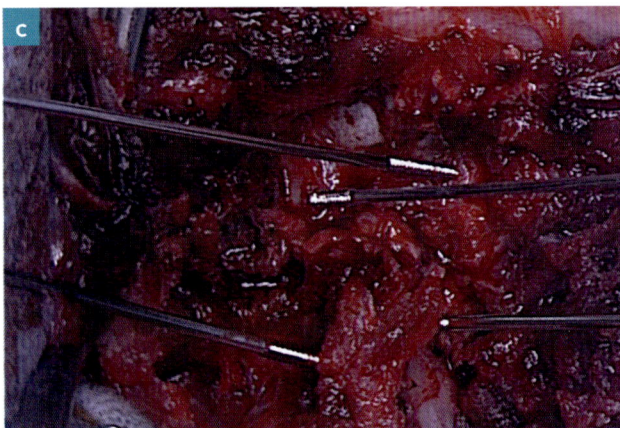

**FIGURA 16.** Gato con tetraplejia consecuencia de un traumatismo. Imágenes de resonancia magnética y tomografía computarizada en las que se aprecia fractura con desplazamiento dorsal del atlas y compresión dorsal de la médula espinal (flechas amarillas) y fractura del diente del axis (flecha azul) (a y b). Imagen intraoperatoria del mismo caso; se realiza una laminectomía dorsal en C1-C2 para tratar la compresión dorsal y estabilización con clavos (colocados en los cóndilos occipitales y en la apófisis espinosa del axis) reforzados con PMMA (c). Imagen radiográfica posoperatoria donde se aprecian los implantes (d) e imagen transversa de tomografía computarizada en las que se aprecia la laminectomía e implantes (e).

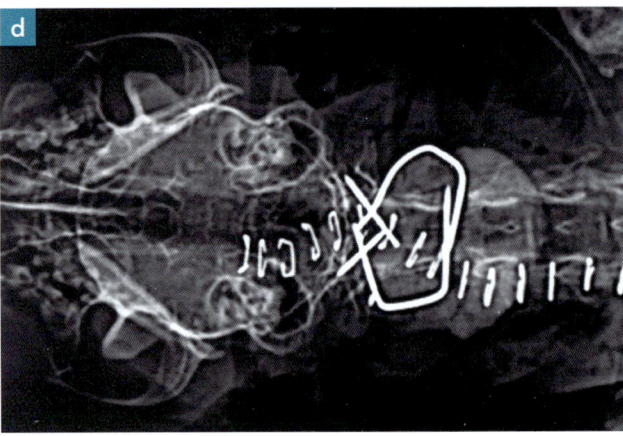
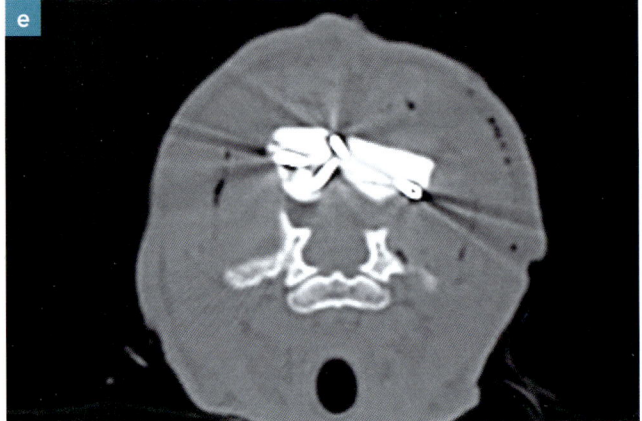

esta porción de la columna vertebral solo está ocupada por raíces nerviosas (ver apdo. Anatomía de la médula espinal en el capítulo 1, *Neuroanatomía*); es por este motivo que las lesiones con desplazamiento marcado en la zona caudal de la región lumbar puedan cursar con leves déficits neurológicos. [21]

A nivel torácico craneal las lesiones son menos frecuentes gracias al soporte y protección que ofrecen la musculatura del hombro, la musculatura paravertebral y las articulaciones costovertebrales. [20]

Existen numerosas técnicas quirúrgicas para estabilización vertebral a nivel torácico o lumbar: clavos/tornillos y PMMA, placas de bloqueo, fijación esquelética externa, bandas de tensión o fijación segmentaria modificada, uso de fluoroscopia para el posicionamiento de implantes. [12,21,30,38-42]

En general, podemos optar por técnicas de fijación dorsales (p. ej.: placas *lubra*, agujas y cerclajes, placas en apófisis espinosas con tornillos) aunque en general son poco utilizadas, ya que no proporcionan una estabilidad tan rígida como los implantes colocados en el cuerpo vertebral.

En cualquier caso, como hemos recordado para otros sistemas de fijación, hay que tener en cuenta las peculiaridades anatómicas de cada vértebra según la región y de cada paciente en particular.

La realización de TC preoperatorios nos permite planificar de manera más adecuada las cirugías, estudiando los puntos de inserción de implantes y la angulación más adecuada. Además, nos permite determinar la longitud y el diámetro del implante a elegir. Existen numerosos estudios que utilizan las imágenes de TC y las radiografías para evaluar los corredores y posicionamiento de los implantes más adecuados; con la misma finalidad se ha descrito el uso de guías con modelos 3D de plástico. [43-47]

Tradicionalmente, las fracturas toracolumbares se resuelven quirúrgicamente mediante abordaje dorsal. El paciente se coloca en decúbito esternal, lo más simétrico posible, evitando inclinaciones de la columna que dificulten la colocación de implantes con la angulación adecuada. [12] El abordaje debe llegar lo suficientemente ventral como para visualizar la cabeza costal en la región torácica y las apófisis transversas en la región lumbar. [12]

En lo que respecta a la región torácica craneal, se debe tener en cuenta que las apófisis articulares son menos visibles en la región torácica craneal y la articulación de la cabeza de la costilla oculta parte de la lámina, [20] de manera que, en algunos casos, la solución será desarticular la cabeza de la costilla para mejorar la colocación de los implantes. [20]

En el caso de la columna lumbar, también se ha descrito el abordaje lateral porque optimiza la cantidad de hueso al que se anclan las agujas y permite el uso de construcciones unilaterales de forma segura y rígida o el uso de la estabilización lateral percutánea mediante fluoroscopia con fijadores externos. [41,48,49]

Para reducir de manera manual la fractura o la luxación mientras se aplican el resto de implantes, sobre todo en las zonas torácica caudal y lumbar, se pueden emplear temporalmente pinzas punta-punta ancladas a nivel de la base de las apófisis espinosas y agujas de Kirschner en las apófisis articulares; [12,20,30] además, las agujas transarticulares pueden incorporarse al PMMA como anclaje adicional.

---

## El cirujano debe tener en cuenta:

- Los movimientos durante la reducción deben realizarse de manera cuidadosa para evitar empeorar el daño medular.
- Las construcciones incluirán dos vértebras adyacentes o dos a cada lado, según la inestabilidad y tipo de lesion. [20]

---

No debemos olvidar bajo ningún concepto las estructuras vasculares (venas ácigos derecha y cava, y la aorta) y los órganos próximos a las vértebras torácicas y lumbares para evitar dañarlos. [36] El riesgo de neumotórax cuando colocamos implantes bicorticales en la región torácica puede ser elevado. [38] A nivel lumbar la presencia de los músculos psoas mayor y menor y el cuadrado lumbar reducen el riesgo de dañar la aorta y la cava. [36]

## Técnicas con agujas o tornillos y PMMA

Es la técnica más versátil, ya que nos permite angular los implantes en la dirección que nosotros queramos. Existen numerosos estudios sobre los corredores de implantación para las distintas regiones vertebrales. [12, 36,44]

Según un estudio, [44] entre las vértebras T1 y T9 la anchura de los corredores oscilaba entre 3,2 y 5,2 mm, siendo el más ancho a nivel de T1. En cuanto a la longitud, esta variaba de 13,3 a 17,5 mm, siendo el de menor longitud el localizado en T1 y el de mayor longitud en T6. El ángulo era muy variable entre los individuos, sobre todo entre T1-T3. Los ángulos medios en este estudio, realizado con 39 perros, era en T1=38°, T2=32°, T3=27°, y en T4=26°. Para los ángulos localizados entre T5-T9 se observó poca variabilidad, ya que oscilaba entre 23 y 24°. En la práctica, disponer de unos ángulos de referencia entre T1 y T4 es complicado consecuencia de la gran variabilidad entre individuos. Además, la colocación de los implantes supone un gran desafío debido a las limitaciones anatómicas de la zona.

En lo que respecta a las vértebras T10-T13, otro estudio [39] establecía la angulación del corredor con respecto a la vertical entre 30° y 35°. Posteriormente, otro estudio [36] presentaba unas angulaciones medias que variaban de 22° para T10 hasta 44,5° para T13 (la angulación media aumenta en dirección caudal). En este trabajo, también observaron cómo la longitud del corredor disminuía en dirección caudal, a diferencia de la anchura que aumentaba en la misma dirección.

El punto de entrada del corredor para las vértebras torácicas se localiza en el pedículo, siendo la cabeza de la costilla y la base de la apófisis accesoria las referencias anatómicas para colocar los implantes. [30, 39]

En la región lumbar, el punto de inserción se sitúa entre la unión del pedículo y la apófisis transversa. Este es un lugar mucho más accesible que en las vértebras torácicas [36]. El ángulo de implantación del corredor con respecto a la vertical oscila entre 55-65° para las vértebras L1-L6. El ancho del corredor aumenta de L1 a L3 y luego vuelve a disminuir en dirección caudal. [36]

En la figura 17 se muestra un ejemplo de la diferencia en la angulación del corredor de implantación entre una vértebra torácica y una lumbar.

Recientes estudios describen la aplicación de implantes asistidos por fluoroscopia (figs. 18), [40,42,48,50] así como la construcción de guías de perforación en 3D creadas a partir de estudios de TC (fig. 17), específicas para cada individuo, con índices de fallo en la colocación del implante que rondaban el 3,8 %. [45-47]

En las figuras 19 a 21, se muestran diferentes casos de fracturas resueltas mediante agujas o tornillos y PMMA.

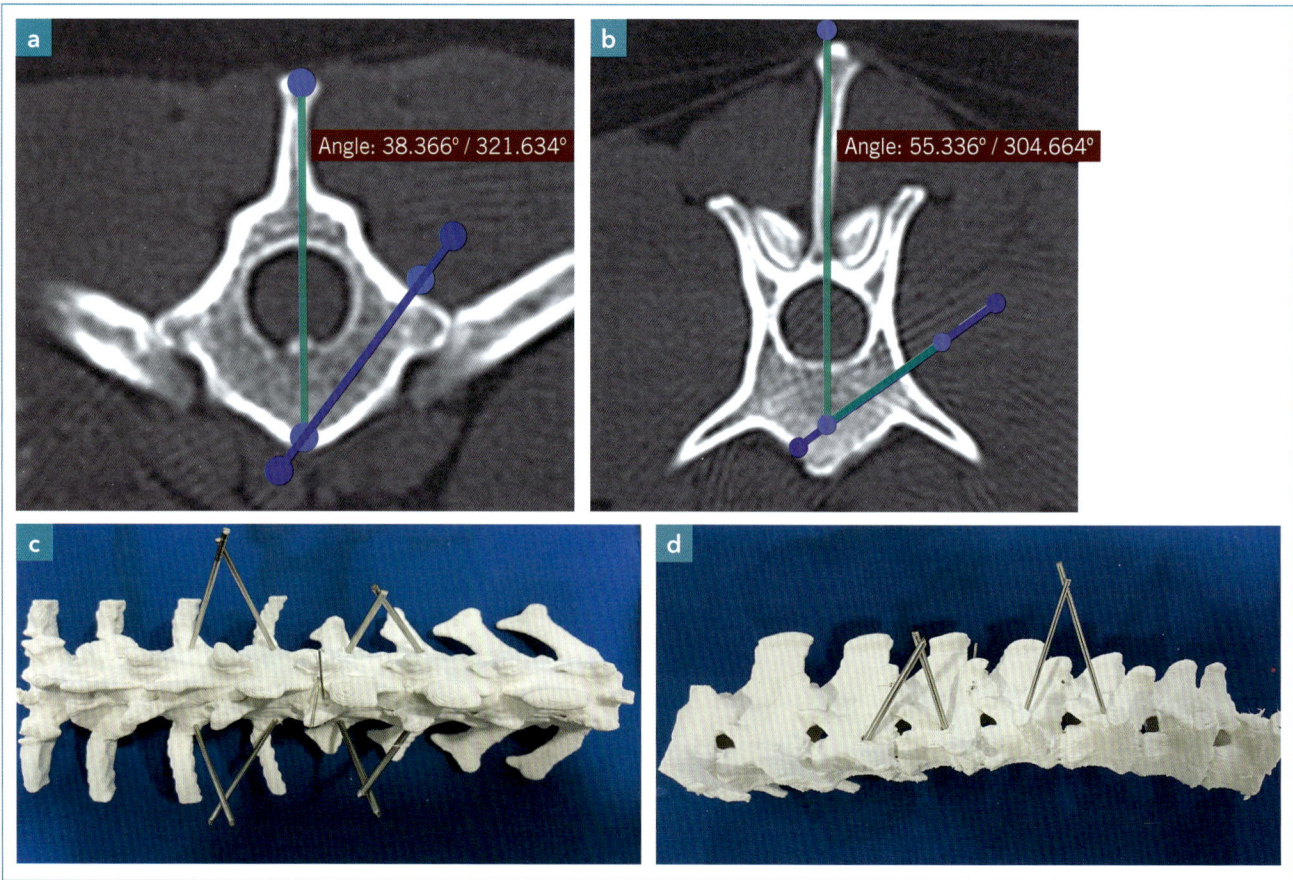

**FIGURA 17.** Imágenes transversas de tomografía computarizada que muestran los ángulos de inserción de implantes en una vértebra torácica (T12) y una lumbar (L3) (a y b, respectivamente). Imagen en molde 3D que muestra el posicionamiento de los implantes en vértebras lumbares y torácicas así como de agujas de Kirschner en las apófisis articulares en casos en los que se requiere realinear la fractura (c y d).

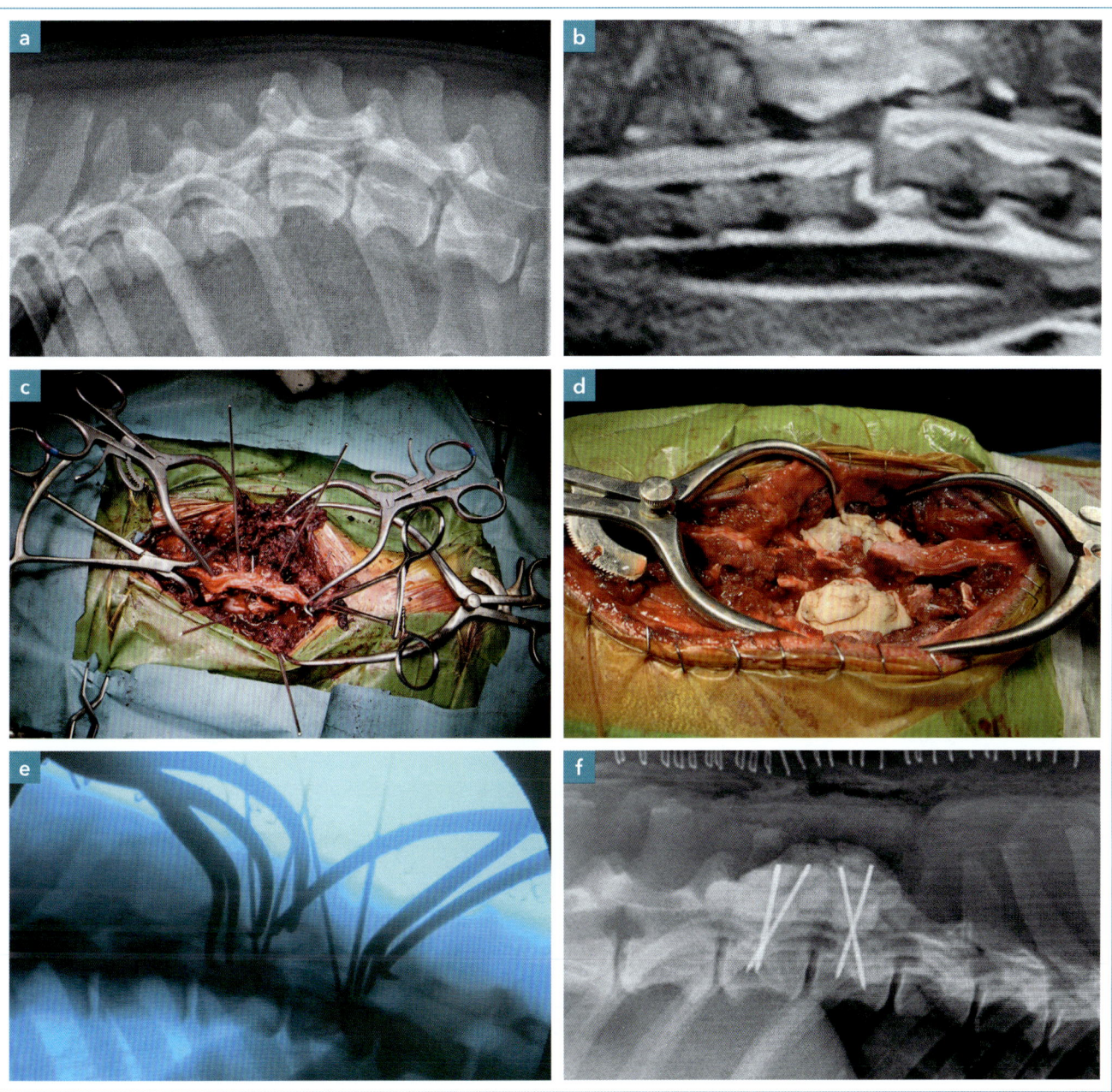

**FIGURA 18.** Fractura y luxación toracolumbar asociada a ausencia de sensibilidad dolorosa profunda. Imágenes radiológica y de resonancia magnética en las que se aprecia el gran desplazamiento y la sección de la médula espinal (a y b) Imágenes intraoperatorias que muestran el posicionamiento de los clavos y el PMMA (c y d). Fluoroscopia intraquirúrgica en la que se aprecian los implantes (e). Imagen radiológica posoperatoria (f).

En los casos de pérdida de la sensibilidad dolorosa profunda, hay que insistir al propietario en que la fractura se interviene quirúrgicamente para reducir el dolor, pero el pronóstico de deambulación es nulo.

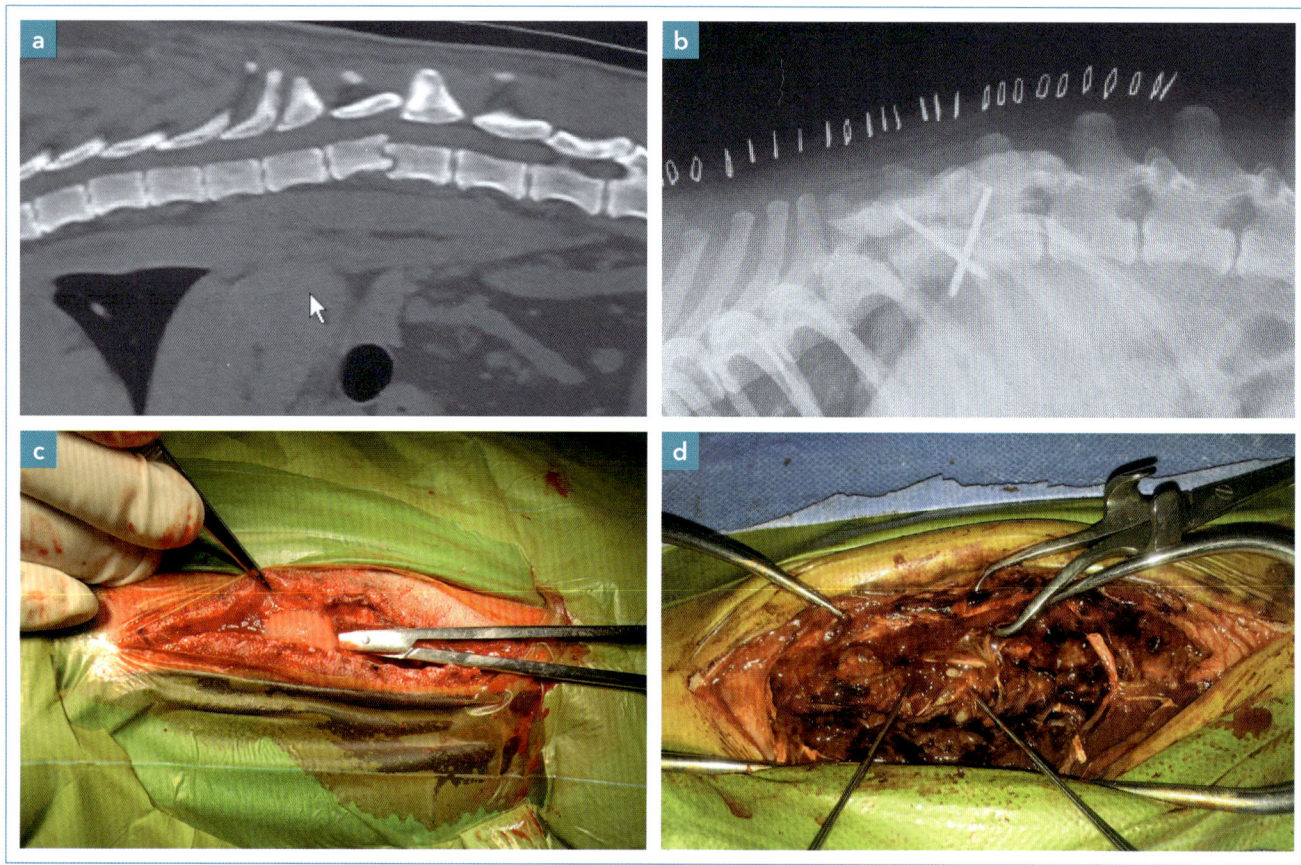

**FIGURA 19.** Paciente con subluxación toracolumbar secundaria a una infección posquirúrgica (discoespondilitis y empiema). Imágen de tomográficas y radiografía posoperatoria que muestra la disposición de los implantes (a y b). Imágenes intraoperatorias de la infección y posicionamiento de los implantes tras limpiar el empiema (c y d).

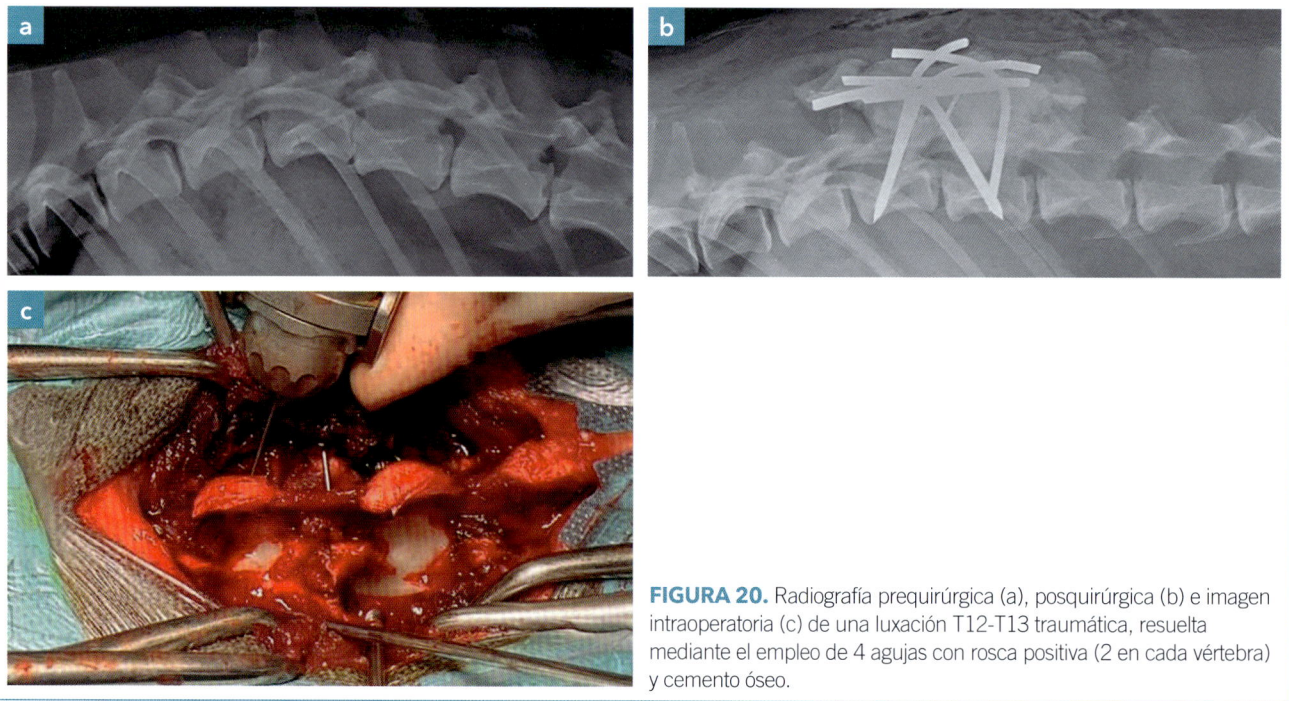

**FIGURA 20.** Radiografía prequirúrgica (a), posquirúrgica (b) e imagen intraoperatoria (c) de una luxación T12-T13 traumática, resuelta mediante el empleo de 4 agujas con rosca positiva (2 en cada vértebra) y cemento óseo.

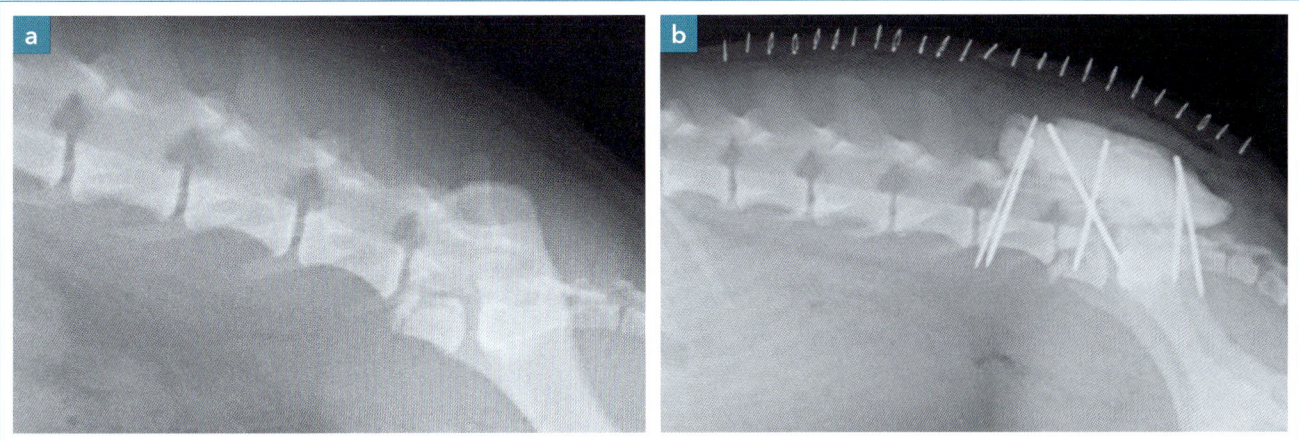

**FIGURA 21.** Radiografías de un paciente con fractura a nivel del cuerpo vertebral de L7 resuelta mediante el uso de agujas roscadas y PMMA.

## Técnica con placas y tornillos

El empleo de placas no bloqueadas requiere un moldeado perfecto para lograr una buena estabilidad y rigidez de la construcción, sin embargo, no es sencillo en la columna vertebral. Con el uso de placas bloqueadas se evita este inconveniente, ya que el modelado no es imprescindible y se puede lograr una gran estabilidad con tornillos monocorticales[20], con lo que su uso cada vez es más habitual. Entre ellas las más empleadas son las placas SOP y las placas LCP que permiten una aplicación relativamente recta en la columna vertebral sin contacto directo con el hueso.[20]

Las características biomecánicas de las placas con tornillos son similares a las construcciones de implantes metálicos con PMMA y el fallo del implante se suele producir por rotura o salida de los tornillos de la placa[20,12]

El uso de placas evita el empleo de PMMA que, aunque utilizado ampliamente para proporcionar una rigidez y estabilización aceptable, puede asociarse a complicaciones, ya que supone introducir una gran cantidad de material extraño en la musculatura paravertebral y puede dificultar el cierre de la herida.[20, 21]Además, la reacción exotérmica generada durante la polimerización puede dañar los tejidos circundantes.[6, 20]

La anatomía ósea de las vértebras torácicas craneales supone un gran desafío para la aplicación de placas y tornillos, por lo que se han descrito abordajes transtorácicos para salvar este tipo de inconveniente.[50,51]

Los perros pequeños y los gatos pueden aceptar placas de 2,7 mm, mientras que para pacientes de tamaño medio o grande es mejor el empleo de placas de 3,5 mm.[21] El inconveniente fundamental de las placas es la presencia predeterminada de los agujeros de los tornillos, que limita el número de tornillos que se pueden colocar por cuerpo vertebral. Para evitar

dicho inconveniente, en ocasiones se emplean construcciones bilaterales o se abarca un mayor número de vértebras para asegurar la rigidez de la construcción.[52,53]

En un estudio en el que se comparaba el empleo de placas unilaterales con 4 tornillos con construcciones bilaterales de 4 agujas reforzadas con PMMA, observaron que esta última construcción presentaba una mayor rigidez a la flexión, extensión y flexión lateral. Sin embargo, ambas construcciones eran más rígidas que una columna vertebral intacta en cadáveres.[54]

En un estudio reciente, que empleó placas unilaterales 2.0 con 5 agujeros, fijadas con 4 tornillos monocorticales colocados en vértebras adyacentes en 8 perros de tamaño medio y 2 gatos, obtuvo resultados satisfactorios en cuanto a estabilidad y evolución de los pacientes.[55]

## Técnica con tornillos pediculares

Los tornillos pediculares se utilizan principalmente en intervenciones de fracturas situadas en la región lumbosacra[59] aunque también se pueden usar para reducir fracturas o luxaciones toracolumbares (el uso de estos implantes se explica en el capítulo 6, apartado *Abordaje quirúrgicos. Regiones torácica y lumbar*) (fig. 22).

## Fijación esquelética externa

Existen pocos reportes sobre sistemas de fijación externa en la columna vertebral y es una técnica poco empleada por los autores.

Puede realizarse mediante abordajes a cielo abierto o cerrado.[20,21,56] El abordaje a cielo abierto aplica los mismos principios que las técnicas de implantes metálicos y PMMA. Con el abordaje cerrado mejoramos la cantidad de hueso por

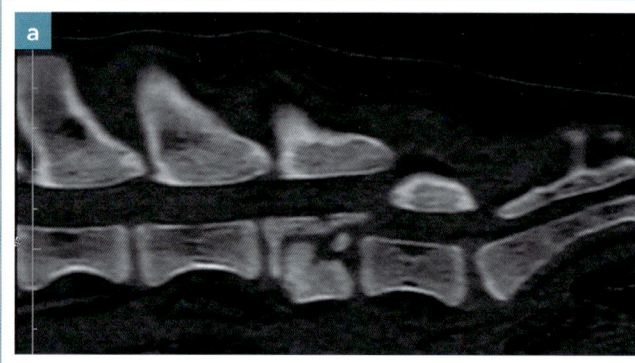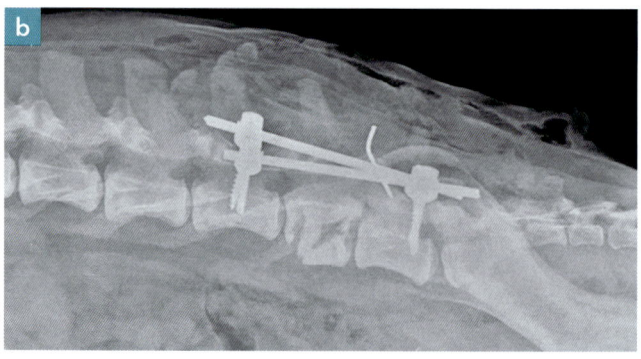

**FIGURA 22.** Fractura en el cuerpo vertebral de L6 (a). Fractura resuelta mediante el uso de tornillos pediculares (b). *Imagen cortesía de José Rial.*

implante y reducimos el riesgo de dañar la vascularización para-vertebral [42] y estructuras pleurales [38]. Además, la técnica cerrada supone una menor disección y daño de tejidos blandos paraver-tebrales, contribuyendo a una mejor estabilidad posoperatoria. [20]

En un estudio que comparaba diferentes construcciones de fijación externa, observaron que eran igual de resistentes o más que las columnas vertebrales intactas de cadáveres caninos. [40]

Los fijadores externos ofrecen como ventaja que pueden ajustarse durante (por fluoroscopia) o tras la cirugía si se detecta en las imágenes radiográficas posoperatorias que la reducción es inadecuada. [12]

En cuanto a las desventajas, las principales son en primer lugar que el propietario debe cumplir unos cuidados posope-ratorios durante un tiempo prolongado (según un estudio, una media de 105 días [42]) para evitar la posible infección del trayecto de los implantes, aflojamientos o enganchones de los mismos, y en segundo lugar, que se deben retirar una vez la fractura o la luxación se ha curado.

## Otras técnicas

Dentro de este grupo tenemos una técnica que se puede apli-car en gatos o perros de pequeño tamaño. Esta consiste en colocar un clavo de Steinmann alrededor de las apófisis espino-sas de 3 vértebras craneales y 3 caudales a la lesión (fig. 23) [20]. Pueden usarse 1 o 2 clavos y en ciertos casos se puede anclar directamente a la base de la apófisis espinosa más caudal. A continuación, se dobla y se incorporan el resto de las apófisis espinosas más craneales; se pasa un alambre de cerclaje a tra-vés de la base de los procesos espinosos y se fijan al clavo de Steinmann que actúa como férula interna. Esta técnica debe emplearse únicamente en lesiones bastante estables y en las que se espera una curación rápida. [57]

También puede usarse la cabeza de la costilla como punto de anclaje adicional. [20]

En el pasado se han aplicado otras técnicas, como son el empleo de placas bilaterales en las apófisis espinosas, placas metálicas o de plástico (fig. 24). Sin embargo, los autores no suelen emplear estos procedimientos.

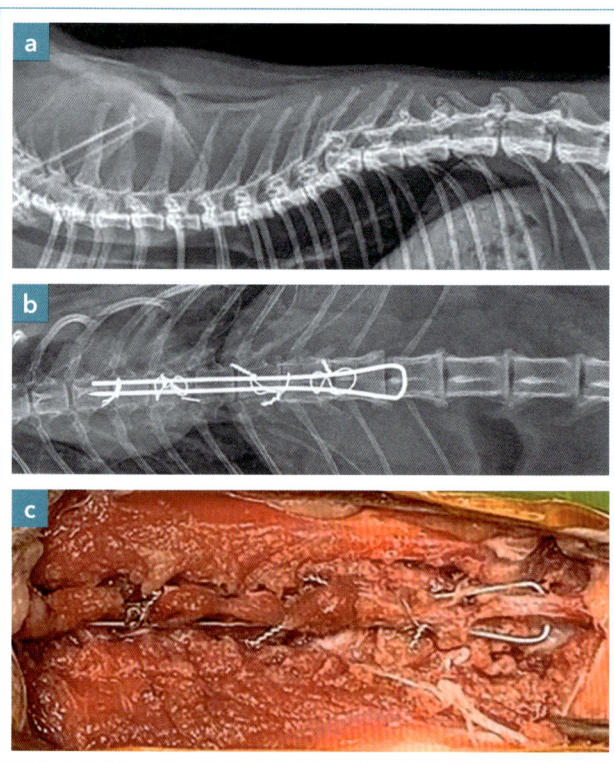

**FIGURA 23.** Estabilización de una luxación T8-T9 en un gato con entablillado espinal usando un clavo de Steinmann y cerclajes colocados en las apófisis espinosas y fijados al clavo. Imágenes radiológicas pre- y posquirúrgicas que muestran la fractura y su resolución (a y b), imagen intraoperatoria del sistema de fijación aplicado (c).

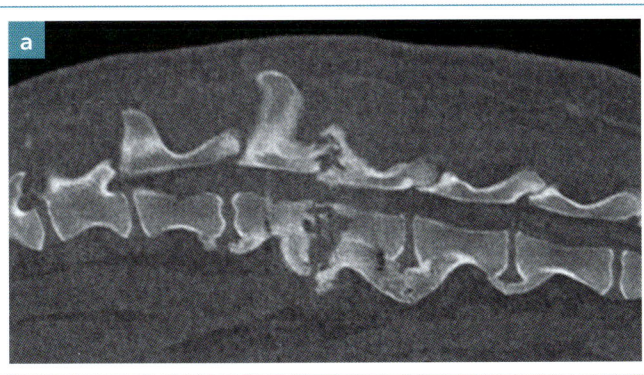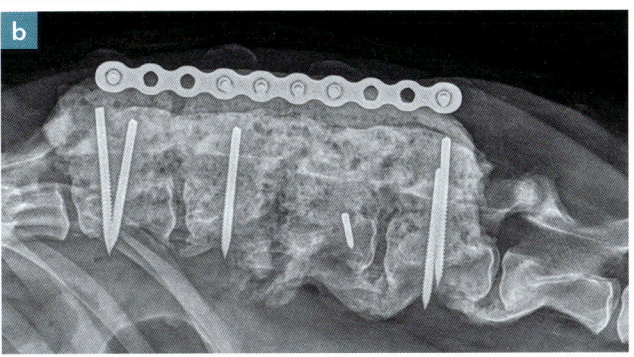

**FIGURA 24.** Paciente con subluxación por discoespondilitis grave en el que falló la primera estabilización colocada en los cuerpos vertebrales. Imagen radiológica de la lesión (a). Imagen de estabilización dorsal mediante la colocación de placa en las apófisis espinosas y estabilización ventral, mediante tornillos, en los cuerpos vertebrales (b).

## Complicaciones

Durante la resolución de fracturas y luxaciones, las complicaciones pueden producirse durante el procedimiento quirúrgico, en el posoperatorio temprano o en el posoperatorio tardío (cuadro 1).[60]

> ### CUADRO 1. Principales complicaciones asociadas a la intervención quirúrgica de las fracturas vertebrales.
>
> Complicaciones comunes a las fracturas cervicales y las toracolumbares:
>
> - Fallo o migración del implante (tornillos, clavos, placa) y PMMA.
> - Implantes que invaden el canal vertebral o el agujero intervertebral.
> - Seroma.
> - Hemorragia.
> - Infección o hemorragia.
> - Compresión por tejidos blandos, p. ej.: callo óseo (factor de riesgo por inestabilidad).
>
> Complicaciones específicas de las fracturas cervicales:
>
> - Riesgos del abordaje (daño iatrogénico al tronco vagosimpático, la tráquea o el esófago).
>
> Complicaciones específicas de las fracturas toracolumbares
>
> - Daño iatrogénico causado por los implantes (vena ácigos o arteria aorta).
> - Neumotórax.

Durante la intervención quirúrgica las principales complicaciones a nivel cervical pueden derivarse de un abordaje inadecuado, por ejemplo, se puede provocar la lesión del tronco vagosimpático, de la arteria carótida, del esófago o de la tráquea.

---

**Para evitar daños iatrogénicos a estructuras vitales, deben emplearse separadores vertebrales con punta roma en los primeros pasos del abordaje y proteger los tejidos circundantes con gasas humedecidas.**

---

Las complicaciones derivadas de la colocación de los implantes son fundamentalmente las causadas por la invasión del canal vertebral y el agujero transverso (con el consiguiente daño a estructuras vasculares vertebrales), sobre todo cuando se intenta colocar tornillos pediculares bicorticales (debido a la escasa anchura de los corredores pediculares a nivel cervical).[31,60]

El uso de fluoroscopia intraoperatoria o de implantes monocorticales o bicorticales en las apófisis transversas pueden ayudar a minimizar estos riesgos.[23,31,50]

La tabla 1 muestra los diferentes ángulos descritos para poner implantes en diferentes regiones de la columna vertebral.

A nivel torácico, las posibles complicaciones durante la colocación de implantes corresponden al daño de estructuras vasculares como la arteria aorta o la vena ácigos, sobre todo cuando empleamos implantes bicorticales. Otra posible complicación es la producción de un neumotórax.

El daño a estructuras vasculares a nivel lumbar es menos frecuente debido a la protección que ofrece la musculatura hipaxial (psoas menor, psoas mayor y cuadrado lumbar), motivo por el que el uso de implantes bicorticales es más seguro en esta región de la columna.

En todas las localizaciones existe el riesgo de invadir el canal medular. Una colocación deficiente de los implantes podría ser la causa de un daño iatrogénico a la médula espinal o a los discos intervertebrales.

**TABLA 1.** Revisión de los diferentes ángulos (grados) y puntos de referencia recomendados para la colocación de implantes bicorticales (clavos o tornillos) en las regiones cervical, torácica y lumbar. [26,36,38,39]

| Estudio | Vértebra o región vertebral | Ángulo en grados desde el eje vertical | Punto de partida de posicionamiento |
|---|---|---|---|
| | **Cervicales** | | |
| | C2 | 45-60° (media 50°). | Línea media ventral caudal. |
| | C3 | 33-45° (media 37,5°). | Línea media ventral. |
| | C4 | 30-45° (media 35,9°). | Línea media ventral. |
| | C5 | 30-35° (media 34,2°). | Línea media ventral. |
| | C6 | 30-40° (media 36,6°). | Línea media ventral. |
| | C7 | 45-55° (media 47,5°). | Línea media ventral. |
| | **Torácicas** | | |
| Watine *et al.*, 2006 | T10 | 20-25° (media 22°). | Pedículo. |
| | T11 | 25-35° (media 28°). | Pedículo. |
| | T12 | 25-35° (media 30,5°). | Pedículo. |
| | T13 | 40-45° (media 44,5°). | Pedículo. |
| | **Lumbares** | | |
| | L1-L6 | 55-65° (media 60°). | Unión pedículo y apófisis transversa. |
| | L7 | Paralela al plano sagital. | Base de la apófisis articular craneal. |
| | **Sacra** | | |
| | S1 | 0-15° (media 5°) relativo al plano sagital. | Detrás (mm) de la superficie articular craneal. |
| | **Torácicas** | | |
| | T10-T13 (técnica abierta) | Media 34,9°. | |
| | T10-T13 (técnica cerrada) | Media 33,3°. | |
| Wheeler *et al.*, 2002 | **Lumbares** | | |
| | L1-L7 (técnica abierta) | Media 36,3°. | |
| | L1-L7 (técnica cerrada) | Media 30,1°. | |
| | Guiados por fluoroscopía. | | |
| | **Torácicas** | | |
| Wong and Emms, 1992 | T13 | 35°. | Pedículo. |
| | **Lumbares** | | |
| | (L3-L7) | 35°. | Unión pedículo y apófisis transversa. |
| | **Cervicales** | | |
| Hicks *et al.*, 2009 | C4 y C5 | 30° con respecto al plano sagital de las vértebras. | Superficie ventral del cuerpo vertebral, base de apófisis transversas. |

Durante el posoperatorio temprano las principales complicaciones son la aparición de seroma, [12,20] infección de la herida quirúrgica y el fracaso de los implantes, secundario a un error en la elección de estos (tamaño inadecuado o fallo en la técnica de colocación). [12]

Otra posible causa de complicaciones durante el posoperatorio es que no se realice el reposo estricto indicado tras el procedimiento quirúrgico.

La aplicación de PMMA puede provocar daños en tejidos adyacentes durante la reacción exotérmica que se produce en el proceso de polimerización, puede dificultar el cierre de la herida quirúrgica, agrietarse en el posoperatorio o infectarse (en ocasiones, el cemento se impregna en antibiótico para minimizar el riesgo de infección).

En función del daño neurológico existente habrá riesgo de infección del tracto urinario, aparición de escaldaduras cutáneas, neumonía y sepsis.

Durante el posoperatorio tardío las complicaciones que pueden aparecer son el fracaso de los implantes, la infección, la invasión del canal medular por el callo óseo o la compresión de estructuras nerviosas, una mejora neurológica escasa por una mala alineación de la columna vertebral y la presencia de enfermedad del segmento adyacente. [12,20,21]

El conocimiento de la zona anatómica que se va a intervenir; la realización de pruebas de imagen avanzada previas a la intervención, que nos permiten estudiar la zona de colocación de implantes con sus ángulos de inserción más adecuados (incluso la realización de moldes 3D y la creación de guías de colocación de implantes en 3D); [29] así como la realización de un abordaje quirúrgico cuidadoso; la experiencia del cirujano; y el desarrollo de una técnica aséptica permiten reducir notablemente los riesgos y tener mayores garantías de éxito.

## Bibliografía

1. Jeffery ND. Vertebral fracture and luxation in small animals. *Vet Clin North Am Small Anim Pract.* 2010 Sep;40(5):809-828.

2. Selcer RR, Bubb WJ, Walker TL. Management of vertebral column fractures in dogs and cats: 211 cases (1977-1985). *J Am Vet Med Assoc.* 1991 Jun 1;198(11):1965-1968.

3. Turner WD. Fractures and fracture-luxations of the lumbar spine: a retrospective study in the dog. *J. Am. Anim. Hosp. Assoc.* 1987;23:459-464.

4. Bali MS, Lang J, Jaggy A *et al.* Comparative study of vertebral fractures and luxations in dogs and cats. *Vet Comp Orthop Traumatol.* 2009;22(1):47-53.

5. Bruce CW, Brisson BA, Gyselink K. Spinal fracture and luxation in dogs and cats: a retrospective evaluation of 95 cases. *Vet Comp Orthop Traumatol* 2008;21(3):280-284.

6. Shores A. Spinal trauma. Pathophysiology and management of traumatic spinal injuries. *Vet Clin North Am Animal Pract.* 1992;22(4):859-888.

7. Pachtinger G. Monitoring of the emergent small animal patient. *Vet Clin North Am Small Anim Pract.* 2013 Jul;43(4):705-720.

8. Smith PM, Jeffery ND. Spinal shock--comparative aspects and clinical relevance. *J Vet Intern Med.* 2005 Nov-Dec;19(6):788-793.

9. Full AM, Heller HL, Mercier M. Prevalence, clinical presentation, prognosis, and outcome of 17 dogs with spinal shock and acute thoracolumbar spinal cord disease. *J Vet Emerg Crit Care (San Antonio).* 2016 May;26(3):412-418.

10. Hodshon AW, Thomas WB. Transient depression of pelvic limb reflexes in dogs with acute focal thoracolumbar myelopathy. *J Am Vet Med Assoc.* 2018 Oct 15;253(8):1022-1031.

11. McBride R, Parker E, Garabed RB *et al.* Developing a predictive model for spinal shock in dogs with spinal cord injury. *J Vet Intern Med.* 2022 Mar;36(2):663-671.

12. Tobias KM, Johnston SA. *Veterinary Surgery: Small Animal Expert Consult* 2nd ed. Elsevier, 2017.

13. Di Fazio J, Fletcher DJ. Updates in the management of the small animal patient with neurological trauma. *Vet Clin Small Anim.* 2013 Jul;43(4):915-940.

14. Olby N. The pathogenesis and treatment of acute spinal cord injuries in dogs. *Vet Clin North Am Small Anim Pract.* 2010;40(5):791-807.

15. Kinns J, Mai W, Seiler G, *et al.* Radiographic sensitivity and negative predictive value for acute canine spinal trauma. *Vet Radiol Ultrasound.* 2006;47:563.

16. Bagley RS. Spinal fracture or luxation. *Vet Clin NA: Small Anim Pract* 2000 Jan; 30(1):133-153.

17. Antevil JL, Sise MJ, Sack DI, *et al*. Spiral computed tomography for the initial evaluation of spine trauma: A new standard of care? *J Trauma*. 2006 Aug;61(2):382-387.

18. Gallastegui A, Davies E, Zwingenberger AL *et al*. MRI has limited agreement with CT in the evaluation of vertebral fractures of the canine trauma patient. *Vet Radiol Ultrasound*. 2019 Sep;60(5):533-542.

19. Johnson P, Beltran E, Dennis R *et al*. Magnetic resonance imaging characteristics of suspected vertebral instability associated with fracture or subluxation in eleven dogs. *Vet Radiol Ultrasound*. 2012 Sep-Oct;53(5):552-559.

20. Hettlich B. Vertebral fracture and luxation repair. En: Shores A and Brisson BA. (eds.). *Current Techniques in Canine and Feline Neurosurgery*, NJ, USA: John Wiley & Sons, Hoboken, 2017; p. 209-221.

21. Sharp NJ and Wheeler SJ. *Small Animal Spinal Disorders*, 2nd ed. Edinburgh, Scotland: Mosby, 2005.

22. Hettlich BF, Allen MJ, Pascetta D *et al*. Biomechanical comparison between bicortical pin and monocortical screw/polymethylmethacrylate constructs in the cadaveric canine cervical vertebral column. *Vet Surg*. 2013;42: 693-700.

23. Hawthorne JC, Blevins WE, Wallace LJ *et al*. Cervical vertebral fractures in 56 dogs: a retrospective study. *J Am Anim Hosp Assoc*. 1999;35:135.

24. Beal MW, Paglia DT, Griffin GM *et al*. Ventilatory failure, ventilator management, and outcome in dogs with cervical spinal disorders: 14 cases (1991-1999). *J Am Vet Med Assoc*. 2001;218(10):1598-1692.

25. Schmidli FE, Stein VM, Aikawa T *et al*. Fractures of the second cervical vertebra in 66 dogs and 3 cats. A retrospective study. *Vet comp orthop traumatol* 2019 May;32(3):200-206.

26. Hicks DG, Pitts MJ, Bagley RS, et al: In vitro biomechanical evaluations of screw-bar-polymethylmethacrylate and pin-polymethylmethacrylate internal fixation implants used to stabilize the vertebral motion unit of the fourth and fifth cervical vertebrae in vertebral column specimens from dogs. *Am J Vet Res* 2009;70:719-726.

27. Corlazzoli D: Bicortical implant insertion in caudal cervical spondylomyelopathy: a computed tomography simulation in affecte d Doberman Pinschers. *Vet Surg* 2008;37: 178-185.

28. Agnello KA, Kapatkin AS, Garcia TC *et al*. Intervertebral biomechanics of locking compression plate monocortical fixation of the canine cervical spine. *Vet Surg*. 2010 Dec;39(8):991-1000.

29. Hamilton-Bennett SE, Oxley B, Behr S. Accuracy of a patient-specific 3D printed drill guide for placement of cervical transpedicular screws. *Vet Surg*. 2018 Feb;47(2):236-242. doi: 10.1111/vsu.12734. Epub 2017 Oct 24. PMID: 29064584.

30. Sturges BK, LeCouteur RA. Vertebral fracture and luxations. En: Slatter D (ed.). *Textbook of small animal surgery* (3th ed.). Philadelphia, PA, Elsevier Science. 2003, p. 1244-1260.

31. Hettlich B. Chapter 11. Spinal Stabilization. Cervical Vertebral Column En: Shores A, Brisson BA. *Advanced Techniques in Canine and Feline Neurosurgery*. 1st ed. John Wiley and Sons. 2023, 96-108.

32. Pike FS, Kumar MSA, Boudrieau RJ. Reduction and fixation of cranial cervical fracture/luxations using screws and polymethylmethacry- late (PMMA) cement: a distraction technique applied to the base of the skull in thirteen dogs. *Vet Surg*. 2012;41(02):235-247.

33. Solano MA, Fitzpatrick N, Bertran J. Cervical distraction-stabilization using an intervertebral spacer screw and string-of-pearl (SOP) plates in 16 dogs with disc-associated wobbler syndrome. *Vet Surg*. 2015;44:627-641.

34. Steffen F, Voss K, Morgan JP. Distraction-fusion for caudal cervical spondylomyelopathy using an intervertebral cage and locking plates in 14 dogs. *Vet Surg*. 2011;40:743-752.

35. Trotter EJ. Cervical spine locking plate fixationfor treatment of cervical spondylotic myelopathy in large breed dogs. *Vet. Surg*. 2009;38(6):705-718.

36. Watine S, Cabassu JP, Catheland S *et al*. Computed tomography study of implantation corridors in canine vertebrae. *J Small Anim Pract*. 2006;47(11):651-657.

37. Hettlich BF, Fosgate GT, Litsky AS. Biomechanical Comparison of 2 Veterinary Locking Plates to Monocortical Screw/Polymethylmethacrylate Fixation in Canine Cadaveric Cervical Vertebral Column. *Vet Surg*. 2017 Jan;46(1):95-102.

38. Wheeler JL, Cross AR, Rapoff AJ. A comparison of the accuracy and safety of vertebral body pin placement using a fluoroscopically guided versus an open surgical approach: an in vitro study. *Vet Surg*. 2002;31(5):468-474.

39. Wong WT, Emms SG. Use of pins and methylmethacrylate in stabilization of spinal fractures and luxations. *J Small Anim Pract*. 1992;33(9):415-422.

40. Walker TM, Tucker R, Welch RD, *et al*. Fluoroscopic placement of transfixation pins for the external skeletal fixation of the canine spine: an anatomic study. En: *Proceedings*

*Veterinary Orthopedic Society*. Lake Louise, Alberta, Canada, February 24-March 3; 2001.

41. Hall DA, Snelling SR, Ackland DC *et al.* Bending strength and stiffness of canine cadaver spines after fixation of a lumbar spinal fracture-luxation using a novel unilateral stabilization technique compared to traditional dorsal stabilization. *Vet Surg.* 2015 Jan;44(1):94-102.

42. Wheeler JL, Lewis DD, Cross AR *et al.* Closed fluoroscopic-assisted spinal arch external skeletal fixation for the stabilization of vertebral column injuries in five dogs. *Vet Surg.* 2007 Jul;36(5):442-448.

43. Hettlich BF, Fosgate GT, Levine JM *et al.* Accuracy of conventional radiography and computed tomography in predicting implant position in relation to the vertebral canal in dogs. *Vet Surg.* 2010 Aug;39(6):680-687.

44. Schmitt EM, Early P, Bergman R *et al.* Computed tomography evaluation of proposed implant corridors in canine thoracic vertebrae. *Vet Surg.* 2021;50(7):1427-1433.

45. Fujioka T, Nakata K, Nishida H *et al.* A novel patient-specific drill guide template for stabilization of thoracolumbar vertebrae of dogs: cadaveric study and clinical cases. *Vet Surg.* 2019;48(3):336-342.

46. Elford JH, Oxley B, Behr S. Accuracy of placement of pedicle screws in the thoracolumbar spine of dogs with spinal deformities with three-dimensionally printed patient-specific drill guides. *Vet Surg.* 2020;49(2):347-353.

47. Guevar J, Bleedorn J, Cullum T *et al.* Accuracy and safety of three-dimensionally printed animal-specific drill guides for thoracolumbar vertebral column instrumentation in dogs: Bilateral and unilateral designs. *Vet Surg.* 2021 Feb;50(2):336-344.

48. Bitterli T, Mund G, Häusslr TC *et al.* Minimal invasive fluoroscopic percutaneous lateral stabilization of thoracolumbar spinal fractures and luxations using unilateral uniplanar external skeletal fixators in dogs and cats. *Vet Comp Orthop Traumatol.* 2021;35(1):64-70.

49. Tran JH, Hall DA, Morton JM *et al.* Accuracy and safety of pin placement during lateral versus dorsal stabilization of lumbar spinal fracture-luxation in dogs. *Vet Surg.* 2017;46(8):1166-1174.

50. Goffart LM, Precht C, Fosgate GT *et al.* Accuracy of end-on fluoroscopy in predicting implant position in relation to the vertebral canal in dogs. *Front Vet Sci.* 2022 Oct 20;9:982560.

51. Cloquell A, Mateo I. Transthoracic approach to the canine thoracic spine: an anatomical description. En: *Proceedings of the 30th Annual Symposium of the European Society of Veterinary Neurology*, Helsinki, Finland, September, 2017.

52. McKee WM, Downes CJ. Vertebral stabilisation and selective decompression for the management of triple thoracolumbar disc protrusions. *J Small Anim Pract.* 2008 Oct;49(10):536-539.

53. McKee WM. Spinal trauma in dogs and cats: a review of 51 cases. *Vet Rec.* 1990 Mar;126(12):285-289.

54. Sturges BK, Kapatkin AS, Garcia TC *et al.* Biomechanical Comparison of Locking Compression Plate versus Positive Profile Pins and Polymethylmethacrylate for Stabilization of the Canine Lumbar Vertebrae. *Vet Surg.* 2016 Apr;45(3):309-318.

55. Letesson J, Goin B, Trouillet JL, Barthez P. Long-Term Follow-Up of Dogs and Cats after Stabilization of Thoracolumbar Instability Using 2-0 UniLock Implants, *Vet Med Int.* 2022 Apr 26:2022.

56. Lanz OI, Jones JC, Bergman R. Use of an external skeletal fixator to correct spinal fracture/luxation and instability in three dogs. *Vet Neurol Neurosurg.* (serial online). 2000;2:1.

57. Voss K, Montavon PM. Tension band stabilization of fractures and luxations of the thoracolumbar vertebrae in dogs and cats: 38 cases (1993–2002). *J Am Vet Med Assoc.* 2004 Jul 1;225(1):78-83.

58. Krauss MW, Theyse LFH, Tryfonidou MA, *et al.* Treatment of spinal fractures using Lubra plates. A retrospective clinical and radiological evaluation of 15 cases. *Vet Comp Orthop Traumatol.* 2012;25(4):326-331.

59. E. Gougeon and P. Meheust. Pedicle screws implantation in polymethylmethacrylate construct to stabilise sixth lumbar vertebral body fracture in dogs: 5 cases (2015-2018). *J Small Anim Pract.* 2021Nov, 62(11):1007-1015.

60. Gordon-Evans W. Hemilaminectomy. En: Griffon D, Hamaide A (eds.). *Complications in Small animal Surgery.* Ed. Willey/Blackwell, 2016, p. 610-614.

# Neoplasias de la médula espinal y columna vertebral

Autores: Sergio Moya y Sergio Ródenas

## Introducción, términos y principios generales

En este capítulo hablaremos de neoplasias que afectan a la médula espinal y a la columna vertebral.

En la última década han sido numerosos los estudios y casos clínicos publicados sobre tumores espinales en la especie canina y felina. Este incremento en el número de casos de tumores espinales detectados en perros se debe probablemente al uso de técnicas avanzadas, como la resonancia magnética (RM) y la tomografía computarizada (TC). [1-5]

Los tumores espinales presentan dos problemas particulares. En primer lugar, a diferencia de otros tumores, el hecho de que sean benignos o malignos tiene poca importancia de cara al pronóstico debido a que las consecuencias sobre el tejido nervioso son parecidas al estar en una estructura ósea inextensible como es la columna vertebral. En segundo lugar, la exacta naturaleza histológica de muchos tumores espinales. Hay poca información debido al limitado número de casos publicados en cuanto al tratamiento y la esperanza de vida de los diferentes tipos histológicos de los tumores espinales en el perro, motivo por el que es difícil dar un pronóstico en la mayoría de los casos.

## Clasificación

En la médula espinal se pueden encontrar tumores primarios de origen neural, hueso y tejidos blandos, y secundarios (metástasis). [1-6]

Como regla general los tumores de la médula espinal pueden clasificarse en tres grupos básicos en función de su origen:

- **Tumores primarios de origen neural:** estos pueden originarse del neuroectodermo, ectodermo o mesodermo (células nerviosas, células de la glía, neuroepitelio, meninges, tejido linfoide, vaina nerviosa, vasos sanguíneos, células germinales y otros elementos embrionarios persistentes en el canal vertebral). [6-13]
- **Tumores primarios del hueso y de los tejidos blandos:** rodean y están en íntimo contacto con la médula espinal. [6-13]

- **Tumores metastásicos:** que pueden invadir el tejido nervioso, bien por diseminación sanguínea o linfática. Estos tumores también pueden invadir el tejido nervioso directamente o estructuras que rodean la médula, causando la compresión secundaria de la médula o de los nervios. [1,6-9]

Los dos métodos más utilizados para clasificar los tumores de la médula espinal son en función del tejido de origen de la neoplasia [11] (cuadro 1) o en función de su localización con respecto a la duramadre (cuadro 2). En ambos casos los tumores que afectan la médula espinal pueden ser benignos o malignos.

La clasificación en función de su localización anatómica con respecto a la duramadre y las meninges es la más utilizada y la más práctica para distinguir los tumores de la médula espinal.

En función de la posición con respecto a la duramadre distinguimos los siguientes tipos:

**Tumores extradurales (TED):** son aquellos tumores que se encuentran situados fuera de la duramadre, en el espacio peridural o en la región paraespinal:

- Tumores primitivos óseos: sarcoma (osteosarcoma, fibrosarcoma, condrosarcoma), mieloma múltiple o plasmocitoma. Estos tumores son de lejos los tumores extradurales más frecuentemente diagnosticados en el perro. [6]
  - El mieloma múltiple es una proliferación sistémica de células plasmáticas malignas, o de sus precursoras, que surgen como clones de células localizadas en la médula ósea de múltiples huesos. Su diagnóstico requiere dos de las siguientes cuatro características: evidencia histopatológica, detección de gammapatia monoclonal, evidencia de osteólisis o presencia de proteínas Bence Jones en orina. El dolor espinal evocado es común. Otras evidencias clínicas son el síndrome de hiperviscosidad, la hipercalcemia y la insuficiencia renal.
- Linfoma.

- Metástasis: los tumores metastásicos se pueden reagrupar como tumores secundarios óseos o vertebrales y tumores secundarios que invaden el espacio epidural.
  - Tumores secundarios óseos: se han publicado un gran número de casos de tumores metastásicos que invaden las vértebras. Estos pueden provenir de una gran cantidad de tumores primitivos de diferentes tipos.
  - Tumores secundarios extradurales: son menos frecuentes que los anteriores, aunque está aumentando su incidencia progresivamente; el hemangiosarcoma es uno de los que se encuentra con mayor frecuencia. [6]

**Tumores intradurales-extramedulares (TIDEM):** son tumores localizados en el espacio subaracnoideo, confinados en la duramadre pero fuera del parénquima medular. Los tumores IDEM están representados fundamentalmente por dos tipos, los meningiomas y los tumores de la vaina nerviosa (neurofibromas, neurilemomas y schwannomas). [6] El tercer tipo de tumor más visto en esta localización es el neuroepitelioma o tumor IDEM de perros jóvenes. Otros tumores observados en perros con localización intradural-extramedular incluyen el nefroblastoma, el lipoma, el mixoma, el glioma, el tumor de células germinales, el linfoma y los tumores metastásicos. [6]

**Tumores intramedulares (TIM):** Son aquellos tumores que se localizan en la médula espinal propiamente dicha. Los TIM están representados principalmente por tumores de origen glial (astrocitoma, ependimoma y oligodendroglioma). [4,30,31] Otros tumores primarios descritos con localización intramedular son el hamartoma, hemangioblastoma, linfosarcoma y hemangiosarcoma. Aunque descritas en la especie canina, las metástasis intramedulares son infrecuentes. [6,13]

**Tumores mixtos:** aquellos tumores que ocupan más de un compartimento (por ejemplo, a nivel extradural e intradural).

---

## CUADRO 1. Clasificación de los tumores espinales en función de su origen embriológico.

### Tumores neuroepiteliales
- Tumores derivados de los astrocitos
  - Astrocitoma
- Tumores derivados de los oligodendrocitos
  - Oligodendroglioma
  - Oligodendroglioma anaplásico o de alto grado
- Tumores derivados de células ependimarias.
  - Ependimoma
- Gliomas mixtos
  - Oligoastrocitoma
- Tumores de origen neuronal
  - Ganglioglioma*
  - Ganglioneuroblastoma
- Tumores derivados de células embrionarias
  - Neuroblastoma
  - Ependimoblastoma
  - Neuroepitelioma o nefroblastoma del perro joven

### Tumores derivados de células germinales
- Tumores de células germinales mixto

### Tumores de meninges
- Tumores de células meningoteliales
  - Meningioma
- Tumores mesenquimales, no meningoteliales
  - Lipoma y liposarcoma
  - Sarcoma indiferenciado
  - Angiolipoma
  - Fibrosarcoma
  - Sarcomatosis meníngea difusa
  - Histiocitoma maligno
  - Condroma y condrosarcoma
  - Osteoma y osteosarcoma

### Linfomas y tumores hematopoyéticos.
- Linfoma y linfosarcoma
- Plasmocitoma
- No-B, no-T neoplasia leucocítica. Reticulosis neoplásica
- Histiocitosis maligna

### Tumores de nervios periféricos
- Tumores de la vaina nerviosa.
  - Benigno. Schawnoma, neurofibroma
  - Maligno. Schanwnoma maligno, neurofibrosarcoma
- Ganglioneuroma
- Paraganglioma
- Neuroblastoma periférico

### Otros tumores primarios y quistes de origen incierto
- Hamartoma vascular
- Hemangioblastoma
- Quiste epidermoide.
- Otros quistes.

### Tumores vertebrales
- Osteoma y osteosarcoma
- Fibroma y fibrosarcoma
- Cordoma
- Mieloma
- Linfoma
- Hemangioma/hemangiosarcoma
- Otros

### Tumores metastásicos

Por último, en cuanto a la incidencia se ha estimado que las neoplasias extramedulares en perros representan el 48-50 %, las intradurales-extramedulares el 13-35 %, mientras que las neoplasias intramedulares representan el 6-15 %. [14-16] El estudio llevado a cabo en 2007 con 399 perros ilustra estos datos con la siguiente clasificación de los casos [17]:

- Extradural 192/399 (48 %).
- Intradural-extramedular 51/399 (13 %).
- Intramedular 24/399 (6 %).
- Mixto 132/399 (33 %).

El tumor primario del cuerpo vertebral más común fue el osteosarcoma (60 %) y los tumores secundarios más frecuentes que afectaban al cuerpo vertebral fueron los carcinomas (58 %). Los tumores epidurales más frecuentes sin afectar al cuerpo vertebral incluyeron los sarcomas (59 %). Los tumores intradurales/extramedulares más frecuentes fueron los meningiomas (73 %), mientras que los tumores intramedulares más frecuentes fueron los hemangiosarcomas en un 29 % de los casos estudiados. Los tumores de compartimentos mixtos más frecuentes fueron los tumores malignos de la vaina del nervio periférico (41 %), el linfosarcoma (31 %) y los histiocitomas fibrosos malignos (28 %). [17]

En lo que se refiere a los gatos, los tumores más frecuentes son el linfosarcoma (28-40 %), osteosarcoma (27 %), gliomas (9 %) y meningiomas (7 %). [18,19] Un estudio de 2010, con 205 gatos que presentaban mielopatía, las neoplasias fueron la segunda patología más frecuente con un 27 % de los casos, solo por detrás de los procesos inflamatorios o infecciosos. [19]

En el cuadro 3 se detalla la clasificación de los principales tumores espinales por frecuencia de aparición en función de su localización con respecto a la duramadre. [6]

---

**CUADRO 2. Clasificación de acuerdo a su localización respecto a la duramadre.**

**Tumores extradurales (TED)**

- Tumores primitivos óseos.
  - Mieloma múltipl.
- Linforma.
- Metástasis
  - Tumores secundarios óseos.
  - Tumores secundarios extradurales.

**Tumores intradurales-extramedulares (TIDEM)**

- Meningiomas.
- Tumores de la vaina nerviosa
  - Neurofibromas.
  - Neurilemo.
  - Schwannomas.
- Neuroepitelioma (tumor IDEM en perros jóvenes).
- Otros: nefroblastoma, lipoma, mixoma, glioma, tumor de células germinales, linfoma, tumores metastásicos.

**Tumores intramedulares (TIM)**

- Origen glial: astrocitoma, ependimoma, oligodendroglioma.
- Otros: hamartoma, hemangioblastoma, linfosarcoma, hemangiosarcoma, tumores metastásicos.

**Tumores mixtos**

---

**CUADRO 3. Clasificación por orden de frecuencia (según su localización respecto a la duramadre).**

**Tumores extradurales (TED)**

- Primarios óseos
  - Osteosarcoma.
  - Fibrosarcoma.
  - Condrosarcoma.
  - Linfosarcoma.
  - Mieloma múltiple.
  - Hemangiosarcoma.
- Primarios epidurales
  - Linfoma.
  - Sarcomas indiferenciados.
  - Lipoma.
  - Mixoma.
  - Otros.
- Metastásicos
  - Adenocarcinoma.
  - Sarcomas indiferenciados.
  - Hemangiosarcoma.
  - Melanoma.
  - Linfosarcoma.
  - Leiomioma.
  - Lipoma.
  - Otros.

**Tumores intradurales-extramedulares (TIDEM)**

- Primarios
  - Meningioma.
  - Tumores de la vaina nerviosa:
    - Neurofibroma.
    - Schwannoma.
    - Neurofibrosarcoma.
  - Neuroepitelioma.
  - Sarcomas.
  - Linfomas.
  - Glioma
  - Otros
- Metastásicos

**Tumores intramedulares (TIM)**

- Primarios
  - Astrocitoma.
  - Oligodendroglioma.
  - Ependimoma.
  - Linfosarcoma.
  - Hemangiosarcoma.
  - Hemangioblastoma.
  - Hamartoma.
- Metastásicos

## Historia y signos clínicos

En veterinaria, al igual que en medicina, los tumores del SNC en el perro constituyen el segundo tipo de neoplasia que se encuentra con más frecuencia en individuos jóvenes, detrás de los tumores del sistema hematopoyético.

En la especie canina los tumores espinales pueden darse a cualquier edad, por lo que esta variable no es un criterio suficiente para eliminar la posibilidad de una mielopatía neoplásica en el perro. En general, la mayoría de los tumores medulares o vertebrales se dan en animales de más de 5 años con un rango de 5 meses a 12 años. [2,6,10,12] Aunque la presencia de tumores espinales está asociada, la mayoría de las veces, a animales de edad avanzada, hay algunos tumores, como es el caso del nefroblastoma, que se detectan tradicionalmente en perros jóvenes. [2,20,21]

Los linfomas también se dan en gatos jóvenes con una media de edad de 3,5 a 4 años asociados en gran parte al virus de la leucemia felina (FeLV), [18,19,22] aunque también se ha observado una distribución bimodal con un 40,7 % de los gatos con edad menor o igual 2,5 años (63,6 % de ellos FeLV positivos) y un 44,4 % de los gatos con edad mayor o igual a 8 años (16,7 % de ellos FeLV positivos). [23]

En general no se ha observado una predisposición racial para los tumores espinales, aunque en el caso de los nefroblastomas se ha confirmado para la raza Pastor Alemán. En cuanto a las razas Golden Retriever y Boxer, están predispuestas a todo tipo de neoplasias.

---

**En general los signos clínicos van a ser de evolución crónica y progresiva, aunque en algunos casos podemos observar signos clínicos agudos, como son fracturas patológicas o hemorragias provocadas por neoplasias vertebrales o medulares, respectivamente.**

---

En la historia clínica o en la anamnesis de un paciente con neoplasia espinal es importante considerar varios factores, como son la presentación de procesos de progresión lenta y debilidad en las extremidades torácicas y/o pélvicas en función de la localización de la neoplasia; debilidad asimétrica; asimetría de la masa muscular; dolor progresivo; poliuria y polidipsia e historia clínica sin antecedentes de traumatismo. Ante la presencia de más de uno de estos signos se debe sospechar la posibilidad de una neoplasia. [5]

Los signos clínicos observados en un animal con un tumor espinal varían en función de la localización y la extensión del tumor. En la mayoría de los casos de neoplasia espinal, se puede observar una lesión focal delimitada a uno o dos espacios medulares, sin embargo, en algunos casos, como por ejemplo en el mieloma, el linfoma y los tumores metastásicos, el tumor puede ocupar varios segmentos medulares, de manera que se puede encontrar en varios sitios diferentes. [6,7,9,10]

Generalmente, la mayoría de los animales muestran un cuadro clínico atribuible a una mielopatía transversa, motivo por el que es muy difícil o imposible diferenciar los síntomas asociados a una neoplasia espinal de los de otras afecciones medulares, como serían una hernia discal, una meningomielitis focal o un granuloma infeccioso.

Por último, hay que destacar que los signos clínicos observados en un animal con neoplasia espinal pueden ser simétricos o asimétricos, motivo por el que podemos encontrarnos animales con un dolor considerable y otros sin ningún dolor en el momento del examen neurológico, consecuencia de la localización variable del tumor y de la expresión clínica de la lesión.

## Diagnóstico

### Exámenes diagnósticos generales

Como hemos comentado, además de una extensa reseña, historia clínica y exploración física y neurológica del paciente, en cualquier animal con sospecha de neoplasia de médula espinal o vertebral se deben realizar analíticas completas (hemograma, bioquímica), urianálisis, y en la mayoría de los casos, sobre todo en animales mayores de 6 años, es preciso realizar radiografías de tórax y ecografía abdominal. En gatos con sospecha de neoplasia de médula espinal se debem realizar test de FeLV y FIV.

### Diagnóstico por imagen
#### Radiografías simples

El uso de radiografías sin contraste es un método simple, de bajo coste y fácil de realizar para el diagnóstico de enfermedades de la médula espinal. Desafortunadamente, las radiografías sin contraste no son de mucha utilidad para diagnosticar un tumor de la médula espinal, ya sea primario o metastásico, si no hay osteólisis. Los cambios radiográficos principales que hacen sospechar la presencia de un tumor espinal son la presencia de una alteración de la densidad ósea (osteólisis) y la osteoproliferación con remodelación ósea. Cambios que son más frecuentes en el cuerpo y en el arco vertebral. [5]

En algunas ocasiones, la expansión del tumor puede ocasionar un agrandamiento del foramen intervertebral y/o un ensanchamiento del canal vertebral visible radiográficamente. [6,24]

## Mielografía o mielografía-TC

La mielografía desempeña un papel esencial en el diagnóstico de tumores espinales, ya que nos permite determinar la presencia de una patología intrarraquídea, el nivel al que se encuentra la lesión, la extensión y el grado de compresión de la médula espinal, si el espacio subaracnoideo no está bloqueado. [6,9,10,12,25]

El uso de la mielografía permite la mayoría de las veces clasificar la lesión como ED (fig. 1), IDEM (fig. 2) e IM.

Un estudio mostró una correlación de un 88 % entre la mielografía y la localización de la lesión con respecto a la duramadre (21 casos sobre 24). [13] De hecho, en otro estudio, realizado en 16 perros en los cuales se evaluaron las características radiográficas, mielográficas y las imágenes obtenidas por TC, la mielografía fue más útil a la hora de caracterizar la lesión en

relación a su localización con respecto a la duramadre que la tomografía computarizada. [25]

Auqnue la mielografia permite clasificar el patrón lesional en la mayoría de los casos, la TC o la RM puede darnos una información más precisa en cuanto a la localización del tumor..

---

**Es importante conocer la localización exacta del tumor para emitir un pronóstico correcto, ya que los tumores extradurales o los intradurales-intramedulares no tienen el mismo pronóstico que los tumores intramedulares, en los cuales el pronóstico es siempre más reservado. [25]**

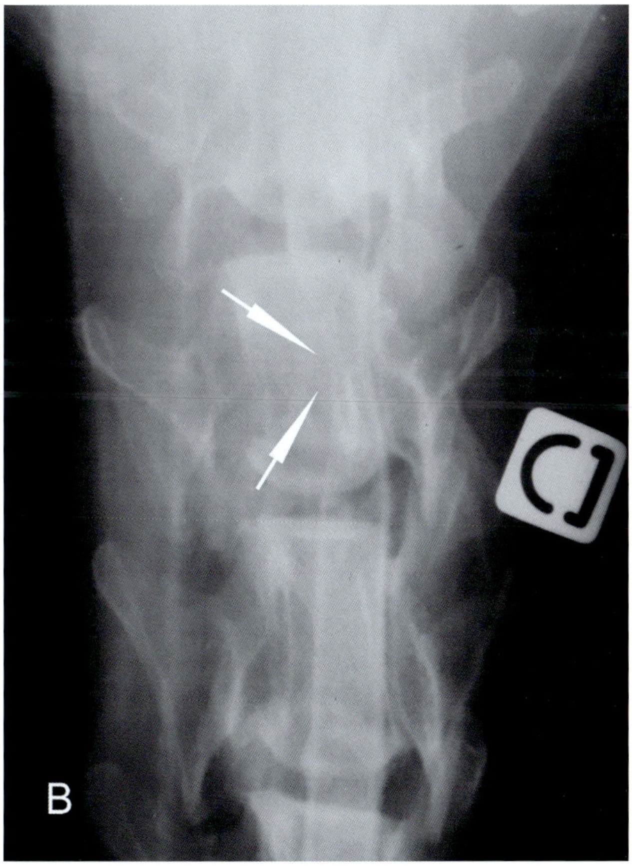

---

**FIGURA 1.** Mielografía realizada en un perro con tetraparesia evolutiva y dolor cervical. Se puede observar una compresión de tipo extradural lateralizada a la izquierda, localizada en la quinta vértebra cervical (flechas). El diagnóstico histológico emitido fue osteosarcoma.

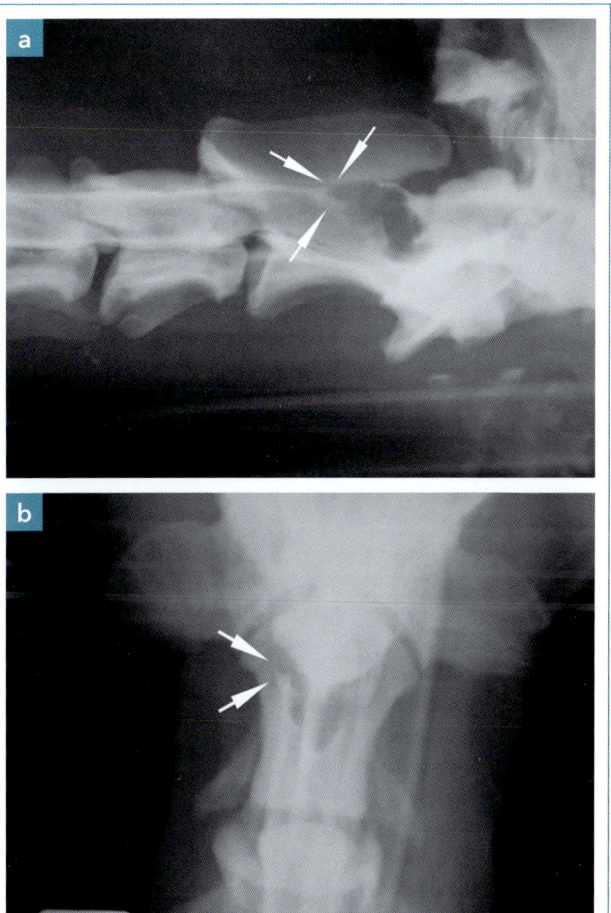

**FIGURA 2.** Mielograma de la región cervical a nivel C1-C2 en un perro con tetraparesia evolutiva y dolor cervical. Proyecciones laterolateral (a) y ventrodorsal (b). Las radiografías sin contraste fueron normales. Se puede observar el producto de contraste rodeando la lesión localizada en el espacio subaracnoideo (flechas), delimitando una lesión de origen IDEM. El tumor fue tratado quirúrgicamente y el diagnóstico histológico fue meningioma.

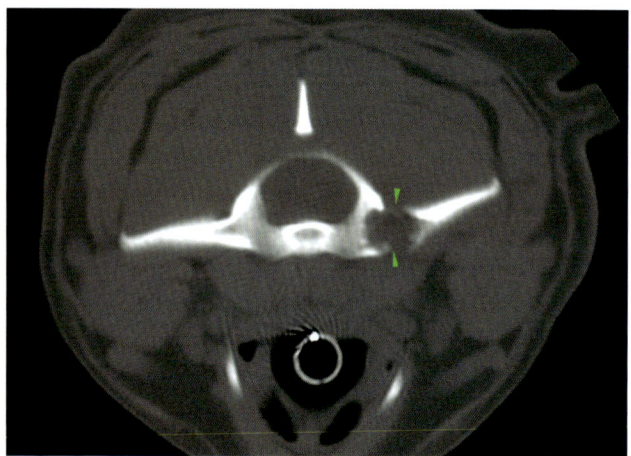

**FIGURA 3.** Fractura patológica a nivel del ala del atlas izquierda con signos de osteólisis asociada. El diagnóstico fue de osteosarcoma.

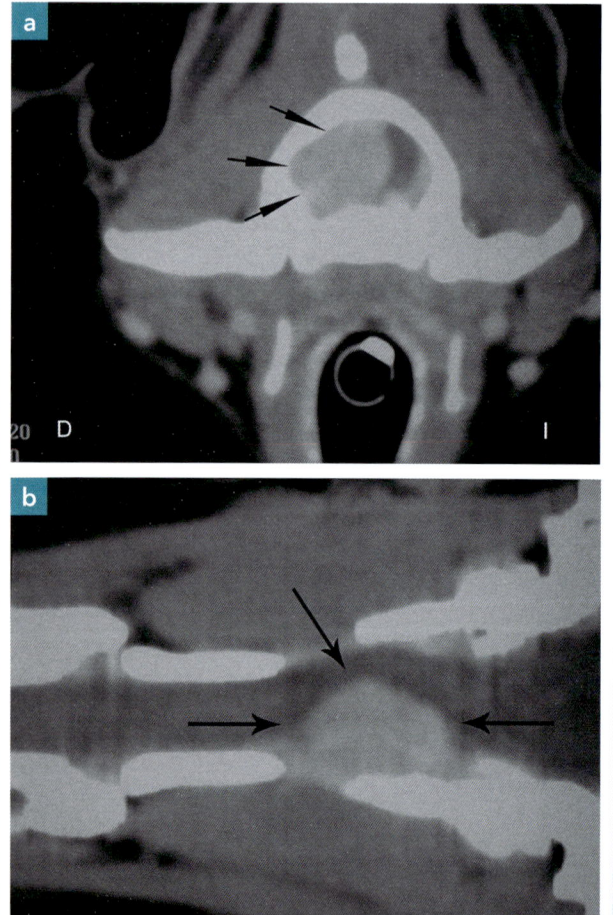

**FIGURA 4.** Imagen transversal obtenida por tomografía computarizada tras la administración de contraste en el espacio vertebral C1-C2; se observa el contraste que indica una lesión de aspecto extradural que comprime la médula espinal (a). Reconstrucción sagital obtenida por tomografía computarizada tras la administración de contraste. En la imagen se aprecia la extensión de la masa a nivel de C1-C2 (b). El diagnóstico histológico fue sarcoma indiferenciado

## Tomografía computarizada (TC)

Una de las principales ventajas de la TC es su capacidad para detectar cambios óseos debidos a una neoplasia, sea primaria o secundaria (fig. 3). [25] Así, la TC es capaz de detectar diferencias en la densidad del hueso tan pequeñas como un 0,5 %, mientras que con la radiografía convencional es necesaria una diferencia de densidad del 10 % para poder detectarla visualmente. [25] Otra de las ventajas del escáner, en comparación con la radiografía o la mielografía, es su superioridad a la hora de detectar la invasión del tumor en el canal vertebral y la extensión de este a los tejidos blandos que rodean el espacio epidural, además de proveer imágenes en los tres planos (figs. 3 y 4).

En un estudio realizado en 16 perros con tumores espinales, la TC fue superior a la radiografía convencional en lo que se refiere a la detección de los cambios óseos, sin embargo, la mielografía fue superior a la TC en la localización del tumor con respecto a la duramadre. [25]

El uso de contraste intravenoso en estudios de TC es de gran ayuda para determinar la presencia, extensión y localización del tumor, así como para establecer el tratamiento quirúrgico o radioterápico. [26] Las figuras 4 y 5 muestran imágenes de TC con contraste que evidencian claramente la masa neoplásica.

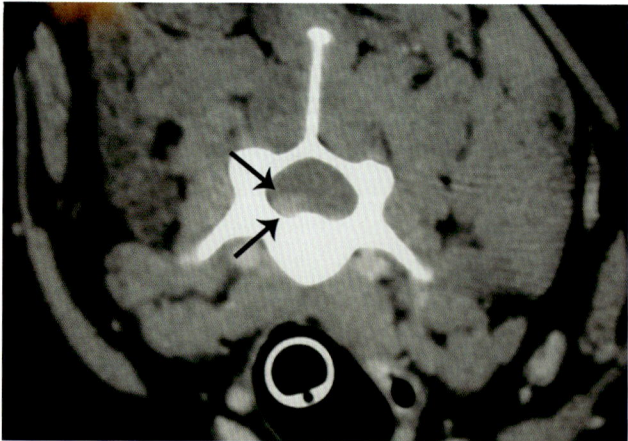

**FIGURA 5.** Imagen transversal de tomografía computarizada tras la administración de producto de contraste en el perro de la figura anterior. Se observa una retención de producto de contraste a nivel de C6-C7 indicativa de una infiltración tumoral medular a ese nivel. El diagnóstico histológico fue TVN (neurofibrosarcoma).

## Resonancia magnética (RM)

La RM desempeña un papel fundamental para el diagnóstico de las neoplasias de la médula espinal debido a su excelente resolución de contraste. La intensidad de la señal, el grado de realce del contraste y la presencia de compartimentos llenos de líquido son características importantes utilizadas para diferenciar diversas neoplasias de la médula espinal (figs. 6 y 7).

En medicina la RM es el procedimiento de elección para el diagnóstico de neoplasias de la médula espinal, sustituyendo a la mielografía, y a la TM.[27]

Aunque la TC sigue siendo todavía la prueba recomendada para el diagnóstico de tumores vertebrales dada su sensibilidad para detectar lesiones óseas, la RM es también sensible en la detección de tumores vertebrales, además de dar una información excelente acerca del grado de compresión medular y de afectación del tejido nervioso superior a la TC, motivo por el que se la considera la técnica de elección para el diagnóstico de neoplasias de la médula espinal.[27]

En veterinaria, el uso de la RM es cada vez más frecuente y está disponible en muchos centros. La RM es superior a la tomografía cuando se trata de evaluar el parénquima nervioso. Mediante el uso de la RM podemos hacernos una idea de la distribución tridimensional de la lesión, así como obtener información del tipo de tejidos que la componen, aportar una excelente resolución de contraste, grado de realce de contraste y distinguir la lesión o lesiones del edema perilesional o del hueso cercano. Otra ventaja con respecto a la TC o la mielografía es que

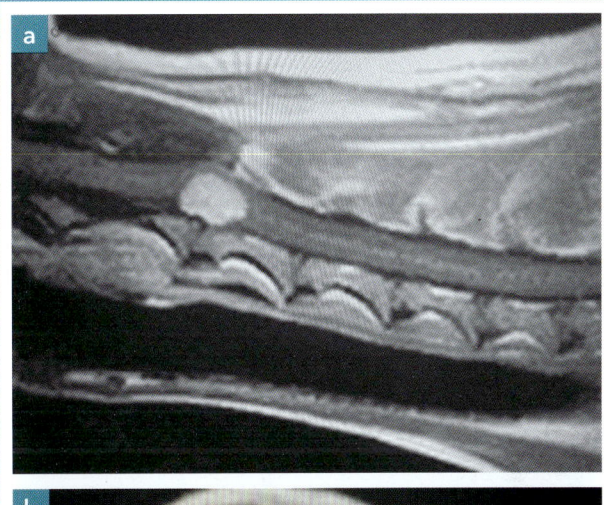

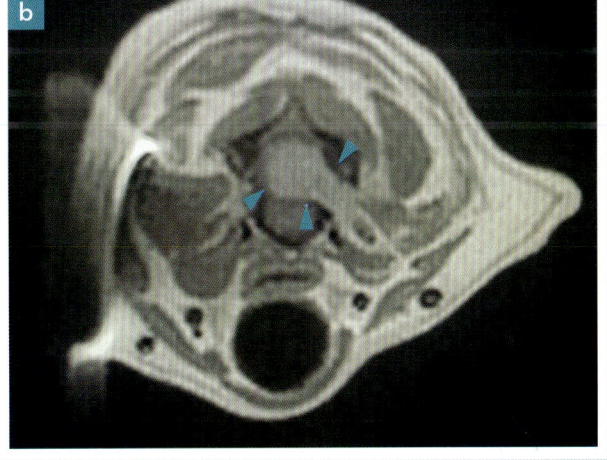

**FIGURA 7.** Imágenes de resonancia magnética en un perro con tetraparesia de un mes de duración. Plano sagital en secuencia potenciada en T1 tras la administración de contraste que evidencia una lesión intradural-extramedular a nivel de C2-C3 con realce notable y homegéneo, comprimiendo de manera grave la cara ventral de la médula espinal (a). Plano transverso en la misma secuencia, en la que se observa la afectación de la raíz del nervio espinal C2 izquierdo (flechas azules) (b). El diagnóstico histológico fue un schwannoma.

**FIGURA 6.** Imagen de resonancia magnética potenciada en T1 tras administrar contraste paramagnético en un gato con monoparaparesia progresiva de 15 días de duración. Se aprecia una lesión intradural-extramedular con compresión lateralizada de la médula espinal que se extiende de L4 a L6. El diagnóstico histológico fue de linfoma.

no requiere la inyección de medio de contraste intratecal para evaluar bien el contorno de la médula espinal, disminuyendo el riesgo de complicaciones. La RM es excelente para determinar la localización del tumor con respecto a la duramadre. [28-30]

> La resonancia magnética es la técnica de elección para diagnosticar neoplasias de la médula espinal porque sus resultados son superiores a los de la tomografía computarizada, prueba de imagen recomendada hasta el momento.

Aunque la literatura veterinaria es limitada en cuanto al diagnóstico de tumores espinales por RM, se han publicado varios casos. En un estudio de tumores espinales diagnosticados por RM en 21 perros, la localización anatómica fue descrita con precisión en todos los pacientes. En este estudio, salvo en un caso, la infiltración ósea se observó correctamente. En este mismo estudio la localización de TIDEM no fue siempre posible. Al igual que en medicina, la RM fue de gran ayuda para diagnósticar el TVN en este estudio. [28]

## Examen laboratorial
### Líquido cefalorraquídeo

El análisis de líquido cefalorraquídeo (LCR) se debe usar en combinación con las pruebas de imagen, ya que un aumento anormal de las células no es un signo patognomónico de una neoplasia. Solo en el caso del linfosarcoma en gatos se pueden observar células neoplásicas. [13]

### Histopatología

No se puede llegar a un diagnóstico definitivo sin realizar la histopatología (figs. 8 y 9). Generalmente, esta técnica se realiza a partir de la toma de una biopsia en el curso de una cirugía, aunque también existen otras técnicas guiadas por ecografía o TC. [31]

> El estudio histopatológico es imprescindible para emitir un diagnóstico preciso acerca del tipo de tumor.

## Consideraciones terapéuticas

Para el tratamiento médico o quirúrgico de los diferentes tipos de neoplasias que afectan a las vértebras y la médula espinal existen dos tipos de terapias: una terapia de soporte, encaminada a paliar los síntomas, y una terapia definitiva, cuyo fin es eliminar el tejido tumoral o el máximo que sea posible. Cada terapia está fundamentada en el tipo histológico específico de cada neoplasia, en virtud de los resultados de supervivencia y de los posibles efectos adversos[2].

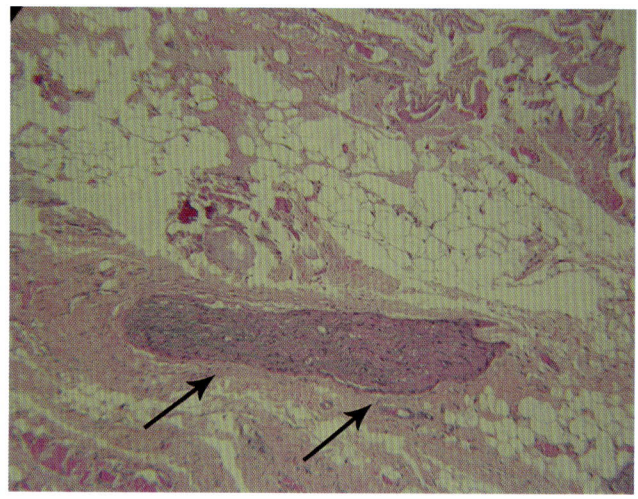

**FIGURA 8.** Fotomicrografía de un lipoma extradural. Se observa la vacuolización lipídica característica del lipoma. El tumor se encuentra invadiendo el tejido nervioso (flechas negras).

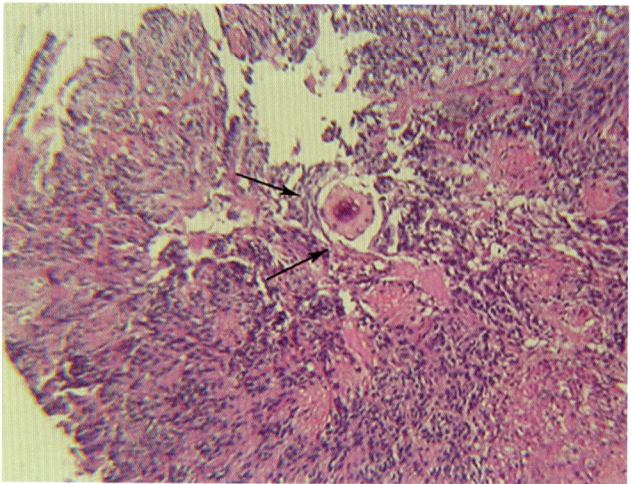

**FIGURA 9.** Fotomicrografía de una masa intradural retirada quirúrgicamente. Obsérvese el cuerpo pansomatoso (flechas) típico de los meningiomas pansomatosos. El diagnóstico fue un meningioma espinal pansomatoso.

## Tratamiento clínico

La terapia complementaria, dirigida al tratamiento de los signos clínicos, está basada en la administración de corticoesteroides para disminuir el edema perilesional, así como de analgésicos. [31] Es importante que el veterinario sea capaz de reconocer si el paciente presenta dolor o no, como en los tumores óseos o de nervios espinales, para aplicar una analgesia adecuada. En estos casos se pueden utilizar antiinflamatorios no esteroideos (si no se utilizan corticoesteroides), así como opiáceos, gabapentina o amantadina. [2]

## Tratamiento quirúrgico

El objetivo de todo procedimiento quirúrgico en el tratamiento de un tumor espinal es mejorar la función de la médula espinal, con su descompresión, extirpación del tumor y mediante la recolección de la máxima cantidad de tejido tumoral para su análisis histológico. [10]

Para decidir la realización de una cirugía espinal con el fin de extirpar una masa debemos tener en cuenta la gravedad del daño medular, así como descartar aquellos pacientes con paraplejia y ausencia de sensibilidad dolorosa (grado V, conforme al *Modified Frankel Score*). En este apartado recomendamos al lector la consulta del capítulo 6, de especial importancia para la correcta remoción de las diferentes neoplasias que afectan a la columna vertebral y la médula espinal en sus distintas regiones.

Los principios de la cirugía oncológica no se pueden aplicar a la neurocirugía oncológica debido a que no es posible extirpar masas neoplásicas con amplios márgenes de seguridad por la proximidad de estructuras vitales, hecho por el que la resección de una neoplasia suele delimitarse a una citorreducción amplia, excepto para neoplasias que responden adecuadamente a una quimioterapia o radioterapia (linfoma o mieloma múltiple). El objetivo de esta citorreducción amplia será la mejoría de los signos clínicos durante un periodo prolongado y aumentar la eficacia de las terapias coadyuvantes. [2]

Diversos estudios sobre el tratamiento de tumores espinales en medicina han demostrado que la resección en bloque del tumor con márgenes histológicos negativos fue la mejor opción terapéutica en cuanto a control local del tumor y tiempo de supervivencia del paciente. [33]

Aunque la resección en bloque es a menudo difícil o imposible en veterinaria, esto no impide que se deba considerar siempre, en la medida de lo posible, aplicar unos adecuados márgenes de resección histológica. En muchos casos, es posible extirpar la mayoría, sino todo el tumor visible macroscópicamente, e incluso respetar un margen de resección amplio. [32]

Estudios previos sugieren que el tratamiento quirúrgico de tumores espinales en el perro es más difícil que en la especie humana. [34] Este hecho puede explicarse debido a que, en la mayoría de las ocasiones, en el momento del diagnóstico los tumores espinales en el perro están en un estado más avanzado en comparación con el paciente humano, ya que generalmente en este caso el tumor se diagnostica en los primeros momentos en los que se aprecian cambios neurológicos.

En los TED y TIDEM el tratamiento de elección es el quirúrgico, buscando principalmente la descompresión ocasionada al extirpar el tumor y el diagnóstico definitivo (fig. 10). Las técnicas principalmente utilizadas son la hemilaminectomía, la laminectomía dorsal y la corpectomía y, en el caso de los TIDEM es necesario extirpar la masa neoplásica. En los TIM la resección quirúrgica conlleva bastante riesgo, puesto que los márgenes que se pueden aplicar son mínimos y existe la posibilidad de que empeoren los signos neurológicos, si se daña el tejido sano, o que parezcan recidivas, en el caso de no eliminar el tumor completamente.

---

**Aunque en neurocirugía es más difícil aplicar unos márgenes de seguridad apropiados, el cirujano siempre debe considerar esta posibilidad y conseguir que estos sean lo más amplios posibles.**

---

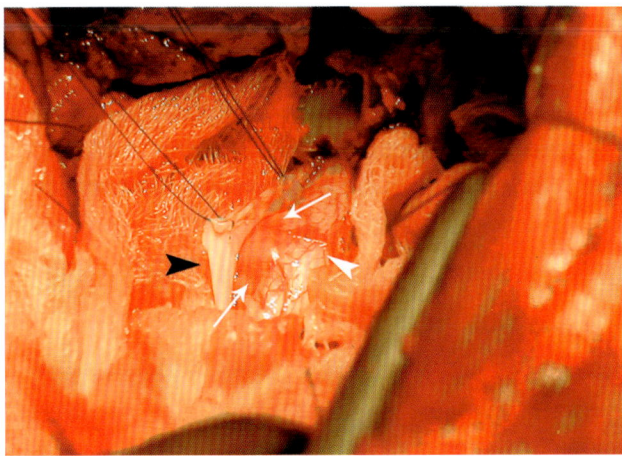

**FIGURA 10.** Imagen intraoperatoria de la resección de un tumor intradural. Se observa claramente el tumor (flechas blancas) tras la durotomía. El resto de la médula tiene una apariencia normal (punta flecha blanca). La punta de flecha negra indica la duramadre. La histología reveló que se trataba de un meningioma.

## Radioterapia

Como tratamiento único se ha demostrado que su eficacia no es muy significativa. Sin embargo, asociada a la resección quirúrgica se ha comprobado que el uso de radioterapia posquirúrgica mejora el pronóstico, aumentando los tiempos de supervivencia y las probabilidades de una mejora de los signos neurológicos, y disminuyendo la posibilidad de recidivas, ya que en muchos casos no es posible la resección de unos márgenes completos. Puede utilizarse de forma definitiva para controlar el crecimiento de la masa o como terapia paliativa (frente al dolor), ofreciendo una alternativa cuando la cirugía está contraindicada.

Las dosis altas de radioterapia son la mayoría de las veces eficaces para destruir las células neoplásicas, aunque también pueden lesionar los tejidos circundantes, motivo por el que puede causar un empeoramiento al inicio del tratamiento. Asimismo, se pueden producir efectos tardíos (meses o años después) por efecto de la radiación sobre el tejido no proliferativo, como el tejido nervioso, incluyendo necrosis de la sustancia blanca, hemorragias, infartos o gliosis. [2]

La radioterapia puede darse de forma preoperatoria o posoperatoria. La preoperatoria se suele utilizar cuando la cirugía puede plantearse como una solución curativa pero la posibilidad de dejar márgenes libres de tumor es complicada. [2]

---

*Los protocolos de tratamiento con radiación para neoplasias de la médula espinal y vertebral consisten en la administración diaria de 18 a 22 sesiones para una dosis total administrada de 45 a 54 G y, siendo los protocolos más variables para la radioterapia paliativa. [2]*

---

La radioterapia guiada por imagen analiza la posición de la neoplasia antes de cada tratamiento y garantiza la localización exacta de la dosis a aplicar. La radioterapia estereotáctica se basa en la localización tridimensional de la masa mediante imágenes tras inmovilizar la parte del cuerpo que se va a tratar. [2]

## Quimioterapia

No existen demasiados estudios que apoyen el uso de la quimioterapia en perros; su uso está prácticamente limitado al tratamiento del linfosarcoma, los tumores de células plasmáticas y el osteosarcoma.

La quimioterapia presenta el problema de que numerosos agentes quimiterápicos no atraviesan la barrera hematoespinal, además de expresar la glucoproteína P en el endotelio de esta barrera, situación que provoca la eliminación activa de estos agentes quimioterápicos. Por esta razón, es poco probable que la quimioterapia se utilice como tratamiento único para neoplasias que afectan a la médula espinal y a las vértebras. [2]

En el caso del linfoma medular está descrito el mismo tratamiento usado que para el linfoma sistémico; además, el uso de la citarabina (arabinosido de citosina) está indicado por su capacidad para atravesar la barrera hematoespinal. Se han descrito diferentes protocolos quimioterápicos del linfosarcoma en gatos: el primero con vincristina, cliclofosfamida y prednisona y el segundo con L-asparaginasa, vincristina y prednisona.

Por otro lado, estudios recientes demuestran la eficacia del uso de bifosfanatos (pamidronato y zoledronato) en el tratamiento de las neoplasias que causan lisis ósea (p. ej.: el osteosarcoma), inhibiendo la reabsorción ósea sin impedir la mineralización, mediante la inducción de la apoptosis de los osteoclastos, además de presentar importantes efectos anticancerígenos. [2]

Los protocolos de quimioterapia también suelen ser utilizados para neoplasias con mayor riesgo de mestástasis.

# Tipos de neoplasia y pronóstico

## Tumores extradurales
### Mieloma múltiple (MM)

El mieloma múltiple (MM) es una proliferación sistémica de células plasmáticas malignas o de sus precursores que surgen como clones de células localizadas en la médula ósea de múltiples huesos (fig. 11). Su diagnóstico requiere dos de las siguientes cuatro características: evidencia histopatológica, detección de gammapatía monoclonal, evidencia de osteólisis o presencia de proteinuria Bence Jones. El dolor espinal evocado es común. Otras evidencias clínicas son el síndrome de hiperviscosidad, la hipercalcemia y la insuficiencia renal. [35] El plasmocitoma es una colección solitaria de células plasmáticas monoclonales que puede progresar a MM.

Los perros responden mejor que los gatos a la quimioterapia pudiendo aplicar agentes alquilantes (melfalán) más prednisona, y radioterapia para las lesiones óseas. Los tiempos medios de supervivencia (TMS) son de 540 días para el perro y 4 meses para el gato. [36]

## Osteosarcoma vertebral (OSA)

El osteosarcoma vertebral (OSA) representa el 13-15 % de los osteosarcomas. Las hembras se encuentran más representadas que los machos. Los OSA vertebrales presentan menos incidencia de metástasis que los localizados en costilla o en escápula.

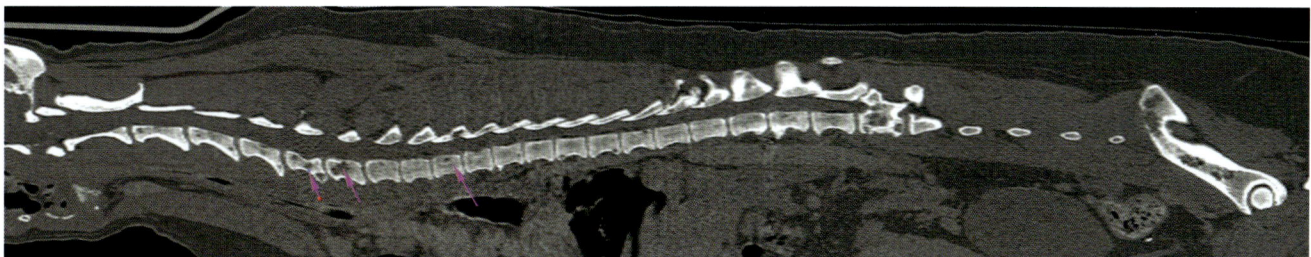

**FIGURA 11.** Imagen de tomografía computarizada en algoritmo de tejido óseo en fase precontraste, en la que se observan lesiones osteolíticas multifocales en varios cuerpos vertebrales (flechas magenta).

Su completa resección quirúrgica es difícil debido a las limitaciones anatómicas y los resultados obtenidos con quimioterapia en este tipo de tumores son pobres, con lo que la radioterapia se convierte en una opción posible en muchos casos. En un estudio realizado con 35 perros, las vértebras más afectadas fueron las torácicas (17), seguidas de las lumbares (7), las cervicales (5) y las sacras (3).[37] En otro estudio llevado a cabo con 22 perros, 12 individuos diagnosticados de OSA primario vertebral recibieron únicamente tratamiento quirúrgico y tuvieron un TMS de 42 días (3-1333 días), los tratados con cirugía y quimioterapia (3) tuvieron TMS de 82 días (56-305 días), solo un paciente se trató con cirugía y radioterapia (TMS de 101 días), y a 6 perros a los que se aplicó cirugía, radiación y quimioterapia tuvieron unos TMS de 261 días (223-653 días).[38]

En gatos el OSA es más común en el esqueleto apendicular que en el axial, pero es el tumor "maligno" más habitual, siendo el segundo más común que afecta a la médula espinal, según algunos estudios. En esta especie se presenta en individuos con una edad media de 8,3 años, siendo más frecuente en la región lumbar. Los tiempos de supervivencia medios son menores a los observados en el caso de tumores benignos con similares tratamientos de citorreducción quirúrgica (3-4 meses frente a 3-15 meses).[19]

La figura 12 muestra en imágenes de TC la lesión causada a nivel vertebral por un osteosarcoma.

## Fibrosarcoma vertebral – Condrosarcoma

Neoplasia del tejido fibroso, que se da con más frecuencia en la piel y el tejido subcutáneo. Las referencias bibliográficas sobre este tipo de neoplasias son limitadas en perros y en gatos.

La terapia se focaliza en la resección quirúrgica, así como en terapias coadyuvantes como la radioterapia o la quimioterapia. En un estudio con 6 pacientes caninos diagnosticados de condrosarcoma, 3 se intervinieron quirúrgicamente para

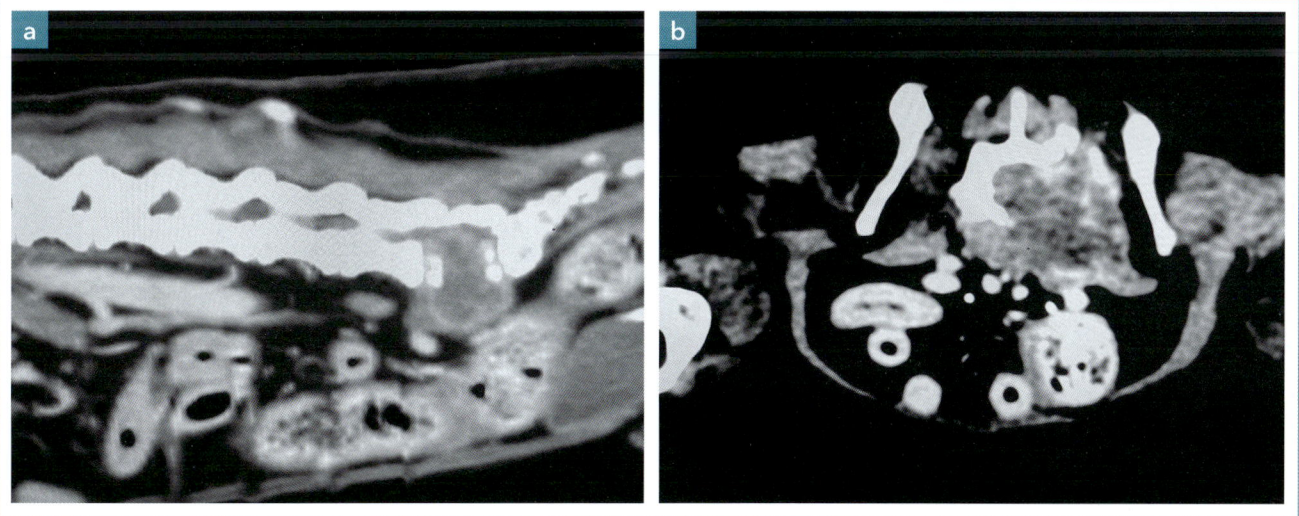

**FIGURA 12.** Imagen de tomografía computarizada sagital en algoritmo de tejido blando en fase poscontraste en la que se observa una lesión neoplásica que se extiende a la región sublumbar (ganglios linfáticos), invadiendo el cuerpo vertebral de L7 con osteólisis grave, así como invasión del canal vertebral (a). Imagen transversal poscontraste donde se observa la destrucción ósea del cuerpo y el pedículo vertebral de L7, así como la invasión del canal vertebral (b). El diagnóstico histopatológico fue de osteosarcoma.

extirpar el tumor (todos ellos mostraron una mejoría posquirúrgica buena), aunque 2 de ellos presentaron recidivas a los 3 y 5 meses. El tercero recibió radiación y se encontraba estable a los 7 meses. [39]

### Exostosis cartilaginosa múltiple (ECM)

La exostosis cartilaginosa múltiple (ECM) es un desorden poco común que afecta a los animales jóvenes. Se trata de una proliferación benigna del cartílago y el hueso en varias epífisis vertebrales (múltiple) o solitaria (osteocondroma), aunque ocasionalmente puede envolver al cuerpo vertebral. En la figura 13 se muestran imágenes de RM e intraoperatoria correspondientes a una neoplasia de estas características. El tratamiento de elección es la resección quirúrgica del tumor (ver capítulo 10). En un estudio reciente se observó la existencia de osteocondrosis en una camada de tres cachorros de la raza American Sttafordshire Terrier por mutación del gen EXT2 en el exón. [5,40]

## Tumores intradurales
### Meningioma

El meningioma es la neoplasia espinal más común en perros y el tercero en gatos, siendo benignos en la mayoría de los casos. Las razas más representadas son Boxer y Labrador Retriever. La edad media de aparición es de 9 años en el perro y en el gato los pacientes jóvenes suelen presentar mayor grado histopatológico de malignidad -grados II y III-. En el perro, la localización más frecuente es la cervical (68 %) seguida de los segmentos medulares. En el gato es más común a nivel torácico. [41,42]

El tratamiento de elección es la cirugía, siendo una terapia exitosa en la mayoría de los casos de tumores benignos[42], con una mejoría posquirúrgica en el 81 % de los casos. [1] La radioterapia es una opción de tratamiento coadyuvante con TMS más largos que la cirugía sola (6,5 frente a 3,5 años) [41,43,44]. Asimismo, el pronóstico dependerá de varios factores, como la experiencia del cirujano, el daño causado en la médula espinal, la resección

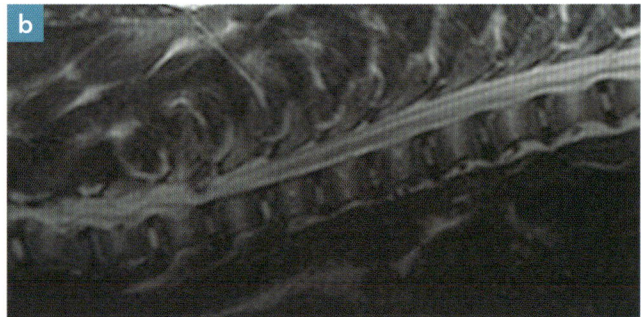

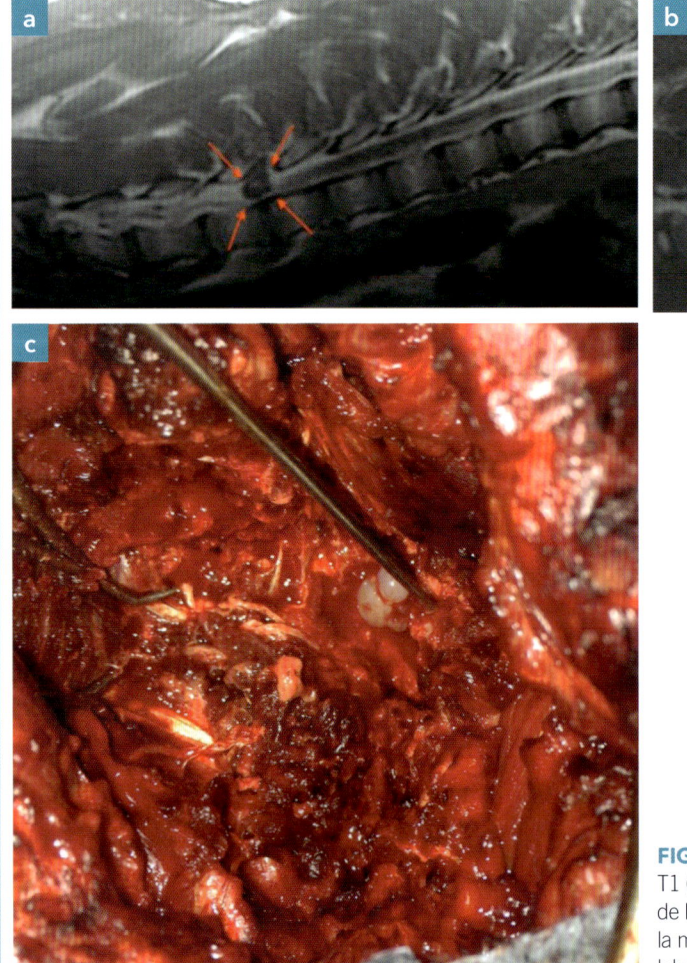

**FIGURA 13.** Secuencias de resonancia magnética potenciadas en T1 (a) y T2 (b) sagital. Se puede observar una masa que parece surgir de la superficie articular en T2-T3, causando compresión grave de la médula espinal. Vista intraoperatoria que muestra la masa dura lobulada tras extirparla mediante laminectomía dorsal (c).

completa o no del tumor y el tratamiento instaurado. También es importante destacar que no existen diferencias en el resultado posquirúrgico según el grado de malignidad. [42]

Las figuras 14 y 15 muestran de forma secuencial el tratamiento quirúrgico efectuado para extirpar sendos tumores.

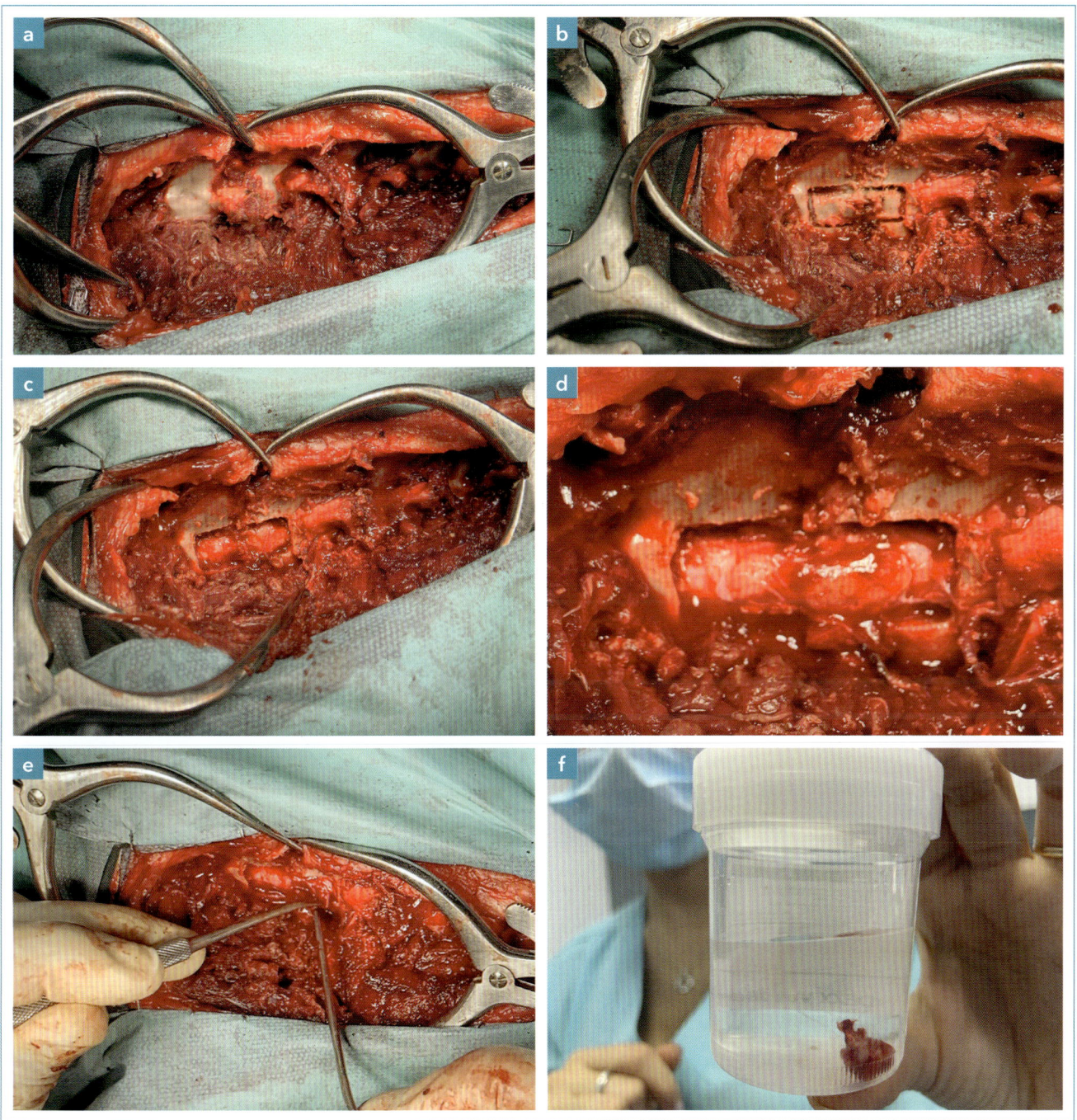

**FIGURA 14.** Abordaje dorsal a la columna vertebral para realizar una hemilaminectomía para extirpar un meningioma a nivel de L3-L4. Desinserción de los músculos de las apófisis espinosas con un elevador de periostio. Liberación de las inserciones de los músculos para exponer las superficies articulares de caudal a craneal. Se exponen las superficies articulares y se sueltan las inserciones con una gubia (a). Ventana de hemilaminectomía (b). Retirada de la lámina ósea y exposición de la médula espinal (c). Magnificación por videotelescopio (exoscopio) de la ventana y la médula espinal tras retirar el hueso de la hemilaminectomía, donde se observa la masa en la duramadre (d). Retirada de la masa mediante gancho y aspirador (e). Muestra para envío a histopatología (f).

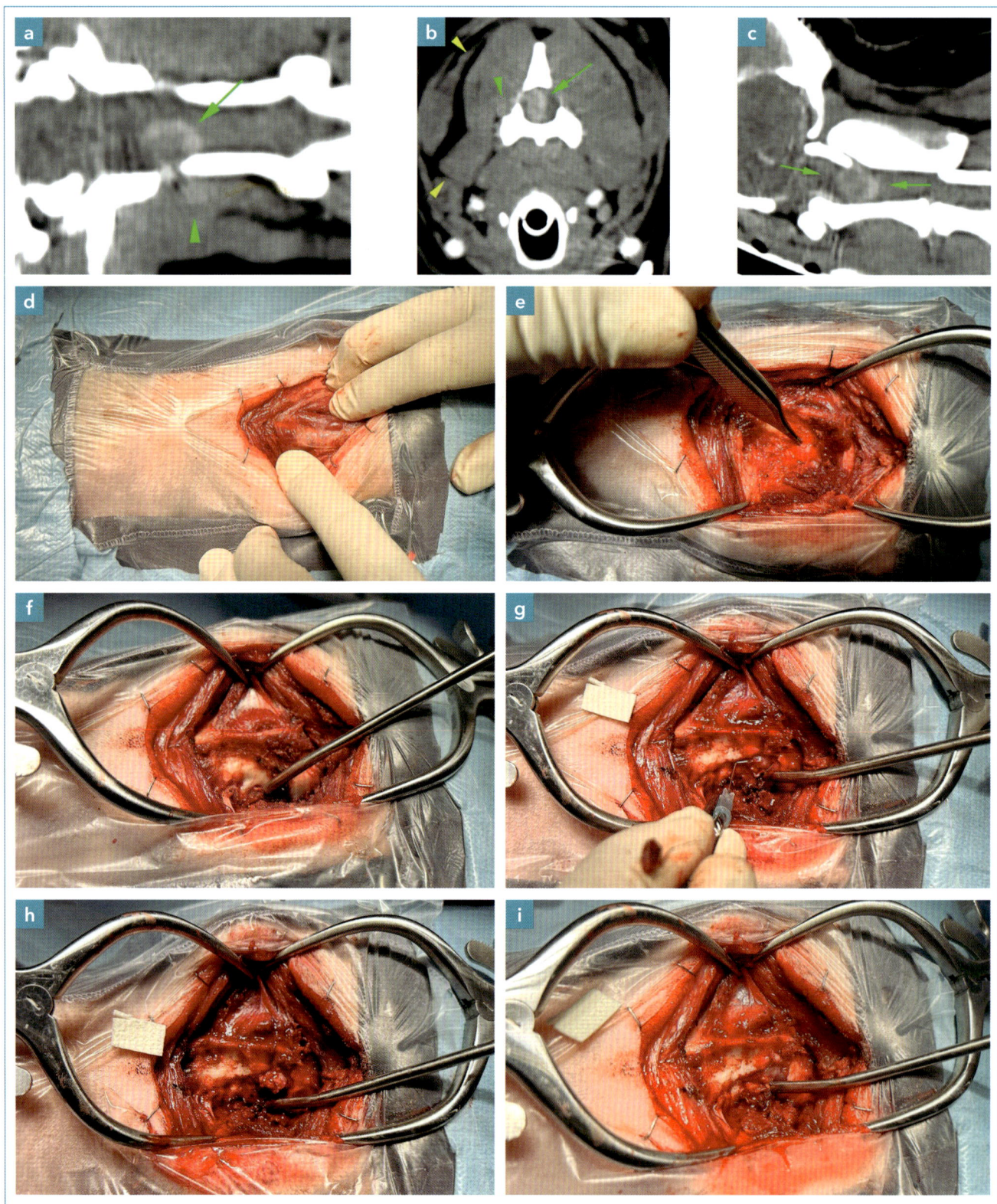

**FIGURA 15.** Imágenes de TC en 3 planos (dorsal, transversal y sagital). Se observa una lesión neoplásica en C2 con patrón intradural y realce marcado y homogéneo que comprime la cara lateral, de dorsal a ventral, de la médula espinal de manera grave (a, b, c). Incisión del rafe que muestra la musculatura superficial y profunda en C1-C3 (d). Exposición unilateral del arco dorsal del axis para realizar la hemilaminectomía (e). Comienzo de la hemilaminectomía en C2 (f). Efectuada la hemilaminectomía y expuesta la médula espinal, se realiza una durotomía para exponer la masa (g). Retirada con ganchos de la lesión (h). Exéresis completada (i). *Imágenes cortesía del Dr. Víctor Jurado, cedidas por el H. V. Nueva Andalucía.*

## Tumor de la vaina nerviosa (TVN)

Bajo este nombre se incluyen los schwanomas, el neurofibroma o el neurofibrosarcomas. Este tipo de neoplasias se dan con más frecuencia en la intumescencia cervical y en el par craneal V. Es poco común en gatos. Este tipo de tumores pueden mimetizarse con meningiomas si no crecen debajo del nervio.

Los diagnósticos diferenciales pueden ser el linfoma (especialmente en gatos) y los sarcomas.

El tratamiento más indicado es la citorreducción con o sin amputación, además de tratamientos coadyuvantes como pueden ser la radioterapia o la quimioterapia.

El pronóstico depende del área afectada, pudiendo crecer con invasión de la médula espinal y provocar mielopatía (TMS de 150 días). Por otro lado, en caso de que únicamente esté afectado el nervio, se puede realizar una remoción completa con signos leves de neuropatía (signos de raíz), con un TMS de 360 días. [45,46]

En la figura 16 se muestra una imagen intraoperatoria de la intervención realizada para extirpar una neoplasia, que invadía la médula, localizada en la raíz de un nervio espinal.

## Sarcoma histiocítico (SH)

Neoplasia maligna agresiva del sistema hematopoyético (histiocitos tisulares) que se caracteriza por presentar metástasis generalizadas y mal pronóstico. En el SNC se pueden dar en encéfalo y médula espinal. Se presenta principalmente en perros de edad avanzada, siendo las razas Boyero de Berna, Golden Retriever y Rottweiler las más representadas. La mayor parte de los sarcomas histiocíticos en la especie canina surgen de las células dendríticas y pueden darse de forma focal o diseminada con afectación de varios órganos. El SH focal es invasivo a nivel local, pero puede metastatizar a múltiples órganos, incluidos el bazo, los pulmones, el hígado, la médula ósea, el tejido subcutáneo, los huesos, los músculos esqueléticos, los riñones y el sistema nervioso central. El análisis de LCR puede ser de utilidad, ya que se han descrito casos de pleocitosis con atipia celular.

El sarcoma histiocítico canino que afecta al SNC es poco frecuente; representa el 2,2 % de las neoplasias intracraneales primarias y el 3,4 % de las secundarias diagnosticadas en la necropsia y se caracterizan por presentar una inflamación grave, que puede confundirse con mielopatías inflamatorias. La necrosis de la médula espinal es una característica poco frecuente, que puede ser consecuencia de una isquemia o un infarto debidos a la invasión del tejido por la neoplasia. [47]

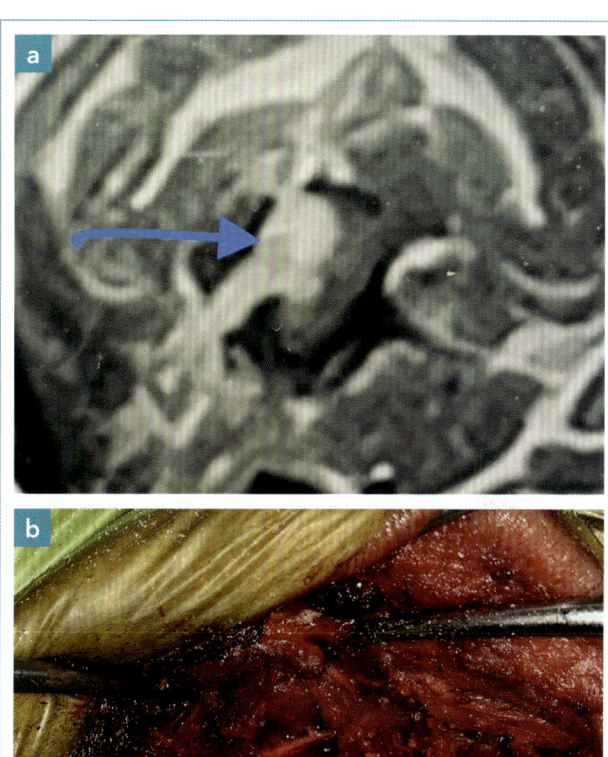

**FIGURA 16.** Imagen de resonancia magnética en secuencia potenciada en T1 poscontraste, en la que se observa un realce muy evidente y homogéneo de la raíz del nervio espinal derecho con invasión de la médula espinal (a). Exposición de la lesión neoplásica a nivel de la raíz espinal mediante hemilaminectomía para su posterior retirada (b).

Tratamientos con cirugía, quimioterapia, radiación y una combinación de estas terapias ha sugerido un mejor resultado, sin embargo, el pronóstico sigue siendo malo.

## Nefroblastoma

Se trata de neoplasias intradurales-extramedulares que se dan en perros jóvenes (6 meses-3 años) con predilección por los segmentos medulares entre las vértebras T10 y L2. Este tipo de neoplasias son, desde el punto de vista embriológico, un remanente de origen renal que quedó atrapado dentro de la médula espinal en desarrollo. Existe predisposición racial en la raza Pastor Alemán. Son de crecimiento lento, pero una vez se instauran los signos clínicos la progresión es rápida. Generalmente, son focales, aunque también está descrita la forma multifocal.[48]

En un estudio realizado con 11 perros confirmados histológicamente de nefroblastoma, el TMS tras la resección quirúrgica fue de 70,5 días (2-976 días), con tiempos de supervivencia mayores en individuos que recibieron tratamiento coadyuvante de radiación, esteroides y polietilenglicol. En este mismo estudio, el análisis de LCR no ayudó al diagnóstico del nefroblastoma.[49] En otro estudio realizado con 10 perros, los que recibieron cirugía y radiación tuvieron un TMS de 374 días (226-560 días), mientras que a los que se administró tratamiento paliativo tuvieron un TMS de 55 días (38-176 días). En este estudio también se observó que los pacientes con afectación intramedular tenían TMS inferiores a aquellos con neoplasias localizadas extramedularmente (140 frente a 380 días).[50]

## Tumores intramedulares

Los tumores intramedulares al igual que los intracraneales son capaces de modificar la arquitectura medular provocando la compresión de los tejidos y estenosis del canal central.

Estos tumores pueden presentar también un crecimiento rápido y se caracterizan por su alta incidencia en lo que se refiere a causar isquemias, necrosis y hemorragias espontáneas.[6]

Entre las neoplasias intramedulares destacan las de células gliales (astrocitomas, oligodendrogliomas) y las de ependimocitos (ependimomas), así como las metástasis (hemangiosarcomas, linfomas) (figs. 17 y 18). Los astrocitomas en estudios de imagen avanzada suelen presentar una forma ovoide y excéntrica con captación de contraste moderada, mientras que los ependimomas se localizan más centrales y tienen forma fusiforme con una marcada captación de contraste.

En un estudio que incluyó 53 perros diagnosticados de neoplasia espinal, los tumores intramedulares representaron el 16 % de los casos, de los cuales, el 66 % eran primarios y el 34 %, secundarios. Los ependimomas representaron el 25 % de los casos, siendo el tumor primario más común. Dentro de los secundarios, el hemangiosarcoma (HSA), el feocromocitoma y los carcinomas (mamario, prostático y pancreático) fueron los más comunes. Los segmentos medulares más afectados fueron T3-L3 en el 53 % de los casos, y los segmentos cervicales los que presentaron tumores primarios con más frecuencia.[15]

---

Para las neoplasias intramedulares, independientemente del tratamiento, el pronóstico es grave, ya que la obtención de márgenes amplios es complicada y, en consecuencia, la aparición de recidivas es alta.

---

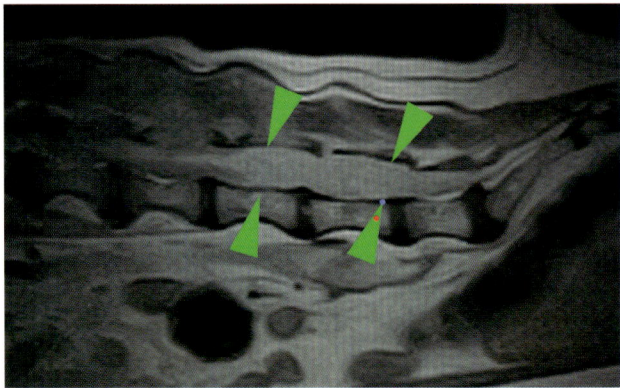

**FIGURA 17.** Imagen en T1 obtenida por resonancia magnética en un perro remitido por incontinencia urinaria y paraparesia progresiva de 15 días de duración. Se puede observar el aumento del diámetro de la médula espinal a nivel del espacio vertebral L5-L6, lo que hace sospechar de la presencia de una masa intramedular (flechas). El diagnóstico histológico fue melanoma metastásico.

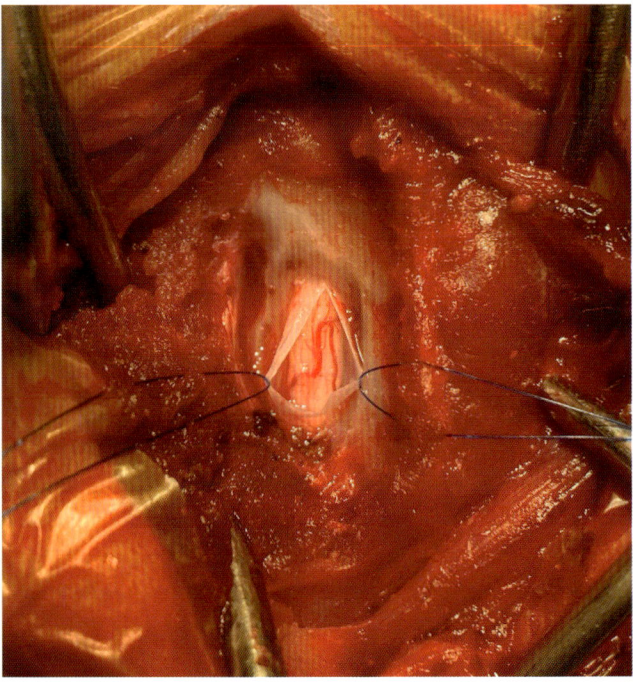

**FIGURA 18.** Abordaje dorsal con hemilaminectomía en C2. Se observa la durotomía realizada y la retracción de la duramadre para exponer la médula espinal y visualizar las ramas anastomóticas de las arterias espinales dorsales. *Imagen cortesía de Jesús Sánchez, cedida por el H. V. Myramar.*

# Bibliografía

1. Bagley SR. Spinal neoplasms in small animals. *Vet Clin Small Anim* 2010;40:915-927.

2. Kent M, Northrup. Chapter 37: Neoplasms of the Vertebrae and Spinal Cord. En: Johnston SA, Tobias KM (eds.). *Veterinary Surgery: Small Animal*. 2nd ed. Elsevier; 2018.

3. Sharp NJ, Wheeler SJ. Chapter 10: Lumbosacral disease. En: Sharp NJ, Wheeler SJ (eds.). *Small Animal Spinal Disorders, Diagnosis and Surgery*. 2nd ed. Elsevier Mosby. 2005; p. 247-273.

4. Gilson SD. Neuro-oncological Surgery of the Vertebral Column and Spinal Cord. En: Slatter DH (ed.). *Textbook of veterinary surgery*, 3rd ed. Philadelphia, PA: Saunders. 2003, p; 1277-1286.

5. Levy MS. Chapter 27: Surgical Management of Spinal Neoplasia. En: Shores A, Brisson BA (eds.). Current Techniques in Canine and Feline Neurosurgery. 1st ed. John Wiley and Sons. 2017; p. 6855-703.

6. Lecouteur RA. Tumors of the nervous system. En: Withrow S and McEwen G (eds.) *Small Animal Clinical Oncology*. Philadelphia: W B Saunders, 2001; p. 500-531.

7. LeCouteur RA, Child G. Diseases of the spinal cord. En: Ettinger EJ and Feldman EC (eds.). *Textbook of Veterinary Internal Medicine*. WB Saunders Co, Toronto, 1995;629-696.

8. Morrison WB. Cancer affecting the Nervous System. En: *Cancer in dogs and cats*. 2nd ed. Cann, CC Jackson, 2002.;p. 631-640.

9. Luttgen PJ. Spinal neoplasia: diagnosis and treatment. *Semin Vet Med Surg* 1990;5:246-252.

10. Luttgen PJ. Neoplasms of the spine. *Vet Clin North Am Small Anim Pract*. 1992 Jul;22(4):973-984.

11. Koestner A, *et al*. Histological classification of tumors of the nervous system of domestic animals. Armed Forces Institute of Pathology, Washington DC, 2nd series, 1999;5:27-30.

12. Wright JA. The pathological features associated with spinal tumors in 29 dogs. *J Compar Pathol* 1985;95:549-557.

13. Luttgen PJ, Braund KG, Brawner WR *et al*. A retrospective study of twenty-nine spinal tumors in the dog and cat. *J Small Anim Pract* 1980;21:213-226.

14. Uriarte A. Chapter 18. Surgical Management of Spinal Cord Tumors. En: Shores A, Brisson BA (eds.). *Advanced Techniques in Canine and Feline Neurosurgery*. 1st ed. John Wiley and Sons. 2023; p. 143-152.

15. Pancotto TE, Rossmeisl JH Jr, Zimmerman K, *et al*. Intramedullary spinal cord neoplasia in 53 dogs (1990-2010): distribution, clinicopathologic characteristics, and clinical behavior. *J Vet Intern Med*. 2013 Nov-Dec;27(6):1500-1508.

16. Lacassagne K, Hearon K, Berg J, *et al*. Canine spinal meningiomas and nerve sheath tumours in 34 dogs (2008-2016): Distribution and long-term outcome based upon histopathology and treatment modality. *Vet Comp Oncol*. 2018 Sep;16(3):344-351.

17. Johnson KB, Manhart K, Vite C, VanWinkle TJ. 399 spinal tumors in dogs. Abstract. *J Vet Intern Med*. 2007;21:639-640.

18. Marioni-Henry K, Van Winkle TJ, Smith SH, Vite CH. Tumors affecting the spinal cord of cats: 85 cases (1980-2005). *J Am Vet Med Assoc*. 2008;232:237-243.

19. Marioni-Henry K. Feline spinal cord diseases. *Vet Clin North Am Small Anim Pract*. 2010 Sep;40(5):1011-1028.

20. Summers BA, deLahunta A, McEntee M, *et al*. A novel intradural-extramedullary spinal cord tumor in young dogs. *Acta Neuropathol* (Berl) 1988;75:402-410.

21. Brewer DM, Cerda-Gonzalez S, Dewey CW, *et al*. Spinal cord nephroblastoma in dogs: 11 cases (1985-2007). *J Am Vet Med Assoc*. 2011 Mar 1;238(5):618-624.

22. Lane SB, Kornegay JN, Duncan JR, *et al*. Feline spinal lymphosarcoma: A retrospective evaluation of 23 cats. *J Vet Intern Med*. 1994;8:99-104.

23. Lorenzo V, Ribeiro J, Bernardini M, *et al*. Clinical and magnetic resonance imaging features, and pathological findings of spinal lymphoma in 27 cats. *Front Vet Sci*. 2022 Oct 20;9:980414. doi: 10.3389/fvets.2022.980414.

24. Park RD. Diagnostic imaging of the spine. *Prog Vet Neurol*.1990;1(4):371-386.

25. Drost WT, Love NE, Berry CR. Comparison of radiography, myelography, and computed tomography for the evaluation of canine vertebral and spinal cord tumors in 16 dogs. *Vet Radiol Ultrasound*. 1996;37:28-33.

26. Lapointe JS, Graeb DA, Nugent WD, *et al*. Value of intravenous contrast enhancement in the CT evaluation of intraspinal tumors. *AMJ Am J Roentgenol*. 1986;146:103-107.

27. Van goethem JWM *et al*. Spinal tumors. *European Journal of Radiology*. 2004;50:159-176.

28. Kippenes H, Gavin PR, Bagley RS, *et al*. Magnetic resonance imaging features of tumours of the spine and spinal cord in dogs. *Vet Radiol Ultrasound*. 1999;40:627-633.

29. Krasnow MS, Griffin JF 4th, Levine JM, et al. Agreement and differentiation of intradural spinal cord lesions in dogs using magnetic resonance imaging. *J Vet Intern Med*. 2022 Jan;36(1):171-178.

30. Auger M, Hecht S, Springer CM. Magnetic Resonance Imaging Features of Extradural Spinal Neoplasia in 60 Dogs and Seven Cats. *Front Vet Sci*. 2021 Jan 7;7:610490.

31. Wheeler SJ, Sharp NJ. Neoplasia. En: *Small Animal Spinal Disorders*. London: Mosby-Wolfe. 1997; p. 159-170.

32. Tomlinson J. Surgical conditions of the cervical spine. *Semin Vet Med Surg*. 1996;11:225-234.

33. Bilsky MH, Boland PJ, Panageas KS, et al. Intralesional resection of primary and metastatic sarcoma involving the spine. *Neurosurgery* 2001;49(6):1277-1287.

34. Siegel S, Kornegay JN, Thrall DE. Postoperative irradiation of spinal cord tumors in 9 dogs. *Vet Radiol & Ultrasound* 1996;37(2):150-153.

35. Wyatt S, De Risio L, Driver C, et al. Neurological signs and MRI findings in 12 dogs with multiple myeloma. *Vet Radiol Ultrasound*. 2019 Jul;60(4):409-415.

36. Rusbridge C, Wheeler SJ, Lamb CR, et al. Vertebral plasma cell tumors in 8 dogs. *J Vet Intern Med*. 1999 Mar-Apr;13(2):126-133.

37. Tam C, Hecht S, Mai W, et al. Cranial and vertebral osteosarcoma commonly has T2 signal heterogeneity, contrast enhancement, and osteolysis on MRI: A case series of 35 dogs. *Vet Radiol Ultrasound*. 2022 Sep;63(5):552-562.

38. Dixon A, Chen A, Rossmeisl JH Jr, et al. Surgical decompression, with or without adjunctive therapy, for palliative treatment of primary vertebral osteosarcoma in dogs. *Vet Comp Oncol*. 2019 Dec;17(4):472-478.

39. Roynard PF, Bilderback A, Falzone C, et al. Magnetic resonance imaging, treatment and outcome of canine vertebral chondrosarcomas. Six cases. *J Small Anim Pract*. 2016 Nov;57(11):610-616.

40. Friedenberg SG, Vansteenkiste D, Yost O, et al. A de novo mutation in the EXT2 gene associated with osteochondromatosis in a litter of American Staffordshire Terriers. *J Vet Intern Med*. 2018 May;32(3):986-992.

41. Petersen SA, Sturges BK, Dickinson PJ, et al. Canine intraspinal meningiomas: imaging features, histopathologic classification, and long-term outcome in 34 dogs. *J Vet Intern Med*. Jul-Aug2008;22(4):946-53.

42. López RJ, Fuente C, Pumarola M, Añor S. Spinal meningiomas in dogs: description of 8 cases including a novel radiological and histopathological presentation. *Can Vet J*. 2013 Oct;54(10):948-954.

43. Besalti O, Caliskan M, Can P, et al. Imaging and surgical outcomes of spinal tumors in 18 dogs and one cat. *J Vet Sci*. 2016 Jun 30;17(2):225-234.

44. Dantio MC, Dennis AJ, Bergman RL. Surgical Treatment of Suspected Meningioangiomatosis in the Thoracolumbar Spinal Cord. *J Am Anim Hosp Assoc*. 2020 Jul/Aug;56(4):e56401.

45. Lacassagne K, Hearon K, Berg J, et al. Canine spinal meningiomas and nerve sheath tumours in 34 dogs (2008-2016): Distribution and long-term outcome based upon histopathology and treatment modality. *Vet Comp Oncol*. 2018 Sep;16(3):344-351.

46. Ródenas S, Summers BA, Saveraid T, et al. Chronic hypertrophic ganglioneuritis mimicking spinal nerve neoplasia: clinical, imaging, pathologic findings, and outcome after surgical treatment. *Vet Surg*. 2013 Jan;42(1):91-98.

47. Nemoto Y, Nakaichi M, Sakurai M, et al. Histiocytic sarcoma with spinal necrosis in a dog with progressing non-ambulatory tetraparesis. Open Veterinary Journal, 2023;13(3): 394-399.

48. Henker LC, Bianchi RM, Vargas TP, et al. Multifocal Spinal Cord Nephroblastoma in a Dog. *J Comp Pathol*. 2018 Jan;158:12-16.

49. Brewer DM, Cerda-Gonzalez S, Dewey CW, et al. Spinal cord nephroblastoma in dogs: 11 cases (1985-2007). *J Am Vet Med Assoc*. 2011 Mar 1;238(5):618-624.

50. Liebel FX, Rossmeisl JH Jr, Lanz OI, Robertson JL. Canine spinal nephroblastoma: long-term outcomes associated with treatment of 10 cases (1996-2009).*Vet Surg*. 2011 Feb;40(2):244-252.

# Cirugía de las principales enfermedades intracraneales

Autores: Christian Maeso y Sergio Ródenas

## Introducción

La presentación en consulta de animales con signos de encefalopatías es un hecho común en las consultas diarias de neurología que supone en muchas ocasiones verdaderas urgencias con pronósticos variables. Por este motivo, una actuación inmediata y un abordaje del paciente con estas enfermedades en el menor plazo son fundamentales para llegar al mejor resultado posible.

En este capítulo se desarrollarán las principales encefalopatías basadas en la clásica clasificación VITAMIN-D que son susceptibles de cirugía, si bien, previamente, se expondrán las principales consideraciones en los animales afectados con estas enfermedades, y, finalmente, se explicarán los últimos avances en biopsia cerebral.

Los abordajes en cirugía intracraneal se presentan en el capítulo 7 de este libro, así como las consideraciones anestésicas y analgésicas requeridas por este tipo de pacientes, que se describen en el capítulo 5.

## Consideraciones en el paciente con enfermedad intracraneal

### Fisiología cerebral

El cerebro recibe aproximadamente un 20 % de la sangre de cada ciclo cardiaco, debido a la alta demanda que requiere con respecto a oxigenación y nutrientes de sus tejidos. [1-3] El flujo sanguíneo cerebral depende de varios factores, entre los que destacan la presión sanguínea, la tasa metabólica cerebral, así como los niveles de oxígeno y de dióxido de carbono. [1-3]

El cerebro posee unos mecanismos de autorregulación (miogénicos, químicos y neurogénicos) sobre la resistencia vascular cerebral, que le permiten mantener un flujo sanguíneo cerebral correcto a pesar de las fluctuaciones en la presión de perfusión cerebral que se puedan dar. [1-3] Estos mecanismos de autorregulación se mantienen siempre que la presión arterial media se encuentre entre 50 y 150 mmHg. Fuera de este rango, el flujo sanguíneo será dependiente de la circulación arterial sistémica. [1-3] El lector encontrará también información sobre este tema en el capítulo 5.

La presión de perfusión cerebral es la diferencia entre la presión arterial media y la presión intracraneal (ver capítulo 5). Una caída de la presión arterial media o una elevación de la presión intracraneal conducirá a una disminución de dicha presión de perfusión cerebral. [1-3] El flujo sanguíneo cerebral se define como la relación (división) entre la presión de perfusión cerebral y la resistencia vascular cerebral, siendo esta última dependiente de la viscosidad sanguínea y el diámetro del vaso sanguíneo. [1-3]

La presión intracraneal es la presión existente dentro de la cavidad del cráneo y ejercida por todos los componentes intracraneales (sistema vascular y sangre, el líquido cefalorraquídeo y el parénquima cerebral). [1-4] La doctrina de Monro-Kellie establece que la suma de los volúmenes de los tres componentes es constante. Cualquier aumento de volumen de uno de los componentes conlleva una disminución en otro de ellos, lo que se conoce como complianza. Sin embargo, un cambio de volumen en uno de los componentes sin una compensación del resto causará un incremento de la presión intracraneal. Este aumento significa una disminución de la presión de perfusión cerebral, que desembocará en isquemia y muerte neuronal (ver figura 1 del capítulo 5). [1-5].

### Fisiopatología cerebral

En el caso de que la presión intracraneal siga aumentando, como consecuencia del efecto masa causado por una enfermedad, como por ejemplo una neoplasia, un hematoma, una inflamación, etc. o por efecto de un edema cerebral o una hemorragia, el parénquima cerebral puede sufrir diferentes tipos de hernias (fig. 1): [1-3]

- Foraminal: el cerebelo protruye a través del agujero magno, produciendo la compresión de los centros respiratorios de la médula oblongada y la muerte del paciente.
- Subfalcina: hernia de un hemisferio cerebral a través de la hoz del cerebro.

- Transtentorial (caudal o rostral): hernia de la circunvolución parahipocampal a través de la apófisis tentorial del cerebelo, con la consecuente compresión del tronco del encéfalo.
- Hernia de parénquima cerebral a través de un defecto en el hueso del cráneo.

---

**Si la presión intracraneal aumenta por encima de la capacidad de autorregulación del SNC se puede producir una hernia.**

---

En el caso de que la presión intracraneal siga aumentando, puede producirse un indicador del aumento de la presión intracraneal conocido como reflejo de Cushing (fig. 2), que alerta de que la vida del animal puede verse comprometida. La disminución de la perfusión cerebral conllevará un agravamiento de la hipoxia. El incremento de dióxido de carbono produce vasodilatación cerebral en los tejidos craneales, hecho que es detectado por centros los vasomotores del tronco del encéfalo, que a su vez estimulan la liberación de catecolaminas en las glándulas adrenales con el objetivo de aumentar la presión

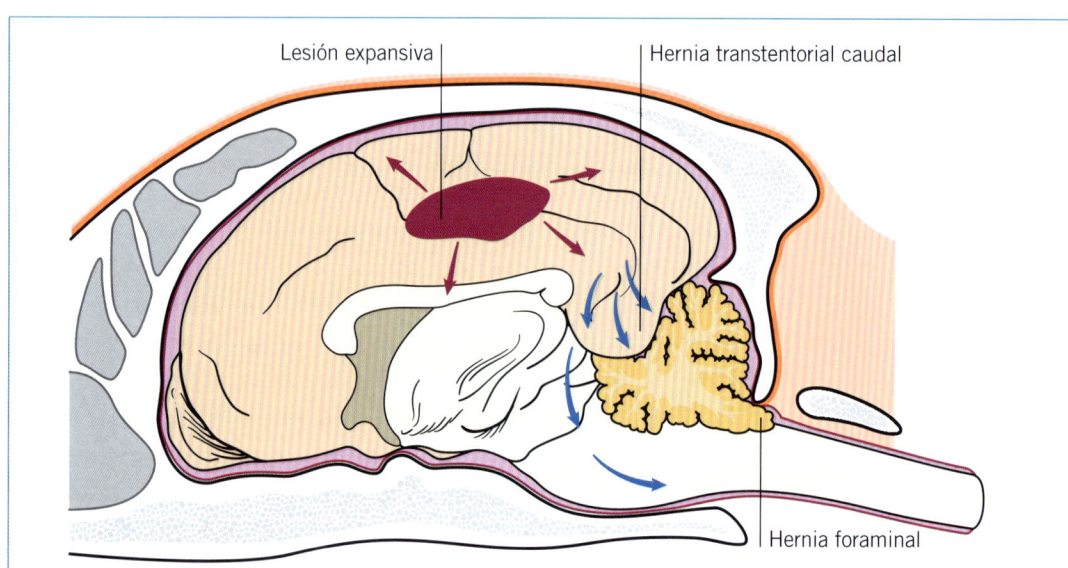

**FIGURA 1.**
Representación de las dos principales hernias (transtentorial caudal y foraminal) que se pueden producir por un aumento de la presión intracraneal. Adaptación del libro *Small Animal Neurological Emergencies*, (2012) de Platt S y Garosi L.

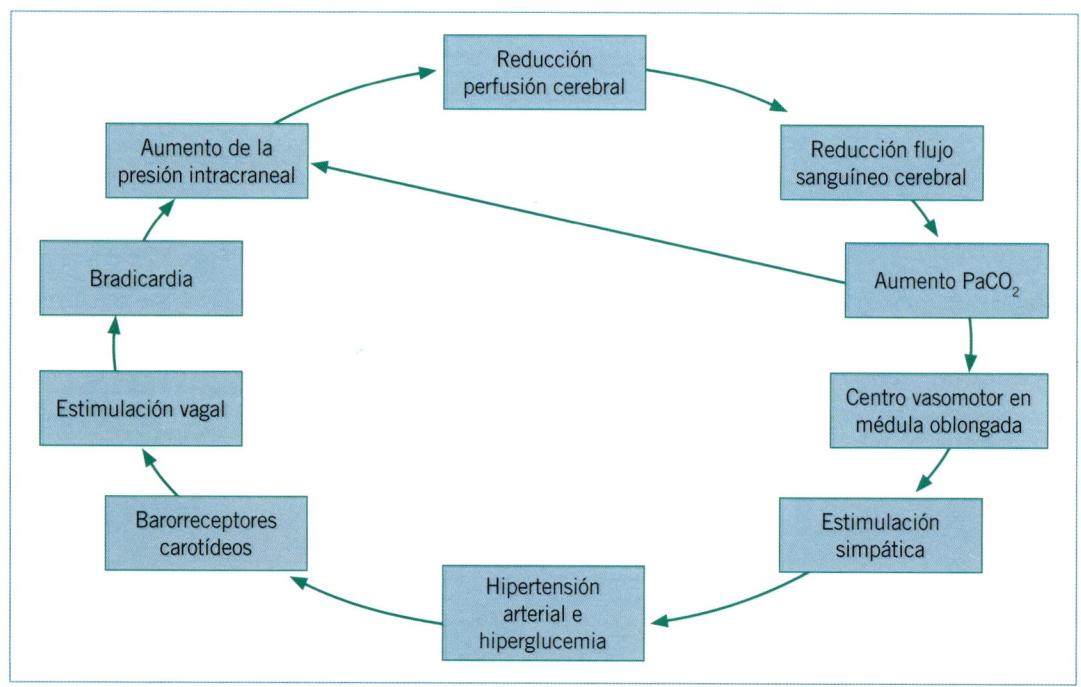

**FIGURA 2.**
Representación gráfica del reflejo de Cushing.

arterial sistémica y, por tanto, de mantener la perfusión cerebral. Esta hipertensión arterial es detectada por barorreceptores localizados en los senos carotídeos, dando como resultado una bradicardia refleja. Por otro lado, la liberación de catecolaminas produce hiperglucemia y vasoconstricción cardiaca que puede desembocar en arritmias. [1-5]

## Enfermedades específicas

### Vasculares

Dentro de este grupo trataremos los accidentes cerebrovasculares hemorrágicos, el hamartoma y la angiomatosis.

### Accidentes cerebrovasculares hemorrágicos

Las hemorragias intracraneales pueden producirse en diferentes localizaciones, como son las regiones subdural, epidural, subaracnoidea, intraventricular o parenquimatosa, siendo esta última la más frecuente en perros. [6] Se pueden dividir en primarias o secundarias. Las hemorragias intracraneales primarias pueden ser consecuencia de un estado de hipertensión o de una angiopatía amiloide cerebral, sin embargo, son poco frecuentes en animales. [7,8] En el caso de las secundarias, pueden deberse a coagulopatías, malformaciones vasculares (arteriovenosa, venosa, cavernosa, capilar), vasculopatías, neoplasias o a procesos bacterianos; pueden ser también posquirúrgicas o debidas a la transformación de un daño isquémico en hemorrágico. [6,7,9-12]

La resonancia magnética (RM) es la prueba más sensible y de elección para detectar accidentes cerebrovasculares hemorrágicos (fig. 3). Las características del evento hemorrágico varían según la secuencia empleada y del momento en el que se produjo la lesión debido a los efectos paramagnéticos del hierro. [6,13] La secuencia gradiente eco (T2* o GE –siglas en inglés para *gradient echo*–) es especialmente útil para identificar hemorragias, así como las secuencias de susceptibilidad magnética (SSM) que son secuencias T2* avanzadas que acentúan las propiedades magnéticas de ciertas sustancias. [13,14]

Como terapia, en ocasiones es necesaria la aplicación de un tratamiento quirúrgico descompresor en aquellos pacientes en los que existe un deterioro neurológico a pesar del tratamiento médico instaurado. Esta cirugía descompresora tiene como finalidad evacuar el hematoma y está indicada como tratamiento para las hemorragias extraparenquimatosas. [15] Sin embargo, la intervención quirúrgica descompresora no ha mostrado un beneficio en medicina en cuanto al resultado final del paciente, y en veterinaria no se han evaluado los resultados. [16]

En cuanto al pronóstico, en personas los accidentes cerebrovasculares hemorrágicos están asociados a una mayor

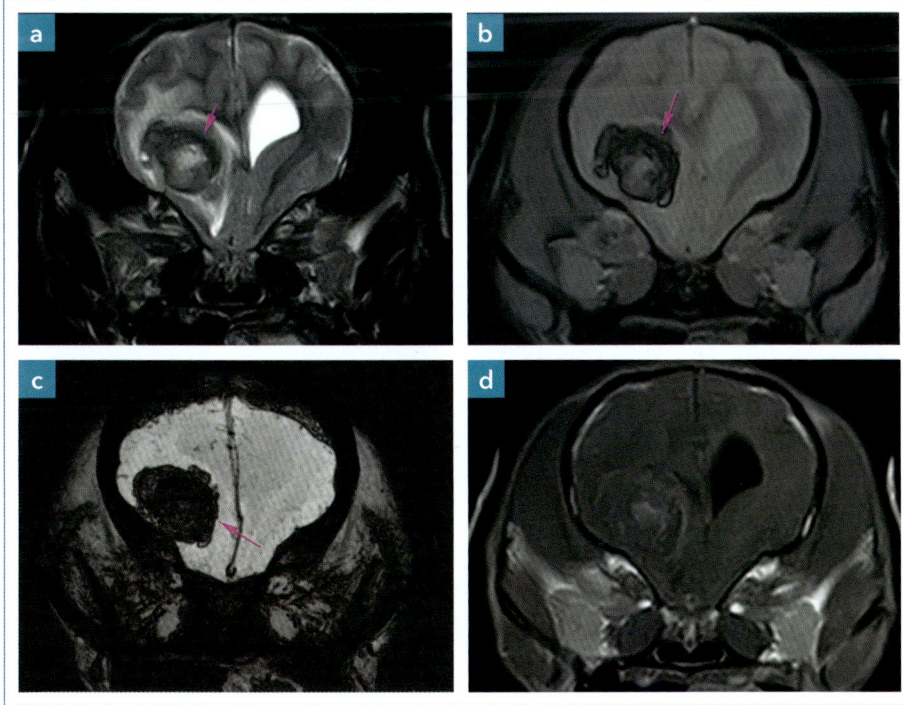

**FIGURA 3.** Imágenes transversales de resonancia magnética del encéfalo de un Chihuahua de 11 años con historia aguda de alteración del comportamiento, marcha en círculos hacia la derecha y crisis epilépticas. Secuencias T2 (a), T2* (b), SWI (c) y T1-poscontraste (d), en las que se evidencia una lesión hemorrágica intraparenquimatosa única (flechas rosas), de márgenes bien definidos, centrada en la corteza frontoparietal derecha. Tiene intensidad mixta en la secuencia ponderada T2, con periferia hipointensa y parte central hiperintensa respecto a la sustancia gris normal. La lesión muestra vacío de señal en T2* y SWI; y realce periférico leve tras la administración de contraste, hallazgos compatibles con hematoma.

mortalidad que los isquémicos. [17] En el caso de los perros, el pronóstico es favorable en un 60 % de los animales que sufren una única hemorragia no traumática, mientras que si existe más de una hemorragia no traumática, el pronóstico es desfavorable en un 70 % de los perros. [7]

## Hamartomas vasculares

Se definen como proliferaciones excesivas y desorganizadas de tejido vascular que, debido a su limitado crecimiento, se consideran más malformaciones del desarrollo que verdaderas neoplasias. Este hecho implica que esta lesión está presente en el nacimiento, y que su crecimiento, paralelo al del animal, cesa cuando este alcanza la madurez. [18-20] Pueden dividirse en cuatro subcategorías: malformaciones arteriovenosas, venosas, cavernosas y telangiectasias capilares. [19] Habitualmente, los signos clínicos aparecen en animales jóvenes, pero se puede dar un retraso en la aparición de los signos y hacerse evidentes en animales incluso geriátricos. [19-20] En la especie humana el tratamiento de elección consiste en extirparlos quirúrgicamente y han demostrado tener pronósticos favorables. [21] Sin embargo, en veterinaria, la información disponible se limita a algún caso reportado, que documenta un resultado favorable tras 2 años de la exéresis de un hamartoma cerebral en un perro de 13 años. [21]

## Angiomatosis

También denominada hemangiomatosis, se trata de un desorden vasoproliferativo poco común en niños, que puede afectar a múltiples órganos. [22] En veterinaria, se ha descrito muy esporádicamente algún caso a nivel cerebral en perro y en caballos (afectando a las leptomeninges) asemejándose al síndrome Sturge-Weber humano. Estos procesos pueden comportarse como una lesión ocupante de espacio a nivel intracraneal, provocando signos neurológicos centrales, como alteraciones del estado mental, crisis epilépticas, etc. [22] El pronóstico tras la resección quirúrgica es desconocido actualmente debido al bajo número de casos descritos, sin embargo, un caso operado por uno de los autores (SR) fue favorable (fig. 4).

## Inflamatoria-infecciosas

Dentro del grupo de enfermedades inflamatorio-infecciosas, nos centraremos en los empiemas intracraneales.

### Empiemas intracraneales

Se definen como una colección de material purulento procedentes de una infección bacteriana dentro de una cavidad

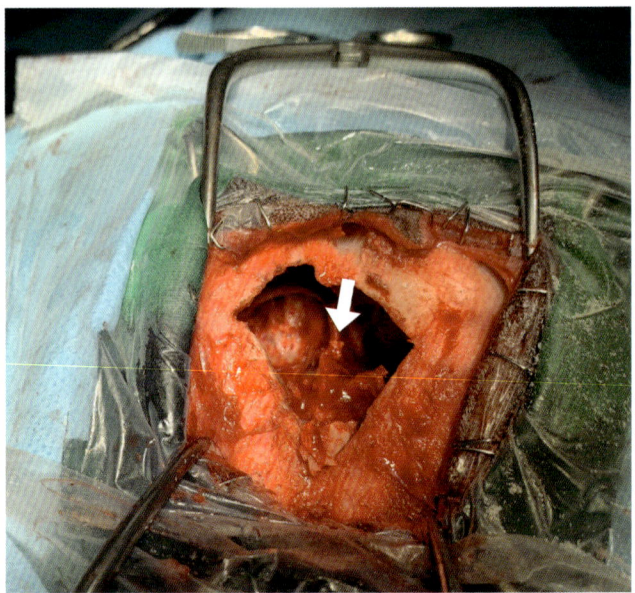

**FIGURA 4.** Imagen intraoperatoria de un perro de la raza American Staffordshire Terrier de 9 años, con historial de 3 semanas de duración de apatía y cambios de comportamiento. Se observa una lesión ocupante de espacio extraparenquimatosa de aspecto sólido en las regiones olfatoria y frontal derechas (flecha blanca). La histopatología realizada reveló que se trataba de una angiomatosis leptomeníngea.

anatómica preexistente (en este caso de la cavidad craneal). [23] Se trata de un proceso poco frecuente. En un reciente estudio epidemiológico sobre las diversas enfermedades inflamatorias-infecciosas estudiadas en 1.140 perros de Reino Unido, se comprobó que los empiemas, incluidos tanto los de casos intracraneales como los de casos espinales, representaban un 1,4 % del total de pacientes. [24]

El origen de estos empiemas puede ser por extensión de una infección de estructuras adyacentes (ojos, oídos o senos) o por vía hematógena, secundaria a fracturas craneales o cuerpos penetrantes, o por causas iatrogénicas. [23,25-28] Las bacterias identificadas como causantes de estos empiemas son múltiples (p. ej.: *Staphylococcus* spp., *Streptococcus* spp., *Nocardia* spp., *Pasteurella* spp., *Actinomyces* spp., *Fusobacterium* spp., *Bacteroides* spp., *Peptostreptococcus* spp.) y en muy raras ocasiones se han visto involucrados agentes fúngicos. [29]

Los animales afectados presentan signos neurológicos secundarios al efecto masa del empiema, así como a la respuesta inflamatoria provocada por el agente infeccioso. [24] Su diagnóstico se basa en la realización de pruebas de imagen avanzada, preferiblemente RM (fig. 5) y en la extracción y análisis del líquido cefalorraquídeo (LCR) cuando sea posible. Las características de estos empiemas en la resonancia magnética incluyen [30]:

- Engrosamiento focal/regional del espacio extraparenquimatoso, hiperintenso en secuencias ponderadas en T2 y T2-FLAIR.
- Realce tras la administración de contraste de las meninges que rodean al material, el cual no realza.
- Efecto masa con posibles signos de hernia cerebral.

En medicina, el tratamiento de elección es la cirugía descompresora y el cultivo del empiema. [31,32] Tanto en perros como en gatos, la literatura es limitada al respecto, pero queda claro en toda la bibliografía, que se elija el tratamiento que se elija (bien sea médico o quirúrgico y médico) se debe instaurar de la forma más rápida e intensiva. En un estudio retrospectivo que incluía 9 perros diagnosticados con empiema intracraneal, 6 de ellos fueron tratados quirúrgicamente además de recibir un tratamiento médico posterior, obteniéndose un resultado excelente en todos los casos. [27] En otro estudio realizado sobre 11 gatos y 4 perros con infección intracraneal originada en el oído, se evidenció que todos los casos tenían unos resultados buenos-excelentes cuando se aplicaba un tratamiento quirúrgico seguido de terapia médica. [25] En otro trabajo realizado con 7 gatos, que presentaban absceso cerebral secundario a mordeduras, se consiguió resolver el proceso en todos ellos tras intervenirlos quirúrgicamente e instaurar un protocolo de antibioterapia. [28] Más recientemente, se publicó un estudio retrospectivo en el que comparaban los resultados obtenidos con el tratamiento médico y el quirúrgico en 23 gatos con empiema o abscesos cerebrales, y los resultados demostraron que no había diferencias entre ambos grupos, por lo que se concluyó que no había consecuencias en la supervivencia a corto y largo plazo de los pacientes. [23]

Sin embargo, todos estos estudios se basan en los resultados obtenidos en un reducido número de casos, por lo que son necesarios más estudios de carácter prospectivo y con un mayor número de casos para poder concluir cuál es la modalidad más apropiada de tratamiento para los empiemas intracraneales.

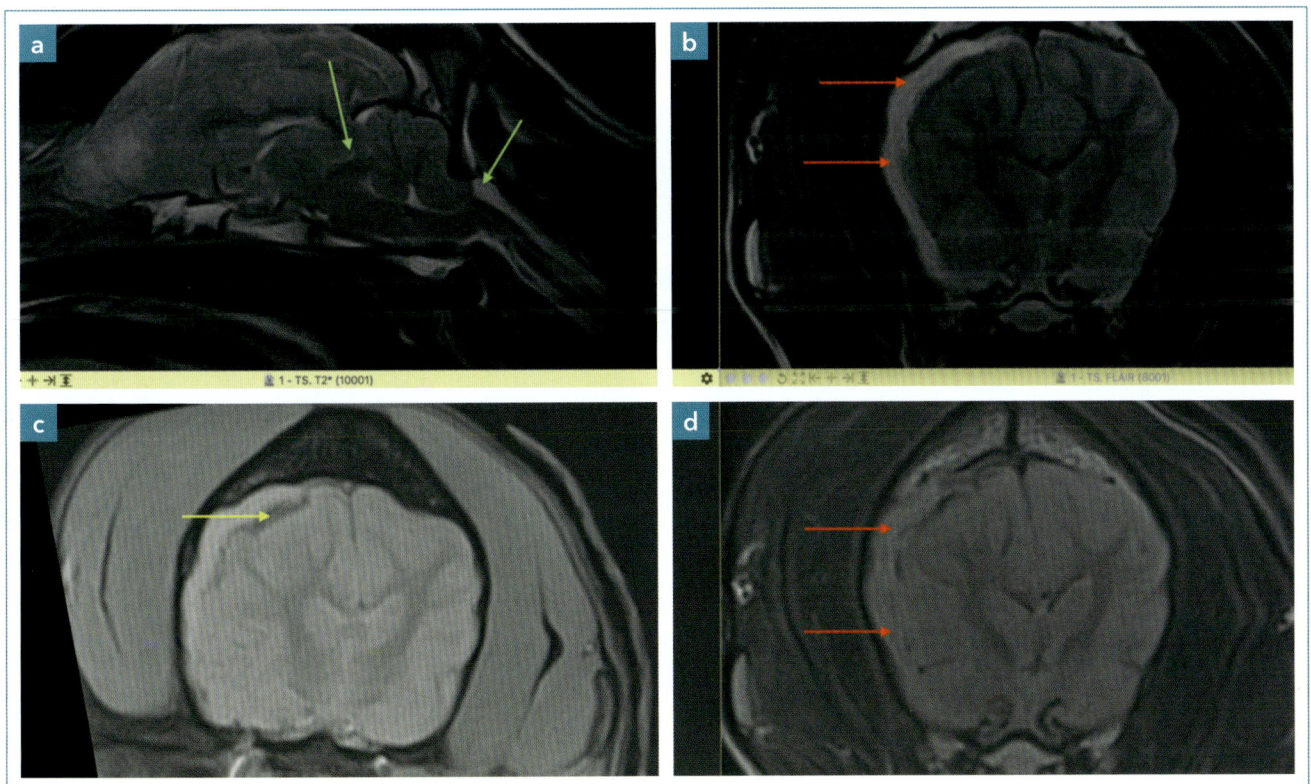

**FIGURA 5.** Imagen de resonancia magnética del encéfalo de un perro de aguas de 8 meses con signos de obnubilación marcada y rigidez por descerebelación, en corte parasagital y en secuencia T2, mostrando las flechas verdes la presencia de hernias transtentorial caudal y foraminal (a). Imágenes de resonancia magnética del mismo animal en secuencias T2, T2* y FLAIR respectivamente (b, c y d), en las que se evidencia una lesión extraparenquimatosa y subdural extensa en todo el hemisferio cerebral derecho, hiperintenso en T2, con supresión parcial en FLAIR compatible con empiema (flechas rojas) y signos de hemorragia (flecha amarilla).

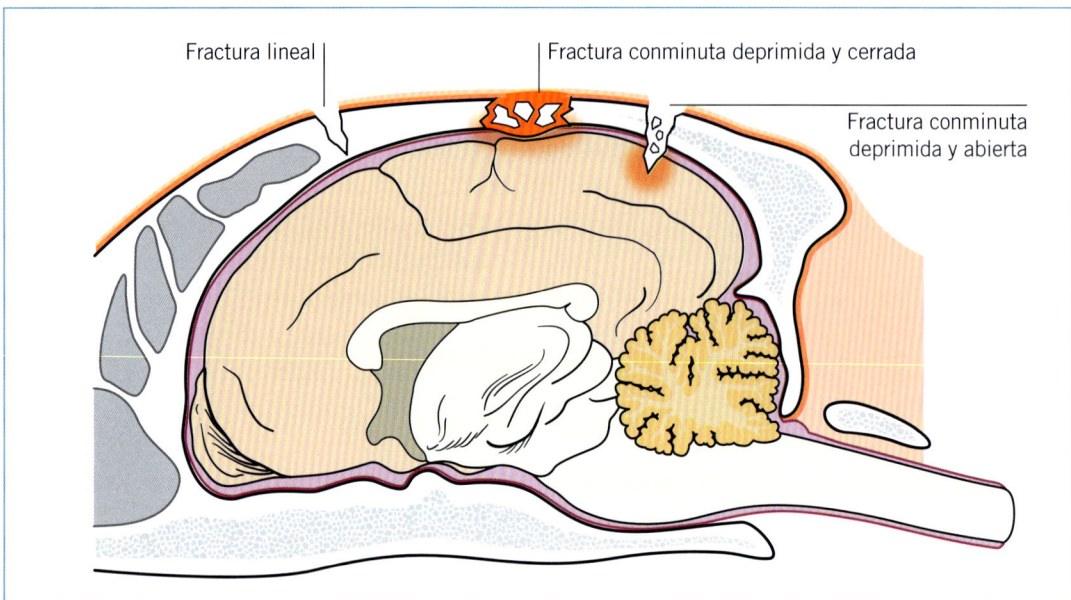

Fractura lineal | Fractura conminuta deprimida y cerrada

Fractura conminuta deprimida y abierta

**FIGURA 6.** Representación de las diferentes fracturas que se pueden dar en el cráneo. Adaptación del libro *Small Animal Neurological Emergencies*, (2012) de Platt S y Garosi L.

## Traumáticas

El traumatismo craneoencefálico o trauma craneal es una importante causa de morbilidad y mortalidad tanto en personas como en animales. La mortalidad reportada en perros con traumatismo craneal es del 18-25 %, mientras que en gatos es del 8-34 %. [1,2,33-37] Entre las causas más habituales de trauma en pequeños animales se encuentran los accidentes de tráfico, las caídas, las mordeduras, los disparos u otros traumatismos intencionados. [33-37] El traumatismo craneal puede conducir a una lesión cerebral traumática, definida como una interrupción estructural o fisiológica del cerebro por una fuerza externa. Por lo tanto, un reconocimiento precoz y la aplicación de las correspondientes medidas terapéuticas adecuadas es fundamental para alcanzar el mejor de los resultados.

Las fracturas craneales se pueden clasificar en función del patrón (deprimidas, conminuta o lineares) o en función de si son abiertas o cerradas (fig. 6). [1-3,5,6] Las hemorragias producidas por un trauma craneal también pueden clasificarse según su localización en intraparenquimatosas, intraventriculares, subdurales, subaracnoideas o epidurales. Las más comunes son las hemorragias intraparenquimatosas, seguidas de las subaracnoideas (fig. 7). [1-3,5,6]

Hay que tener en cuenta que se trata de pacientes politraumatizados, por lo que en estos casos es primordial una evaluación sistémica y la estabilización del paciente antes de realizar la valoración neurológica. Por ejemplo, en medicina aproximadamente un 60 % de los pacientes con lesión cerebral traumática tienen otros daños concurrentes. [2]

> Antes de iniciar la exploración neurológica es prioritario realizar una evaluación sistémica del estado del paciente y estabilizarlo clínicamente.

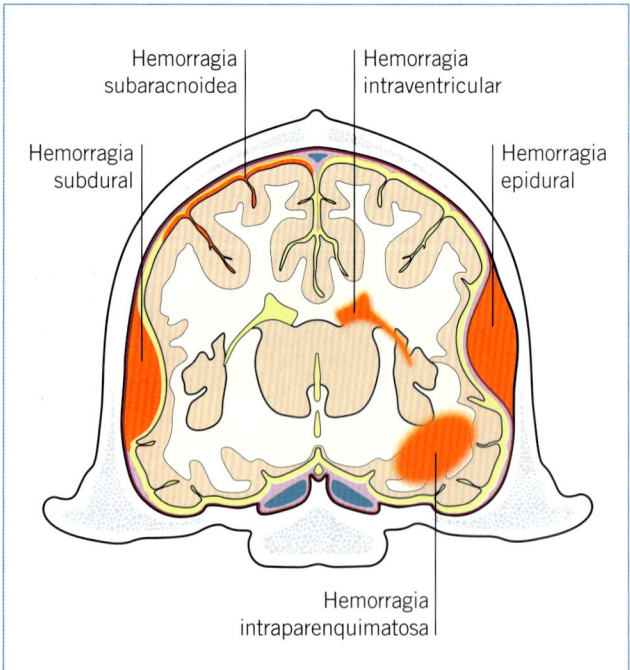

Hemorragia subaracnoidea | Hemorragia intraventricular

Hemorragia subdural | Hemorragia epidural

Hemorragia intraparenquimatosa

**FIGURA 7.** Representación de las diferentes localizaciones de las hemorragias intracraneales con su denominación correspondiente en función de dicha localización. Adaptación del libro *Practical guide to canine and feline neurology* 3.ª ed., (2016) de Dewey CW y da Costa RC.

La tomografía computarizada (TC) es una técnica muy útil para diagnosticar los traumatismos craneales debido a una mejor definición de las estructuras óseas con reconstrucciones 3D en caso de cirugía, detección de hemorragias intracraneales, evidencia de la alteración del tamaño ventricular, lesiones con efecto masa, así como la obtención de imágenes en un tiempo mínimo.[1,2] Por su parte, la resonancia magnética permite obtener un mayor detalle del tejido blando cerebral, sobre todo en la región de la fosa caudal, lo que permite obtener información sobre el pronóstico (fig. 8).[38]

En cuanto al tratamiento, en este capítulo nos centraremos en el tratamiento quirúrgico.

Se han descrito diferentes técnicas descompresoras para aquellos pacientes que presentan fracturas muy desplazadas y compresivas (fig. 9), hematomas extraxiales, hemorragias del parénquima, presencia de cuerpos extraños o hipertensión intracraneal, y en los que falla el tratamiento médico con un deterioro neurológico.[39] En un estudio reciente realizado en pacientes humanos con traumatismo craneoencefálico, se comprobó que la tasa de mortalidad era inferior en aquellas personas en las que se realizaba una cirugía descompresora en comparación con aquellas personas que recibían tratamiento médico únicamente.[40] Se ha constatado que hasta un 20 % de las personas con traumatismo craneoencefálico y tratadas médicamente necesitan de una intervención descompresora.[1]

Hay que advertir que, en ocasiones, cuando se evacúan los hematomas puede exacerbarse el sangrado de los animales, por lo que es necesario en estos casos una transfusión sanguínea o monitorizar posibles nuevas acumulaciones de sangre en el posoperatorio. La cirugía descompresora realizada para tratar la hipertensión consiste en la realización de una craniectomía de grandes dimensiones en el lugar más afectado, seguida de

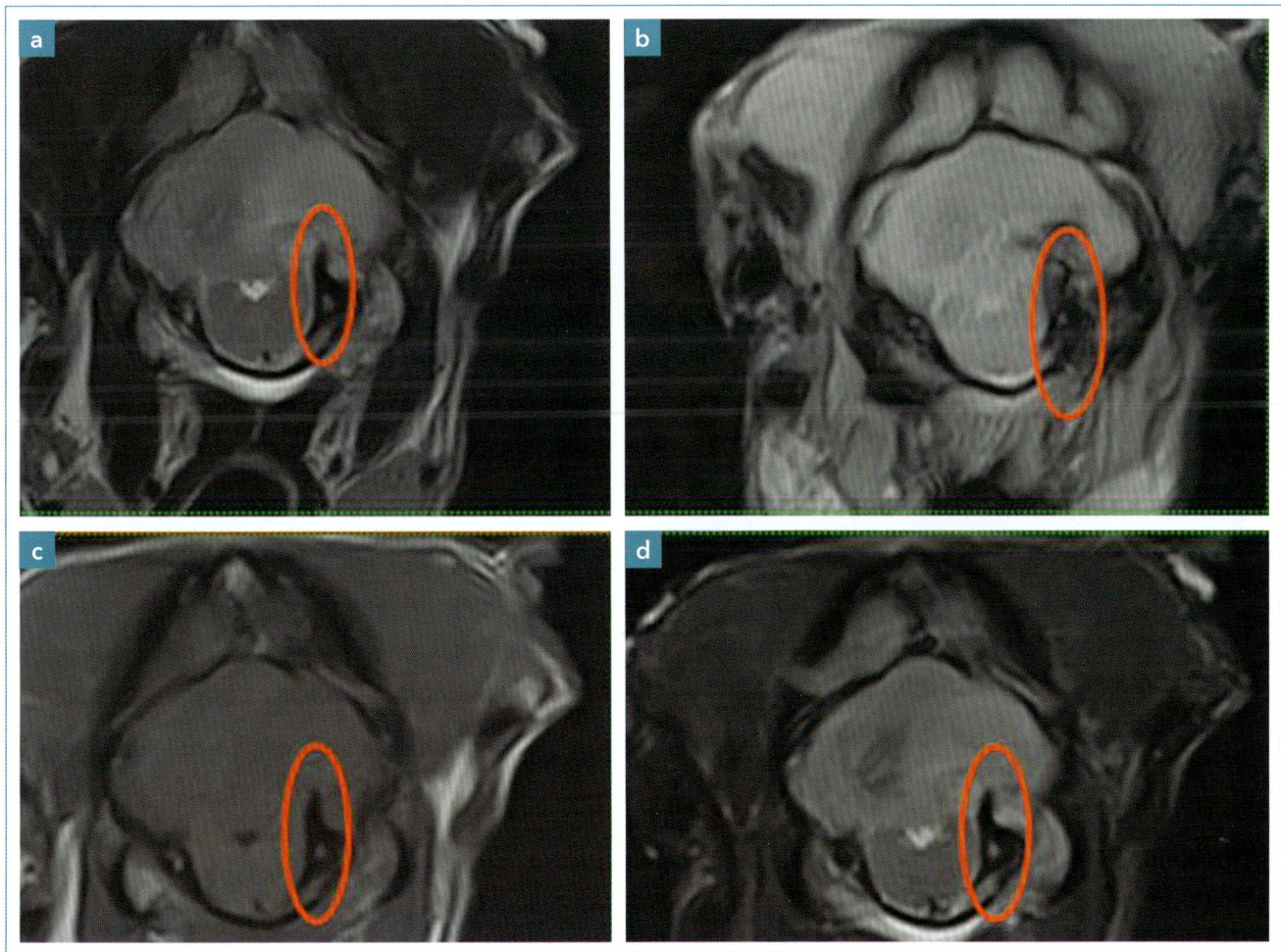

**FIGURA 8.** Imágenes en corte transversal de resonancia magnética de encéfalo correspondientes a las secuencias T2, T2*, T1 Y STIR (a, b, c y d, respectivamente). Las elipses indican la presencia de un fragmento óseo en la médula oblongada de un perro crestado chino de 1 año tras un atropello.

una durectomía y una duroplastia con el objetivo de permitir al cerebro su tumefacción sin compresión.[1] Finalmente, las fracturas conminutas y contaminadas, especialmente si son abiertas, deberían requerir de una intervención para su desbridamiento y descontaminación.[1]

> Cuando se evacúan hematomas es posible que los sangrados se intensifiquen. Por ello, en el posoperatorio es preciso monitorizar a los pacientes para comprobar que no hay nuevas acumulaciones de sangre y que no son necesarias transfusiones.

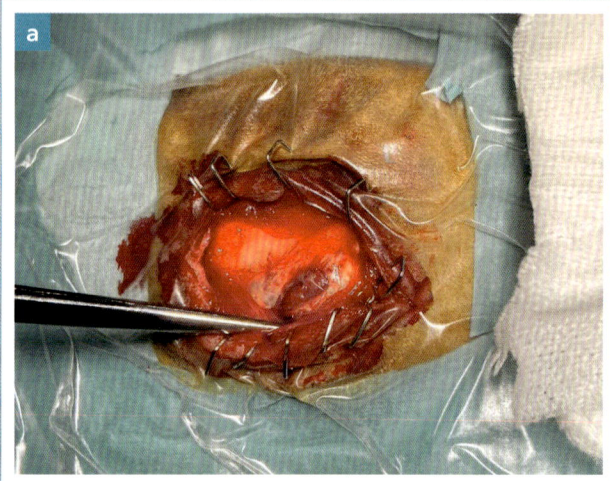

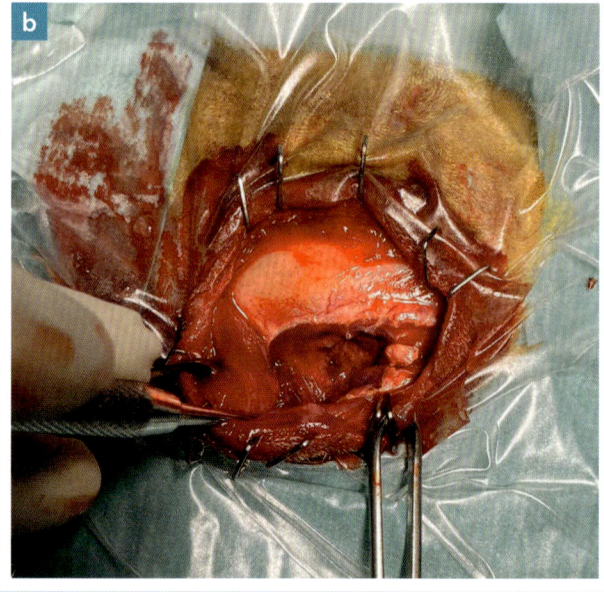

**FIGURA 9.** Imagen intraoperatoria del cráneo de un perro, en la que se evidencia la presencia de un fragmento óseo en la región parietotemporal hundida, que estaba produciendo compresión sobre el parénquima cerebral (a). Imagen intraoperatoria en la que se observa el defecto óseo tras la retirada de dicho fragmento (b).

## Anomalías congénitas y del desarrollo

Dentro de este grupo trataremos la hidrocefalia congénita y la malformación de Chiari.

### Hidrocefalia congénita

Se define como una distensión activa del sistema ventricular cerebral secundaria a un inadecuado flujo del LCR desde el punto de producción hasta el punto de absorción.[41-44] La teoría más aceptada actualmente, conocida como teoría hidrodinámica, explica que podría desarrollarse a consecuencia de una disminución en la complianza intracraneal, que ocasiona un aumento de la presión pulsátil de los capilares cerebrales y, secundariamente, un aumento de la producción de LCR.[41,44] Para considerarse hidrocefalia se deben de cumplir las siguientes premisas en el animal[41,42]:

- Presencia de ventriculomegalia.
- Ausencia de enfermedades que puedan causarla.
- Existencia de signos clínicos cerebrales.

La hidrocefalia congénita está altamente representada en perros de raza *toy*, especialmente en las razas Chihuahua, Yorkshire Terrier, Bichón Maltés, Lhasa Apso, Bulldog Inglés, Pomerania, Boston Terrier, Carlino, Pekinés; mientras en gatos, los siameses parecen estar sobrerrepresentados. Los signos clínicos aparecen por lo general desde el nacimiento, siendo más evidentes en los primeros meses de vida.[41,44]

Estos animales pueden mostrar un tamaño general más pequeño de lo habitual, una cavidad craneal grande y abovedada, fontanelas abiertas o defectos en las suturas del calvario, estrabismo ventrolateral bilateral (secundario a las malformaciones presentes en las órbitas) y signos neurológicos compatibles con una lesión en prosencéfalo, que incluyen obnubilación, alteraciones del comportamiento, dificultades en el aprendizaje, ceguera o disminución de la visión, marcha en círculos y compulsividad. También pueden aparecer crisis epilépticas, aunque estas son menos comunes de lo que se pensaba tradicionalmente. En un estudio reciente en el que se evaluaba la presencia de crisis epilépticas en 121 perros y gatos que padecían hidrocefalia congénita, solamente un 1,7 % de los afectados presentaban crisis epilépticas secundarias a la malformación.[45] Signos vestibulocerebelosos son más raros, pero pueden presentarse también.[41,44]

La ecografía transfontanela, la TC o la RM desempeñan un papel muy importante en el diagnóstico de la hidrocefalia, siendo esta última prueba la que ofrece una mejor evaluación del parénquima cerebral, así como del edema intersticial periventricular identificado como hiperintensidades periventriculares en secuencia T2-FLAIR (fig. 10).[46]

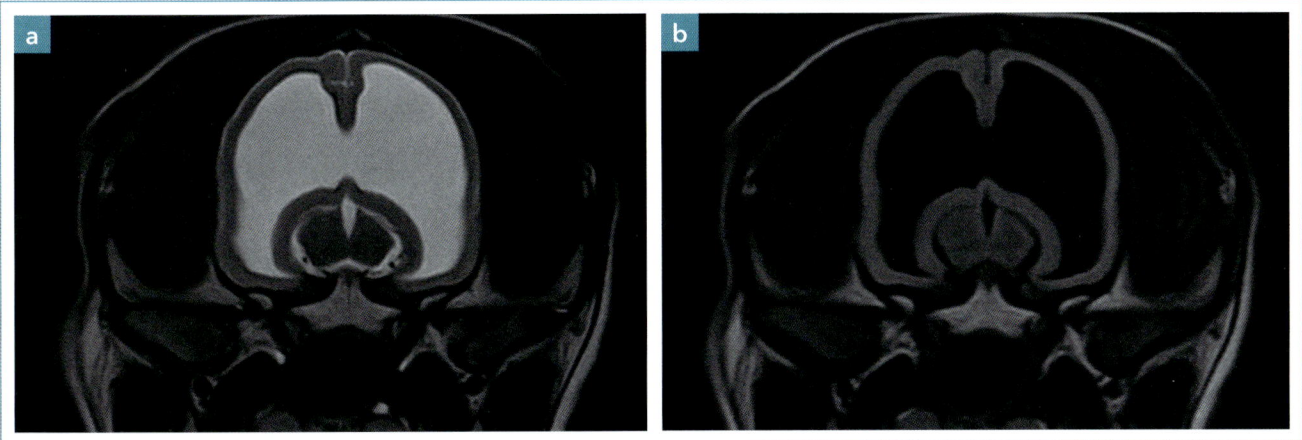

**FIGURA 10.** Imágenes de resonancia magnética en corte transversal del encéfalo de un perro mestizo de 9 meses con historial de alteración del estado mental y ataxia en secuencias T2 (a) y FLAIR (b), en las que se muestra la dilatación ventricular grave con pérdida de tejido cerebral, compatible con hidrocefalia.

Generalmente se ha recomendado el tratamiento quirúrgico para animales que muestran un empeoramiento o ausencia de mejoría de los signos clínicos a pesar del tratamiento médico, puesto que ofrecía unos buenos resultados. [47-49] Aunque el tratamiento quirúrgico se considera la mejor opción para estos pacientes, estudios actuales concluyen una eficacia similar de la terapia médica con prednisolona oral con respecto a la quirúrgica para tratar la hidrocefalia congénita. [50]

## Tratamiento quirúrgico

La cirugía consiste en la colocación de una derivación ventriculoperitoneal. Este dispositivo consta de tres elementos principales: el catéter ventricular, que se encuentra fenestrado con múltiples agujeros en su punta, la válvula y el catéter peritoneal. Algunos dispositivos además poseen un reservorio de LCR, diseñado para poder recoger dicho líquido de forma percutánea. La válvula más usualmente empleada es aquella que funciona por diferencias de presión, existiendo a su vez varias categorías, como son las de baja presión (1-4 cmH$_2$O), media presión (4-8 cmH$_2$O) y alta presión (>8 cmH$_2$O). [51] Actualmente en veterinaria no hay un consenso sobre qué válvula es mejor utilizar, sin embargo, en medicina pediátrica, se ha comprobado que el uso de válvulas de media y alta presión poseen un mayor ratio de fallos como consecuencia de la obstrucción del catéter ventricular secundaria al pequeño tamaño de los ventrículos. [52]

El paciente debe posicionarse de tal manera que ambos lugares de incisión (craneal y abdominal) se encuentren en el mismo plano. Además, se debe haber rasurado y preparado asépticamente todas zonas, tanto el cráneo como el abdomen. Es importante tener muy en cuenta toda la trayectoria del dispositivo. La incisión craneal se realiza 1-3 cm lateral a la cresta nucal y la abdominal 3 cm aproximadamente caudal a la última costilla.

A nivel craneal, el músculo temporal se eleva, y tras determinar el lugar exacto para la colocación del catéter a partir de las pruebas de imagen realizadas, se realiza un agujero de 5-8 mm de diámetro mediante una fresa neumática. Generalmente, se realiza en la región frontotemporal para evitar daños en el plexo coroideo. Posteriormente, se realiza la hemostasia de la duramadre mediante coagulación bipolar y se introduce el catéter intraventricular con un estilete hasta que sale LCR por su otro extremo, con una dirección y profundidad determinada anteriormente en la RM o TC. Tras realizar esta maniobra, se acopla el extremo del catéter intraventricular al sistema de válvula, fijándose en el periostio del cráneo y en el ala del atlas respectivamente (fig. 11).

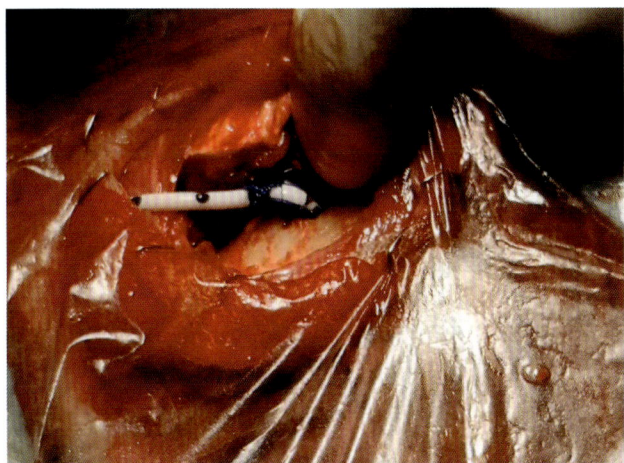

**FIGURA 11.** Imagen intraoperatoria donde se observa el anclaje del catéter ventricular junto con su codo al periostio del cráneo.

Posteriormente a nivel abdominal, se realiza la introducción del extremo distal del catéter, mediante la incisión paralumbar que se ha realizado a nivel de la última costilla, asegurándolo a la pared abdominal mediante una sutura no reabsorbible y punto en sandalia de romano, o mediante dispositivos de codos especiales que incorporan algunas marcas de catéteres disponibles en el mercado (fig. 12).

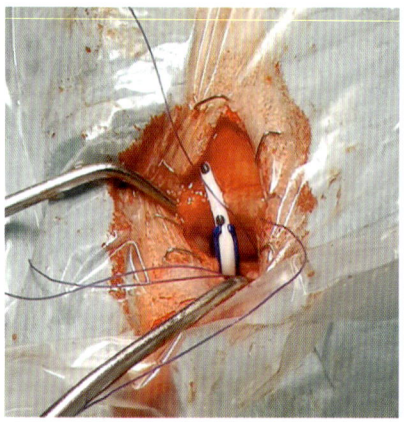

**FIGURA 12.** Imagen intraoperatoria en la que se observa el extremo distal del catéter introducido en la cavidad abdominal, además de su fijación a dicha cavidad.

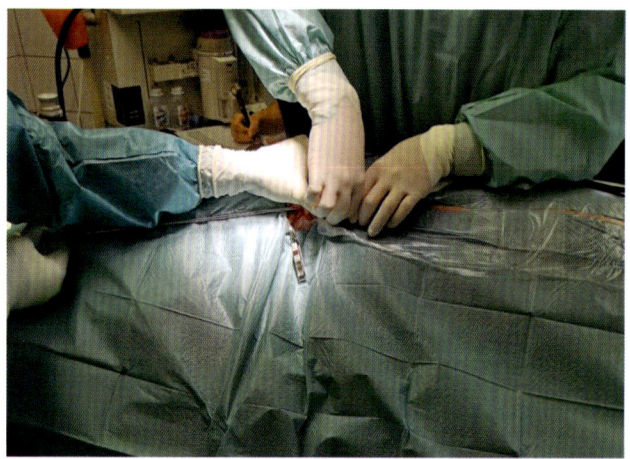

◄ **FIGURA 13.** Imagen intraoperatoria en la que se observa la realización del túnel subcutáneo en dirección craneocaudal mediante el dispositivo pasador, con el fin de conectar el catéter a la válvula.

Una vez realizado esto mediante una cánula o un dispositivo pasador se crea un túnel a nivel subcutáneo para realizar el acople del catéter distal a la válvula (fig. 13).

Finalmente, se comprueba que hay circulación de LCR mediante el bombeo al reservorio (si disponemos de dicho reservorio) y se acaba cerrando por capas en ambas regiones de forma rutinaria. Se recomienda la realización de pruebas de imagen (TC o radiografía) posoperatoria para asegurarnos de que los dispositivos están colocados de forma correcta (fig. 14).

En cuanto a las complicaciones de esta cirugía, en una revisión reciente y completa de la bibliografía sobre este tema realizada a partir de resultados obtenidos en 73 perros y gatos, se determinó que la complicación más frecuente es la obstrucción de la derivación (9,6 %), seguida de la infección del dispositivo (4 %); les siguen el sobredrenaje (2,7 %), la formación de hematomas subdurales (4 %), la hiperestesia (5,6 %), el acodamiento del catéter (2,7 %), y la desconexión del dispositivo (4 %), con una mayor probabilidad de complicaciones dentro de los primeros seis meses tras la cirugía.[53]

De acuerdo con la bibliografía consultada, el pronóstico es variable. Algunos trabajos aproximadamente obtienen un 85% de casos con una evolución correcta a largo plazo,[47-49] mientras otros estudios determinan un porcentaje inferior al 54 %.[50] En cualquier caso, las crisis epilépticas parecen ser de muy rara presentación tras la cirugía.[45,53]

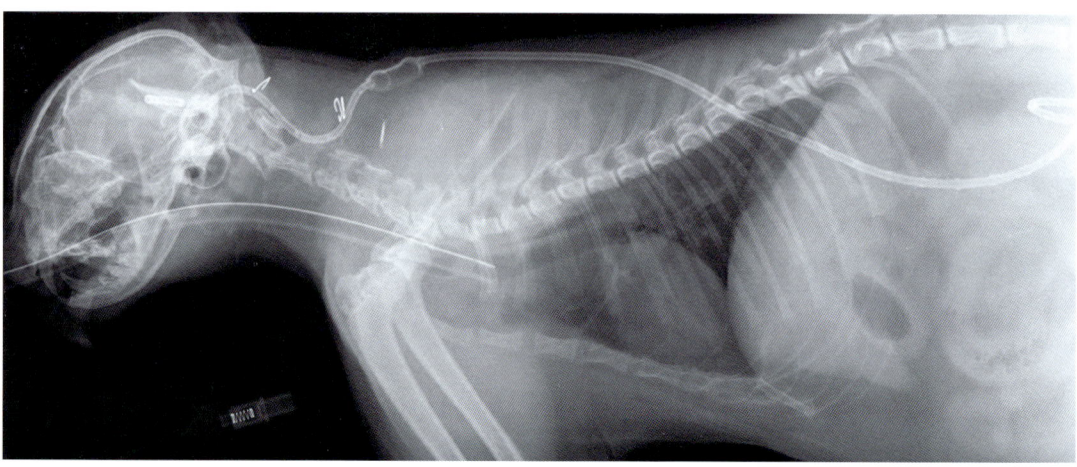

**FIGURA 14.** Radiografía posoperatoria en un gato en la que se observan las diferentes partes de la derivación ventriculoperitoneal.

El tratamiento quirúrgico de la hidrocefalia congénita radica en la colocación de un catéter subcutáneo ventrículoperitoneal que permite drenar el exceso de líquido cefalorraquídeo. La bibliografía reporta pronósticos variables.

## Malformación de Chiari

Se trata de la anomalía de la unión cráneo cervical más común en perros, especialmente en perros de raza pequeña o *toy* (Chihuahua, Yorkshire Terrier, Pomerania, Shih Tzu, Bichón Maltés, Grifón de Bruselas, Carlino o Boston Terrier entre otras muchas razas) y la raza Cavalier King Charles Spaniel (CKCS). En gatos también se ha descrito un proceso similar en razas braquicéfalas. [41,54]

En cuanto a su fisiopatología, se ha considerado durante mucho tiempo como una malformación congénita de la región caudal occipital, que produce una compresión de la unión cervicomedular en la región del agujero magno. [41,54-56] Sin embargo, más recientemente se ha comprobado que en ciertas razas como el CKCS hay una incongruencia entre el volumen disponible de la fosa caudal y el volumen del parénquima (cerebelo y parénquima), siendo este último mayor. Muchos de estos animales tienen además siringohidromielia, y aunque su fisiopatología no se comprende del todo, se cree que puede ser secundaria a obstrucciones o turbulencias que sufre el LCR en la unión cervicomedular en la región del agujero magno. [57-60]

Los signos clínicos en estos animales suelen presentarse en la edad adulta joven, siendo muchas veces durante el primer año de vida, aunque puede variar hasta los cuatro años. [41,54] Los signos clínicos en pacientes con malformación tipo Chiari pueden ser muy dispares, desde signos de mielopatía cervical y cerebelovestibulares (como signos más habituales) hasta incluso signos de hemisferio cerebral como crisis epilépticas. [41,54,56]

La RM es la herramienta más útil e indicada para el diagnóstico de esta enfermedad (fig. 15). Se deben analizar las imágenes en los planos sagital y parasagital incluyendo la fosa caudal y la médula espinal cervical. Se puede observar una atenuación del espacio subaracnoideo dorsal en la unión cervicomedular y un desplazamiento dorsal del cerebelo por parte del hueso occipital. [41,54-60] Otros hallazgos que se pueden detectar son la presencia de siringohidromielia, hernia del cerebelo a través del agujero magno, y pinzamiento de la médula oblongada

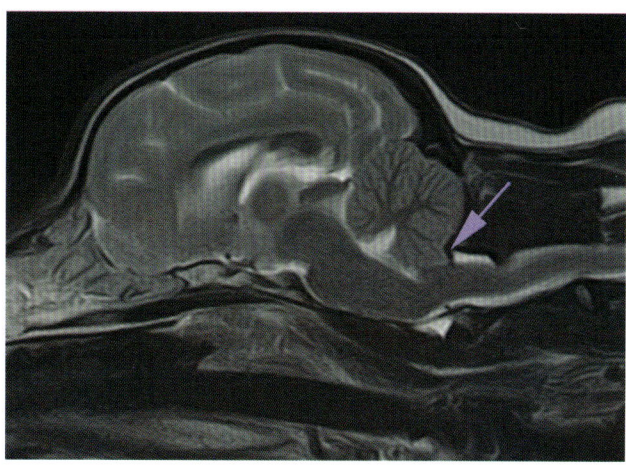

**FIGURA 15.** Secuencia parasagital ponderada en T2 del encéfalo de un perro de la raza Yorkshire Terrier de 7 años, con historial de reticencia a la extensión cervical durante un año. Se observa malformación tipo Chiari en la fosa caudal, con leve protrusión de la cara caudal del cerebelo a través del agujero magno (flecha), que produce pérdida de la señal del líquido cefalorraquídeo.

caudal. [41,54-60] Es importante tener en cuenta la posición del animal durante el procedimiento, puesto que dicha posición puede alterar las imágenes. [61]

La resonancia magnética es la prueba de imagen de elección para el diagnóstico de la malformación de Chiari. Sin embargo, se debe tener especial cuidado en la posición del animal para que las imágenes no induzcan a error.

El tratamiento de estos pacientes puede ser médico o quirúrgico. El tratamiento médico está basado en tres pilares: analgésicos, para tratar las parestesias o disestesias; fármacos para disminuir la producción de LCR, y, por último, tratamiento con glucocorticoesteroides. [56] Como en el caso anterior, nos centraremos en este capítulo en el tratamiento quirúrgico.

## Tratamiento quirúrgico

En primer lugar, se debe determinar qué candidatos seleccionar para la cirugía. Generalmente, se recomienda la intervención en aquellos animales con dicha malformación que no responden a la terapia médica o la respuesta es reducida.

El tratamiento quirúrgico de esta malformación se basa en la descompresión del agujero magno. El procedimiento consiste en retirar el hueso supraoccipital con una laminectomía dorsal rostral del atlas, para luego retirar todos los tejidos hasta exponer el vermis cerebeloso, con o sin marsupialización de la duramadre.

Algunos cirujanos optan por cubrir el defecto con matriz de colágeno o tejido adiposo,[62,63] mientras que otros eligen el uso de mallas de titanio o PMMA para tapar dicho defecto (fig. 16).[64]

La evolución de estos pacientes operados es buena a corto plazo en un 80 % de los casos. Sin embargo, hasta en un 47 % de estos animales puede darse una recaída con signos clínicos a los dos años tras la cirugía, necesitando además un tratamiento médico.[62] Algunos autores sugieren el cierre del defecto mediante PMMA o implantes como las mallas de titanio porque reducen drásticamente las recidivas de los signos clínicos en estos animales.[41,64] Una de las hipótesis es que con el uso de estos implantes se evita la formación de tejido de cicatrización o tejido fibroso que, posteriormente a la cirugía, podría ser el causante de una compresión del sistema nervioso.[41,64]

> Algunos autores se decantan por el uso de PMMA y mallas de titanio para cerrar los defectos craneales porque se ha demostrado que reducen drásticamente las recidivas.

## Tumores

Tal como ya se explica en el capítulo 13, los tumores del sistema nervioso pueden dividirse en dos grandes grupos:

- Tumores primarios: aquellos que se originan del parénquima encefálico (gliomas), meninges (meningioma), células ependimarias (ependimomas), o plexos coroideos (tumores de plexos coroideos). Representan el 2-5 % de todas las neoplasias en perros.[65-67]
- Tumores secundarios: aquellos que se originan de estructuras adyacentes (tumores nasales, pituitarios o del hueso del cráneo) o son metástasis.[41,67,68]

Generalmente producen signos neurológicos progresivos. La principal manifestación clínica son las crisis epilépticas, que representan un 50 % aproximadamente de los casos de tumores localizados en el prosencéfalo. Los signos vestibulares centrales son las principales manifestaciones clínicas en perros con tumores localizados en el tronco del encéfalo.[41,65-68]

Pruebas complementarias como la TC o la RM son la pieza angular para el diagnóstico de tumores cerebrales. A través de la resonancia se puede averiguar el número (masa única o múltiple), origen de la masa (extraparenquimatosa, intraparenquimatosa o intraventricular), así como la señal obtenida por el tumor. En el caso de tumores cerebrales primarios, permite predecir el tipo de tumor hasta en un 70 % de los casos.[65,66,69]

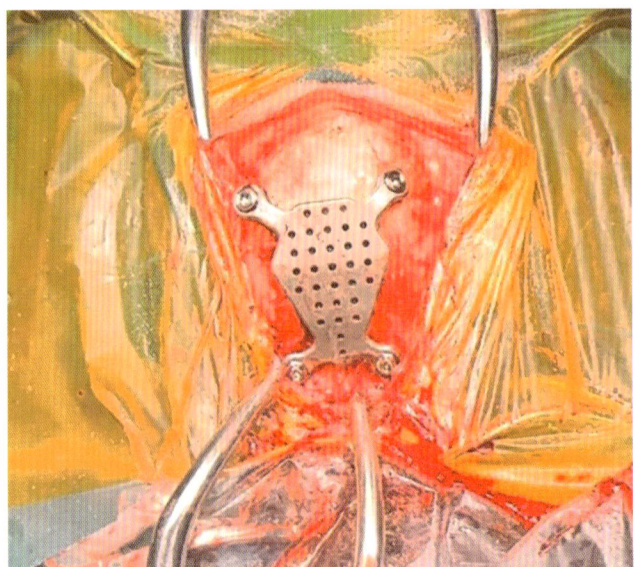

**FIGURA 16.** Imagen intraoperatoria de una cirugía intracraneal en un perro, en el que se muestra el uso de una malla de titanio para el cierre del defecto craneal.

A continuación, nos centraremos en los aspectos quirúrgicos de las principales neoplasias de perros y gatos. Los diferentes abordajes utilizados se describen en el capítulo 7 de este libro. La elección de uno u otro depende de la localización del tumor, si bien los principales abordajes realizados son transfrontal, transfrontal modificado, rostrotentorial unilateral o bilateral, suboccipital o caudotentorial (mediante oclusión del seno transverso), transesfenoidal, y transcigomático.[39,70-73]

## Meningioma

Es el tumor más común en perros y gatos. En perros, las razas dolicocéfalas como los golden retriever, además de los boxer, están sobrerrepresentadas.[66,74,75] La localización es variable; pueden localizarse en la región de tálamo-corteza cerebral provocando crisis epilépticas como único signo clínico, especialmente cuando se encuentran en la región silente frontoolfatoria.[66,75] En gatos hay que destacar que pueden darse múltiples meningiomas hasta en un 17 % de los casos.[67,76]

Existen diferentes modalidades. El tratamiento paliativo consiste en atenuar los efectos del tumor, generalmente mediante la administración de glucocorticoesteroides en dosis antiinflamatorias para reducir la producción de LCR y el edema asociado a la lesión. También se deben administrar fármacos antiepilépticos en caso necesario. El tiempo medio de supervivencia (TMS) varía en los estudios entre 60 y 75 días.[65,66,77] La cirugía puede ser de gran importancia, puesto que, en función de la extensión y la localización, la escisión puede ser completa o parcial, con efectos descompresores y mejoría de los signos clínicos, así como la obtención de muestras para el análisis histopatológico (fig. 17). Para comprender estos resultados de la cirugía hay que tener en cuenta que un 87 % de los meningiomas en gatos se categorizan como grado I según la clasificación humana (es decir, de bajo grado y poder infiltrativo), mientras que en perros, solamente sería un 56 % de los tumores considerados de grado I, mientras el resto se clasificarían como grado II, y por tanto, con mayor poder infiltrativo.[76,78] Los tiempos de supervivencia varían mucho, entre los 5 y los 14 meses según los estudios, aunque con técnicas más avanzadas puede haber supervivencias de hasta 4-6 años. En un reciente estudio, se demostró que el TMS era de 386 días, y no había variación significativa entre los que recibían cirugía únicamente y los que recibían otro tipo de tratamiento adicional (radioterapia, quimioterapia o utilización de aspirador ultrasónico).[75] Los gatos presentan un mayor tiempo de remisión completa, pero mayor morbilidad (18 %) y mortalidad (6 %).[79,80] La radioterapia es el tratamiento de elección para aquellos meningiomas que no son accesibles para la cirugía o en los que la resección no ha sido completa. Para perros con masas extraparenquimatosas, la supervivencia fue de entre 49 semanas y más de 2 años. Finalmente, el uso de hidroxiurea para el tratamiento de ciertos meningiomas se podría considerar, al demostrar un TMS de 8 meses aproximadamente.[41]

> Aunque en gatos con meningioma la cirugía es el tratamiento de elección, cuando se trata de meningiomas supratentoriales, en perros la efectividad de esta opción terapéutica es menor debido a una mayor agresividad local y tendencia a invadir el parénquima subyacente.

## Glioma

Se trata de un tipo de tumor primario, agresivo e infiltrativo, que se origina en las células gliales.[66,81] En una publicación reciente, los gliomas diagnosticados en perros se clasificaron de la siguiente manera[81]:

- Astrocitomas (de alto o bajo grado).
- Oligodendrogliomas (de alto o bajo grado).
- Gliomas no diferenciados (de alto o bajo grado).

Suele afectar a perros con una edad media de presentación de 8 años, con predilección sobre machos y localización más frecuente en la región frontoolfatoria, temporal y parietal

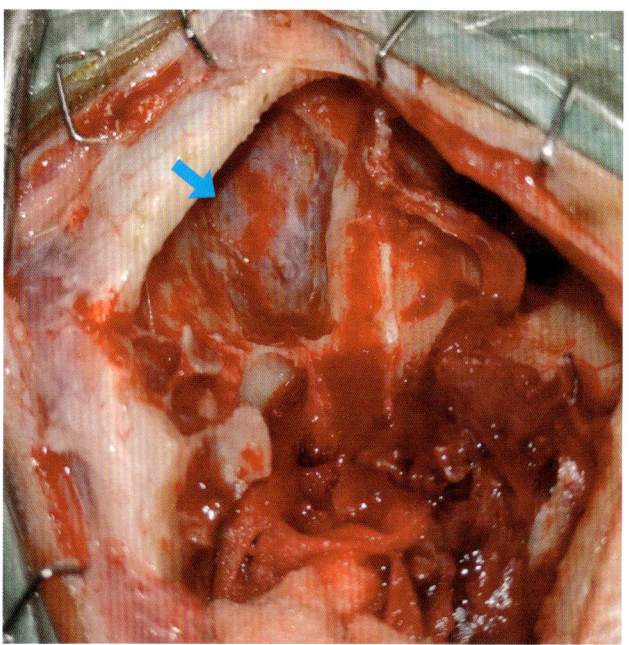

**FIGURA 17.** Imagen intraoperatoria de un perro de la raza Golden Retriever de 10 años diagnosticado de un presunto meningioma. Se muestra el abordaje transfrontal. La flecha indica un tejido anómalo en la región frontoolfatoria. Tras su resección, la histopatología confirmó que se trataba de un meningioma transicional.

del cerebro.[66,82] Más del 50 % de los gliomas ocurren en razas braquicéfalas, llegando a representar en un reciente estudio un 80 % del total.[82] Los signos clínicos que presentan estos animales dependen de la localización del proceso, pero destacan las alteraciones del estado mental, los déficits propioceptivos y las crisis epilépticas. En un último estudio multicéntrico realizado, el 60 % de los casos diagnosticados como glioma fueron después de un evento epiléptico.[82]

Existen diferentes modalidades para tratar los gliomas. En primer lugar, se encuentra el tratamiento paliativo con glucocorticoesteroides y antiepilépticos en caso necesario. En 2015, se realizó un estudio comparativo de tratamientos de masas intracraneales en general, determinando que el TMS era de 65 días para aquellos en los que se administró un tratamiento paliativo, con peor pronóstico para las masas intraparenquimtosas.[77] En el reciente estudio realizado en 2021 con 91 perros, el TMS fue de 26 días para los perros que recibían tratamiento únicamente paliativo. En otra publicación de 2022, el TMS fue de 66 días para perros con sospecha de glioma (no histológicamente confirmado) y tratados de forma paliativa.

La quimioterapia, especialmente la lomustina, puede ser de utilidad en estos pacientes, ya que en un estudio se ha observado que los pacientes tratados con lomustina tenían un TMS de 138 días frente a los 35 días que tenían los perros que solo recibieron tratamiento paliativo. [84] También se ha demostrado en otro estudio la utilidad de la temozolamida, un agente alquilante, como tratamiento adyuvante a la radioterapia, ya que los perros a los que se administró obtuvieron un TMS levemente mayor (420 días) con respecto a los perros que no la recibían (383 días), aunque se concluyó que no era estadísticamente significativo. [85] Por último, en una investigación reciente se concluyó que la temozolamida se podría emplear como tratamiento adyuvante de forma segura en perros intervenidos quirúrgicamente, con un TMS de 240 días. [86]

El tratamiento quirúrgico podría estar indicado en gliomas de presentación superficial con la finalidad de descompresión intracraneal y mejoría de los signos clínicos, tener un diagnóstico histopatológico, y para reducir la carga tumoral de cara a una posible radioterapia (figs. 18 y 19). Hay un estudio de 2017, realizado en 14 perros con gliomas, en el que se obtuvo como conclusión que el pronóstico de perros que recibían tratamiento paliativo era el mismo que en aquellos a los que se realizaba tratamiento quirúrgico únicamente (TMS de 66 días). [87]

---

La cirugía no se aconseja como tratamiento único en tumores intraparenquimatosos más profundos debido a su carácter infiltrativo y a sus límites poco evidentes.

---

La radioterapia se considera el tratamiento de elección para este tipo de tumores. La cuestión es si se hace radioterapia única o radioterapia más cirugía. Los estudios clínicos realizados han demostrado unos TMS similares. [66,77] A favor de una cirugía previa, tenemos que permite obtener una muestra para el diagnóstico definitivo y aumentar la eficacia de la radioterapia. Por el contrario, aumenta el coste del tratamiento, y somete al paciente a mayores riesgos. Los tiempos de supervivencia en pacientes con lesiones intraparenquimatosas y tratados con radioterapia como tratamiento único varía entre 7 y 14 meses. [66,77] Sin embargo, los avances que han tenido lugar en los últimos años en el campo de la radioterapia, están permitiendo aumentar los TMS, de tal manera que algunas publicaciones recientes obtienen unos TMS de 349, 512 y 698 días (fig. 20). [88-90] Actualmente, y extrapolando los resultados obtenidos en medicina, se considera que la resección total macroscópica del tumor es un indicador pronóstico, por lo que no se recomienda la cirugía en un perro a no ser que la posibilidad de extirpar el tumor sea del 90-100 % del total. [91,92]

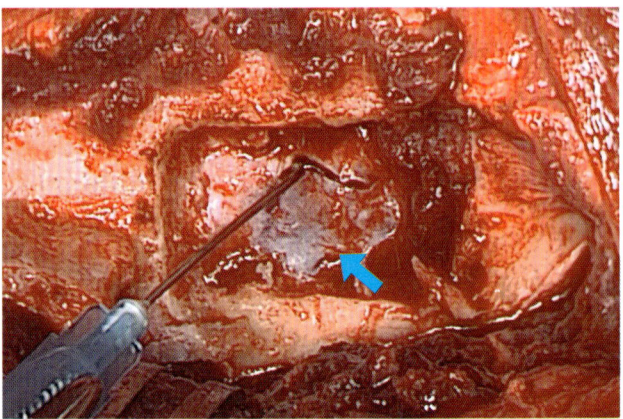

**FIGURA 18.** Imagen intraoperatoria en la que se muestra un abordaje rostrontentorial en un bulldog francés diagnosticado de presunto glioma. En la foto se puede observar un tejido con un color más azulado correspondiente al tumor. Se aprecia también el inicio de la resección quirúrgica. La histopatología confirmó el diagnóstico de glioma.

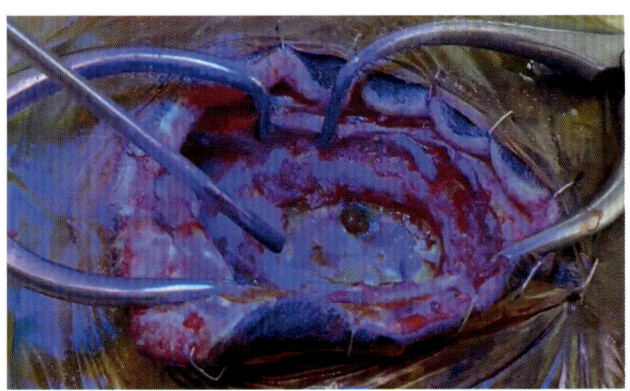

**FIGURA 19.** Imagen intraoperatoria de un bóxer diagnosticado de presunto glioma. La instantánea muestra el resultado de una técnica aplicada que consiste en la administración de fluoresceína intravenosa y la observación del tejido con luz azul. Como se aprecia en la imagen, el tejido tumoral se tiñe y emite fluorescencia. Esta técnica permite una mejor visualización del tumor y por tanto facilita su resección más completa. *Imagen cortesía de Anna Suñol.*

## Tumores de los plexos coroideos

El tratamiento quirúrgico de los tumores de plexos coroideos está limitado a la publicación de varios casos aislados, los cuales muestran una supervivencia mínima de 9 y 28 meses tras la cirugía. [93,94] Es muy interesante una publicación realizada con 4 perros que presentaban tumores intraventriculares, la cual evidenció la utilidad de colocar una derivación ventriculoperitoneal al obtener una mejoría de los signos neurológicos provocados por una hidrocefalia obstructiva secundaria al tumor, con supervivencias de entre 6 y 24 meses (uno de los animales vivía después de 30 meses de tratamiento). [95]

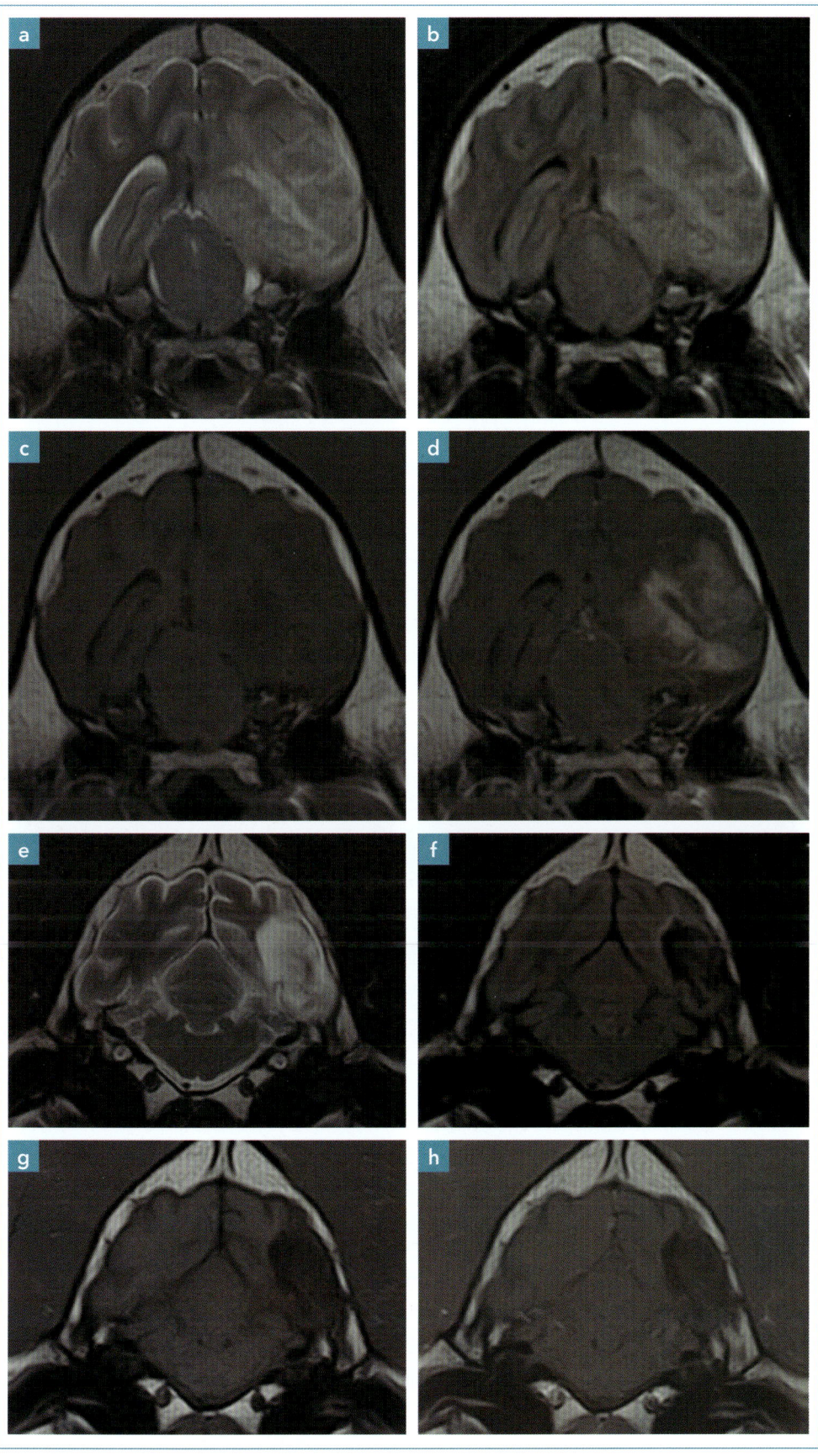

**FIGURA 20.** Secuencias de resonancia magnética del encéfalo en cortes transversales de una perra cruce de 6 años que se presenta en la consulta por un cuadro de crisis epilépticas en racimo. Imágenes en secuencias T2 (a), T2-FLAIR (b) T1 (c) y T1 poscontraste (d), en la que se observa una lesión ocupante de espacio intraparenquimatosa compatible con glioma. Imágenes en secuencias T2, T2-FLAIR, T1 y T1 poscontraste (e-h, respectivamente) del mismo caso 3 años después de la administración de radioterapia, en las que se observa la presencia de atrofia de la región con porencefalia, compatibles con cambios posradioterapia y sin signos de lesión activa.

Un último estudio realizado en 12 perros y gatos con tumores intraventriculares, comparaba los resultados del grupo tratado únicamente con radioterapia y el grupo tratado con una derivación ventriculoperitoneal y radioterapia, obteniendo TMS de 162 y 1.103 días respectivamente, por lo que se consideraba que la combinación de ambos procedimientos podría ser beneficiosa.[96]

## Tumores de la fosa media

El tratamiento quirúrgico de los tumores pituitarios es la única alternativa terapéutica que ofrece una cura del animal, con una descompresión intracraneal y la rápida resolución de los signos clínicos, así como permite emitir un diagnóstico histopatológico definitivo.[70] Actualmente, la hipofisectomía en veterinaria está indicada para perros y gatos que presentan hiperadrenocorticismo central, hipersomatotropismo en gatos, y para tumores de la fosa media no funcionales en perros y gatos que presentan signos clínicos de algún tipo.[70] En cuanto a los resultados quirúrgicos, existe una remisión del hiperadrenocorticismo en perros por encima del 86 %, una tasa de mortalidad del 10 % y un porcentaje de recidivas de la enfermedad del 25 %.[97] La supervivencia en estos animales al cabo de uno, dos, tres y cuatro años fue del 86 %, 79 %, 74 % y 72 %, respectivamente.[97] En este mismo estudio se comprobó que el tamaño del tumor influía en los resultados, ya que los tumores más grandes tuvieron un peor pronóstico, con un ratio pituitaria/cerebro por encima de 0,3.[97] Para los casos de gatos con hipersomatotropismo, las publicaciones demostraron en 58 gatos un control de la diabetes en el 95 %, con una remisión de la enfermedad en 41 gatos y recidivas en 5 de los 41 gatos. El TMS en todos los gatos fue de 853 días.[98,99]

## Técnicas de biopsia cerebral

Se considera un procedimiento quirúrgico cuya finalidad es extraer una muestra cerebral para el correspondiente análisis, ya sea histopatológico, molecular, genético y/o microbiológico, y así poder establecer un diagnóstico etiológico definitivo.[39,66,100] A grandes rasgos, las biopsias pueden realizarse con técnicas abiertas (durante una craniectomía) o cerradas. Los procesos más diagnosticados suelen ser procesos neoplásicos o inflamatorios (bien sea de origen autoinmune o infeccioso).[101-104]

Las técnicas cerradas de biopsia estarían contraindicadas en ciertas situaciones, como es el caso de pacientes con coagulopatías, con signos de aumento de la presión intracraneal, con lesiones caudoventrales o con enfermedades sistémicas que compliquen de forma significativa la anestesia.[105]

Hay dos tipos de biopsia cerebral estereotáctica cerrada, con marcos y sin marcos. Las primeras son las más utilizadas y descritas en veterinaria. Mediante un sistema de fijación y referencia externo (marcos de la cabeza) se obtienen imágenes (TC o RM) que permiten determinar la localización del objetivo a biopsiar.[101,103,106] Las biopsias estereotácticas sin marcos se basan en sistemas de neuronavegación que mapean el cerebro en 3 dimensiones a partir de imágenes previas de RM o TC.[107,108] De esta manera, se fijan los objetivos para la toma de la muestra en tiempo real. La ventaja de este sistema es que no hace falta realizar la imagen al mismo tiempo que se efectúa la biopsia.[100]

La capacidad diagnóstica de una biopsia estereotáctica supera el 90 %, sobre todo en los casos de tumores.[39,109] La morbilidad y la mortalidad del procedimiento depende de muchos factores, como son la experiencia del cirujano, los dispositivos utilizados, etc., de tal modo que la morbilidad descrita en la bibliografía se encuentra entre el 5 y el 29 %.[39] Por lo tanto, ambas técnicas son descritas como seguras y eficaces. En un estudio de medicina, no hubo diferencias en la capacidad diagnóstica de ambas técnicas.[110]

## Complicaciones quirúrgicas

La posibilidad de complicaciones en cirugía intracraneal depende de varios factores, como son el estado preoperatorio del paciente y la existencia o ausencia de enfermedades concomitantes, así como la localización, el tamaño y la etiología del proceso. En este capítulo repasaremos de forma breve las principales complicaciones que se pueden dar.[39,111]

### Infecciones intracraneales

Por lo general, no es aparente hasta las 48-72 horas tras la cirugía. Las fracturas abiertas, las lesiones penetrantes, las derivaciones ventriculoperitoneales y los abordajes transfrontales aumentan la posibilidad de dicha infección. En estas ocasiones, está indicada la administración profiláctica antes y después de la cirugía.

## Neumoencéfalo intraventricular

Puede ser asintomático o a tensión, y su aparición se describe tras la realización de craneotomías o craniectomías, así como de rinotomías (fig. 21). [112-115] Esta complicación puede verse reducida mediante el cierre de los defectos durales con trasplantes de fascia o duramadre sintética. Además, el neumoencéfalo puede ir acompañado de otros procesos, como rinorrea de líquido cefalorraquídeo, neumorraquis, hernias encefálicas e infección. [112-115] En ocasiones, sobre todo si existe una evolución neurológica desfavorable del animal, debe realizarse un drenaje del aire y cierre del defecto.

## Crisis epilépticas

Pueden deberse a la resección de una neoplasia o un absceso, por ejemplo, o a la retracción o la manipulación del tejido nervioso, consecuencia de hemorragias posoperatorias, tejido de cicatrización en el tejido nervioso, o a una infección del SNC. [39]

## Neumonías por aspiración

Habitualmente ocurren a las 24-36 horas de la cirugía. Los factores implicados en su presentación son la duración de la anestesia, la regurgitación y los vómitos, las afectaciones faríngea o laríngea, así como la presencia de crisis epilépticas. [39,116,117]

En un estudio retrospectivo realizado en 2018 con 50 perros a los que se realizó una cirugía intracraneal, el 98 % sobrevivieron al periodo posoperatorio inmediato y un 92 % de los pacientes recibieron el alta. [116] En un 45 % de los perros se detectó un deterioro neurológico posoperatorio y un 47 % presentó complicaciones posoperatorias, siendo la más frecuente la neumonía por aspiración. [116] Además, los niveles en sangre de sodio y las hospitalizaciones más prolongadas estuvieron asociadas a complicaciones no neurológicas. [116] En otro estudio retrospectivo multicéntrico de 2022 en el que se analizaron 150 perros y 15 gatos intervenidos quirúrgicamente (craneotomía o craniectomía), se observaron complicaciones en un 35 % dentro de

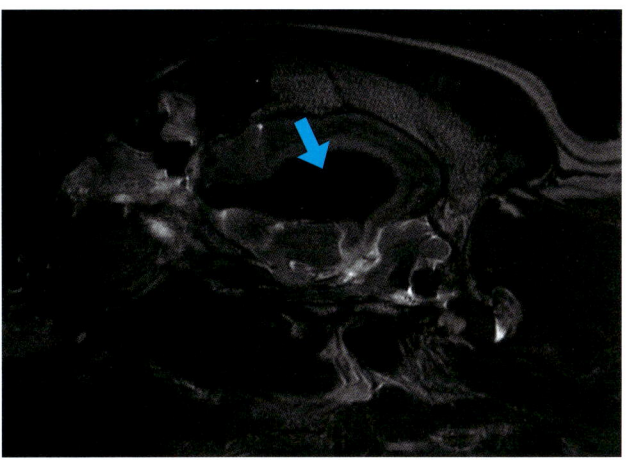

**FIGURA 21.** Secuencia ponderada en T2 parasagital de una resonancia magnética del encéfalo de un perro de la raza Golden Retriever macho de 9 años, transcurridas 4 semanas de la realización de un abordaje transfrontal para extirparle un meningioma en la región de la corteza olfatoria. Se observa la presencia de una gran cantidad de aire intraventricular (flecha) y la comunicación con el defecto de la craneotomía.

las 24 horas poscirugía y en un 52 % en los días 1 a 10 tras la intervención quirúrgica. [117] Las complicaciones más comunes fueron déficits neurológicos, crisis epilépticas, anemia, y neumonía por aspiración. [117] La mortalidad perioperatoria o dentro de los primeros 10 días tras la cirugía se documentó en un 14,5 % de los casos. En esta misma población, las complicaciones a largo plazo se observaron en un 39,4 % de los animales, siendo las crisis epilépticas y los déficits neurológicos las más comunes. [117]

---

Los déficits neurológicos, las crisis epilépticas y las neumonías por aspiración suelen ser las complicaciones más comunes observadas tras las intervenciones quirúrgicas intracraneales.

---

## Bibliografía

1. Courtneay F, Platt S. Chapter 20. Head trauma. En: Platt S, Garosi L (eds.). *Small Animal Neurological Emergencies*. Manson Publishing. 2012, p. 363-397.

2. Kuo K, Bacek LM, Taylor AR. Head Trauma. *Vet clin North Am Small Anim Pract* 2018 2018 Jan;48(1):111-128. doi: 10.1016.

3. Sande A, West C. Traumatic brain injury: a review of pathophysiology and management. *J Vet Emerg Crit Care* (San Antonio) 2010;20(2):177-190.

4. Natalini C. Chapter 4: Practice and Principles of Neuroanesthesia for Imaging and Neurosurgery. En: Shores A, Brisson BA. *Advanced Techniques in Canine and Feline Neurosurgery*. 2nd ed. John Wiley and Sons. 2023, p. 39-44.

5. Dewey CW, Fletcher DJ. Chapter 8: Head-Trauma Management. En: Dewey CW, da Costa RC. *Practical guide to canine and feline neurology* 3rd ed. Wiley Brackwell Ed. 2016, p. 237-248.

6. Boudreau CE. An Update on Cerebrovascular Disease in Dogs and Cats. Veterinary Clinics of NA: Small Animal Practice 2018; 48(1): 45-62.

7. Lowrie M, De Risio L, Dennis R, *et al.* Concurrent medical conditions and long-term outcome in dogs with nontraumatic intracranial hemorrhage. *Vet Radiol Ultrasound* 2012;53:381-388.

8. Uchida K, Miyauchi Y, Nakayama H, *et al.* Amyloid angiopathy with cerebral hemorrhage and senile plaque in aged dogs. *Nihon Juigaku Zasshi* 1990;52:605-611.

9. Wessmann A, Lu D, Lamb CR, *et al.* Brain and spinal cord haemorrhages associated with Angiostrongylus vasorum infection in four dogs. *Vet Rec* 2006;158:858-863.

10. Swann JW, Priestnall SL, Dawson C, *et al.* Histologic and clinical features of primary and secondary vasculitis: a retrospective study of 42 dogs (2004-2011).*J Vet Diagn Invest*. 2015;27:489-496.

11. Altay UM, Skerritt GC, Hilbe M, *et al.* Feline cerebrovascular disease: clinical and histopathologic findings in 16 cats. *J Am Anim Hosp Assoc* 2011;47;89-97.

12. Cook LB, Coates JR, Dewey CW, *et al.* Vascular encephalopathy associated with bacterial endocarditis in four dogs. *J Am Anim Hosp Assoc* 2005;41:252-258.

13. Arnold SA, Platt SR, Gendron KP, West FD Imaging Ischemic and Hemorrhagic Disease of the Brain in Dogs. *Front. Vet. Sci.* 2020;7:279

14. Weston P, Morales C, Dunning M, *et al.* Susceptibility weighted imaging at 1.5 Tesla magnetic resonance imaging in dogs: Comparison with T2*-weighted gradient echo sequence and its clinical indications. *Vet Radiol Ultrasound*. 2020 Sep;61(5):566-576.

15. Adamo PF, Crawford JT, Stepien RL. Subdural hematoma of the brainstem in a dog: magnetic resonance findings and treatment. *J Am Anim Hosp Assoc* 2005;41:400-405.

16. Hemphill JC 3rd, Greenberg SM, Anderson CS, *et al.* Guidelines for the management of spontaneous intracerebral hemorrhage: a guideline for healthcareprofessionals from the American Heart Association/American Stroke Association. *Stroke* 2015;46:2032-2060.

17. Andersen KK, Olsen TS, Dehlendorff C, *et al.* Hemorrhagic and ischemicstrokes compared: stroke severity, mortality, and risk factors. *Stroke* 2009;40:2068-2072.

18. Smith SH, Van Winkle T. Cerebral vascular hamartomas in five dogs. *Vet Pathol*. 2001;38:108-112.

19. Martin-Vaquero P, Moore SA, Wolk KE, *et al.* Cerebral vascular hamartoma in a geriatric cat. *J Feline Med Surg*. 2011;13:286-290.

20. Stalin CE, Granger N, Jeffery ND. Cerebellar vascular hamartoma in a British shorthair cat. *J Feline Med Surg*. 2008;10:206-211.

21. Vicens Zanoguera L, *et al.* Long-term outcome of a surgically resected intracranial vascular hamartoma in a dog. *Vet Rec Case Rep. 2020; 8(2):* https://doi.org/10.1136/vetreccr-2020-001107

22. Marr J, Miranda IC, Miller AD, Summers BA. A Review of Proliferative Vascular Disorders of the Central Nervous System of Animals. *Vet Pathol*. 2021 Sep;58(5):864-880.

23. Martin S, Drees R, Szladovits B, Beltran E. Comparison of medical and/or surgical management of 23 cats with intracranial empyema or abscessation. *J Feline Med Surg*. 2019 Jun;21(6):566-574.

24. Gonçalves R, De Decker S, Walmsley G, *et al.* Inflammatory Disease Affecting the Central Nervous System in Dogs: A Retrospective Study in England (2010–2019). *Front. Vet. Sci.* 2022 Jan 27:8:819945. doi: 10.3389/fvets.2021.819945. eCollection 2021.

25. Sturges BK, Dickinson PJ, Kortz GD, *et al.* Clinical signs, magnetic resonance imaging features, and outcome after surgical and medical treatment of otogenic intracranial

infection in 11 cats and 4 dogs. *J Vet Intern Med.* 2006 May-Jun;20(3):648-656.

26. MOORE SA, BENTLEY RT, CARRERA-JUSTIZ S, *et al.* Clinical features and short-term outcome of presumptive intracranial complications associated with otitis media/interna: a multicenter retrospective study of 19 cats (2009-2017). *J Feline Med Surg.* 2019 Feb;21(2):148-155.

27. FORWARD AK, PLESSAS IN, GUILHERME S, DE DECKER S. Retrospective evaluation of the clinical presentation, magnetic resonance imaging findings, and outcome of dogs diagnosed with intracranial empyema (2008-2015): 9 cases. *J Vet Emerg Crit Care* (San Antonio). 2019 Jul;29(4):431-438.

28. COSTANZO C, GAROSI LS, GLASS EN, *et al.* Brain abscess in seven cats due to a bite wound: MRI findings, surgical management and outcome. *J Feline Med Surg.* 2011 Sep;13(9):672-80.

29. KENT M. Bacterial infections of the central nervous system. En: GREENE CE (ed). *Infectious Diseases of the Dog and Cat.* 3rd ed. St Louis, Saunders/Elsevier; 2006:962-974.

30. YOUNG B. Chapter 5.3: Encephalitis/Meningoenephalitis. En: MAI W (eds.). *Diagnostic MRI in Dogs and Cats.* 1st CRC press Ed. 2018, p. 187-210.

31. CARPENTER J, STAPLETON S, HOLLIMAN R. Retrospective analysis of 49 cases of brain abscess and review of the literature. *Eur J Clin Microbiol Infect Dis.* 2007;*26*:1-11.

32. HAKAN T, CERAN N, ERDEM I, *et al.* Bacterial brain abscesses: an evaluation of 96 cases. *J Infect.* 2006;*52*:359-366.

33. KNIGHT R, MEESON RL. Feline head trauma: a CT analysis of skull fractures and their management in 75 cats. *Journal of Feline Medicine and Surgery* 2019;21(12) 1120-1126.

34. Caine A, Brash R, De Risio L, *et al.* MRI in 30 cats with traumatic brain injury. *J Feline Med Surg.* 2019 Dec;21(12):1111-1119.

35. AMENGUAL-BATLE P, JOSÉ-LÓPEZ R, DURAND A, *et al.* Traumatic skull fractures in dogs and cats: A comparative analysis of neurological and computed tomographic features. *J Vet Intern Med.* 2020;34: 1975-1985.

36. MANN O, PEERY D, BADER SEGEV R, *et al.* CT findings and the prognostic value of the Koret CT score in cats with traumatic brain injury. *J Feline Med Surg.* 2022 Feb;24(2):91-97.

37. WYATT S, LLABRES-DIAZ F, LEE CY, BELTRAN E. Early CT in dogs following traumatic brain injury has limited value in predicting short-term prognosis. *Vet Radiol Ultrasound.* 2021 Mar;62(2):181-189.

38. BELTRAN E, PLATT SR, MCCONNELL JF, *et al.* Prognostic value of early magnetic reso- nance imaging in dogs after traumatic brain injury: 50 cases. *J Vet Intern Med* 2014;28(4):1256-1262.

39. STURGES BK, DICKINSON PJ. Chapter 35: Cranial Surgery. En Johnston SA, TOBIAS KM (eds.). *Veterinary Surgery: Small Animal.* 2nd ed. Elsevier 2018. p. 549-569.

40. HUTCHINSON P, KOLIAS A, TIMOFEEV I, et al. Trial of decompressive craniectomy for traumatic intracranial hypertension. *N Engl J Med* 2016;375(12):1119-1130.

41. DEWEY CW. Chapter 7: Encephalopaties: Disorders of the brain. En: DEWEY CW, DA COSTA RC (eds.). *Practical guide to canine and feline neurology* 3rd ed. Wiley Brackwell Ed., 2015. p. 141-236.

42. DE LAHUNTA A, GLASS E, KENT M. Chapter 3: Development of the nervous system: malformation. En: DE LAHUNTA A, GLASS E, KENT M (eds.). *Veterinary Neuroanatomy and Clinical neurology* 3rd ed. Saunders Elsevier, 2009. p. 23-53.

43. THOMAS WB. Hydrocephalus in Dogs and Cats. *Veterinary Clinics of North America - Small Animal Practice*, 2010;40(1):143-159.

44. ESTEY CM. Congenital Hydrocephalus. *Veterinary Clinics of North America - Small Animal Practice. Pract. 2016* Mar;46(2):217-229.

45. FARKE D, KOLECKA M, CZERWIK A, *et al.* Prevalence of seizures in dogs and cats with idiopathic internal hydrocephalus and seizure prevalence after implantation of a ventriculo-peritoneal shunt. *J Vet Intern Med.* 2020 Sep;34(5):1986-1992.

46. HECHT S. Chapter 5.1: Congenital and developmental disorders. En: MAI W (eds.). *Diagnostic MRI in Dogs and Cats* 1st ed. CRC press Ed., 2018 p. 161-171.

47. BIEL M, KRAMER M, FORTERRE F, *et al.* Outcome of ventriculo-peritoneal shunt implantation for treatment of con- genital internal hydrocephalus in dogs and cats: 36 cases (2001-2009). *J Am Vet Med Assoc. 2013;*242:948-958.

48. DE STEFANI A, DE RISIO L, PLATT SR, *et al.* Surgical technique, postoperative complications and outcome in 14 dogs treated for hydrocephalus by ventriculoperitoneal shunting. *Vet Surg.* 2011;40:183-191.

49. SHIHAB N, DAVIES E, KENNY PJ, *et al.* Treatment of hydrocephalus with ventriculoperitoneal shunting in twelve dogs. *Vet Surg. 2011;*40:477-484.

50. GILLESPIE S, GILBERT Z, DE DECKER S. Results of oral prednisolone administration or ventriculoperitoneal shunt placement in dogs with congenital hydrocephalus: 40 cases (2005-2016). *J Am Vet Med Assoc.* 2019 Apr 1;254(7):835-842.

51. THOMAS W, NARAK J. Chapter 14: Shunt Placement and Marsupialization in Treatment of Hydrocephalus

and Quadrigeminal Diverticula. En: Shores A, Brisson BA (eds.). *Current Techniques in Canine and Feline Neurosurgery*. 1st ed. John Wiley and Sons. 2017. p. 129-137.

52. Robinson S, Kaufman BA, Park TS. Outcome analysis of initial neonatal shunts: does the valve make a difference? *Pediatr Neurosurg* 2002;37:287-294.

53. Gradner G, Kaefinger R, Dupré G. Complications associated with ventriculoperitoneal shunts in dogs and cats with idiopathic hydrocephalus: A systematic review. *J Vet Intern Med*. 2019 Mar;33(2):403-412.

54. Loughin C, Marino DJ. Atlantooccipital Overlap and Other Craniocervical Junction Abnormalities in Dogs. *Veterinary Clinics of North America - Small Animal Practice*, 2016 Mar;46(2):243-251.

55. Knowler SP, Galea GL, Rusbridge C. Morphogenesis of Canine Chiari Malformation and Secondary Syringomyelia: Disorders of Cerebrospinal Fluid Circulation. *Front. Vet. Sci.* 2018;5:171.

56. Rusbridge, C. New considerations about Chiari-like malformation, syringomyelia and their management. *In Practice*, 2020;42:252-267

57. Driver CJ, Volk HA, Rusbridge C, Van Ham LM. An update on the pathogenesis of syringomyelia secondary to Chiari-like malformations in dogs. *Vet J*. 2013 Dec;198(3):551-559.

58. Hechler AC, Moore SA. Understanding and Treating Chiari-like Malformation and Syringomyelia in Dogs. *Top Companion Anim Med*. 2018 Mar;33(1):1-11.

59. Kiviranta AM, Rusbridge C, Laitinen-Vapaavuori O, *et al*. Syringomyelia and Craniocervical Junction Abnormalities in Chihuahuas. *J Vet Intern Med*. 2017 Nov;31(6):1771-1781.

60. Cerda-Gonzalez S, Olby NJ, Griffith EH. Medullary position at the craniocervical junction in mature cavalier King Charles spaniels: relationship with neurologic signs and syringomyelia. *J Vet Intern Med*. 2015 May-Jun;29(3):882-6.

61. Cerda-Gonzalez S, Olby NJ, Griffith EH. Dorsal compressive atlantoaxial bands and the craniocervical junction syndrome: association with clinical signs and syringomyelia in mature cavalier King Charles spaniels. *J Vet Intern Med*. 2015 May-Jun;29(3):887-892.

62. Rusbridge, C. Chiari-like malformation with syringomyelia in the Cavalier King Charles spaniel: long-term outcome after surgical management. *Veterinary Surgery, 2007;*36, 396-405.

63. Ortinau N, Vitale S, Akin EY, *et al*. Foramen magnum decompression surgery in 23 Chiari-like malformation

patients 2007-2010: Outcomes and owner survey results. *Can Vet J*. 2015;56:288-291.

64. Dewey CW, Marino DJ, Bailey KS, *et al*. Foramen magnum decompression with cranioplasty for treatment of caudal occipital malformation syndrome in dogs. *Vet Surg*. 2017;36: 406-415.

65. Snyder JM, Shofer FS, Van Winkle TJ, Massicotte C. Canine intracranial primary neoplasia: 173 cases (1986-2003). *J Vet Intern Med*. 2006 May-Jun;20(3):669-675.

66. Miller AD, Miller CR and Rossmeisl JH. Canine Primary Intracranial Cancer: A Clinicopathologic and Comparative Review of Glioma, Meningioma, and Choroid Plexus Tumors. *Front. Oncol*. 2019;9:1151.

67. Troxel MT, Vite CH, Van Winkle TJ, *et al*. Feline intracranial neoplasia: retrospective review of 160 cases (1985-2001). *J Vet Intern Med*. 2003 Nov-Dec;17(6):850-859.

68. Snyder JM, Lipitz L, Skorupski KA, *et al*. Secondary intracranial neoplasia in the dog: 177 cases (1986-2003). *J Vet Intern Med*. (2008) 22:172-177.

69. Ródenas S, Pumarola M, Gaitero L, *et al*. Magnetic resonance imaging findings in 40 dogs with histologically confirmed intracranial tumours. *Vet J*. 2011;187:85-91.

70. Owen T, Chen-Allen A, Martin L. Chapter 20: Surgical Management of Sellar Masses. En: Shores A, Brisson BA (eds.). *Advanced Techniques in Canine and Feline Neurosurgery*. 2nd ed. John Wiley and Sons, 2023. p. 190-210.

71. Bentley RT. Chapter 21: Surgical Management of intracranial Meningiomas. En: Shores A, Brisson BA (eds.). *Advanced Techniques in Canine and Feline Neurosurgery*. 2nd ed. John Wiley and Sons, 2023. p. 223-241.

72. Sturges BK. Chapter 24: Surgery of the Caudal Fossa. En: Shores A, Brisson BA (eds.). *Advanced Techniques in Canine and Feline Neurosurgery*. 2nd ed. John Wiley and Sons, 2023. p. 249-261.

73. Young M, Chen S. Chapter 25: Transzygomatic Approach to Ventrolateral Craniotomy/Craniectomy. En: Shores A, Brisson BA (eds.). *Advanced Techniques in Canine and Feline Neurosurgery*. 2nd ed. John Wiley and Sons. 2023. p. 262-267.

74. Song RB, Vite CH, Bradley CW, Cross JR. Postmortem evaluation of 435 cases of intracranial neoplasia in dogs and relationship of neoplasm with breed, age, and body weight. *J Vet Intern Med*. 2013 Sep-Oct;27(5):1143-52

75. Forward, A.K., Volk, H.A., Cherubini, G.B. *et al*. Clinical presentation, diagnostic findings and outcome of dogs undergoing surgical resection for intracranial meningioma: 101 dogs. *BMC Vet Res*. 2022;18:88.

**76.** Saito R, Chambers JK, Kishimoto TE, Uchida K. Pathological and immunohistochemical features of 45 cases of feline meningioma. *J Vet Med Sci*. 2021 Aug 6;83(8):1219-1224.

**77.** Hu H, Barker A, Harcourt-Brown T, Jeffery N. Systematic Review of Brain Tumor Treatment in Dogs. *J Vet Intern Med*. 2015 Nov-Dec;29(6):1456-1463.

**78.** Sturges BK, Dickinson PJ, Bollen AW, *et al*. Magnetic resonance imaging and histological classification of intracranial meningiomas in 112 dogs. *J Vet Intern Med*. 2008 May-Jun;22(3):586-595.

**79.** Motta L, Mandara MT, Skerritt GC. Canine and feline intracranial meningiomas: an updated review. *Vet J*. 2012 May;192(2):153-165.

**80.** Cameron S, Rishniw M, Miller AD, *et al* Characteristics and Survival of 121 Cats Undergoing Excision of Intracranial Meningiomas (1994-2011). *Vet Surg*. 2015 Aug;44(6):772-776.

**81.** Koehler JW, Miller AD, Miller CR, *et al*. A revised diagnostic classification of canine glioma: towards validation of the canine glioma patient as a naturally occurring preclinical model for human glioma. *J Neuropathol Exp Neurol*. (2018) 77:1039-1054.

**82.** José-Lopez R, Gutierrez-Quintana R, de la Fuente C, *et al*. Clinical features, diagnosis, and survival analysis of dogs with glioma. *J Vet Intern Med*. 2021;35(4):1902-1917.

**83.** Pons-Sorolla M, Dominguez E, Czopowicz M, *et al*. Clinical and Magnetic Resonance Imaging (MRI) Features, Tumour Localisation, and Survival of Dogs with Presumptive Brain Gliomas. *Vet Sci*. 2022 May 27;9(6):257.

**84.** Moirano SJ, Dewey CW, Wright KZ, Cohen PW. Survival times in dogs with presumptive intracranial gliomas treated with oral lomustine: A comparative retro- spective study (2008-2017). *Vet Comp Oncol*. 2018;16:459-466.

**85.** Dolera M, Malfassi L, Bianchi C, *et al*. Frameless stereotactic radiotherapy alone and combined with temozolomide for presumed canine gliomas. *Vet Comp Oncol*. 2018 Mar;16(1):90-101.

**86.** Hidalgo Crespo E, Farré Mariné A, Pumarola, *et al*. Survival Time after Surgical Debulking and Temozolomide Adjuvant Chemotherapy in Canine Intracranial Gliomas. *Vet Sci*. 2022 Aug 12;9(8):427.

**87.** Suñol A, Mascort J, Font C, *et al*. Long-term follow-up of surgical resection alone for primary intracranial rostrotentorial tumors in dogs: 29 cases (2002-2013). *Open Vet J*. 2017;7(4):375-383.

**88.** Debreuque, M., De Fornel, P., David, I. *et al*. Definitive-intent uniform megavoltage fractioned radiotherapy protocol for presumed canine intracranial gliomas: retrospective analysis of survival and prognostic factors in 38 cases (2013–2019). *BMC Vet Res*.2020;16:412.

**89.** Magalhães TR, Benoît J, Néčová S, *et al*. Outcome After Radiation Therapy in Canine Intracranial Meningiomas or Gliomas. *In Vivo*. 2021 Mar-Apr;35(2):1117-1123.

**90.** Trageser, E, Martin, T, Burdekin, B, *et al*. Efficacy of stereotactic radiation therapy for the treatment of confirmed or presumed canine glioma. *Vet Comp Oncol*. 2023:1-9. https://doi.org/10.1111/vco.12920

**91.** Lacroix M, Abi-Said D, Fourney DR, *et al*. A multivariate analysis of 416 patients with glioblastoma multiforme: prognosis, extent of resection, and survival. *J Neurosurg*. 2001 Aug;95(2):190-198.

**92.** Li YM, Suki D, Hess K, Sawaya R. The influence of maximum safe resection of glioblastoma on survival in 1229 patients: Can we do better than gross-total resection? *J Neurosurg*. 2016 Apr;124(4):977-988.

**93.** Lehner L, Czeibert K, Benczik J, *et al*. Transcallosal Removal of a Choroid Plexus Tumor From the Lateral Ventricle in a Dog. Case Report. *Front. Vet. Sci, 2020*;7:536.

**94.** Antonakakis MG, Carletti BE, Anselmi C, *et al*. Use of a telovelar approach for complete resection of a choroid plexus tumor in a dog. *Vet Surg*. 2022 Nov;51(8):1273-1279.

**95.** Orlandi R, Vasilache CG, Mateo I. Palliative ventriculoperitoneal shunting in dogs with obstructive hydrocephalus caused by tumors affecting the third ventricle. *J Vet Intern Med*. 2020 Jul;34(4):1556-1562.

**96.** Beckmann K, Kowalska M, Meier V. Solitary intraventricular tumors in dogs and cats treated with radiotherapy alone or combined with ventriculoperitoneal shunts: A retrospective descriptive case series. *J Vet Intern Med*. 2023 Jan;37(1):204-215.

**97.** van Rijn, S.J., Galac, S., Tryfonidou, M.A. *et al*. (2016). The influence of pituitary size on outcome after transsphenoidal hypophysectomy in a large cohort of dogs with pituitary-dependent hypercortisolism. *J. Vet. Intern. Med*. 30:989-995.

**98.** Fenn J, Kenny PJ, Scudder CJ, *et al*. (2021). Efficacy of hypophysectomy for the treatment of hypersomatotropism-induced diabetes mellitus in 68 cats. *J. Vet. Intern. Med. 2021*;35:823-833.

99. van Bokhorst KL, Galac S, Kooistra HS, *et al*. Evaluation of hypophysectomy for treatment of hypersomatotropism in 25 cats. *J. Vet. Intern. Med*. 2021;35: 834-842.

100. Rossmeisl J, Chen A. Chapter 19: Brain Biopsy Techniques. En: Shores A, Brisson BA (eds.). *Advanced Techniques in Canine and Feline Neurosurgery*. 2nd ed. John Wiley and Sons. 2023, p. 190-210.

101. Moissonnier P, Blot S, Devauchelle P, *et al*. Stereotactic CT-guided brain biopsy in the dog. *J. Small Anim. Pract*. 2002;43:115-123.

102. Flegel T, Oevermann A, Oechtering G, Matiasek K. Diagnostic yield and adverse effects of MRI- guided free-hand brain biopsies through a mini-burr hole in dogs with encephalitis. *J. Vet. Intern. Med*. 2012;23: 969-976.

103. Rossmeisl JH, Andriani RT, Cecere TE, *et al*. Frame-based stereotactic biopsy of canine brain masses: technique and clinical results in 26 cases. *Front. Vet. Sci*. 2015;2: 20.

104. Diangelo L, Cohen-Gadol A, Heng HG, *et al*. Glioma mimics: magnetic resonance imaging characteristics of granulomas in dogs. *Front. Vet. Sci*. 2019;6:286.

105. Shinn RL, Kani Y, Hsu FC *et al*. Risk factors for adverse events occurring after recovery from stereotactic brain biopsy in dogs with primary intracranial neoplasia. *J. Vet. Intern. Med*. 2020;34:2021-2028.

106. Koblik PD, LeCouteur RJ, Higgins RJ, *et al*. CT-guided brain biopsy using a modified Pelorus Mark III stereotactic system: experience with 50 dogs. *Vet. Radiol. Ultrasound* 1999;40:434-440.

107. Chen AV, Wininger FA, Frey S, *et al*. Description and validation of a magnetic resonance imaging-guided stereotactic brain biopsy device in the dog. *Vet. Radiol. Ultrasound* 2012;53:150-156.

108. Taylor AR, Cohen ND, Fletcher S, *et al*. Application and machine accuracy of a new frameless computed-tomography-guided stereotactic system in dogs. *Vet. Radiol. Ultrasound* 2013;54:332-342.

109. Kani Y, Cecere TE, Lahmers K, *et al*. Diagnostic accuracy of stereotactic brain biopsy for intracranial neoplasia in dogs: Comparison of biopsy, surgical resection, and necropsy specimens. *J Vet Intern Med*. 2019 May;33(3):1384-1391.

110. Kesserwan MA, Ahakil H, Lannon M, *et al*. Frame-based versus frameless stereotactic brain biopsies: a systematic review and meta-analysis. *Surg. Neurol. Int*. 2021;2(52):1-8.

111. Comito B. Chapter 89: Craniotomy and Craniectomy. En: Griffon D, Hamaide A (eds.). *Complications in Small Animal Surgery*. Wiley Blackwell, 2016.

112. Cavanaugh RP, Aiken SW, Schatzberg SJ. Intraventricular tension pneumocephalus and cervical subarachnoid pneumorrhachis in a bull mastiff dog after craniotomy. *J Small Anim Pract*. 2008 May;49(5):244-248.

113. Hicks J, Stewart G, Kent M, Platt S. Delayed asymptomatic progressive intraventricular pneumocephalus in a dog following craniotomy. *J Small Anim Pract*. 2020 May;61(5):316-320.

114. Garosi LS, Penderis J, Brearley MJ, *et al*. Intraventricular tension pneumocephalus as a complication of transfrontal craniectomy: a case report. *Vet Surg*. 2002 May-Jun;31(3):226-231.

115. Moral M, Blanco C, Martínez J, Lorenzo V. Delayed traumatic pneumocephalus and cervical pneumorrhachis in a dog. *Vet Rec Case Rep*. 2021;9 (3):e70.

116. Forward AK, Volk HA, De Decker S. Postoperative survival and early complications after intracranial surgery in dogs. *Vet Surg*. 2018 May;47(4):549-554.

117. Morton BA, Selmic LE, Vitale S, *et al*. Indications, complications, and mortality rate following craniotomy or craniectomy in dogs and cats: 165 cases (1995-2016). *J Am Vet Med Assoc*. 2022 Apr 13;260(9):1048-1056.

# 3

# CIRUGÍA DEL SISTEMA NERVIOSO PERIFÉRICO

# Enfermedad degenerativa lumbosacra

Autores: Sergio Ródenas y José Rial

## Introducción, términos y principios generales

Se han descrito diversos términos en la literatura veterinaria para describir patologías que afectan a la región lumbosacra (síndrome de la *cauda equina*, enfermedad lumbosacra, espondilodistesis, estenosis lumbosacra, otros). [1-4]

El termino en general más aceptado es el de estenosis lumbosacra degenerativa (EDLS) que describe un síndrome, principalmente descrito en perros, asociado con la degeneración de las estructuras de la unión lumbosacra.

La EDLS tiene un origen multifactorial en el que la degeneración del disco intervertebral (DIV) desempeña un papel importante (degeneración discal con hipertrofia del anillo fibroso y compresión de la *cauda equina* y las raíces espinales); también puede ser causada por otro tipo de condiciones patológicas (malformación, fallo de crecimiento, degeneración, inflamación, disminución de la circulación) que pueden afectar a la vértebra lumbar 7, al sacro, al DIV L7-S1, a las raíces espinales y estructuras de tejidos blandos o a ligamentos de la región lumbosacra. [3-4]

En el cuadro 1 se describen las principales anomalías y cambios degenerativos asociados a la EDLS.

La EDLS puede ocurrir en cualquier raza de perro y a cualquier edad, aunque generalmente se da con más frecuencia en perros de raza mediana o grande y de edad media a avanzada. Hay una predisposición racial, así en las razas Pastor Alemán y Pastor Belga Malinois, en este caso con menos frecuencia, se observa una mayor incidencia. También se encuentra asociado a perros de trabajo. [4,5]

### CUADRO 1. Principales anomalías y cambios degenerativos asociados a la EDLS.

- Degeneración discal lumbosacra con protrusión del anillo discal y compresión de la *cauda equina* (hernia discal tipo Hansen II).
- Espondilosis deformante en la unión lumbosacra y la articulación sacroilíaca. Esta espondilosis puede ocupar la salida del agujero intervertebral L7-S1 provocando una estenosis foraminal que comprime la raíz nerviosa y el haz neurovascular intervertebral L7.
- Hipertrofia de los ligamentos que estabilizan la unión LS (ligamento longitudinal dorsal ventralmente y ligamento amarillo dorsalmente).
- Enfermedad articular degenerativa de las apófisis articulares, esclerosis de las superficies articulares, formación de hueso nuevo periarticular e hipertrofia de la cápsula articular.
- Quistes sinoviales (en muchas ocasiones causados por el componente dinámico o la inestabilidad de la articulación).
- Compresión dinámica de la *cauda equina* causada por el desplazamiento ventral del sacro en relación con L7 (lesión escalonada o retrolistesis).
- Estrechamiento dinámico del agujero intervertebral lateral L7-S1 durante la extensión de la articulación lumbosacra.
- Estenosis congénita del canal vertebral en la unión LS.
- Anomalía congénita vertebral (vértebra transicional).
- Osteocondrosis a nivel de L7 o S1.

### Breve recordatorio

La articulación lumbosacra es una articulación cartilaginosa constituida por el disco intervertebral y las articulaciones sinoviales cigapofisarias que comprenden las apófisis articulares caudales de L7 y las apófisis articulares craneales del sacro. Además, tenemos estructuras que proporcionan estabilidad a esta articulación: el anillo fibroso junto con los ligamentos longitudinal dorsal y ventral, y el ligamento amarillo o interarcual entre vértebras adyacentes. Otras estructuras ligamentosas que intervienen son los ligamentos supraespinoso e interespinoso que unen las apófisis espinosas y transversas de vértebras contiguas y la musculatura oblicua y longitudinal, epaxial e hipoaxial (cuadro 2).

Además, se debe tener en cuenta que la médula espinal termina generalmente a nivel de L4 en perros grandes, aproximadamente en L5/L6 en perros más pequeños o medianos, y a nivel de L7 en perros de raza más pequeña o miniatura, por último, no olvidar que a nivel lumbosacro se encuentra la *cauda equina* que engloba las raíces nerviosas sacras y caudales asemejando una cola de caballo.

---

**CUADRO 2. Estructuras anatómicas que limitan el movimiento de la articulación lumbosacra.**

**Movimientos de extensión:**
- Parte ventral del anillo fibroso.
- Ligamento longitudinal ventral.

**Movimientos de flexión**
- Ligamento longitudinal dorsal.
- Ligamento amarillo o interarcual.
- Ligamento interespinoso.
- Ligamento supraespinoso.
- Parte dorsal del anillo fibroso.

---

## Fisiopatología

Por regla general las estructuras anatómicas citadas en el apartado anterior proporcionan estabilidad. De esta manera los límites del movimiento vertebral en esta región van a depender de componentes pasivos (estructuras ligamentosas, cuerpos vertebrales y apófisis articulares) y de componentes activos (musculatura epaxial e hipoaxial).

La causa de la EDLS es multifactorial y se cree que comienza a partir de la degeneración del disco intervertebral.[4]

Esta enfermedad se piensa que es secundaria a la gran movilidad de la articulación lumbosacra, principalmente en los movimientos de flexión y extensión dorsoventral, así como en los movimientos de flexión lateral, extensión y rotación.[3, 6]

Aunque se desconoce la patofisiología exacta, así como la progresión que conduce a la EDLS, se piensa que puede deberse a la presencia de microtraumatismos crónicos repetitivos y a factores de envejecimiento que provocan la degeneración del núcleo pulposo del DIV y en consecuencia la biomecánica de absorción de los impactos, incrementando las fuerzas absorbidas por el DIV.[3,4,6]

La presencia de malformaciones anatómicas en la región, como son las vértebras transicionales (sacralización de la vértebra lumbar 7, lumbarización de la vértebra sacra o mala articulación) contribuye también a un patrón de movimientos anormales que pueden predisponer a la enfermedad.[6,7]

Como consecuencia de la alteración biomecánica, además de la inestabilidad de la región podemos ver una respuesta hipertrófica de las estructuras anatómicas de la región: hipertrofia del ligamento amarillo, fibrosis epidural, espondilosis ventral, presencia de osteofitos en la cara caudal del agujero vertebral, engrosamiento de las cápsulas articulares, o la hipertrofia del anillo fibroso (fig. 1).

## Signos clínicos

El principal signo clínico en animales con EDLS es el dolor a nivel de la región lumbosacra, en muchos casos sin déficits neurológicos. El propietario en numerosas ocasiones relata que el animal tiene dificultad para saltar al coche, subir escaleras u otro tipo de ejercicio. El animal mostrará dolor a la palpación de la región lumbosacra, al extender la cola o a la palpación rectal aplicando presión dorsal sobre la articulación. Los pacientes también pueden presentar cojera o paresia unilateral o bilateral por compresión del nervio espinal L7/S1.

Es importante conocer la anatomía de la región y nervios de la *cauda equina* que pasan por la región (tabla 1) para entender los déficits neurológicos que es posible observar.[3]

Generalmente podemos observar para- o monoparesia sin ataxia, déficits en reacciones posturales, posible hiporreflexia del reflejo flexor (posible pseudohiperreflexia del reflejo patelar), incontinencia urinaria o fecal, paresia o parálisis de la cola y atrofia muscular. En casos de cojeras o monoparesias es importante siempre eliminar la posibilidad de una enfermedad ortopédica.

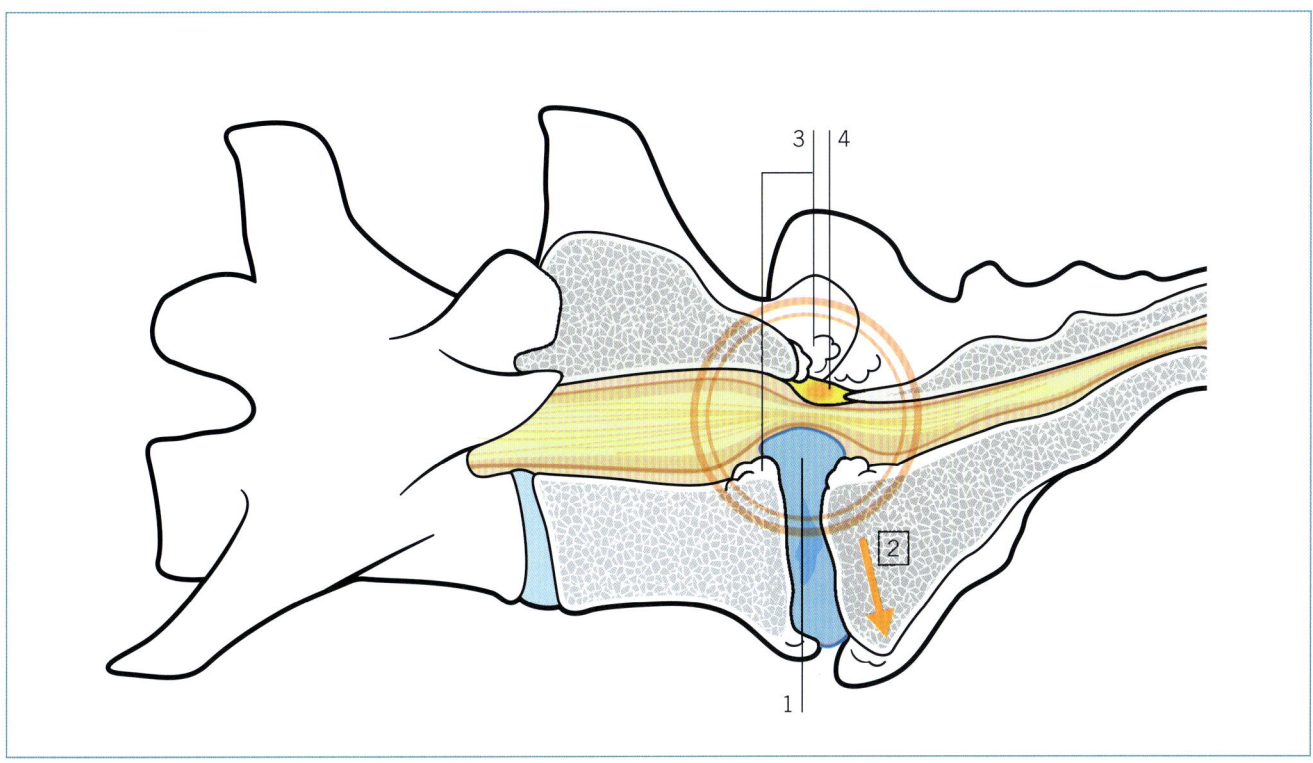

**FIGURA 1.** Imagen que muestra los principales cambios patológicos en la enfermedad degenerativa lumbosacra: engrosamiento de la porción dorsal del anillo fibroso (1); inestabilidad mecánica con subluxación L7-S1 (2); formación de osteofitos en el canal vertebral y alrededor de las superficies articulares (3); y engrosamiento del ligamento amarillo o interarcual (4).

| **TABLA 1. Nervios de la región L7-S1 afectados por EDLS y cuadros clínicos asociados.** Tabla adaptada de *Textbook of veterinary surgery* 3.ª ed. (2003), de Slatter DH. | | | | |
|---|---|---|---|---|
| **Nervio** | **Segmento** | **Función sensitiva** | **Función motora** | **Déficits neurológicos esperados** |
| **Nervio ciático** | L6-S1 (S2). | Superficie lateral de la extremidad posterior | ■ Músculos (Mm) extensores de la cadera.<br>■ Mm flexores de la rodilla.<br>■ Mm. extensores y flexores del tarso y de las articulaciones digitales. | ■ Propiocepción consciente reducida o ausente.<br>■ Debilidad motora y atrofia.<br>■ Reflejo flexor del miembro pélvico reducido.<br>■ Reflejo patelar normal o exagerado debido a la ausencia de su antagonista. |
| **Nervio pudendo** | S1-S2. | Periné, ano y genitales. | Esfínteres anal y vesical. | ■ Reflejo perineal reducido o ausente.<br>■ Reducción del tono muscular del esfínter anal y uretral.<br>■ Disminución de la sensibilidad cutánea perineal. |
| **Nervios pélvico y sacro** | S1-S3. | Canal pélvico. | ■ Vejiga de la orina.<br>■ Tejido eréctil. | ■ Atonía vesical con pérdidas de orina.<br>■ Incontinencia fecal. |
| **Nervio caudal** | Ca1-Ca5. | Cola. | Cola. | ■ Disminución de la sensibilidad de la cola.<br>■ Disminución del tono muscular de la cola.<br>■ Parestesia de la cola. |

## Diagnóstico

### Historia y exámenes clínico y neurológico

La EDLS no presenta características patognomónicas. El diagnóstico normalmente es presuntivo y se basa en la combinación de signos clínicos, hallazgos en las pruebas de imagen avanzada, predisposición racial (p. ej.: Pastor Alemán) y descartando otras etiologías que puedan causar signos de la *cauda equina*.[4]

### Diagnóstico diferencial

Las enfermedades o procesos con origen neurológico o articular que pueden mimetizar una EDLS se resumen en el cuadro 3.

---

**CUADRO 3. Principales diagnósticos diferenciales ante un caso de EDLS.**

**Enfermedades ortopédicas**
- Osteoartritis coxofemoral.
- Ruptura del ligamento cruzado anterior (LCA) uni- o bilateral.
- Contractura del músculo gracilis.
- Otras enfermedades ortopédicas con cojera.

**Enfermedades neurológicas**
- Enfermedad neuromuscular.
- Anomalías congénitas (espina bífida, otras).
- Discoespondilitis.
- Neoplasia.
- Traumatismo.
- Meningomielitis.
- Dolor sacroilíaco.
- Embolismo fibrocartilaginoso.
- Tromboembolismo arterial.
- Enfermedades prostática y testicular.

---

### Exámenes electrofisiológicos

Los exámenes electrofisiológicos (EMG) y la electroneurografía, en ocasiones, son de gran ayuda cuando el examen neurológico en pacientes con EDLS no muestra anomalías claras para discernir entre una patología ortopédica y una neurológica.[2,8]

Los exámenes electrofisiológicos nos indican que hay alteración neurogénica, aunque finalmente son necesarios las pruebas de imagen para comprobar la naturaleza de la lesión.

### Diagnóstico por imagen
#### Radiografía simple

Las radiografías simples a veces pueden mostrar signos de degeneración (espondilosis deformante) o signos indirectos de protrusión discal; no obstante, la presencia de estos signos no está correlacionada con la presencia de compresión de la *cauda equina*, motivo por el cual no se debería emitir un diagnóstico de EDLS basándose únicamente en radiografías simples. En algunos casos son útiles para ver procesos vertebrales infecciosos (discoespondilitis) o neoplásicos.

### Mielografía, epidurografía y discografía

La mielografía (contraste en el espacio subaracnoideo), epidurografía (contraste en el espacio subdural) o discografía (contraste en el DIV) (fig. 2) son técnicas que pueden ayudar a ver la compresión de la *cauda equina*, además de poder realizar vistas dinámicas (flexión, extensión). Sin embargo, son pruebas poco utilizadas en los últimos años debido a la presencia en muchos centros de TC o RM.[1,2]

### Tomografía computarizada (TC)

La TC es de gran utilidad para evaluar la región lumbosacra y realizar el diagnóstico de la EDLS. Nos permite realizar y ver imágenes transversas, así como sagitales y dorsales, y realizar reconstrucciones en 3D (fig. 3).

Además, la TC nos posibilita comprobar la existencia de subluxaciones de la articulación sacra, osteofitosis con estenosis foraminal, estenosis del canal vertebral e hipertrofia del ligamento longitudinal dorsal entre otras patologías. Por último, esta prueba nos ofrece la posibilidad de realizar estudios dinámicos asociados o no a la inyección de contraste intratecal. La sensibilidad para lesiones óseas es incluso mayor que la RM, si bien es menos sensible para lesiones de tejidos blandos adyacentes.[1,9-11]

### Resonancia magnética (RM)

La RM nos permite, al igual que la TC, realizar cortes en 3D (sagital, dorsal y transverso). Como ocurre también con la TC, las alteraciones más comunes que podemos ver con la RM en pacientes que presentan EDLS corresponden a hernia discal, hipertrofia de ligamentos, cambios degenerativos en articulaciones cigapofisarias o estenosis foraminal. Por otra parte, la RM se utiliza también para realizar el seguimiento posoperatorio de complicaciones (membrana de laminectomía) u osteocondritis entre otras (fig. 4).

La RM proporciona mayor detalle de las estructuras de tejidos blandos (musculatura o raíces espinales). Por este motivo,

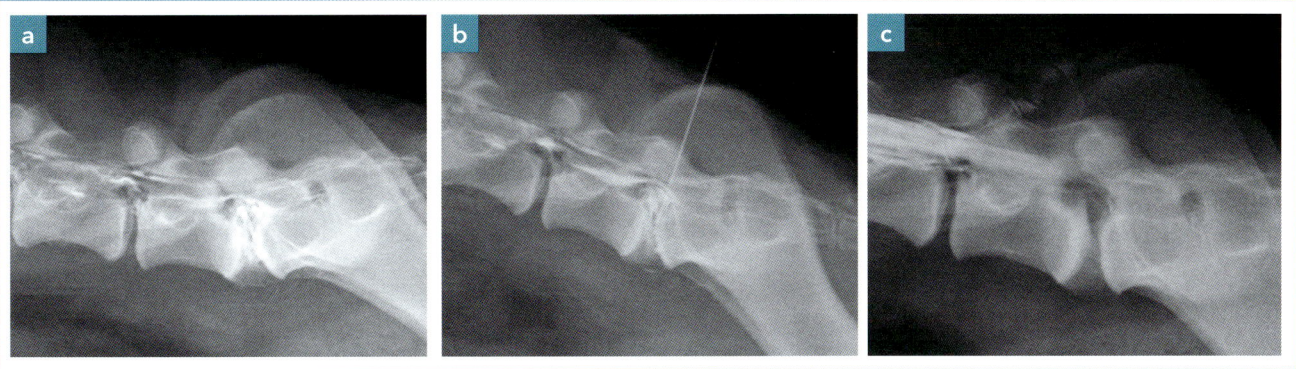

**FIGURA 2.** Imagen laterolateral de una epidurografía en un animal con una hernia discal lumbosacra que muestra compresión de la *cauda equina* (a). Imagen de una discografía en un animal con hernia discal lumbosacra que muestra cómo el disco capta contraste y protruye comprimiendo la *cauda equina* (b). Mielografía con tracción de la cola que muestra el componente dinámico con escalonamiento del sacro (c).

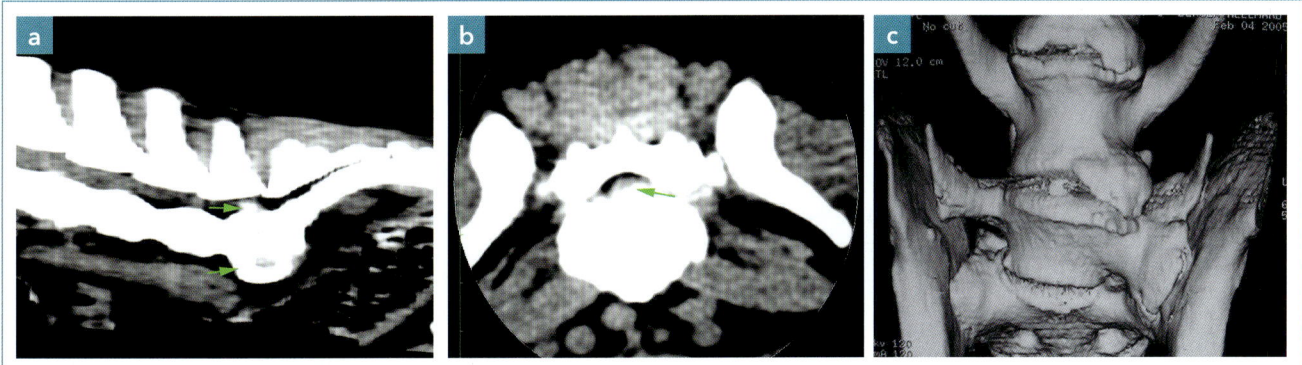

**FIGURA 3.** Imagen de tomografía computarizada en ventana de tejido blando de un paciente con hernia discal lumbosacra. Corte sagital (a) y corte transverso (b). Imagen de reconstrucción 3D en tomografía en la que se puede observar la protrusión discal con compresión grave de la *cauda equina* y los cambios degenerativos (espondilosis). También se puede apreciar una vértebra transicional lumbosacra (c).

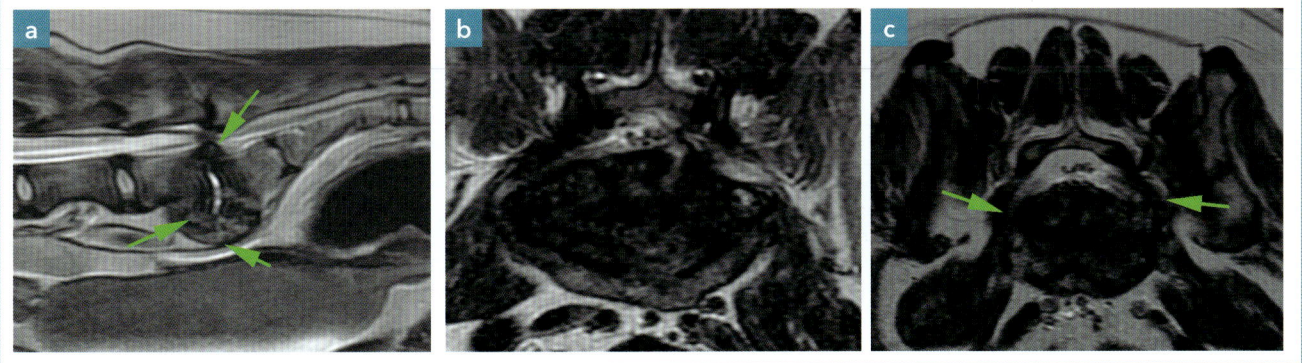

**FIGURA 4.** Imágenes de resonancia magnética en secuencias ponderadas en T2 sagital y transversa que muestran una protrusión discal con compresión marcada de la *cauda equina*, así como estenosis foraminal y cambios degenerativos muy marcados señalados por las flechas (a, b). Imagen transversa en secuencia T2 de un perro con estenosis foraminal bilateral (flechas verdes) (c).

ofrece una mejor resolución de contraste para la visualización de particularidades que sugieren degeneración radicular, ligamentosa y del disco intervertebral.[12-15]

La RM permite seguir el trayecto completo de la raíz nerviosa del L7 desde el receso lateral hasta el agujero intervertebral. Además, también podemos realizar imágenes en flexión y extensión para valorar el componente dinámico de las lesiones.[6,12,13]

## Tratamiento médico

El tratamiento médico o conservador está indicado en aquellos animales que presentan signos clínicos leves o en animales en los que por diferentes circunstancias (riesgo anestésico por enfermedades concomitantes, edad avanzada, problemas económicos u otras causas) no es posible a pesar de estar indicado el tratamiento conservador.

Este tratamiento consiste en intentar que el paciente pierda peso, realice reposo estricto o bien restringir su actividad durante 4-6 semanas (en algunos casos puede ser necesario un periodo mayor) y tratar mediante fisioterapia, acupuntura o terapia láser.

El tratamiento médico por regla general es multimodal: el más usado para reducir el dolor consiste en la administración de AINE, aunque se pueden prescribir opiáceos en casos con mucho dolor o fármacos para el dolor neuropático (p. ej.: pregabalina, gabapentina o amantadina). [1,2,3,16] En muchos casos el tratamiento médico ha dado resultados favorables. [1,16]

La aplicación de infiltraciones o la administración epidural de corticoesteroides también se ha descrito (fig. 5). El estudio, llevado a cabo por Janssens y cols. en 2009, obtuvo la mejoría del 79 % de los animales tras la inyección de metilprednisolona (en dosis única o con múltiples inyecciones). [17]

## Tratamiento quirúrgico

En perros con dolor lumbosacro de moderado a grave sin respuesta adecuada al tratamiento médico o cuando apreciamos déficits neurológicos estaría indicado el tratamiento quirúrgico.

La figura 6 muestra las opciones de tratamiento posibles ante un perro con EDLS.

El tratamiento quirúrgico de la EDLS se podría dividir en dos grandes grupos, las técnicas que se basan en la descompresión y las técnicas cuyo objetivo es la estabilización (distracción y fusión), siendo posible su asociación.

El procedimiento más común es la cirugía descompresiva (cuyo objetivo es descomprimir la *cauda equina* y las raíces nerviosas) mediante la realización de una laminectomía dorsal parcial de L7 y del sacro únicamente o que puede estar asociada a las siguientes técnicas: anulectomía (retirada parcial del anillo fibroso), discectomía parcial o fenestración parcial del disco, foraminotomía, pulpectomía o facetectomía. [1,2,17-22]

El procedimiento para realizar la laminectomía dorsal únicamente o asociarla a la discectomia parcial es una alternativa controvertida. De hecho, en un estudio realizado en 2008, los resultados obtenidos fueron peores en los perros a los que se practicó una discectomía parcial. [22]

El hecho de practicar una laminectomía descompresiva asociada a una discectomía o anulectomía puede llevar a un colapso del espacio discal o aumentar el componente dinámico de la articulación lumbosacra que puede exacerbar la estenosis foraminal con signos recurrentes o persistentes de compresión de la raíz nerviosa, además de conllevar a una inestabilidad. [4,23]

La realización de un procedimiento quirúrgico u otro depende del tipo de patología (estenosis foraminal, hernia discal, inestabilidad, etc.) y de la preferencia del cirujano.

Los principales tipos de cirugía indicados para la EDLS están descritos en la figura 6. Dichos tratamientos son los de

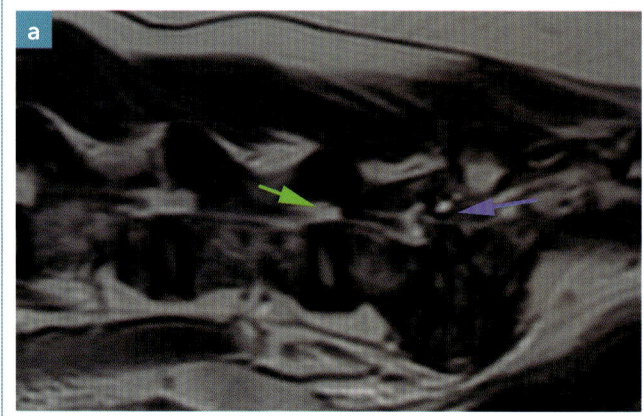
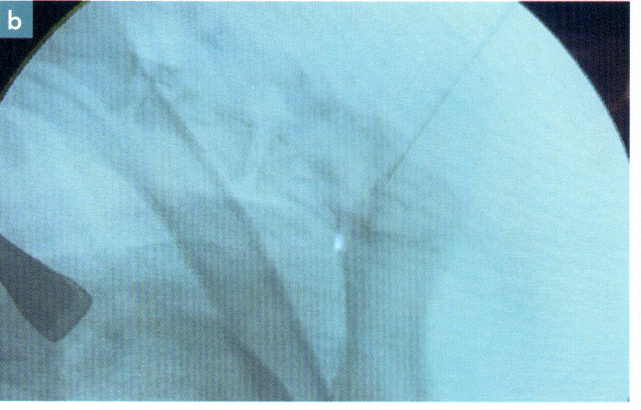

**FIGURA 5.** Imagen de resonancia magnética de un perro con EDLS que presenta estenosis foraminal; la flecha verde muestra el foramen L6-L7 normal con la capa grasa y la morada, el de L7-S1 sin grasa y con estenosis foraminal; se aprecia también espondilosis ventral marcada (a). Fluoroscopia en la que se muestra la administración epidural de corticoesteroides (b).

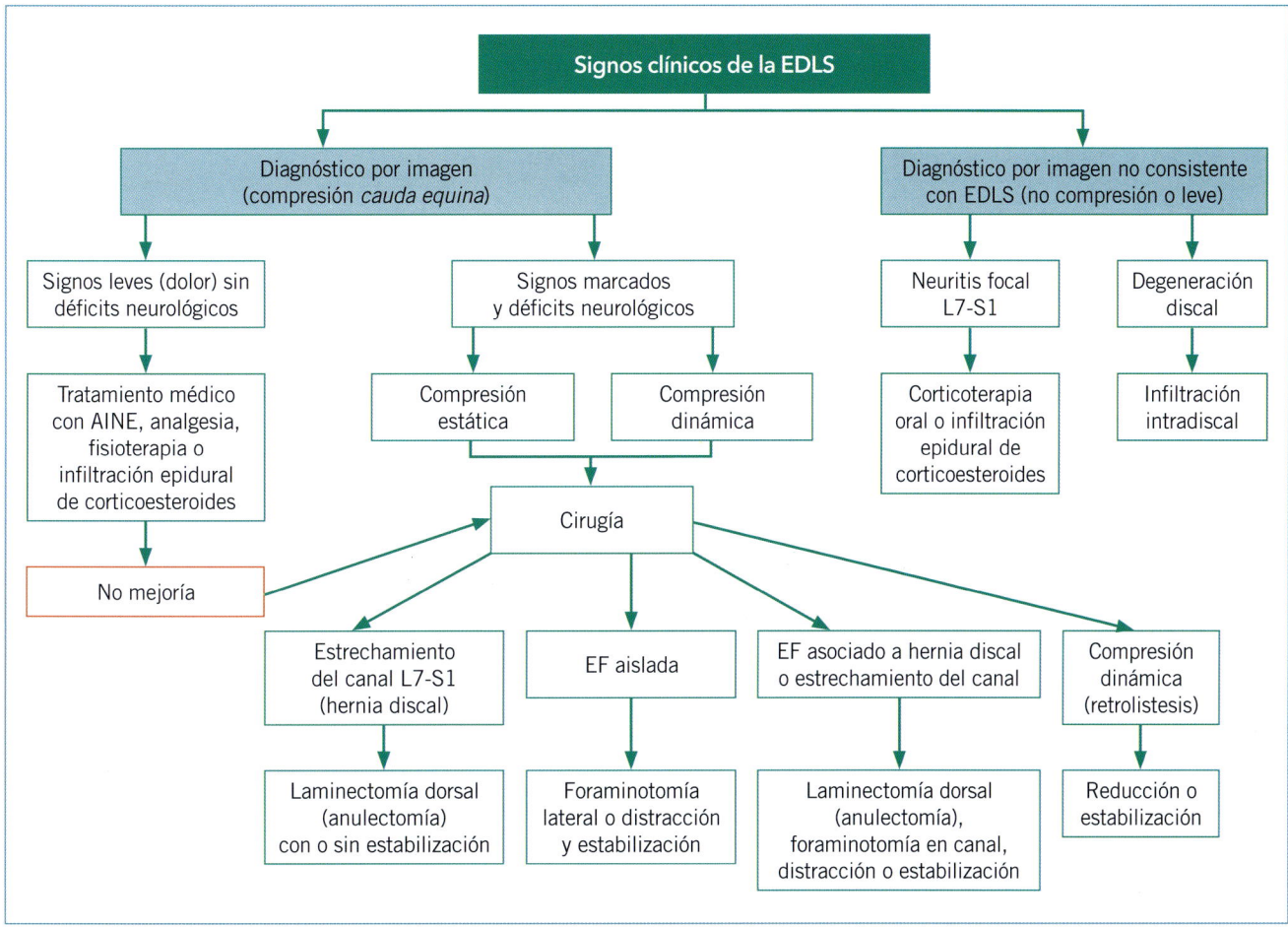

**FIGURA 6.** Algoritmo para el diagnóstico y el tratamiento de la enfermedad degenerativa lumbosacra (EDLS). EF: Estenosis foraminal.

preferencia o los que sugieren los autores de este capítulo, si bien hay que tener en cuenta que depende también de la preferencia y de la experiencia del cirujano.

---

Dada la evidencia clínica y radiológica de que hay un componente dinámico o de inestabilidad en la EDLS, algunos autores sugieren además de la descompresión estabilizar la articulación en la mayoría de los casos. [24,25]

---

Los autores, dado el componente dinámico asociado a la EDLS y considerando el posible colapso o la estenosis foraminal que se puede producir consecuencia de la descompresión asociada a la discectomía, nos decantamos en la mayoría de los casos por realizar una estabilización asociada a la descompresión.

## Técnicas descompresoras
### Laminectomía dorsal con anulectomía

La laminectomía dorsal con anulectomía consiste en retirar la lámina dorsal de L7-S1. Este proceso conlleva generalmente la retirada de la apófisis espinosa L7 y la porción craneal del sacro.

### Técnica quirúrgica

Para realizar la cirugía lumbosacra, el paciente se coloca en decúbito esternal con las extremidades posteriores dispuestas hacia adelante y la pelvis apoyada sobre un saco o rollo de toallas lo más estable posible.

Se localizan los puntos de referencia anatómicos. Con una mano se palpan ambas crestas ilíacas y con la otra mano se localiza la apófisis espinosa de L6. La apófisis espinosa de L7 es más corta generalmente, aunque no siempre, y a veces es difícil de determinar su ubicación. Es importante, antes de realizar la cirugía, examinar bien las pruebas de imagen para comprobar que la anatomía es normal y no hay vértebras anormales o transicionales.

Se incide desde la apófisis espinosa de L5 hasta las apófisis espinosas del sacro. Tras seccionar los tejidos subcutáneos, la grasa y la fascia superficial, se exponen los músculos glúteos caudales y la fascia caudal, que se incide para exponer los músculos multífidos lumbar y sacrocaudal (separados de las apófisis espinosas y de las láminas dorsales a ambos lados con la ayuda de un elevador de periostio). Se retira el ligamento interespinoso. Se visualizan las superficies articulares de las vértebras y se retira el ligamento amarillo o interarcual de la lámina caudal de la apófisis espinosa de L7 a la cara craneal de la apófisis espinosa de S1.

A continuación, con gubias se retiran las apófisis espinosas de L7 y la porción craneal del sacro. La laminectomía dorsal se realiza mediante fresado (hay autores que la realizan con gubia).

Se extraen los dos tercios caudales de la lámina de L7 y los dos tercios craneales de la lámina de S1. Los límites laterales corresponden a la unión con las apófisis articulares que se deben respetar. Tras fresar la cortical dorsal, se observa el hueso esponjoso de color rojo. Se continúa fresando hasta llegar a la cortical interna (hasta que su grosor es como el de una cáscara de huevo). Seguidamente, con la pinza (Kerrison o Lempert) se extrae con cuidado el resto de la cortical interna.

Es necesario extraer la mayor porción lateral del hueso, incluidas las extensiones sublaminares del ligamento amarillo, que se extienden por debajo de la superficie articular caudal de L7, liberando así las raíces nerviosas de L7 y S1 atrapadas en los recesos laterales.

Esto permite inspeccionar la *cauda equina*, el saco dural y las raíces nerviosas de L7, S1, S2 y S3, los nervios caudales y el ligamento longitudinal dorsal con el anillo fibroso del disco intervertebral. Las raíces de S1 se sitúan lateralmente al saco dural y las de L7 también laterales al receso lateral, antes de pasar por la entrada del foramen.

---

**En el caso de la existencia de adherencias, el tejido nervioso se libera cuidadosamente del disco protruido para no dañar los senos venosos.**

---

Por regla general, se realiza discectomía parcial para aliviar aún más la compresión. La discectomía consiste en una anulectomía o fenestración dorsal del disco que se continua con una pulpectomía nuclear o nucleotomía. Para la fenestración dorsal, se retraen con delicadeza la *cauda equina* y el saco

dural hacia un lateral y se incide el anillo dorsal fibroso con una hoja de bisturí del n.º 11 con la parte cortante de la cuchilla separada de los nervios en un sentido. Seguidamente, se retrae la *cauda equina* y el saco dural hacia el otro lado y cambiando la dirección de la cuchilla, se amplía el corte. A continuación, se extrae el fragmento cortado del anillo. Esta operación se puede realizar con pinza de agarre para extraer este fragmento y el resto del material del disco, o bien con una cureta. En su lugar, si los senos sangran levemente, los autores normalmente no ponen un fragmento de grasa, sino que recomiendan dejar un parche hemostático. A continuación, se cierran los tejidos de forma rutinaria por capas.

Las figuras 7 y 8 muestran los principales pasos para realizar una laminectomía dorsal lumbosacra con anulectomía.

## Foraminotomía

La estenosis foraminal con compresión de la raíz de L7 se ha descrito hasta en un 68 % de perros con EDLS.[26]

Para realizar la foraminotomía es preciso conocer detalladamente la anatomía del foramen L7-S1 y ver dónde se localiza la compresión de la raíz en el foramen (entrada, zona media o zona de salida) para elegir la técnica quirúrgica adecuada.

En el caso de que se diagnostique por TC o RM que las raíces nerviosas están comprimidas en los forámenes, se puede realizar una foraminotomía (fig. 9).

Con la laminectomía dorsal solo tendremos acceso limitado a la zona de entrada de la raíz nerviosa, por ello es necesario realizar la foraminotomía, que se puede llevar a cabo extendiendo la laminectomía dorsal lateralmente desde la superficie dorsal hasta el agujero intervertebral por debajo de las apófisis articulares o realizando una facetomía (en este caso hay que estabilizar las vértebras). En muchos paciente, estas técnicas se pueden asociar a una distracción para abrir el agujero o foramen y ayudar a liberar la compresión de la raíz, si bien, deben ir asociadas a una estabilizacion.[2]

---

**Si solo se observa compresión de las raíces nerviosas sin estenosis del canal espinal, se realiza únicamente la foraminotomía.**

---

Se puede realizar también una foraminotomía lateral. En esta técnica de pueden descomprimir las zonas de entrada, media y salida del foramen neurovascular L7-S1. Para conseguirlo, generalmente se retira el hueso del pedículo caudal de L7 situado sobre el receso lateral.[4,26,27]

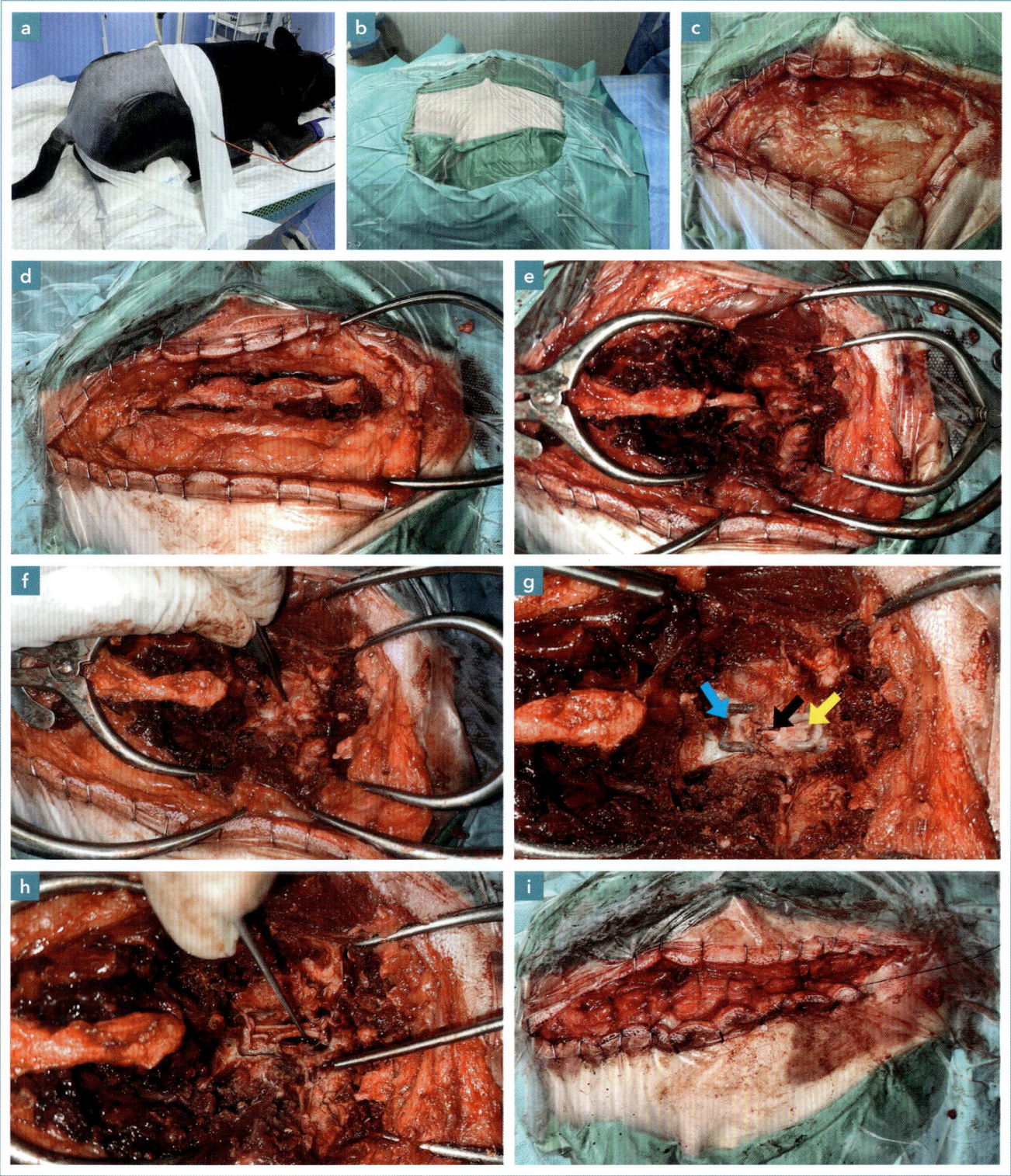

**FIGURA 7.** Posicionamiento del animal y de los paños quirúrgicos con paños adhesivos antes de la incisión (a y b). Se realiza una incisión desde L5-L6 hasta el sacro y se disecciona el tejido subcutáneo, la grasa y la fascia (c). La musculatura epaxial se desinserta con ayuda de elevadores de periostio de forma bilateral (d). Imagen que muestra las apófisis espinosas de L6 y L7 y la cresta del sacro una vez se ha desinsertado la musculatura epaxial; con la ayuda de unos retractores Gelpi se separa la musculatura (e). Se retira la apófisis espinosa de L7 y la parte craneal del sacro (f). Se procede al fresado de las láminas dorsales; en esta imagen se observa cómo se comienza a fresar el sacro (flecha amarilla), el espacio entre L7-S1 donde se aprecian las raíces nerviosas (flecha negra), y el fresado de la lámina de L7 (flecha azul) (g). Se muestran las raíces nerviosas tras retirar la cortical interna con gubias, que se separan para visualizar el disco (h). Cierre de la musculatura y la fascia por planos (i).

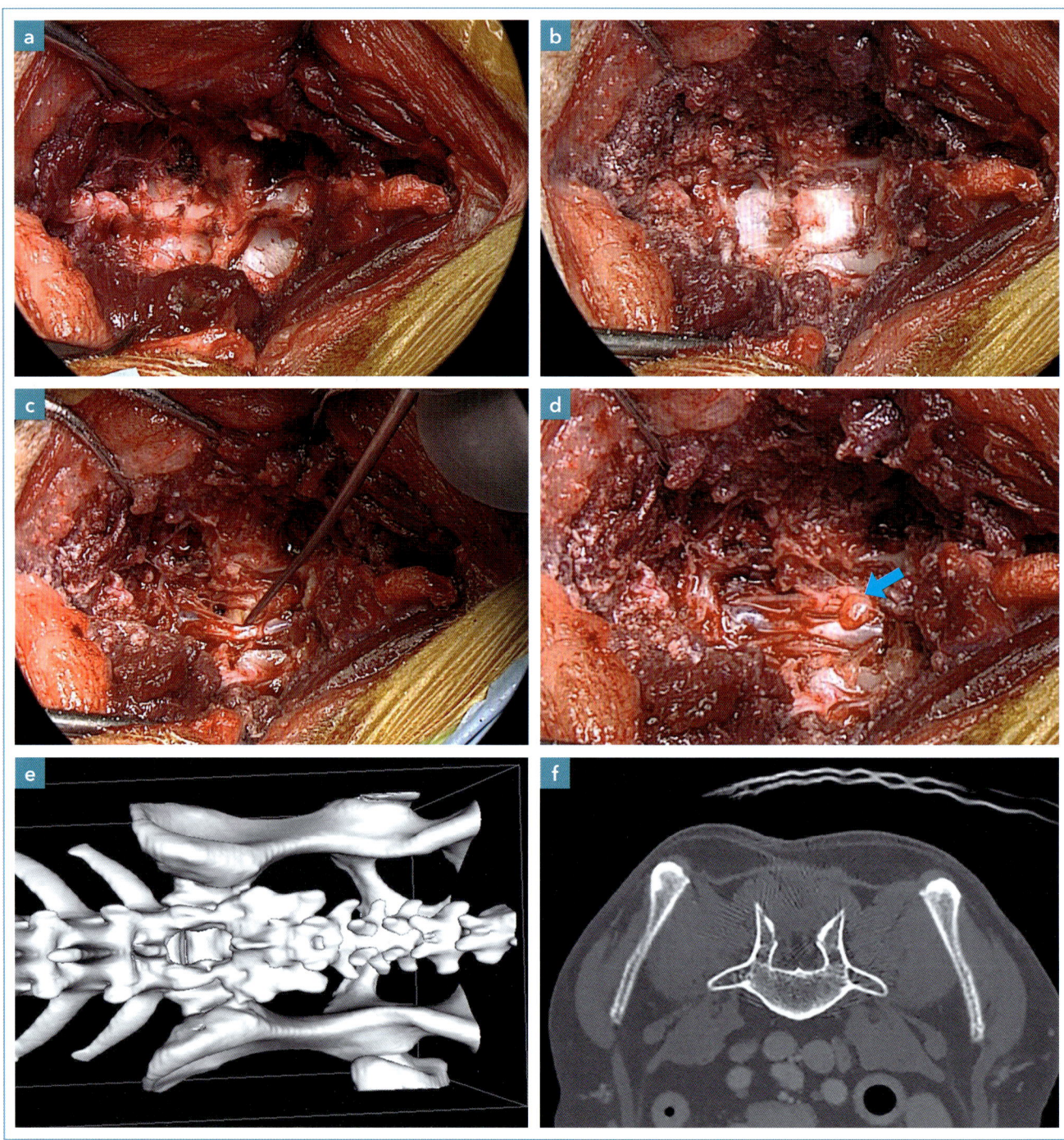

**FIGURA 8.** Laminectomía lumbosacra y anulectomía visualizadas mediante exoscopio. Imagen que muestra la lámina dorsal de L7 y S1 tras retirar la apófisis espinosa de L7 y la porción craneal sacra (a). Corticales internas tras el fresado de L7 y sacro (b). Raíces de la *cauda equina* (c). Disco protruido antes de realizar la anulectomía (flecha) (d). Imágenes de tomografía computarizada en reconstrucción 3D (e) y transversa en ventana de tejido óseo (f) que muestran la laminectomía dorsal.

El abordaje quirúrgico necesario para este procedimiento es técnicamente difícil y se pueden producir hemorragias en la zona de la raíz de L7. Por otra parte, es posible que el dolor radicular previo no se elimine y quede residual.

Se han descrito también técnicas basadas en la osteotomía de la cresta ilíaca o por endoscopia, las cuales permiten llegar a todas las caras del agujero vertebral. [28-30]

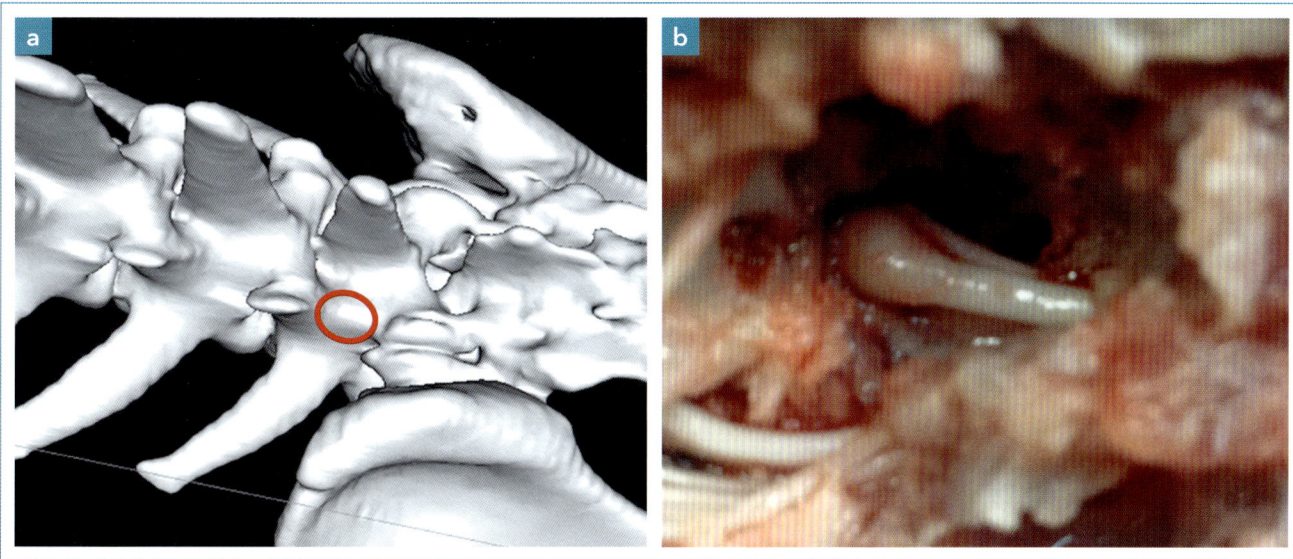

**FIGURA 9.** Imagen de tomografía computarizada en reconstrucción 3D donde se indica el lugar aproximado de la foraminotomía (a). Imagen de la raíz nerviosa y el ganglio en una foraminotomía (b).

## Facetectomía

La exéresis parcial o completa de las superficies articulares como método drástico para tratar el atrapamiento de las raíces nerviosas por estenosis es causa de inestabilidad articular y, por tanto, es necesario que vaya acompañado de una fijación lumbosacra.

---

La exéresis parcial o completa de las superficies articulares debe acompañarse de un sistema de fijación de la articulación lumbosacra.

---

## Estabilización-distracción lumbosacra

El objetivo de esta técnica es aumentar el diámetro del foramen, liberar las raíces nerviosas y estabilizar la articulación lumbosacra mediante diferentes sistemas de fijación que pueden estar o no asociados a una técnica descompresiva.

---

La fijación lumbosacra puede ir o no acompañada de una técnica descompresiva.

---

El posicionamiento del paciente descrito para la laminectomía dorsal permite una leve distracción lumbosacra. Esta se puede aumentar mediante retractores de Gelpi con extremos romos, colocados en los bordes de las láminas fresadas de L7 y S1, en aquellos casos en los que se haya realizado cirugía descompresiva.

Otro sistema descrito para conseguir la distracción necesaria consiste en el uso de dispositivos en el espacio intervertebral. Reints y cols. en 2020 describen el uso de un espaciador.[31] Tras la laminectomía dorsal y la discectomía, se realiza el curetaje de las placas terminales y con un portaimplante específico se coloca el espaciador en el espacio creado. Una vez conseguida la distracción, se realiza la fijación entre L7 y el sacro con el sistema de barra y tornillos pediculares.[31] Solano y cols. en 2015 describen el tornillo de tracción intervertebral Fitz (FITS).[32] Tras la colocación del FITS, aplican también un sistema de fijación con barra y tornillos pediculares para la estabilización de L7-S1.[33]

### Tornillo de tracción FITS

Se trata de un tornillo separador intervertebral. Tiene forma cónica con rosca de titanio. Se ha diseñado para colocar en los espacios intervertebrales y conseguir la separación entre los cuerpos vertebrales. La denominación FITS procede de las siglas en inglés, *Fitz Intervertebral Traction Screw.*

### Estabilización-distracción con tornillos o clavos roscados con o sin PMMA

Esta técnica consiste en aplicar tornillos transarticulares de tracción (fig. 10) que fijan las apófisis articulares caudales de la L7 y las apófisis articulares craneales del sacro insertándolos en dirección caudolateral.[2]

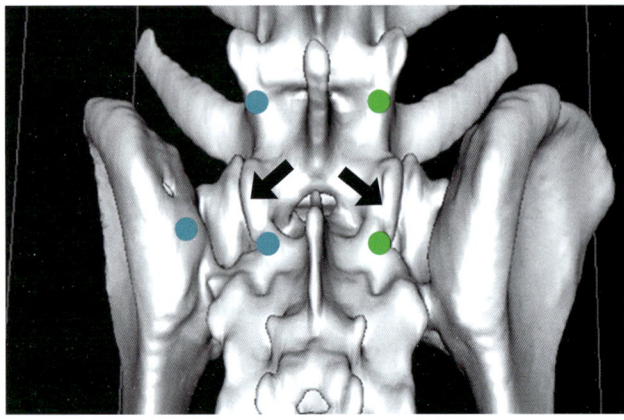

**FIGURA 10.** Imagen de tomografía computarizada en reconstrucción 3D que muestra la posición de los implantes. Los círculos azules indican los puntos de entrada en el sacro, L7 y el ilion con implantes de clavos roscados o tornillos (se haría de forma bilateral); los círculos verdes representan la entrada de implantes (tornillos) para colocar una placa bloqueada; y las flechas negras indican los puntos de entrada y la dirección con la que se deben aplicar los tornillos o clavos roscados transarticulares. Imagen elaborada por el autor tomando como referencia la figura del trabajo publicado por Early y cols. en 2015.

La fijación segmentaria o fijación transilíaca también se han descrito.[34]

La estabilización-distracción con tornillos o clavos roscados con PMMA (fig. 11) es una de las técnicas más utilizadas. En este procedimiento generalmente se ponen los tornillos en los pedículos (las vértebras L6 y L7 tienen un pedículo más ancho que el resto de las vértebras) o en los cuerpos vertebrales reforzados con PMMA. Es posible, asociar además fijación mediante tornillos transarticulares reforzando todo el conjunto con PMMA. Los implantes de L7 se insertan en dirección vertical o ligeramente inclinados hacia craneal, inmediatamente caudales a la apófisis articular de L6-L7. Los implantes de S1 se insertan caudalmente a la superficie articular del sacro en dirección vertical y ligeramente lateral. [2,35]

En la figura 10 se describen los puntos de inserción de los implantes y su dirección.

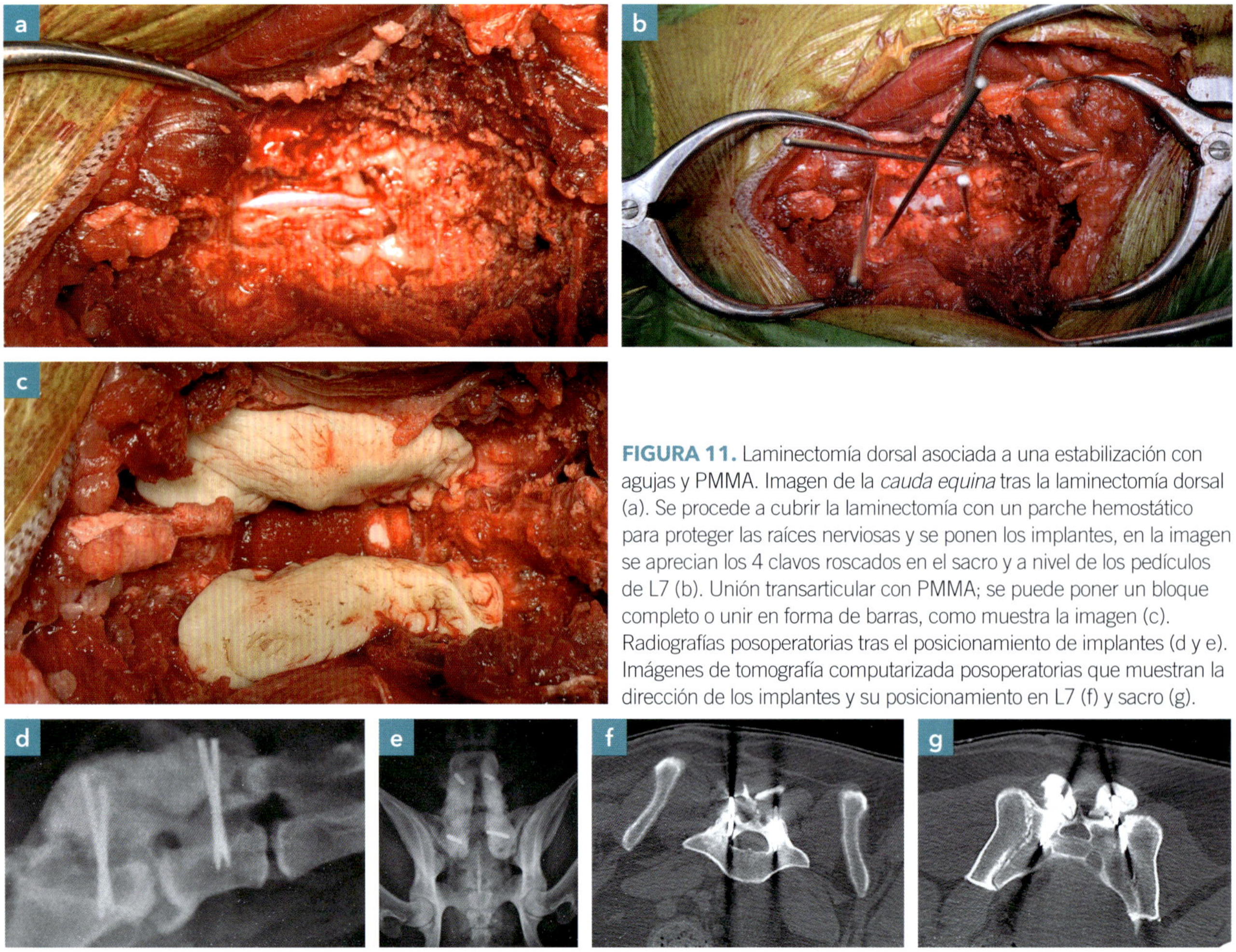

**FIGURA 11.** Laminectomía dorsal asociada a una estabilización con agujas y PMMA. Imagen de la *cauda equina* tras la laminectomía dorsal (a). Se procede a cubrir la laminectomía con un parche hemostático para proteger las raíces nerviosas y se ponen los implantes, en la imagen se aprecian los 4 clavos roscados en el sacro y a nivel de los pedículos de L7 (b). Unión transarticular con PMMA; se puede poner un bloque completo o unir en forma de barras, como muestra la imagen (c). Radiografías posoperatorias tras el posicionamiento de implantes (d y e). Imágenes de tomografía computarizada posoperatorias que muestran la dirección de los implantes y su posicionamiento en L7 (f) y sacro (g).

## Estabilización-distracción con placas

También se pueden usar placas bloqueadas. Entre ellas, el sistema de placa en collar de perlas (SOP, siglas en inglés para *string of pearls*). Los autores no suelen realizar esta técnica debido a la anatomía de la zona, aunque es otra técnica que ha sido descrita por otros especialistas (fig. 12).

Las placas se deben moldear para permitir la entrada en el limitado tejido óseo remanente de las vértebras. Según un estudio de 2017, la fijación mediante aguja con rosca y cemento o con SOP proporcionan una estabilidad similar para la fractura-luxación L7-S1.[36]

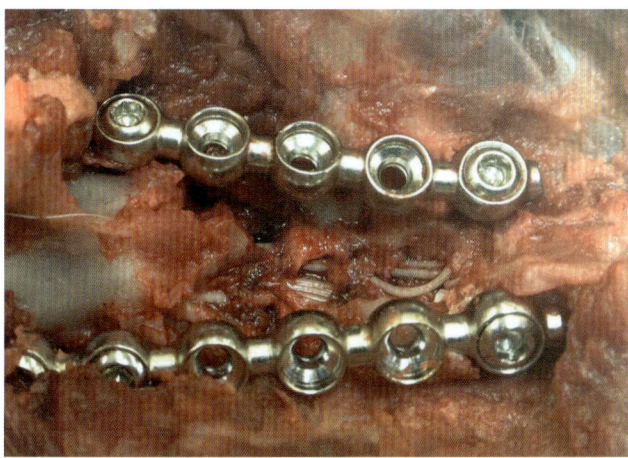

**FIGURA 12.** Placas bloqueadas en una fijación lumbosacra (SOP) en un cadáver. Se puede observar cómo se deben posicionar los implantes.

## Estabilización-distracción con tornillos pediculares

Un sistema de fijación cada vez más usado consiste en la aplicación de barras con tornillos pediculares. Para L7, los puntos de inserción los define la intersección de una línea vertical tangencial al borde lateral de la apófisis articular craneal de L7 y una línea horizontal, que biseca la apófisis transversa de L7. En el sacro, los puntos de inserción de los tornillos en S1 los define la intersección de una línea vertical tangencial al borde caudal de la apófisis articular craneal del sacro y una línea horizontal equidistante entre el borde caudal de la apófisis articular craneal de S1 y el borde craneal de la cresta sacra intermedia.[37] Smolders y cols. en 2012 describen los corredores de implantación óptimos y la longitud correspondiente del corredor de implantación, el ancho mínimo del pedículo y el ángulo de inserción transversal y sagital en perros de raza labrador, parámetros que se deben calcular en cada caso particular en función del estudio de TC.[38]

En veterinaria la inserción de los implantes se realiza mediante la técnica llamada "manos libres" en el que el cirujano basándose en la información obtenida en el estudio radiográfico y de TC, localiza los puntos correctos de inserción y coloca los implantes con las medidas y trayectoria planificadas en el estudio de TC. También está descrito el uso de guías impresas en 3D, específicas para cada paciente, que permiten una colocación precisa y segura de los tornillos pediculares en la región lumbosacra.[39] Se puede ayudar de la fluoroscopia para comprobar la correcta inserción. En medicina humana se aplica un sistema de navegación guiada por imágenes que genera una realidad virtual quirúrgica en una pantalla de ordenador individual, al tiempo que orienta la intervención mediante la representación de los instrumentos del cirujano en relación con la anatomía raquídea del paciente.[40]

## Técnica quirúrgica

La técnica con tornillos pediculares se describe paso a paso a continuación. En las figuras 13 y 14 se muestra el instrumental necesario y la intervención en sus diferentes fases.

Localizado el punto de inserción tal como se ha explicado anteriormente, se perfora el córtex dorsal con un punzón o con una fresa (fig. 13a). Una vez perforado el córtex dorsal, se introduce una sonda pedicular (fig. 13b) rotándola cuidadosamente dentro del hueso esponjoso en la dirección previamente calculada, evitando perforar el córtex medial o lateral del pedículo. Cuando notamos resistencia para avanzar, habremos llegado al córtex distal. A continuación, se introduce una sonda con extremo esférico y calibrado para medir la profundidad del canal al mismo tiempo que palpamos la integridad de las paredes del pedículo. Los tornillos deben introducirse en el cuerpo de la vértebra en un 50-80 % para evitar dañar estructuras nerviosas. Para perforar el canal los autores prefieren usar, en lugar de la sonda, una broca con tope ajustado a las medidas calculadas en el estudio de TC (en el que también se habrá determinado la dirección de los tornillos) (fig. 13c).

Los tornillos usados son poliaxiales con tres componentes: tulipa, casquillo y tornillo. La tulipa que será la unión de la barra al tornillo y gira sobre la cabeza de este permitiendo una angulación de aproximadamente 45° en los 360° (fig. 13d).

Con un mango de inserción, que fija el tornillo a su tulipa, se enrosca el tornillo en el canal a la profundidad determinada (fig. 13e) y se libera el mango insertador. El mismo procedimiento se realiza para todos los tornillos. Una vez colocados estos, y dada la movilidad de las tulipas, estas se pueden alinear para permitir encajar la barra de titanio uniendo el sistema. La barra se fija a las tulipas con un casquillo de cierre que se enrosca usando preferiblemente un destornillador con limitador de fuerza torque de 3,7 Nm. Una vez fijadas las dos barras de cada lado con los tornillos, hemos completado la fijación lumbosacra. Podemos aumentar la distracción con un instrumento específico colocado entre los tornillos de cada lado. Se comercializan tornillos pediculares poliaxiales de 2,0 mm, 2,7 mm, 3,5 mm y 4,5 mm, lo que permite su uso en gatos y perros de diferente tamaño. En el apartado de complicaciones se explican con detalle las posibles dificultades o incidencias que se pueden producir con la aplicación de esta técnica.

Idealmente el tornillo debe ocupar las 3/4 partes del diámetro del pedículo y es importante comprobar la correcta inserción de los implantes.

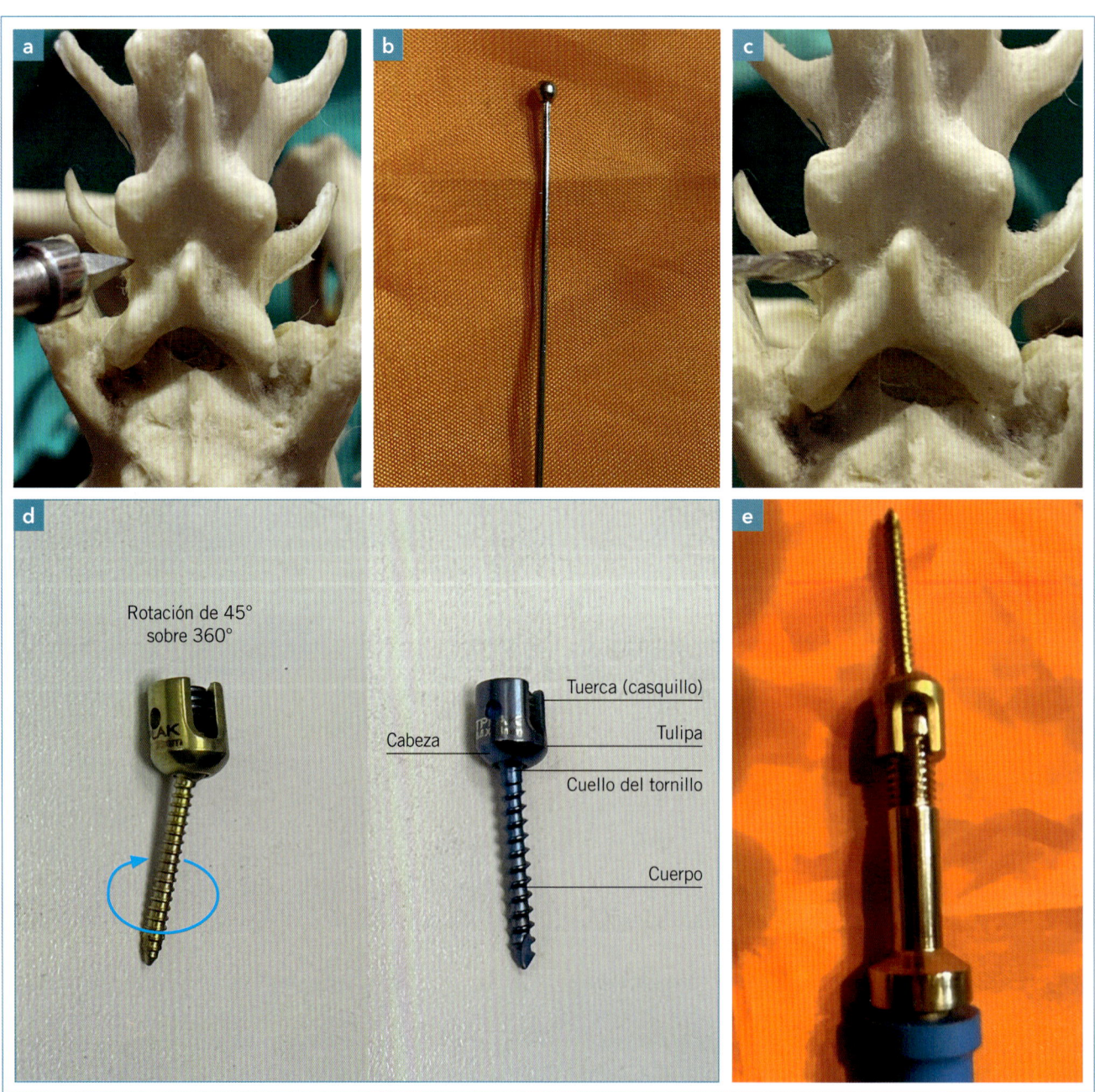

**FIGURA 13.** Localización del punto de inserción del tornillo y perforación del córtex dorsal de la vértebra con un punzón o con una fresa (a). Sonda pedicular (b). Broca para perforar el hueso (c). Tornillos pediculares (d). Mango para insertar los tornillos (e).

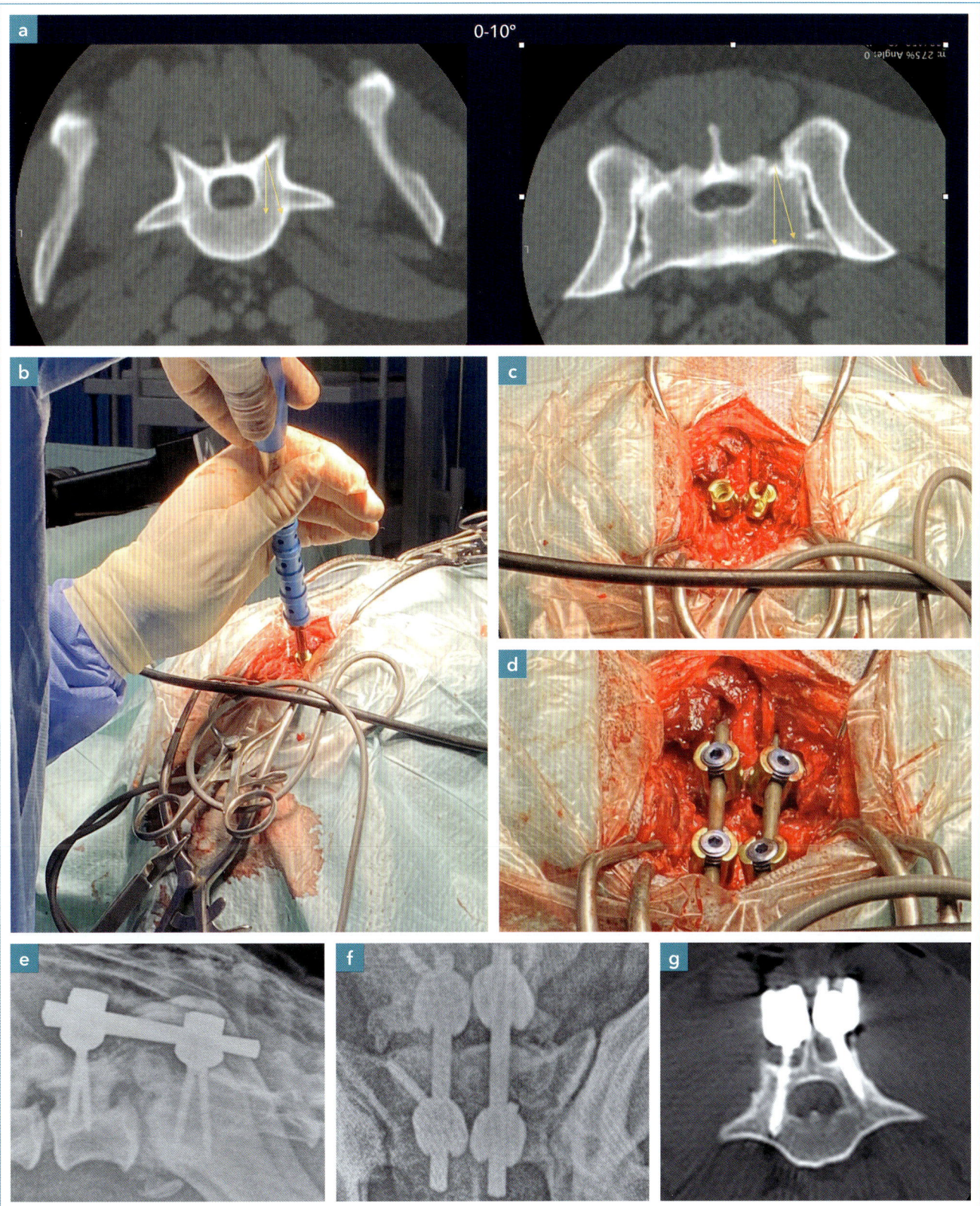

**FIGURA 14.** Imágenes transversas de tomografía computarizada en la que se observan los tornillos pediculares en L7 y sacro con el ángulo de inserción que se debe mantener (a). Imagen intraoperatoria que muestra la colocación del implante con el mango insertador (b). Tornillos pediculares poliaxiales antes de poner la barra (c). Imagen del montaje de estabilización-distracción una vez finalizada la intervención (d). Radiografías posoperatorias de un paciente canino al que se realizó una fijación con tornillos pediculares en la articulación lumbosacra (e y f). Imagen transversa de tomografía computarizada del posoperatorio que muestra la posición de los implantes (g).

En relación a la correcta posición de los tornillos con respecto a las estructuras que atraviesa y la estabilidad del sistema de fijación, Smolders y cols. (2012) describen una clasificación para la evaluación de la colocación de tornillos pediculares que se detalla en la tabla 2. [38]

## Pronóstico y complicaciones

El pronóstico en animales que son sometidos a cirugías lumbosacras es en general bueno, si bien depende de las técnicas.

En un estudio realizado con 69 perros a los que se realizó una laminectomía dorsal descompresiva, el 78 % de los pacientes mostraron resultados buenos o excelentes. Un 3 % de los casos sufrió la recurrencia de los signos clínicos después de 6 meses o más tras la cirugía. En este estudio se concluyó que los perros con incontinencia urinaria previa de más de 1 mes de duración tenían un pronóstico reservado tras la cirugía. [41] En otro estudio, se comprobó que el porcentaje de mejoría tras la intervención era mayor en perros con signos clínicos leves y sin déficit neurológico. Sin embargo, en los pacientes con signos graves, solo el 50 % volvía a presentar una función normal del esfínter vesical. Por último, en un trabajo realizado con 156 perros, el porcentaje de casos con mejoría fue del 79 %. [42]

Las complicaciones de la cirugía lumbosacra van desde un seroma a la inestabilidad articular con un empeoramiento clínico y la necesidad de realizar una nueva cirugía para revisión.

| Clasificación | Criterios |
|---|---|
| Óptimo | En el centro del pedículo. Afectación de la corteza ventral. Compromiso de la pared del pedículo medial y lateral. |
| Aceptable | Invasión de la cortical medial o lateral del pedículo. Penetración menor (<7,0 mm) de la corteza ventral. Sin afectación de la corteza ventral. |
| Inaceptable | Penetración considerable de la pared medial o lateral del pedículo. Invasión o desplazamiento de la *cauda equina* al penetrar en el canal medular. Penetración importante (≥7,0 mm) de la corteza ventral. |

**TABLA 2. Criterios aplicados para la evaluación de la posición de los tornillos (Smolder y cols., 2012).**

En el caso de las técnicas de estabilización-distracción, se ha observado el doblado, rotura o migración de los implantes, fractura del proceso articular de L7-S1 e infección. [1]

En el caso del uso de tornillos pediculares en Medicina Humana se usa la clasificación de Zdichavsky para evaluar la posición de los tornillos, su estabilidad y si requieren revisión quirúrgica (fig. 15). [43]

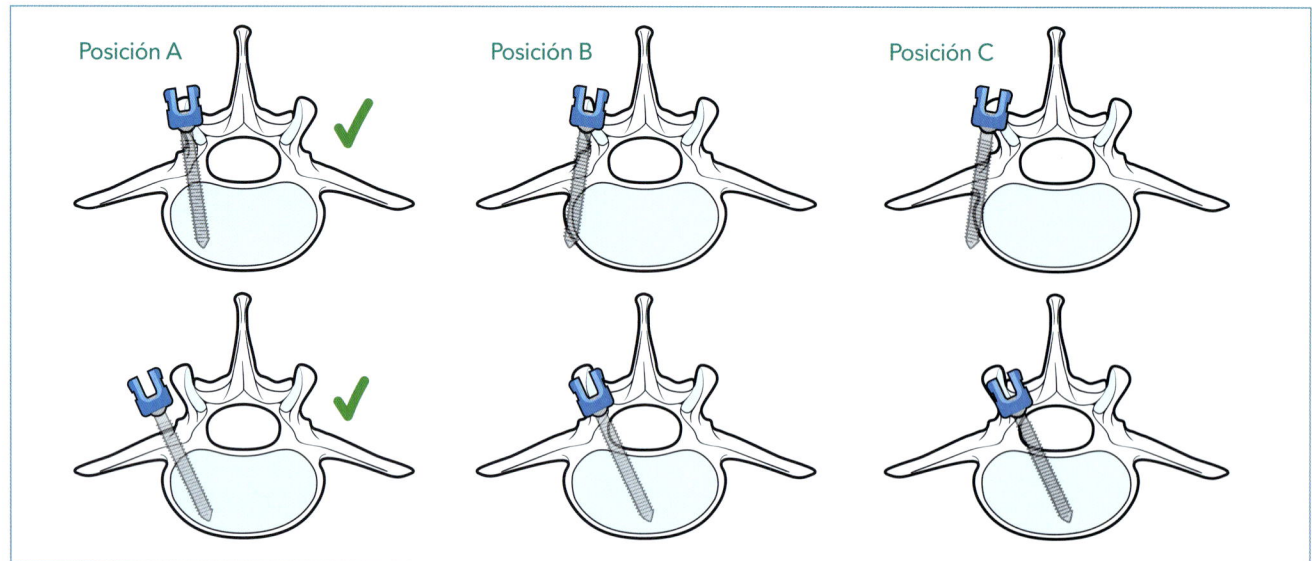

**FIGURA 15.** Evaluación de la posición de los tornillos pediculares. De todas las posibilidades, la correcta es la posición A, ya que en estas trayectorias el tornillo evita cualquier riesgo (lesión medular, de la *cauda equina* o de inestabilidad). En la B, debe evaluarse la estabilidad, pero no requieren revisión. Por último, en la posición C, se debe considerar la revisión del tornillo debido a la inestabilidad del implante o por posible lesión de la médula.

# Bibliografía

1. Meij B, Bergknut N. Chapter 33. Degenerative lumbosacral stenosis. En: Johnston SA, Tobias KM. (eds.). *Veterinary Surgery: Small Animal*. 2nd ed. Elsevier, 2018; p. 514-529.

2. Sharp NJ, Wheeler SJ. Chapter 10. Lumbosacral disease. En: Sharp NJ, Wheeler SJ. (eds.). *Small Animal Spinal Disorders, Diagnosis and Surgery*. 2nd ed. Elsevier Mosby, 2005; p. 181-210.

3. Sjostrom L. Lumbosacral stenosis: surgical decompresion. En: Slatter DH (ed.). *Textbook of veterinary surgery*, 3 rd ed. Philadelphia, PA: Saunders, 2003; p. 1227-1237.

4. Worth A, Meij B, Jeffery N. Canine Degenerative Lumbosacral Stenosis: Prevalence, Impact And Management Strategies. *Vet Med (Auckl)*. 2019 Nov 19;10:169-183.

5. Moore GE, Burkman KD, Carter MN, Peterson MR. Causes of death or reasons for euthanasia in military working dogs: 927 cases (1993-1996). *J Am Vet Med Assoc*. 2001 Jul 15;219(2):209-214.

6. Bebchuk T. Chapter 26. Lumbosacral decompression and foraminotomy. En: Shores A, Brisson BA. (eds.). *Current Techniques in Canine and Feline Neurosurgery*. 1st ed. John Wiley and Sons. 2017; p. 656-684.

7. Morgan JP, Bahr A, Franti CE, *et al*. Lumbosacral transitional vertebrae as a predisposing cause of cauda equina syndrome in German shepherd dogs: 161 cases (1987-1990). *J Am Vet Med Assoc*. 1993 Jun 1;202(11):1877-1882.

8. Meij BP, Bergknut N. Degenerative lumbosacral stenosis in dogs. *Vet Clin North Am Small Anim Pract*. 2010;40:983-1009.

9. Jones J, Cartee R, Bartels J. Computed tomographic anatomy of the canine lumbosacral spine. *Vet Radiol Ultrasound*. 1995;36:91.

10. Jones JC, Shires PK, Inzana KD, *et al*. Evaluation of canine lumbosacral stenosis using intravenous contrast-enhanced computed tomography. *Vet Radiol Ultrasound*. 1999;40:108-114.

11. Jones JC, Wright JC, Bartels JE. Computed tomographic morphometry of the lumbosacral spine of dogs. *Am J Vet Res*. 1995;56:1125-1132.

12. de Haan JJ, Shelton SB, Ackerman N. Magnetic resonance imaging in the diagnosis of degenerative lumbosacral stenosis in four dogs. *Vet Surg*. 1993;22:1-4.

13. Mayhew PD, Kapatkin AS, Wortman JA, Vite CH. Association of cauda equina compression on magnetic resonance images and clinical signs in dogs with degenerative lumbosacral stenosis. *J Am Anim Hosp Assoc*. 2002;38:555-562.

14. Ramirez O, Thrall DE. A review of imaging techniques for canine cauda equina syndrome. *Vet Radiol Ultrasound*. 1998;39(4):283-296.

15. Suwankong N, Voorhout G, Hazewinkel HA, *et al*. Agreement between computed tomography, magnetic resonance imaging, and surgical findings in dogs with degenerative lumbosacral stenosis. *J Am Vet Med Assoc*. 2006;229:1924-1929.

16. De Decker S, Wawrzenski LA, Volk HA. Clinical signs and outcome of dogs treated medically for degenerative lumbosacral stenosis: 98 cases (2004-2012). *J Am Vet Med Assoc*. 2014;245:408-413.

17. Janssens L, Beosier Y, Daems R. Lumbosacral degenerative stenosis in the dog: The results of epidural infiltration with methylprednisolone acetate: A retrospective study. *Vet Comp Orthop Traumatol*. 2009;22:486.

18. Denny HR, Gibbs C, Holt PE. The diagnosis and treatment of cauda equina lesions in the dog. *J Small Anim Pract*. 1982;23:435-443.

19. Janssens LAA, Moens Y, Coppens P *et al*. Lumbosacral degenerative stenosis in the dog. *Vet Comp Orthop Traumatol*. 2000;13:97-103.

20. Suwankong N, Meij BP, Klaveren NJ *et al*. Assessment of decompressive surgery in dogs with degenerative lumbosacral stenosis using force plate analysis and questionnaires. *Vet Surg*. 2007;36:423-431.

21. Danielsson F, Sjöström L. Surgical treatment of degenerative lumbosacral stenosis in dogs. *Vet Surg*. 1999;28:91-98.

22. Suwankong N, Meij BP, Voorhout G *et al*. Review and retrospective analysis of degenerative lumbosacral stenosis in 156 dogs treated by dorsal laminectomy. *Vet Comp Orthop Traumatol*. 2008;21:285-293.

23. Worth AJ, Hartman A, Bridges JP *et al*. Effect of dorsal laminectomy and dorsal annulectomy with partial lumbosacral discectomy on the volume of the lateral intervertebral neuroforamina in dogs when the lumbosacral junction is extended. *Vet Surg*. 2017;46(2):265-270.

24. Worth AJ, Hartman A, Bridges JP *et al*. Computed tomographic evaluation of dynamic alteration of the canine lumbosacral intervertebral neurovascular foramina. *Vet Surg*. 2017 Feb;46(2):255-264.

25. Bagley R. Surgical stabilisation of the lumbosacral joint. En: Slatter DH (ed.). *Textbook of veterinary surgery*, 3rd ed. Philadelphia, PA: Saunders, 2003; p. 1238-1243.

26. Lim,SHY, Beasley M. Chapter 14. Lumbosacral decompression and foraminotomy techniques. En: Shores A, Brisson BA. *Advanced Techniques in Canine and Feline Neurosurgery*. 1st ed. John Wiley and Sons, 2023; p. 129-143.

27. Gödde T, Steffen F. Surgical treatment of lumbosacral foraminal stenosis using a lateral approach in twenty dogs with degenerative lumbosacral stenosis. *Vet Surg*. 2007;36:705-713.

28. Dyall B and Schmökel H. Complete Cranial Iliac osteotomy to approach the Lumbosacral Foramen *Front. Vet. Sci.* 2017 May;4:75.

29. Wood BC, Lanz OI, Jones JC *et al*. Endoscopic-assisted lumbosacral foraminotomy in the dog. *Vet Surg*. 2004;33:221-231.

30. Carozzo C, Cachon T, Genevois JP *et al*. Transiliac approach for exposure of lumbosacral intervertebral disk and foramen: technique description. *Vet Surg*. 2008;37:27-31.

31. Reints TE, Van Stee L, Willemsen K *et al*. Lumbosacral Fusion Using Instrumented Cage Distraction–Fixation in a Dog with Degenerative Lumbosacral Stenosis. VCOT Open 2020; 03(02): e77-e83. DOI: 10.1055/s-0040-1713824.

32. Solano MA, Fitzpatrick N. & Bertran J. Cervical distraction-stabilization using an intervertebral spacer screw and string-of pearl (SOPTM) plates in 16 dogs with disc-associated Wobbler syndrome. *Vet. Surg.* 2015;44(5):627-641.

33. Zindl C, Litsky AS, Fitzpatrick N, Allen MJ. Kinematic behavior of a novel pedicle screw-rod fixation system for the canine lumbosacral joint. *Vet. Surg.* 47(1):114-124.

34. Dewey CW and Fossum TW. Surgery of the cauda equina. En: Fossum TW (ed.). *Small animal surgery*, 5th ed. Philadelphia, PA. Elsevier, 2019; p. 1427-1443.

35. Early P, Mente P, Dillard S, Roe S. In vitro biomechanical evaluation of internal fixation techniques on the canine lumbosacral junction. *Peer J.* 2015 August 20;3:1094. doi: 10.7717/peerj.1094.

36. Nel J, Kat CJ, Coetzee GL, van Staden PJ. Biomechanical comparison between pins and polymethylmethacrylate and the SOP locking plate system to stabilize canine lumbosacral fracture-luxation in flexion and extension. *Veterinary Surg.* 2017; 46(6): 789-796.

37. Meij B, Suwankong N, Van der Veen A, Hazelwinkel H. Biomechanical Flexion–Extension Forces in Normal Canine Lumbosacral Cadaver Specimens Before and After Dorsal Laminectomy–Discectomy and Pedicle Screw–Rod Fixation. *Vet Surg. 2017*;36:742-751.

38. Smolder LA, Voorhout G, van de Ven R *et al*. Pedicle Screw-Rod Fixation of the Canine Lumbosacral. *Vet. Surg.* 2012 Aug; 41(6):720-732.

39. Toni C, Oxley B, Clarke S and Behr S. Accuracy of Placement of Pedicle Screws in the Lumbosacral Region of Dogs Using 3D-Printed Patient-Specific Drill Guides. *Vet Com Orthop Traumatol.* 2021 Jan;34(1):53-58. doi: 10.1055/s-0040-1716840.

40. Härti R, Corredor JA. Cap. 16. Navegación en cirugía de columna. En: Baaj A. *et al*. (ed.). *Manual de cirugía de columna* 2.ª ed., 2018. Ediciones Journal, Buenos Aires, 2018.

41. De Risio L, Sharp NJ, Olby NJ, Muñana KR. Predictors of outcome after dorsal decompressive laminectomy for degenerative lumbosacral stenosis in dogs: 69 cases (1987-1997). *J Am Vet Med Assoc.* 2001 Sep; 219(5):624-628.

42. Suwamkong N, Meij BP, Voorhout G. *et al*. Review and retrospective analysis of degenerative lumbosacral stenosis in 156 dogs treated by dorsal laminectomy. *Vet Comp Orthop Traumatol.* 2008;21(3):285-293.

43. Elford JH, Oxley B, and Behr S. Accuracy of placement of pedicle screws in the thoracolumbar spine of dogs with spinal deformities with three-dimensionally printed patient-specific drill guides. *Vet Surg.* 2020 Feb;49(2):347-353. doi: 10.1111/vsu.13333.

# Biopsia de músculos y nervios y microcirugía del nervio periférico

## CAPÍTULO 16

Autores: Alberto Ballestín y Sergio Ródenas

## Introducción, términos y principios generales

En este capítulo no se van a discutir de forma exhaustiva las anomalías ni enfermedades neuromusculares dado que está fuera del objetivo de este libro y de la utilidad para el neurocirujano. Sin embargo, es importante saber distinguir cuándo un paciente tiene un trastorno neuromuscular y cuándo una mielopatía o una encefalopatía y saber los diagnósticos diferenciales principales, así como conocer el sistema neuromuscular.

El sistema neuromuscular es el encargado de transmitir la información desde el Sistema Nervioso Central (SNC) hasta el sistema musculoesquelético.

El concepto de unidad motora es imprescindible para comprender el funcionamiento del sistema neuromuscular. La unidad motora está formada por el cuerpo celular de una neurona localizada en la sustancia gris de la columna ventral de la médula espinal, el axón de la neurona, la unión neuromuscular y las correspondientes fibras musculares. [1-3]

Una alteración en cualquiera de los componentes de la unidad motora puede dar signos clínicos neuromusculares. En función de la localización anatómica de la lesión, las alteraciones se clasifican como:

- **Neuronopatía o enfermedad de la neurona motora:** alteración de los cuerpos celulares neuronales en el asta ventral de la sustancia gris de la médula espinal
- **Radiculopatía:** alteración de las raíces nerviosas.
- **Neuropatía:** alteración del nervio periférico.
- **Desórdenes de la transmisión neuromuscular (unión neuromuscular):** alteraciones a nivel de la unión neuromuscular.
- **Miopatía:** alteración del músculo.

Los exámenes complementarios, excepto la biopsia muscular y de nervio, se encuentran descritos en el capítulo 3.

## Biopsias de músculo y de nervio periférico

### Indicaciones

La biopsia muscular es una etapa de gran importancia en el diagnóstico de los trastornos neuromusculares. Aunque en algunos casos solo veremos cambios inespecíficos de lesión muscular primaria o secundaria a una neuropatía, en muchos casos se puede alcanzar el diagnóstico específico de la enfermedad. La biopsia muscular puede revelar cambios de enfermedad muscular primaria (inflamatorios, vasculares, degenerativos, etc.) o cambios musculares secundarios a una enfermedad del nervio periférico tales como la atrofia angular, característica de denervación, signos de reinervación, etc. [4,5]

Los métodos de fijación convencional (formol) permiten el diagnóstico de ciertas patologías (p. ej.: miositis y cambios secundarios a una neuropatía), sin embargo, es imprescindible el análisis del músculo fresco (congelado rápidamente) con el fin de realizar las tinciones específicas y los estudios de microscopía electrónica necesarios para el diagnóstico de miopatías metabólicas congénitas entre otras.

La biopsia nerviosa es menos específica que la biopsia muscular. En la mayoría de los casos confirma el proceso patológico (daño axonal y/o desmielinización), pero en la mayoría de los casos no permite precisar la enfermedad. Solo en ciertas ocasiones posibilita alcanzar el diagnóstico específico (neuritis infecciosa o inmunomediada, enfermedades de almacenamiento como la leucodistrofia de células globosas, etc.). Sin embargo, la biopsia nerviosa proporciona información en cuanto a la regeneración, remielinización y grado de pérdida de fibras nerviosas, por lo que es importante para establecer un pronóstico. [4,5]

La biopsia muscular es más útil que la biopsia de nervio para diagnosticar el proceso patológico, sin embargo, la biopsia de nervio aporta más información con relación al pronóstico.

Las técnicas de biopsia y procesado de las muestras están ampliamente descritas en otros textos. [4-9]

## Técnica para realizar una biopsia muscular de extremidades

La elección del músculo que se desea biopsiar se basa principalmente en los signos clínicos (p. ej.: hipertrofia o atrofia de un músculo en concreto) y en los cambios observados en la electromiografía (EMG). Es preferible tomar muestras sin artefactos que puedan ocasionar necrosis o miositis (p. ej.: punción intramuscular, realización de electromiografía, etc.). Por ello, para realizar biopsias es necesario seleccionar un músculo que se identifique fácilmente, que requiera un abordaje poco agresivo y con las fibras orientadas en una sola dirección, que suponga poca morbilidad y con datos de estudios de interpretación (tamaño y distribución de las miofibras) ya existentes. [5]

En la mayoría de los casos, a no ser que se sospeche de un músculo en particular, en animales con enfermedad neuromuscular generalizada se deberían tomar biopsias de varios músculos, tanto de las extremidades anteriores como de las posteriores. El protocolo estándar indica que deben tomarse muestras de los músculos tríceps braquial (tercio distal), cuádriceps vasto lateral (tercio distal), tibial craneal (tercio distal) y músculos temporal y masetero en caso de sospecha de miositis de los músculos masticadores, o de los músculos intercostales para el diagnóstico de miastenia grave adquirida (cuadro 1). [5,10-12] Otros autores también describen en la extremidad posterior las biopsias del bíceps femoral, y del gastrocnemio, asociado al nervio peroneo común, y en la extremidad anterior, de los músculos tríceps braquial y flexor digital superficial y del nervio ulnar [6].

El método de elección es la realización de una biopsia quirúrgica abierta, para poder ver la dirección de las fibras musculares y tomar la cantidad necesaria de músculo para su análisis. La realización de una biopsia percutánea es menos invasiva que la biopsia abierta, sin embargo, debido al pequeño tamaño de la muestra hace el que el diagnóstico sea menos fiable.

Se debe recolectar de cada músculo una pieza, que se fija en formol para el estudio general, y otra que se congela rápidamente y se envía al laboratorio para poder realizar estudios más específicos (tinciones especiales, inmunohistoquímica, microscopía electrónica, etc.).

### Técnica quirúrgica abierta

En la mayoría de músculos es parecida, si bien, en función del músculo elegido el abordaje es diferente. En general, en la extremidad posterior se realiza el abordaje del músculo cuádriceps (vasto lateral) mediante la palpación del nervio peroneo para incluirlo en la misma apertura (en caso de realizar biopsia muscular y nerviosa); en la extremidad torácica, generalmente se toma la biopsia del tríceps braquial y, si es necesario, una biopsia del nervio cubital (poco frecuente). [4-7]

Se prepara la zona. Se rasura y se lava con clorhexidina o con povidona yodada. Se cubre con 4 paños quirúrgicos que, a su vez, se cubren con otro paño, o también se puede hacer con paños quirúrgicos fenestrados. Seguidamente, se procede a realizar una incisión, generalmente curvilínea, en la piel para poder visualizar el cuádriceps (fig. 1) o el músculo tibial craneal (fig. 2) y en caso de biopsia de nervio, el nervio peroneo.

Con una tijera de Metzembaum se incide la fascia para exponer el músculo cuádriceps y la disección del músculo tibial craneal. Se separan y aíslan los músculos con retractores Gelpi y se procede a tomar la biopsia muscular. Es importante no utilizar electrobisturí antes de tomar la biopsia para evitar lesiones o artefactos. La biopsia muscular se toma con un bisturí con hoja del n.º 11. Es importante tomarla siempre paralela a la dirección de las fibras musculares y, por regla general y siempre que sea posible, se toma una muestra de 1-2 cm de longitud y de 0,5-1 cm de grosor. Posteriormente, se cierra por planos con una sutura monofilamento absorbible. [5,6]

En la extremidad anterior se toma una muestra del tríceps braquial (fig. 3), se procede a una incisión curvilínea, se incide la piel, el tejido subcutáneo, la fascia y se toma la muestra de la misma manera que se ha descrito anteriormente.

Se deben dividir las muestras de cada músculo en dos porciones: una para fijar en formol y la otra para congelar en fresco en caso de ser necesario realizar técnicas especiales.

---

Las dimensiones adecuadas de la biopsia muscular son 1-2 cm de largo y 0,5-1 cm de grosor, además debe tomarse siempre paralela a las fibras musculares.

---

### CUADRO 1. Músculos de referencia para la toma de biopsias

- Tríceps braquial (tercio distal).
- Cuádriceps vasto lateral (tercio distal).
- Tibial craneal (tercio distal).
- En caso de sospecha de miositis de los músculos masticadores: mm. masetero y temporal.
- En caso de sospecha de miastenia grave: músculos intercostales.

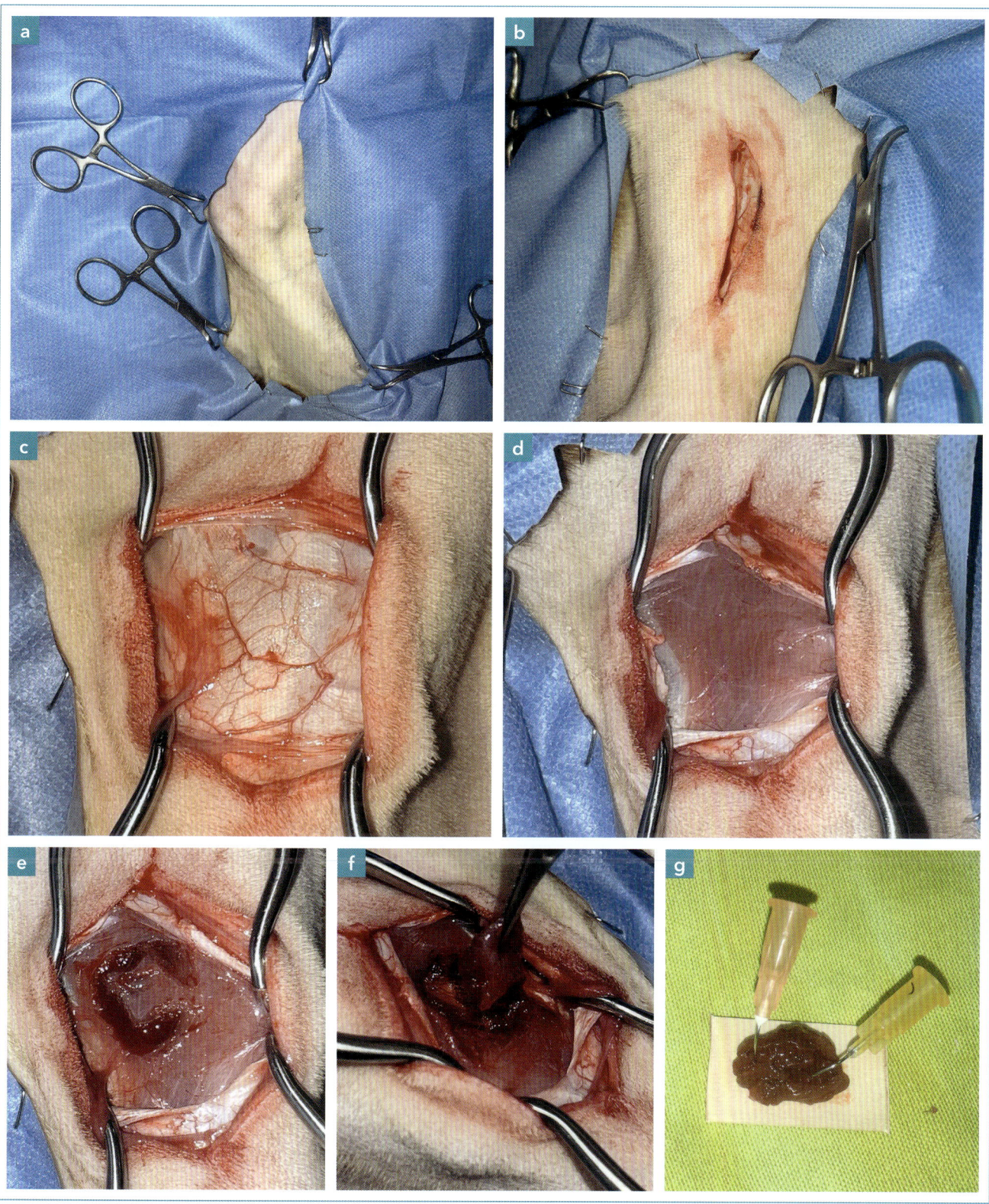

**FIGURA 1.** Técnica de biopsia muscular en el caso del músculo cuádriceps. Imagen que muestra la colocación de los paños de campo y el rasurado de la zona para realizar la toma de la biopsia (a). Incisión de la piel y el tejido subcutáneo (b). Imagen que muestra la fascia muscular (c). Tras incidir y separar la fascia con retractores Gelpi, se pueden ver las fibras musculares (d). Resección del fragmento de músculo (cubo) con un bisturí de hoja n.º 11 (e). Extracción del fragmento con pinzas para analizar la muestra (f). Se coloca el músculo estirado en un depresor lingual con agujas de insulina (g).

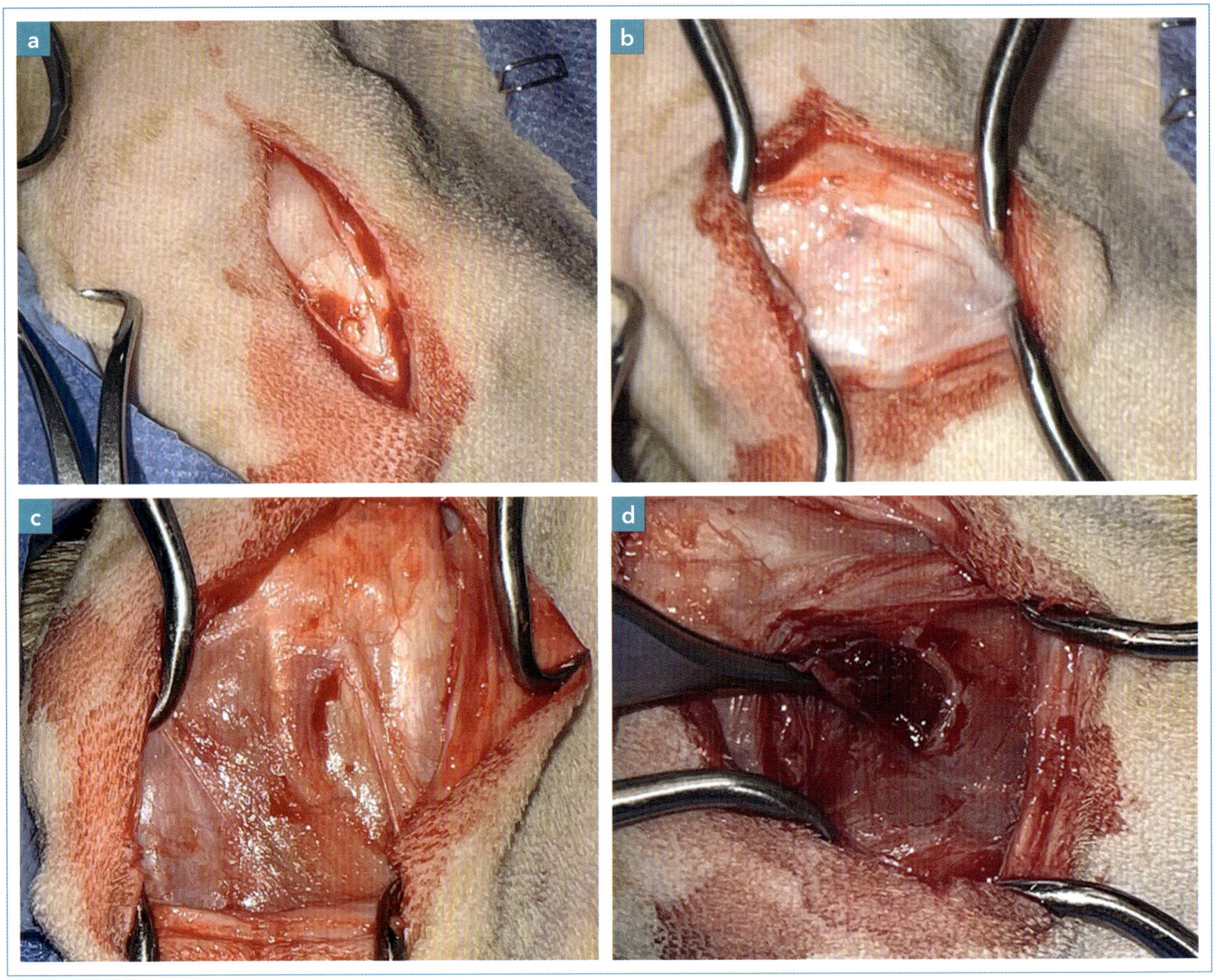

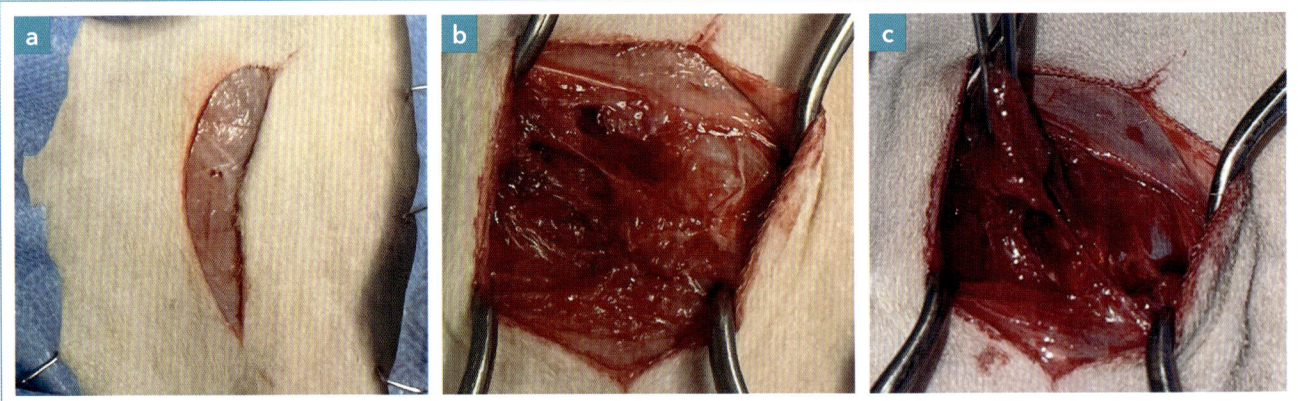

**FIGURA 2.** Técnica de biopsia muscular en el músculo tibial craneal. Incisión de la piel y del tejido subcutáneo (a). Posicionamiento de los separadores Gelpi que permiten ver la fascia y el músculo (b y c). Sección de una porción de músculo y extracción de la muestra, como se ha descrito en la figura anterior (d).

**FIGURA 3.** Técnica de biopsia muscular en el músculo tríceps braquial. Imagen que muestra la colocación, rasurado e incisión de la piel y tejido subcutáneo para la toma de biopsia (a y b). Imagen que muestra las fibras musculares y el fragmento muscular una vez incidido de la misma manera que se explica para el músculo cuádriceps (c).

## Técnica quirúrgica cerrada (con aguja percutánea o *tru-cut*)

Es una técnica menos invasiva que se puede realizar con anestesia local en muchos casos, es mínimamente invasiva y más económica. La biopsia muscular percutánea se ha descrito en perros, sin embargo, su aplicación tiene inconvenientes. Las principales desventajas de este método son el pequeño tamaño de la muestra obtenida y la imposibilidad de mantener las muestras estiradas cuando se fijan.

En general en perros y gatos se recomiendan técnicas abiertas para obtener muestras de tamaño óptimo y libres de artefactos. [5]

## Técnica para realizar biopsia muscular del músculo temporal

La biopsia del músculo temporal (el masetero se utiliza poco) está indicada en patologías como la miositis de los músculos masticadores o la polimiositis con afección de estos músculos. La biopsia en este caso permite confirmar el diagnóstico de la enfermedad y ofrece información adicional sobre el pronóstico, especialmente cuando hay atrofia muscular y se sospecha de una fibrosis significativa. La visualización de las lesiones en la resonancia magnética (RM) o en la tomografía computarizada (TC) ayudan a elegir la zona que se debe biopsiar. En sospechas de neuritis y otras lesiones del nervio trigémino sin lesiones evidentes en la RM, la biopsia puede ayudar a confirmar la denervación neurogénica y a confirmar la lesión del nervio trigémino.

Cuando se toman biopsias del músculo temporal es importante no confundirse y evitar tomar muestras del músculo frontal, que recubre al temporal, porque no se encuentra afectado en la miositis del músculo masticatorio y podríamos tener un diagnóstico erróneo falso negativo. Se recomienda siempre tomar muestras de las extremidades en caso de debilidad o atrofia generalizada, o incluso sin signos generalizados en caso de que el animal tenga una polimiositis que afecte a otros músculos que no sean los músculos masticadores.

El cirujano debe asegurarse de que toma la biopsia del músculo temporal y no del frontal, que lo cubre, para evitar resultados falsos negativos.

Una de las complicaciones descritas con la biopsia del músculo temporal es la presencia de ptosis del párpado superior ipsilateral, la cual se cree que es debida a un traumatismo del plexo auricular rostral. La ptosis generalmente suele ser temporal y se resuelve en 4 a 6 semanas sin tratamiento especial.

Para la biopsia del músculo temporal (fig. 4) se realiza habitualmente una incisión cutánea de aproximadamente 1,5 a 2 cm dorsal al arco cigomático, rostrocaudalmente para evitar dañar el plexo auricular rostral. Tras incidir la piel, se observa el músculo frontal. Se realiza la disección roma de este, para exponer la fascia que recubre el músculo temporal. Seguidamente, esta se incide y se colocan los retractores Gelpi o Weitlaner. Se procede a extirpar el fragmento de músculo con hoja de bisturí n.º 11 (un cubo de 0,5×0,5×1 cm de tejido muscular cuando es posible, aunque en animales con atrofia marcada es difícil) o con punzón. Se procede a la hemostasia y el cierre rutinario por planos. [11]

## Técnica para realizar la biopsia de nervio

La elección del nervio que se va a biopsiar se basa en el examen neurológico del paciente (déficits de un nervio en concreto) y en los hallazgos electrofisiológicos. [4-7] En procesos generalizados, habitualmente se realiza la biopsia del nervio peroneo común. Este nervio es mixto (fibras motoras, sensitivas y autonómicas), es fácil de identificar anatómicamente y las características morfométricas están bien descritas. También se puede realizar en los nervios tibial o cubital aunque es menos frecuente. [5,6] En casos de sospecha de neuropatía sensitiva se puede biopsiar un nervio sensitivo como el antebraquial cutáneo caudal o el sural cutáneo caudal. [5] La secuencia del procedimiento para realizar la biopsia del nervio peroneo se describe en la figura 5. En algunos animales se pueden dar déficits propioceptivos en la extremidad en la que realizamos la biopsia que generalmente se resuelven en un periodo de 3-4 días.

Para realizar la biopsia fascicular del nervio peroneo, el animal se coloca al igual que en la biopsia muscular, en decúbito lateral. El lugar de abordaje es similar al del músculo tibial craneal. Se palpa el nervio normalmente en la cara lateral y área distal del fémur o en la cara caudal y área proximal de la tibia.

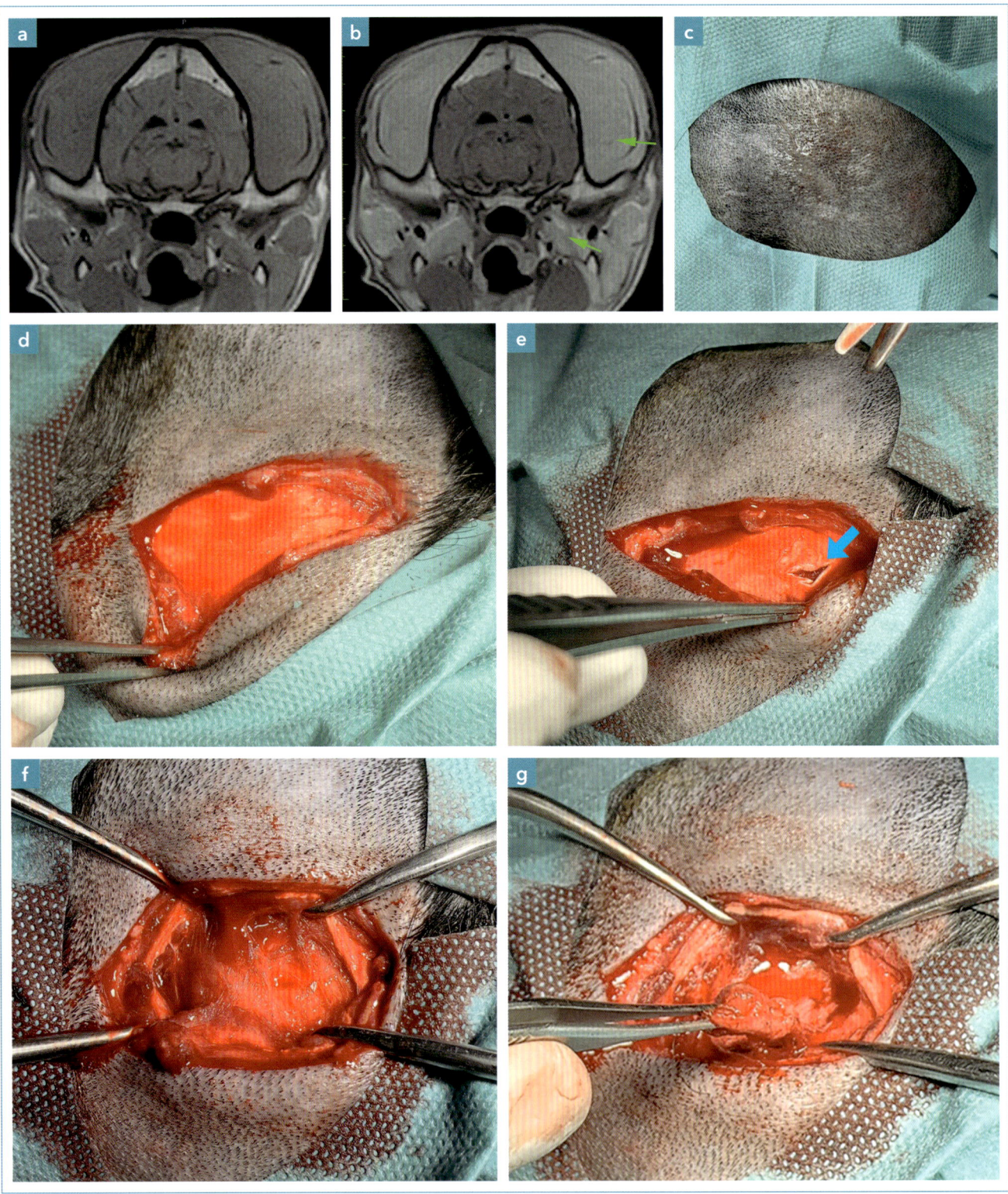

**FIGURA 4.** Biopsia de músculo temporal. Imágenes de resonancia magnética transversa en T1 pre- y poscontraste respectivamente, en un animal con miositis de músculos masticadores donde se aprecia un realce marcado de toda la musculatura de la masticación (a y b). Rasurado y área preparada para la toma de biopsia del músculo temporal (c). Incisión en la piel que permite ver la fascia del músculo frontal (d). Incisión pequeña en la fascia para acceder al músculo temporal (e). Incidida la fascia del músculo frontal con tijeras de Metzembaun, este se aísla con separadores Gelpi para evitar tomar biopsia del músculo frontal en lugar del músculo temporal (f). Fragmento de músculo extirpado para estudio de la misma manera que se ha explicado con anterioridad en el capítulo para el músculo cuádriceps (g).

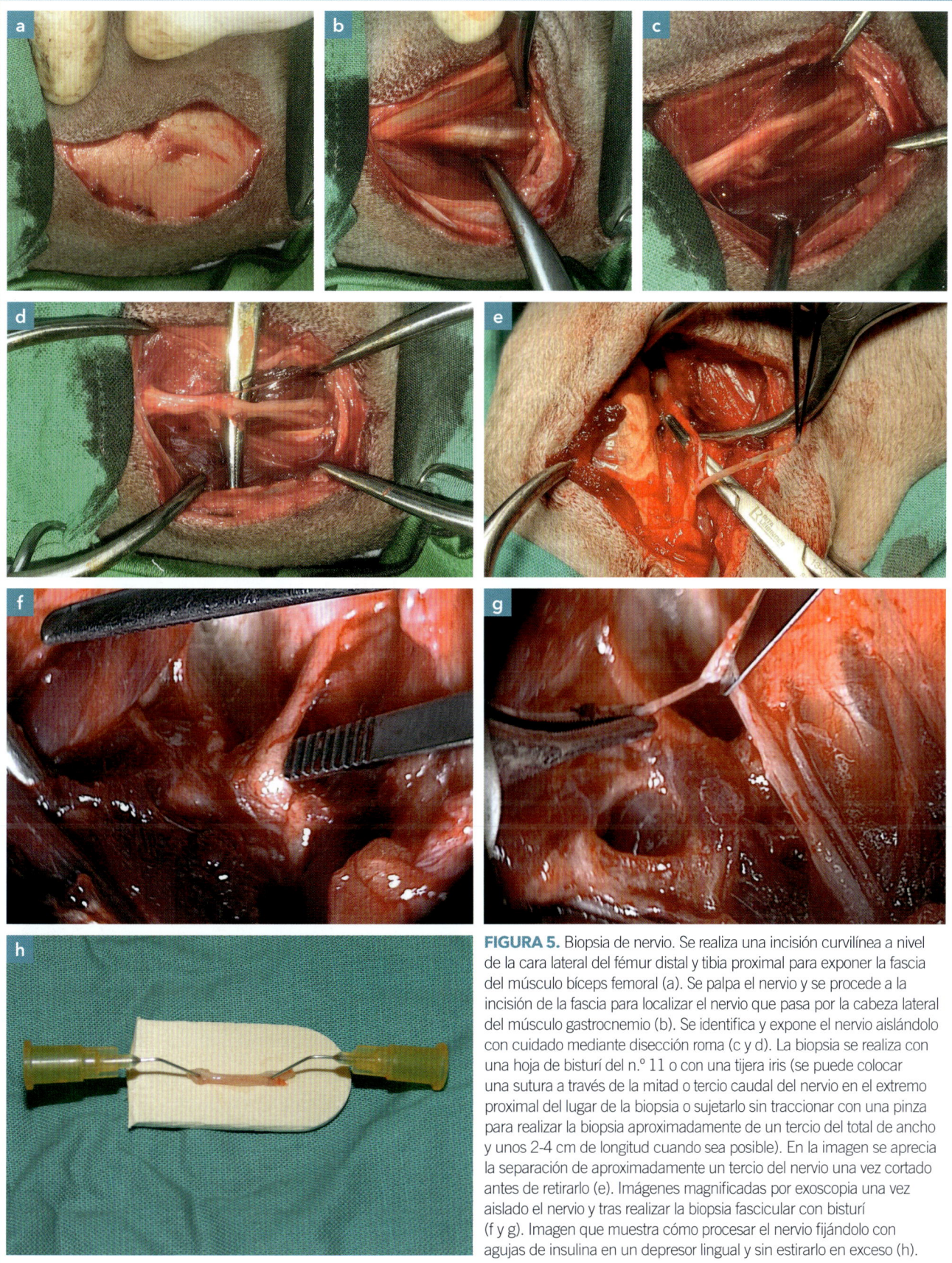

**FIGURA 5.** Biopsia de nervio. Se realiza una incisión curvilínea a nivel de la cara lateral del fémur distal y tibia proximal para exponer la fascia del músculo bíceps femoral (a). Se palpa el nervio y se procede a la incisión de la fascia para localizar el nervio que pasa por la cabeza lateral del músculo gastrocnemio (b). Se identifica y expone el nervio aislándolo con cuidado mediante disección roma (c y d). La biopsia se realiza con una hoja de bisturí del n.º 11 o con una tijera iris (se puede colocar una sutura a través de la mitad o tercio caudal del nervio en el extremo proximal del lugar de la biopsia o sujetarlo sin traccionar con una pinza para realizar la biopsia aproximadamente de un tercio del total de ancho y unos 2-4 cm de longitud cuando sea posible). En la imagen se aprecia la separación de aproximadamente un tercio del nervio una vez cortado antes de retirarlo (e). Imágenes magnificadas por exoscopia una vez aislado el nervio y tras realizar la biopsia fascicular con bisturí (f y g). Imagen que muestra cómo procesar el nervio fijándolo con agujas de insulina en un depresor lingual y sin estirarlo en exceso (h).

## Enfermedades específicas del nervio periférico

### Tumores de la vaina nerviosa en nervio periférico, raíces nerviosas y plexo braquial

Las principales neoplasias que afectan a los nervios periféricos, a las raíces y a los plexos braquial y lumbosacro (menos frecuente) son los tumores de la vaina nerviosa (TVN). Otros tumores como los linfomas, los paragangliomas o los tumores de células granulares también se han observado afectando los nervios periféricos y/o a los nervios o raíces espinales, del mismo modo que las neoplasias pueden causar los mismos signos de afectación de los nervios periféricos por extensión o compresión de estos.[2,13-17]

Los TVN son neoplasias de origen mesenquimal que se originan a partir de las células de Schwann, de los fibroblastos intraneurales o de las células perineurales. La Organización Mundial de la Salud (OMS), agrupa los tumores de los nervios craneales y paraespinales junto con los tumores del sistema nervioso central como entidades benignas (BPNST, siglas en inglés para b*enign peripheral nerve sheath tumors*) por una parte, sirvan como ejemplo el neurofibroma, el schwannoma o el perineuroma; y por otra, los tumores malignos, denominados PNST malignos (MPNST, siglas en inglés para *malign peripheral nerve sheath tumors*). Por regla general hay que realizar inmunohistoquímica para determinar el tipo de neoplasia o referirnos en general a ellos como TVN.[14,17,18] Estos tumores en el sistema nervioso periférico podemos encontrarlos afectando el nervio periférico, la raíz nerviosa o el plexo braquial.

### Diagnóstico

El diagnóstico se basa en la historia, los signos clínicos y los exámenes complementarios. En algunos casos de neoplasias del plexo braquial y lumbosacro, es posible palpar la masa a nivel de la axila o mediante palpación abdominal caudal. Los exámenes electrofisiológicos nos permiten diferenciar entre una lesión ortopédica o neurológica y van a proporcionar también información útil para la localizar la lesión, sin embargo, no permiten diferenciar entre un tumor u otra lesión, por ello, para emitir un diagnóstico final son necesarias las pruebas de imagen avanzada. La ecografía es una técnica no invasiva con la cual se puede observar en muchos casos la neoplasia (masas tubulares con poco o sin flujo sanguíneo) y tomar muestras con aguja fina o biopsias guiadas mediante este sistema, permitiendo en algunos casos el diagnóstico de la neoplasia.

La RM y la TC son las técnicas más utilizadas para el diagnóstico de TVN, siendo la primera superior a la segunda debido a la mejor resolución de contraste y por tanto a la mejor diferenciación entre fascículos nerviosos y vasos.[17,19,20] La RM también puede ser de ayuda para ver la malignidad del tumor. En un reciente estudio, tumores con un volumen mayor y realce más marcado con contraste se asociaron a un grado de malignidad más alto, mientras que la atrofia muscular, señal heterogénea y crecimiento del tumor en el canal vertebral no se asociaron con más malignidad.[17]

> La resonancia magnética es la prueba de imagen de elección para el diagnóstico de tumores de la vaina nerviosa debido a su mayor resolución de contraste que permite diferenciar los fascículos nerviosos de los vasos sanguíneos.

### Consideraciones terapéuticas

El tratamiento más frecuente es la cirugía con o sin radioterapia, o la radioterapia sola. El tratamiento quirúrgico solo, sin combinar con radioterapia, es controvertido y generalmente está asociado a recidivas y mortalidad en un periodo corto de tiempo.

En un estudio realizado con 51 perros diagnosticados de TVN, estos se dividieron en 3 grupos: tumores que afectaban a nervios distales al plexo braquial o lumbosacro, tumores que afectaban a nervios del plexo braquial o lumbosacro, y tumores que afectaban al canal vertebral. En este estudio, los perros con neoplasias localizadas en el canal vertebral tuvieron intervalos libres de recaída y tiempos de supervivencia más cortos que los perros que presentaban tumores en el plexo.[13]

En cuanto al tratamiento con radioterapia asociado a la cirugía o cuando hay una exéresis completa de la masa, de acuerdo con los estudios realizados, se prolongan los tiempos de supervivencia y de recidiva.[14,21,22] Y en cuanto al uso de radioterapia sola, sin tratamiento quirúrgico, se obtuvieron tiempos de supervivencia similares a los de perros tratados con cirugía, en un estudio realizado con 10 perros con tumores de plexo braquial.[23]

### Tratamiento quirúrgico

El tratamiento quirúrgico consiste en extirpar el tumor (figs. 6-8). De forma básica, para la resección de estos tumores se aplican diferentes técnicas en función de su localización:

a. **Tumores del plexo braquial:** se recomienda amputar la extremidad o se puede realizar la resección del tumor, aunque en general hay recidivas en un periodo corto de tiempo. [13,21]

b. **Tumores del plexo braquial con extensión al canal vertebral:** en general se recomienda amputación con hemilaminectomía, durotomía y rizotomía. [13]

c. **Tumores del plexo lumbosacro:** se puede realizar la resección del tumor o amputación/hemipelvectomía con laminectomía en el caso de que exista extensión al canal vertebral (fig. 8). [24,25]

d. **Tumores de raíz espinal:** hemilaminectomía, durotomía y rizotomía.

e. **Tumores de nervio periférico aislado:** neurectomía con márgenes o amputación. [26,27]

## Técnica quirúrgica

Respecto a los tumores del plexo braquial en los que se requiere la amputación de la extremidad, dicha técnica ha sido descrita en numerosos libros de cirugía. En los casos en los que se realice la resección del plexo braquial, el abordaje al mismo está descrito tanto de forma craneolateral, como medial y lateral. [28-30] Recientemente, se ha descrito un abordaje modificado para acceder al agujero intervertebral de C7, C8 y T1 para realizar la exéresis de un TVN. [14]

Respecto a los tumores con extensión al canal vertebral o de raíz espinal, el abordaje y la técnica para las lesiones cervicales el lector los encontrará descritos en los capítulos de abordajes de la columna vertebral (capítulo 6).

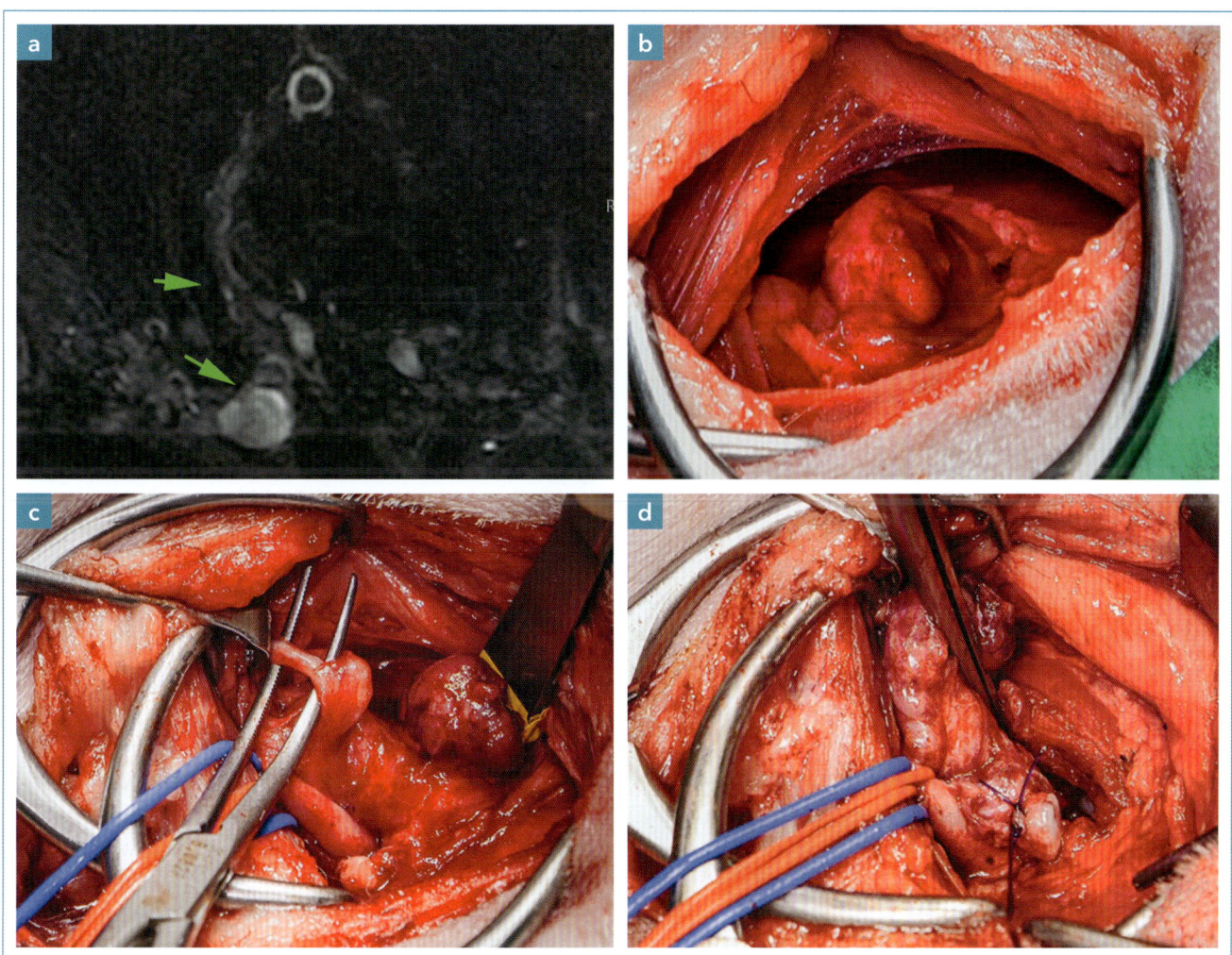

**FIGURA 6.** Imagen transversa STIR de resonancia magnética que muestra un TVN localizado en el plexo braquial en C6-C7 (a). Imagen intraoperatoria del abordaje medial al plexo braquial (b). Imagen que muestra la disección de los nervios del plexo braquial y el aislamiento de la masa antes de la exéresis (c y d).

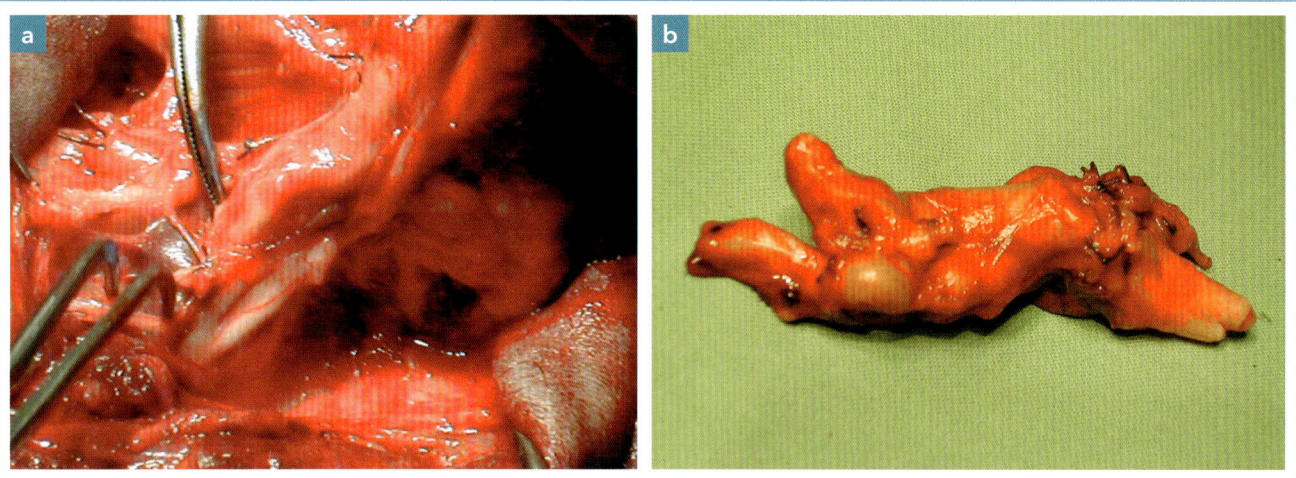

**FIGURA 7.** Imagen intraoperatoria de un perro en la que se aprecia un TVN (a). Masa una vez extirpada (b).

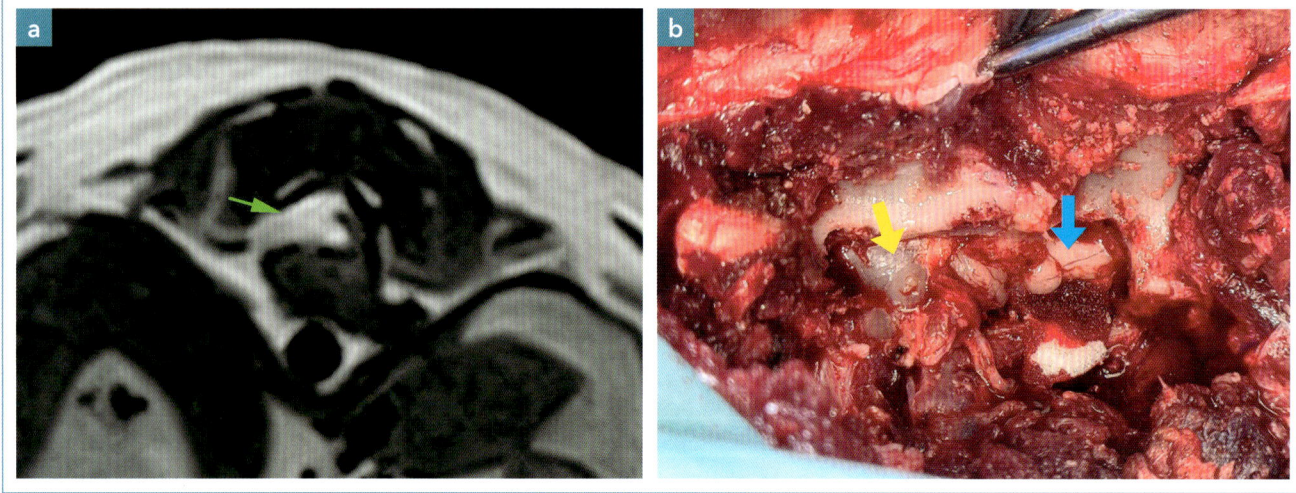

**FIGURA 8.** Imagen de resonancia magnética en secuencia T1 poscontraste de un TVN de raíz espinal con invasión del canal vertebral en T13-L1 (a). Imagen intraoperatoria donde se aprecia, tras abrir la duramadre, la neoplasia intradural (flecha amarilla) y la parte de médula espinal normal (flecha azul) (b).

## Enfermedades inflamatorias e infecciosas

### Ganglioneuritis hipertrófica

Se trata de la inflamación de un nervio o una raíz espinal aislada. La ganglioneuritis hipertrófica es una patología poco común descrita en la especie canina con presentación unilateral focal o bilateral localizada con mayor frecuencia en C2. La raza Staffordshire Bull Terrier parece tener una mayor predisposición que otras razas a padecer esta patología. [31,32]

Generalmente se producen cambios inflamatorios y/o hipertróficos en el nervio o la raíz espinal, los cuales pueden mimetizar una neoplasia del nervio en los exámenes realizados mediante imagen avanzada. El diagnóstico se basa en la historia clínica y las pruebas de imagen avanzada, siendo la más precisa la RM. El diagnóstico definitivo se basa en la biopsia de la masa y el estudio histopatológico de esta (cambios inflamatorios e hipertróficos). Dado el origen probable immunomediado de estas inflamaciones, puede estar indicado el tratamiento con inmunosupresores o inmunomoduladores (corticoesteroides o ciclosporina) en algunos casos, siendo en muchas ocasiones efectivo en dosis inmunosupresoras. En los pacientes en los que no hay respuesta al tratamiento médico, el tratamiento quirúrgico (hemilaminectomía si se extiende al canal vertebral y rizotomía) estaría indicado. [31] El pronóstico en la mayoría de los casos descritos es favorable tras la resección quirúrgica de la masa. [31]

## Traumatismos del nervio periférico

La lesión del nervio periférico es un trastorno debilitante y en ocasiones incapacitante que ocurre debido a traumatismos graves, pero también en ocasiones debido a iatrogenias quirúrgicas. Se puede presentar con una amplia variedad de signos clínicos, dependiendo de la gravedad y de los nervios involucrados. El estudio de estas lesiones ha sido tradicionalmente clínico, combinado con pruebas de electrodiagnóstico. En lo que respecta a la reparación quirúrgica de estas lesiones, todavía representa un reto quirúrgico y muy pocos centros especializados son capaces de ejecutar estos procedimientos con efectividad. La magnificación del campo operatorio, gracias al microscopio o en menor medida a las gafas lupa, así como el instrumental y las suturas específicas han permitido desarrollar y refinar las técnicas microquirúrgicas que se aplican para reparar estas lesiones.

Es esencial conocer la anatomía del nervio periférico para comprender los detalles técnicos que se deben tener en cuenta antes de ejecutar este tipo de procedimientos reconstructivos.

El nervio periférico se compone de fibras con funciones motoras y sensitivas. Estas fibras son las unidades conductoras del nervio y se componen de tres partes: un núcleo central, el axón y las células de Schwann. Los axones se originan a partir de sus correspondientes cuerpos celulares neuronales (médula espinal, ganglios de la raíz dorsal o ganglios autónomos), mientras que las células de Schwann son las células gliales del sistema nervioso periférico que se encuentran a lo largo de la extensión longitudinal del axón. El diámetro de las fibras nerviosas es variable, algunas de estas fibras nerviosas están rodeadas de mielina y otras están libres de ella; las fibras de mayor diámetro son las que presentan mielina. El tejido conjuntivo que provee la estructura de soporte a las fibras nerviosas es el endoneuro (fig. 9). Rodeando externamente el endoneuro y agrupando varias de estas fibras, se encuentra una vaina de células perineurales especializadas que compone el perineuro. Este haz de fibras nerviosas compone un fascículo nervioso. Los nervios periféricos varían respecto al número de fascículos nerviosos (monofasciculares, oligofasciculares o polifasciculares) y tamaño. Estos fascículos junto a microvasos sanguíneos son englobados por el epineuro, que corresponde al tejido conjuntivo que recubre todo el nervio.

Este suministro de sangre intrínseco es crucial durante la regeneración, ya que tras la lesión facilita la llegada de factores de crecimiento y de células inmunitarias al espacio endoneural.

El sistema de suministro de sangre extrínseco está compuesto por vasos dispuestos de forma segmentaria que varían en tamaño y que generalmente se originan a partir de vasos próximos más grandes. A medida que estos vasos contactan con el epineuro, estos se ramifican en su interior e irrigan el plexo intraneural a través de ramas ascendentes y descendentes, formando la *vasa nervorum*.

## Tipos de lesión del nervio periférico

La interrupción traumática de la continuidad física, ya sea de un grupo de fibras nerviosas o a nivel del perineurio (fascículo) o del epineuro (todo el nervio periférico), supone daños que desembocan en la afectación de la función nerviosa. Históricamente estas lesiones han sido definidas como lesiones nerviosas por compresión, contusión, laceración o división. En 1943,

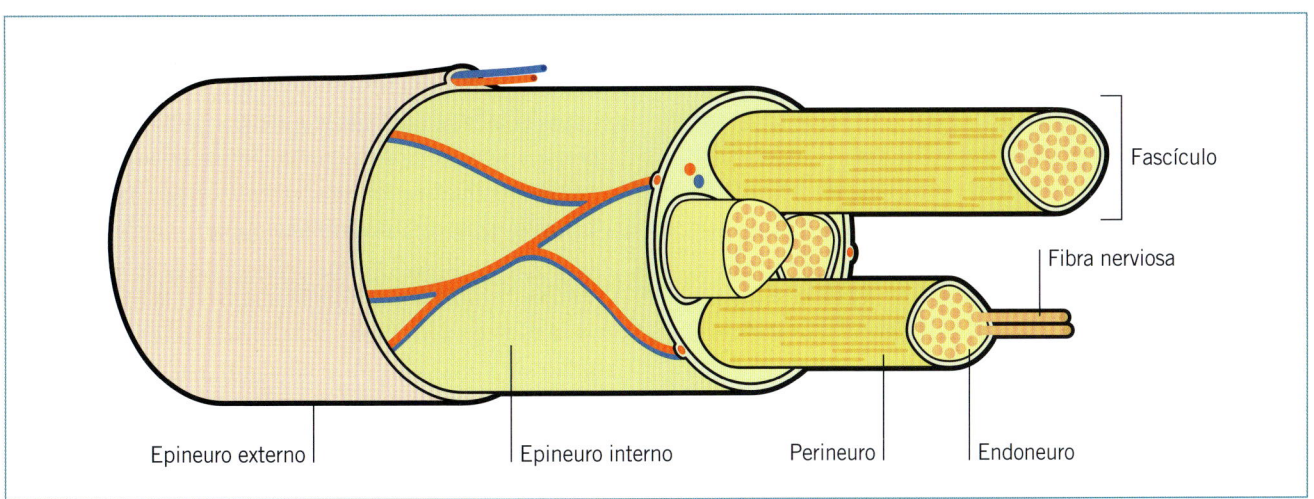

**FIGURA 9.** Estructura de un nervio periférico.

Sedon propuso una clasificación en la que consideraban tres tipos de lesiones.[33]

- **Neurapraxia:** pérdida de la conducción nerviosa sin un cambio estructural, puede ocurrir debido a traumas compresivos de baja intensidad. Habitualmente la recuperación de estas lesiones no requiere la intervención quirúrgica.
- **Axonotmesis:** interrupción de los axones nerviosos sin un daño a las estructuras de apoyo. Supone un daño mayor a la anterior.
- **Neurotmesis:** interrupción total del nervio en la que la recuperación espontánea es difícil que suceda.

Sin embargo, la clasificación posterior propuesta por Sunderland se basa en las características histológicas del tronco nervioso, organizándose en cinco grados.[34]

- **Grado I:** pérdida de la conducción nerviosa sin cambio estructural, es equivalente a la neurapraxia de Sedon. La lesión puede recuperarse de forma espontánea en torno a las 3-4 semanas.
- **Grado II:** existe una interrupción del axón, pero el tubo endoneural se conserva. La recuperación puede prolongarse varios meses dependiendo de la distancia entre la lesión y el músculo diana del nervio.
- **Grado III:** lesión con destrucción de las estructuras endoneurales, desintegración de los axones y degeneración Waleriana, mientras el perineuro se mantiene intacto.
- **Grado IV:** lesión en la que los fascículos y el perineuro son interrumpidos, pero en la que todavía se preserva intacto el epineuro.
- **Grado V:** lesión grave con pérdida completa de la continuidad del tronco nervioso y sin posibilidad de recuperación espontánea, ya que los intentos regenerativos suponen la formación de neuromas en los extremos nerviosos seccionados.

## Microcirugía y medios necesarios para la reparación de traumatismos del nervio periférico

La microcirugía se ha convertido en una técnica quirúrgica común en el campo de la cirugía reconstructiva humana, sin embargo, estas técnicas no son tan comunes en cirugía veterinaria. Solo unos pocos veterinarios con dilatada experiencia y excelentes habilidades técnicas realizan estos procedimientos en la actualidad. El entrenamiento previo en microcirugía, el uso de la magnificación con microscopio o de las gafas lupa y la utilización de instrumentos específicos son las principales necesidades para la realización de estos procedimientos.[35]

Se han descrito multitud de técnicas en microcirugía reconstructiva, especialmente sobre microcirugía vascular [36] (procedimientos que implican transferencias libres de tejido para reconstruir defectos complejos o para realizar reimplantes, como son las anastomosis microvasculares término-terminales, término-laterales, o injertos), o como en este caso técnicas para cirugía de nervios periféricos,[37] que mejoran significativamente el tratamiento de un amplio espectro de defectos y patologías. El aumento exponencial en la práctica de las técnicas microquirúrgicas ha llevado a la mejora de los microscopios, al perfeccionamiento de los instrumentos y al desarrollo de materiales de sutura más pequeños, con agujas de hasta 30 μm, para poder ejecutar con precisión, incluso procedimientos llamados "supermicroquirúrgicos".[38] A continuación, describimos los distintos medios utilizados para la magnificación del campo operatorio, el instrumental específico y las suturas utilizadas en microcirugía.

### 1. Lupas y microscopio quirúrgico

#### 1.1. Lupas quirúrgicas

Para procedimientos que no requieren un gran aumento, las lupas quirúrgicas son una buena opción y, en comparación con los microscopios quirúrgicos, son menos costosas y más fáciles de usar.

Dependiendo de la ubicación del sistema de aumento en las gafas, los dos diseños principales son las lupas TTL (del inglés, *through the lens loupes*, a través de la lente) y las lupas de tipo abatible, también llamadas *flip-up*:

- **Lupas TTL:** están diseñadas para el uso exclusivo del usuario, con la distancia interpupilar específica del cirujano e incluso la prescripción óptica que pudiera necesitar.
- **Lupas abatibles:** permiten que el sistema de aumentos se pueda voltear fácilmente desde la línea de visión con un simple movimiento. Por un lado, este tipo de lupa permite la variación de la distancia interpupilar, lo que permite adaptarlas al uso de diferentes cirujanos. Por otro lado, el aumento óptico está más alejado de los ojos del usuario que en las lupas TTL, lo que da como resultado un campo de visión más pequeño trabajando con la misma magnificación.

## Microcirugía y medios necesarios para la reparación de traumatismos del nervio periférico

Por otra parte, dependiendo del número de lentes y su configuración, existen tres modelos principales:

- **Lupas simples:** formadas por una única lente. Su poder refractivo se mide en dioptrías. Estas lupas generalmente no proporcionan un gran aumento y tienen una distancia de trabajo corta y una resolución deficiente.

- **Sistema de lupas galileanas:** formado por dos telelupas que permiten una buena visión estereoscópica, sensación de profundidad, mayor poder de aumento y resolución.

- **Sistema de lupa prismática:** estas lupas (también llamadas lupas Kepler) están formadas por múltiples lentes y permiten un mayor aumento, sin embargo, son un poco más pesadas y proporcionan un campo de trabajo más estrecho debido a su alto poder de aumento.

El aumento de las lupas quirúrgicas suele ser fijo y para la realización de algunos procedimientos escaso, ya que solo ofrecen una magnificación moderada. Además, su uso obliga al cirujano a adoptar cierta rigidez de cabeza y cuello, ya que cualquier movimiento puede afectar al enfoque visual del área quirúrgica. Esta postura en procedimientos largos produce fatiga.

---

**Para procedimientos que no requieren un gran aumento, las lupas quirúrgicas son una buena opción, pero en situaciones de reparación microquirúrgica de nervio periférico traumatizado, el microscopio quirúrgico es esencial.**

---

### 1.2. Microscopio quirúrgico

La microcirugía sería inconcebible sin el uso de microscopios quirúrgicos. El aumento obtenido es mucho mayor que con el uso de lupas quirúrgicas y puede variar durante el procedimiento. La visión quirúrgica es más amplia y la iluminación coaxial permite una visualización de alta resolución del campo quirúrgico.

Los microscopios quirúrgicos proporcionan una visión binocular y estereoscópica del campo quirúrgico con aumentos que van desde 8× a 30×. El poder de aumento depende de la lente del objetivo principal, la distancia focal del tubo binocular, el aumento del ocular y el sistema de aumento.

Los microscopios de doble cabezal permiten la realización de microcirugía por parte de dos cirujanos sentados uno frente al otro, lo que es aconsejable no solo para la resolución de casos quirúrgicos, sino también para la formación de residentes y otros compañeros.

Hoy en día, los microscopios quirúrgicos han integrado posibilidades innovadoras para el diagnóstico intraoperatorio, como el sistema de infrarrojos para realizar evaluaciones con la aplicación de fluorescencia para garantizar la permeabilidad vascular después de realizar anastomosis microquirúrgicas o para evaluar el drenaje linfático,[39,40] pero también existen módulos integrados que permiten el uso de distintos tipos de fluorescencias que facilitan las resecciones quirúrgicas de tumores intracraneales de forma guiada.[41]

### 2. Instrumental de microcirugía

Existe una amplia variedad de diseños de instrumental microquirúrgico, sin embargo, se necesita simplemente un pequeño conjunto de instrumentos para realizar prácticamente cualquier técnica microquirúrgica: portagujas microquirúrgico, microtijeras, pinzas Dumont o "de relojero", dilatador de vasos, *clamps* microvasculares y también sería recomendable disponer de un coagulador bipolar.

- **Portagujas microquirúrgico:** la punta de este instrumento permite la manipulación cómoda de suturas de calibres 8-0, 9-0, 10-0 e incluso más pequeñas. No es recomendable utilizar portagujas con mecanismo de bloqueo, ya que esto puede provocar movimientos bruscos y excesivos bajo visión microscópica que pueden conducir a errores técnicos.

- **Microtijeras:** la tarea principal de este instrumento es cortar y ayudar en la disección de pequeñas estructuras anatómicas. Por esto, se necesitan tijeras microquirúrgicas con puntas finas. Incluso hay tijeras específicas para procedimientos como la adventicectomía en microcirugía vascular.

- **Pinzas Dumont o "de relojero":** hay diferentes diseños, pero es recomendable disponer al menos de unas pinzas rectas y otras curvas. Las más utilizados son las micropinzas Dumont n.º 3 y n.º 5. Estas pinzas se utilizan para la disección microquirúrgica, para manipular suturas y para realizar el anudado de las suturas. La punta de las pinzas debe agarrar perfectamente el hilo de sutura sin cortarlo, para poder manipular suturas de 8-0 hasta 12-0.

---

### Microcirugía y medios necesarios para la reparación de traumatismos del nervio periférico

- **Dilatador de vasos:** el uso de este instrumento es realmente específico, sirve únicamente para dilatar los vasos antes de realizar las anastomosis microvasculares introduciendo su punta pulida en la luz del vaso y luego abriéndolo suavemente. Pero también puede ser útil para la manipulación delicada del nervio periférico al tener puntas atraumáticas y de pequeño grosor.

- *Clamps* **microvasculares:** se utilizan para ocluir temporalmente el flujo sanguíneo, de manera que son esenciales para realizar anastomosis microvasculares, pero no lo son para la práctica de la microcirugía del nervio periférico. Los *clamps* pueden ser simples o dobles. Los dobles se deslizan a lo largo de una barra metálica permitiendo la aproximación de los vasos y evitando así tensiones en la línea de sutura. También existe un diseño de *clamps* dobles con marco, que facilita el proceso de anastomosis atando unos puntos al marco sin necesidad de trabajar con un ayudante. La selección de los *clamps* microvasculares se basa en el diámetro de los vasos que se van a suturar. La tensión aplicada sobre los vasos no es dañina porque su diseño es atraumático y su presión se calibra en función de su diámetro.

- **Coagulador bipolar:** Las pinzas del coagulador bipolar generan una corriente que discurre por su cara interna para facilitar la hemostasia precisa coagulando únicamente el tejido que se sostiene entre ellas. A diferencia del coagulador monopolar, no produce ni transmite calor, es más seguro y preciso.

#### 3. Suturas

Los materiales de sutura más utilizados en microcirugía vascular y nerviosa son monofilamentos no absorbibles como el nailon y el polipropileno, con calibres que van del 8-0 al 12-0. Las agujas de punta roma o cónica con secciones circulares o planas se utilizan para anastomosis vasculares y nerviosas debido al mínimo trauma que producen. El diámetro de estas agujas curvas varía entre 140 y 30 µm. Las suturas y agujas más finas son esenciales para realizar anastomosis en estructuras vasculares o nerviosas submilimétricas. Se necesita tener un entrenamiento previo adecuado [42] y un cuidado especial al manipular estas suturas, ya que las agujas pequeñas (30-50 µm) se doblan fácilmente y las suturas de 10-0, 11-0 o 12-0 pueden romperse fácilmente.

---

## Técnicas para la reparación de traumatismos del nervio periférico

El sistema nervioso periférico puede regenerarse eficazmente según la ubicación y la gravedad de la lesión. En las diversas lesiones por aplastamiento, la vaina externa del nervio tiene continuidad, se conserva, por lo que puede tener lugar la autorregeneración después de la lesión. Sin embargo, en las lesiones traumáticas en las que se produce la sección del nervio, todas sus estructuras se cortan dejando muñones nerviosos proximales y distales que requieren una reconexión quirúrgica rápida para permitir su regeneración. La degeneración Walleriana de los muñones nerviosos distales comienza inmediatamente después de la lesión a través de una vía fisiológica compleja. [43] Después de estas lesiones traumáticas, se requiere la reparación de los nervios periféricos y las técnicas microquirúrgicas precisas son esenciales para conseguir una recuperación funcional adecuada, aunque esto no siempre se logra por completo. [44]

El objetivo de las técnicas es lograr una rápida y completa regeneración del tejido nervioso y consecuentemente la recuperación funcional, sin embargo, esta suele ser lenta y muchas veces subóptima en comparación con la situación funcional previa. [45]

Durante la coaptación microquirúrgica, el nervio debe manipularse cuidadosamente mediante la manipulación del tejido conjuntivo adyacente o si es necesario sosteniéndolo de su vaina externa, el epineuro, para evitar dañar su anatomía interna. El aplastamiento de los axones puede causar una lesión adicional que retrasará el crecimiento axonal. Una manipulación delicada evitará también la salida de tejido endoneural que actuaría como barrera para la regeneración nerviosa.

---

*Una manipulación inadecuada del nervio (aplastamiento de axones, salida de tejido endoneural) es causa de alteraciones en su estructura que enlentecen su regeneración.*

## Reparación directa epineural o perineural

### Reparación directa mediante neuroanastomosis epineural

El nervio seccionado se sutura en su totalidad por el epineuro. La unión debe realizarse entre muñones nerviosos viables y bien vascularizados. La preparación de las terminaciones nerviosas es clave para conseguir con éxito la reparación del nervio (en muchas ocasiones se desarrollan neuromas que hay que eliminar). Para realizar esta operación, se necesita un neurótomo o un cuchillete de 15°, como los que se emplean en oftalmología. El objetivo es realizar un corte limpio evitando la salida de contenido endoneural, en la línea donde se realizará la sutura para la coaptación nerviosa. Una vez preparado el nervio, se necesita una orientación adecuada del epineuro, para la cual puede ser orientativa la *vasa nervoroum*, pero también se deben visualizar los fascículos nerviosos internos para colocarlos enfrentados. Es entonces cuando se colocan de 2 a 6 puntos en el epineuro, simétricamente distribuidos alrededor de la circunferencia para lograr la alineación interna de los fascículos nerviosos (fig. 10). Al realizar esta técnica se debe evitar tensión en la línea de sutura en cada uno de los pasos requeridos para la correcta coaptación y reparación directa (fig. 11).

## Reparación directa mediante neuroanastomosis perineural (fascicular)

También llamada reparación fascicular, la reparación perineural se basa en la sutura de los fascículos nerviosos de forma individual, utilizando uno o dos puntos (a 180°) por fascículo (fig. 12). Es recomendable que la línea de sutura no coincida en todos los fascículos a la misma altura para evitar un crecimiento excesivo de tejido fibroso en la misma localización.

## Reparación mediante injertos

Los injertos nerviosos se utilizan cuando hay un espacio sin sustancia entre los extremos de un nervio que se debe unir de nuevo. Este espacio puede existir debido a una lesión con desgarro, o por una retracción posterior a una lesión o después de una neurólisis quirúrgica. Dependiendo de la zona afectada y de las necesidades, se pueden diseccionar y utilizar varios nervios autólogos.[46] El diámetro del injerto debe ser similar y su longitud debe ser un 15-25 % mayor que el espacio donde se va a colocar, para evitar tensiones posteriores. El defecto nervioso existente debe medirse con la extremidad en extensión completa. Cada muñón nervioso se debe suturar al extremo correspondiente del injerto nervioso realizando el patrón epineural (fig. 13) o perineural (fig. 14) de sutura microquirúrgica.

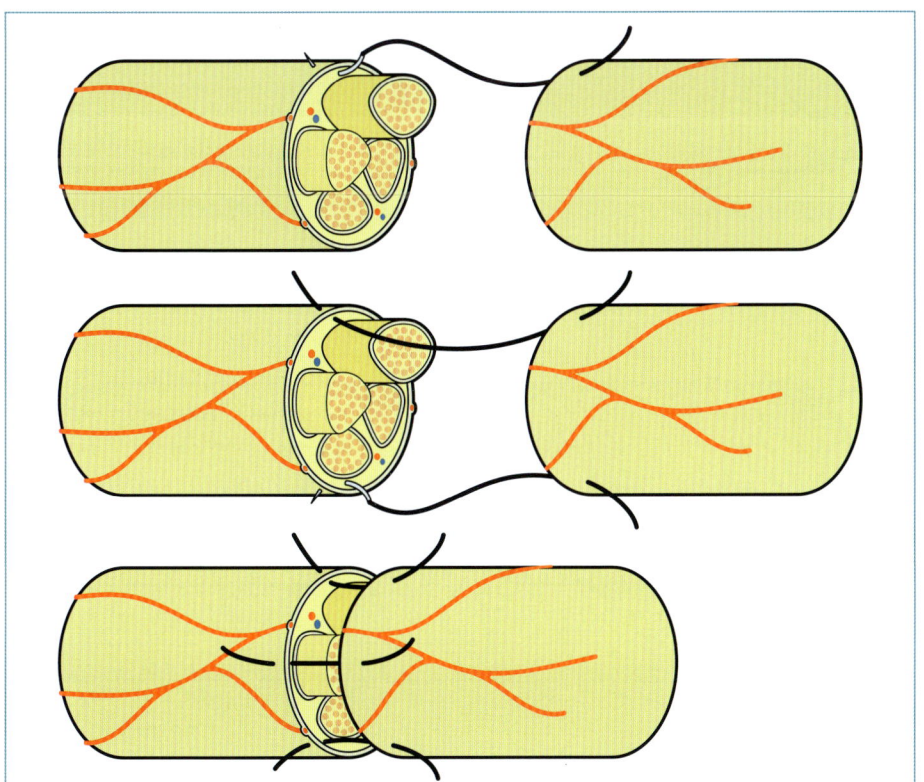

**FIGURA 10.** Representación de la técnica de reparación epinerural del nervio periférico. Ilustración basada en la original realizada por Paula Martín Rodríguez.

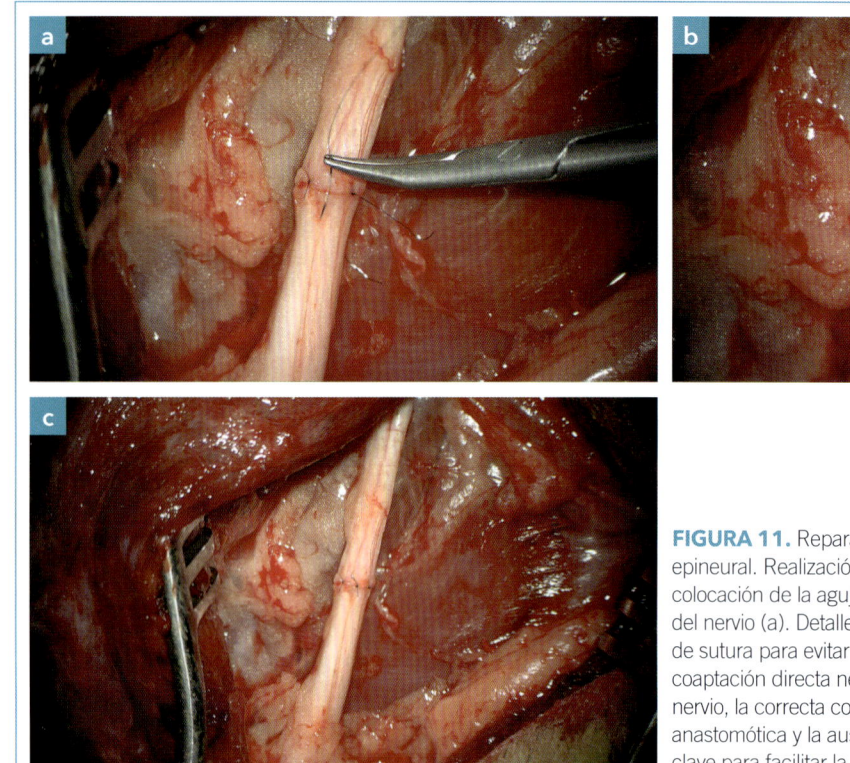

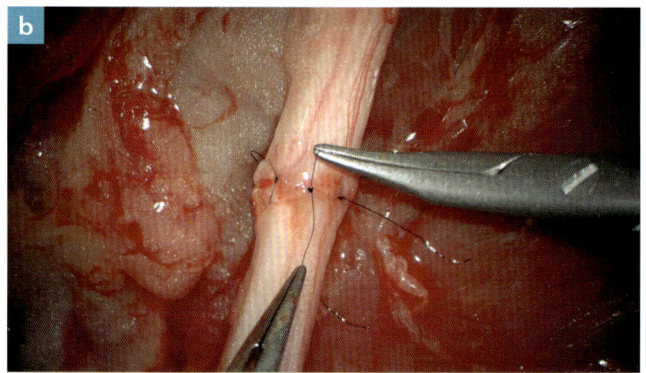

**FIGURA 11.** Reparación directa mediante neuroanastomosis epineural. Realización de puntos en el epineuro; se puede observar la colocación de la aguja, en este caso de 9-0, en la parte más externa del nervio (a). Detalle del anudado cuidadoso de uno de los puntos de sutura para evitar la tensión excesiva (b). Resultado al final de la coaptación directa nerviosa en el que se aprecia la continuidad del nervio, la correcta coaptación sin material endoneural en la línea anastomótica y la ausencia de tensión en la línea de sutura, aspectos clave para facilitar la regeneración del nervio (c).

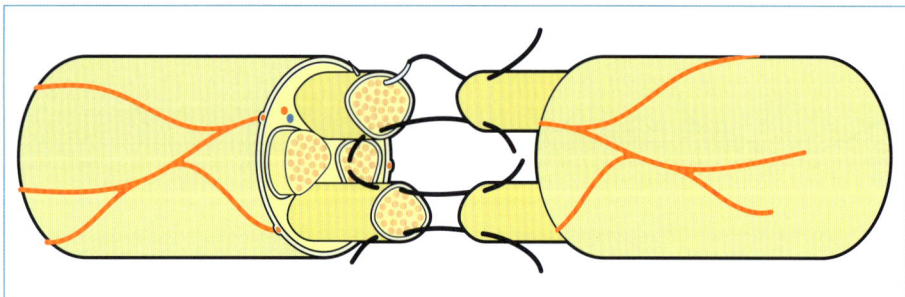

**FIGURA 12.** Representación de la técnica de reparación perineural del nervio periférico, en la que se aprecia la realización de puntos de sutura en cada uno de los fascículos del nervio. Ilustración basada en la original realizada por Paula Martín Rodríguez.

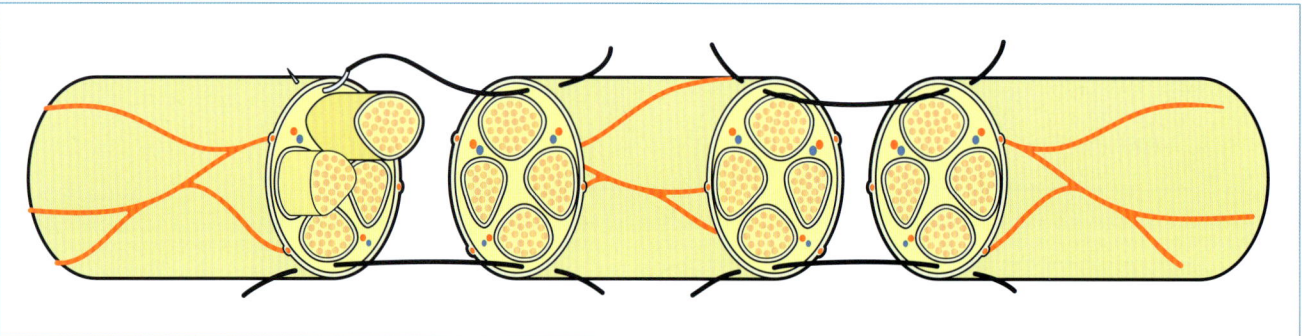

**FIGURA 13.** Representación de la reparación de un nervio periférico traumatizado en el que la ausencia de un fragmento impide la realización de una reparación directa y obliga a colocar un injerto nervioso. Ilustración basada en la original realizada por Paula Martín Rodríguez.

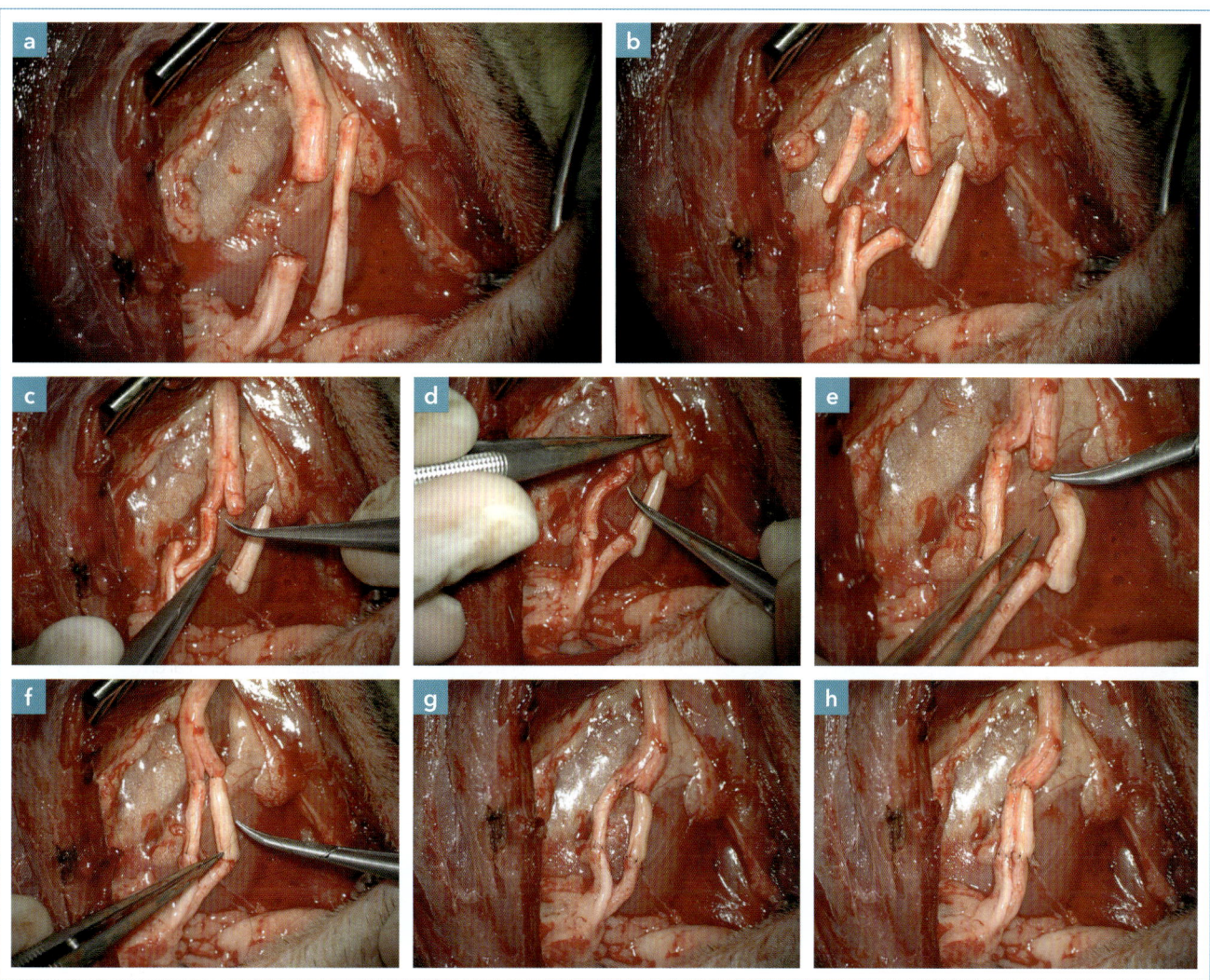

**FIGURA 14.** Colocación de un injerto nervioso para reparar un nervio periférico traumatizado en el que existe un espacio que impide la posibilidad de reparación directa. Colocación del injerto nervioso al lado de la lesión (a). División del injerto nervioso y colocación al lado de la lesión, dónde se observa que la longitud de cada uno de los injertos que se utilizarán para la realización de las anastomosis perineurales o fasciculares, es mayor a la longitud del defecto (b). Colocación de puntos de sutura de nailon de 9-0 para enfrentar y coaptar adecuadamente cada uno de los fascículos nerviosos (c, d, e y f). Resultado de la reparación del defecto nervioso inicial tras la sutura del injerto nervioso (g y h).

Uno de los aspectos más importantes para conseguir un injerto nervioso exitoso es que su suministro de sangre sea adecuado. Es posible realizar transferencias nerviosas vascularizadas. La transferencia de un injerto nervioso que mantiene su suministro sanguíneo a través de su pedículo vascular, el cual se anastomosa microquirúrgicamente a los vasos del sitio receptor, reduce este problema clínico,[47] aunque la complejidad técnica de estas reparaciones es mayor. El uso de injertos de nervio de origen artificial está en estudio y el desarrollo de algunos injertos ya ha demostrado su viabilidad para la regeneración de nervios periféricos.[48]

## Reparación mediante conductos nerviosos

Los injertos de nervio representan el procedimiento estándar que se debe seguir para reconstruir nervios periféricos en casos con traumatismo y pérdida extensa de tejido nervioso, y cuando no es posible la sutura directa de extremo a extremo. Sin embargo, el posible déficit o las potenciales complicaciones ocasionadas en el sitio donante han llevado al desarrollo de diversos conductos nerviosos artificiales que están disponibles actualmente. Los conductos nerviosos artificiales son hoy en día una alternativa válida para la reparación de defectos de nervios periféricos cortos, de menos de 30 mm, sin embargo, aún no superan clínicamente a los injertos de nervios autólogos.[49]

La colocación de conductos nerviosos no es especialmente compleja. Para su realización, primero se mide el diámetro del nervio y el tamaño del espacio entre los extremos de los nervios, a continuación, se selecciona un conducto del tamaño apropiado y cada extremo del nervio traumatizado se coloca dentro del conducto artificial y se sutura usando 1 o 2 puntos para cada muñón del nervio (fig. 15).

Durante las últimas décadas, los avances en el campo de la microcirugía reconstructiva han mejorado los resultados en la cirugía de nervios periféricos en el ámbito de la medicina y han ampliado el abanico de posibilidades técnicas para la reparación de nervios.[50] Estas técnicas innovadoras, que aplican la disección microquirúrgica, emplean suturas monofilamento de muy pequeño calibre, así como permiten incluso la posibilidad de realizar transferencias de nervios, posibilidades poco exploradas en cirugía veterinaria. Sin embargo, el impacto en veterinaria es indudable al mejorar la vida de los pacientes afectados por lesiones traumáticas, que en muchas ocasiones acaban en amputación, debido a la falta de formación en microcirugía y en ocasiones a la falta de medios técnicos; pero que hoy podemos resolver clínicamente con una correcta formación en microcirugía y con los medios ópticos de magnificación disponibles.

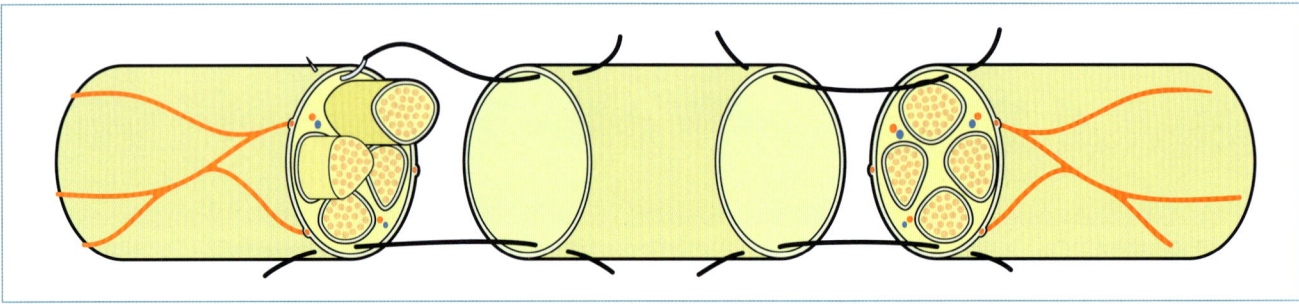

**FIGURA 15.** Representación de la colocación de un conducto nervioso. Ilustración basada en la original realizada por Paula Martín Rodríguez.

## Bibliografía

1. Ródenas S. Enfermedades del Sistema neuromuscular en el perro y el gato. Monográfico. *Consulta de difusión veterinaria*, 2014;22(213).

2. Ródenas S. Capítulo 8. Enfermedades de sistema nervioso periférico, músculo y unión neuromuscular. En: Morales C y Montoliu, P (eds). *Neurología Canina y Felina*. Barcelona, Spain: Multimedia Ediciones Veterinarias; 2012.

3. Lorenz MD CJ, Kent M. Confirming a diagnosis. En: Lorenz MD CJ, Kent M. (ed.). *Handbook of Veterinary Neurology*. St Louis, MO: Elsevier Saunders; 2011.

4. Braund KG, Walker TL, Vandevelde M. Fascicular nerve biopsy in the dog. *Am J Vet Res*. Jul 1979;40(7):1025-1030.

5. Dickinson PJ, LeCouteur RA. Muscle and nerve biopsy. *Vet Clin North Am Small Anim Pract*. Jan 2002;32(1):63-102.

6. Beasley L. Chapter 9: Muscle and nerve biopsy. En: Shores A, Brisson AB (eds.). *Current Techniques in Canine and Feline Neurosurgery*. John Wiley and Sons; 2017; p. 313-328.

7. Dewey C, Fossum T. Peripheral nervous system disorders and diagnostic techniques. En: Fossum T (ed.). *Small animal surgery* 5st ed. Philadelphia, PA.: Elsevier; 2019; p. 1460-1464.

8. Dubowitz V, Brooke M. The procedure of muscle biopsy. In: JN W, ed. *Muscle Biopsy: A Modern Approach*. London: WB Saunders; 1973; p. 5-19.

9. Siegel IM. Stapling muscle biopsy specimens to prevent artifacts. *JAMA*, Jul 15 1988;260(3):338.

10. Fink L, Lewis JR, Reiter AM. Biopsy of the temporal and masseter muscles in the dog. *J Vet Dent*, Winter 2013;30(4):276-280.

11. Melmed C, Shelton G, Bergman R, Barton C. Masticatory muscle myositis: pathogenesis, diagnosis, and treatment. *Compend Contin Educ Vet*, 2004;26:590-604.

12. Dickinson PJ, Sturges BK, Shelton GD, LeCouteur RA. Congenital myasthenia gravis in Smooth-Haired Miniature Dachshund dogs. *J Vet Intern Med*. Nov-Dec 2005;19(6):920-923.

13. Trevino GS, Demaree RS, Jr., Sanders BV, O'Donnell TA. Needle biopsy of skeletal muscle in dogs: light and electron microscopy of resting muscle. *Am J Vet Res. Apr* 1973;34(4):507-514.

14. Brehm DM, Vite CH, Steinberg HS, *et al.* A retrospective evaluation of 51 cases of peripheral nerve sheath tumors in the dog. *J Am Anim Hosp Assoc.* Jul-Aug 1995;31(4):349-359.

15. Marsh O, Shimizu N, Mason SL, Uriarte A. Case Report: A Novel Lateral Approach to the C7, C8, and T1 Intervertebral Foramina for Resection of Malignant Peripheral Nerve Sheath Neoplasia, Followed by Adjunctive Radiotherapy, in Three Dogs. *Front Vet Sci.* 2022;9:869082.

16. Hanna FY. Primary brachial plexus neoplasia in cats. *J Feline Med Surg.* Apr 2013;15(4):338-344.

17. Linzmann H, Brunnberg L, Gruber AD, Klopfleisch R. A neurotropic lymphoma in the brachial plexus of a cat. *J Feline Med Surg.* Jun 2009;11(6):522-524.

18. Morabito S, Specchi S, Di Donato P, *et al.* Relationship between magnetic resonance imaging findings and histological grade in spinal peripheral nerve sheath tumors in dogs. *J Vet, Intern Med.* Sep 19 2023. doi: 10.1111/jvim.16839. Online ahead of print

19. Louis DN, Perry A, Wesseling P, *et al.* The 2021 WHO Classification of Tumors of the Central Nervous System: a summary. *Neuro Oncol.* Aug 2 2021;23(8):1231-1251.

20. le Chevoir M, Thibaud JL, Labruyere J, *et al.* Electrophysiological features in dogs with peripheral nerve sheath tumors: 51 cases (1993-2010). *J Am Vet Med Assoc.* Nov 1 2012;241(9):1194-1201.

21. Kraft S, Ehrhart EJ, Gall D, *et al.* Magnetic resonance imaging characteristics of peripheral nerve sheath tumors of the canine brachial plexus in 18 dogs. *Vet Radiol Ultrasound.* Jan-Feb 2007;48(1):1-7.

22. van Stee L, Boston S, Teske E, Meij B. Compartmental resection of peripheral nerve tumours with limb preservation in 16 dogs (1995-2011). *Vet J.* Aug 2017;226:40-45.

23. Lacassagne K, Hearon K, Berg J, *et al.* Canine spinal meningiomas and nerve sheath tumours in 34 dogs (2008-2016): Distribution and long-term outcome based upon histopathology and treatment modality. *Vet Comp Oncol.* Sep 2018;16(3):344-351.

24. Dolera M, Malfassi L, Bianchi C, *et al.* Frameless stereotactic volumetric modulated arc radiotherapy of brachial plexus tumours in dogs: 10 cases. *Br J Radiol.* Jan 2017;90(1069):20160617.

25. Niles JD, Dyce J, Mattoon JS. Computed tomography for the diagnosis of a lumbosacral nerve sheath tumour and management by hemipelvectomy. *J Small Anim Pract.* May 2001;42(5):248-252.

26. Stokes R, Wustefeld-Janssens BG, Hinson W, *et al.* Surgical and oncologic outcomes in dogs with malignant peripheral nerve sheath tumours arising from the brachial or lumbosacral plexus. *Vet Comp Oncol.* Sep 20 2023. doi: 10.1111/vco.12938. Online ahead of print.

27. Salmina AG, Castelli E, Beckmann KM, Mauri N. Challenges in diagnosing a peripheral nerve sheath tumor of the ulnar nerve in a dog - a case report. *Schweiz Arch Tierheilkd,* Mar 2022;164(3):265-271.

28. Basa RM, Crowley AM, Johnson KA. Neurofibroma of the ulnar nerve in the carpal canal in a dog: treatment by marginal neurectomy. *J Small Anim Pract.* Aug 2020;61(8):512-515.

29. Sharp NJ. Craniolateral approach to the canine brachial plexus. *Vet Surg.* Jan-Feb 1988;17(1):18-21.

30. Moissonnier P, Duchossoy Y, Lavieille S, Horvat JC. Lateral approach of the dog brachial plexus for ventral root reimplantation. *Spinal Cord.* Jun 1998;36(6):391-398.

31. Knetch C, Green J. Surgical approach of the brachial plexus in small animals. *J Am Anim Hosp Assoc.* 1977;13:592-594.

32. Ródenas S, Summers BA, Saveraid T, *et al.* Chronic hypertrophic ganglioneuritis mimicking spinal nerve neoplasia: clinical, imaging, pathologic findings, and outcome after surgical treatment. *Vet Surg.* Jan 2013;42(1):91-98.

33. Joslyn S, Driver C, McConnell F, *et al.* Magnetic resonance imaging of suspected idiopathic bilateral C2 hypertrophic ganglioneuritis in dogs. *J Small Anim Pract.* Mar 2015;56(3):184-189.

34. Seddon H. Three types of nerve injury. *Brain.* 1943;66(4):237-288.

35. Sunderland S. *Nerve injuries and their repair. A critical appraisal.* Edinburgh/London/Melbourne/New York: Churchill Livingstone; 1991.

36. Ballestín A, Shurey S. Microsurgery Essentials: Preconditions, Instrumentation, and Setup. In: Nikkhah D, Rawlins J, Pafitanis G, eds. *Core Techniques in Flap Reconstructive Microsurgery: A Stepwise Guide.* Cham: Springer International Publishing; 2023:3-9. DOI:10.1007/978-3-031-07678-7.